김사부의 PREX 체형교정운동
(Physical Reformation Exercise)

"나는 오랜 시간 동안
체형 교정과 재활 운동에 대해 꾸준히 공부하고,
수많은 실무 경험을 쌓아왔으며,
앞으로도 그럴 것이다."

"정형외과 전문의로서 오랜 시간 동안 환자들의 근골격계 질환을 예방하고, 치료하는 역할을 해 왔지만 오히려 나 자신의 몸을 돌보는데 소홀했던 게 사실이다. 목과 어깨가 굽고, 골반이 틀어져서 힘들어했던 나는 이 책의 저자인 김사부님을 만난 후로 올바른 체형을 되찾게 되었고, 편안한 일상을 갖게 되었다. 내가 경험한 김사부님의 트레이닝 철학을 오롯이 담고 있는 이 책은 스포츠 분야의 종사자들뿐만 아니라 일반인들에게도 운동학습에 대한 이해를 구하는데 많은 도움이 될 것이라고 확신한다."

- 두팔로 정형외과 대표원장 하승주 -

"김사부님의 트레이닝을 통해 내 몸에 대해 좀 더 자세히 알게 되었다. 김사부님의 트레이닝은 단순히 통증 자체에 초점이 맞춰진 트레이닝이 아닌 "왜?"가 결합된 트레이닝이었다. 그 "왜?"를 김사부님께서는 다양한 방식으로 풀어가며, 내가 이해하기 쉽도록 친절히 알려주신다. 이러한 과정을 반복하면서 통증이 발생하였을 때 두려움이 아닌 스스로 해결할 수 있는 자신감을 가지게 되었다. 김사부님의 오랜 내공이 담긴 이 책을 읽는 독자 여러분들도 자신의 몸에 대해 알아가고, 조금씩 자세 및 체형을 교정해가며, 기존에 가지고 있던 불편함이 줄어드는 놀라운 경험을 해 보셨으면 좋겠다."

- 서울대병원 마취 · 통증의학과 전문의 박OO -

"이 책은 당신의 신체 컨디션을 향상시키는 건강하고, 지속 가능한 운동을 제안한다. 저자의 퍼스널 트레이너로서의 전문성과 임상 경험에 입각해서 본문은 다양한 운동법에 관한 다년간의 연구를 구체적이고, 쉽게 서술하고 있으며, 궁극적으로는 체형 개선과 통증을 감소시키는 근본적인 운동전략을 제안한다."

- 일리노이 주립대 교수 이문태 -

어려서부터 해왔던 무술들과 과학적이지 못한 운동들은 항상 부상을 달고 다니게 만들었으며, 운동의 수준이 올라가고, 실력이 늘어날수록 몸과 마음이 자유로운 경지에 오르는 것이 아니라 오히려 부상은 더 많아지고, 여기저기 알 수 없는 통증들은 늘어났다. 급기야 이것은 나의 몸을 무너뜨리고, 마음까지도 점점 약해지게 만들었다.

부상과 통증으로 인해 더는 운동을 제대로 할 수 없게 되고, 편안하게 걷는 것조차 힘들게 되고 나서야 '과연 나의 운동이 바른 것인지!' '나는 무엇을 위해 나아가고 있는 것인지!'를 생각해 볼 수 있었다.

무술을 통해 몸과 마음의 단련을 이루겠다는 생각을 하고, 그저 열심히 수련해 왔지만 무언가 나의 운동 목적과는 잘 맞지 않는다는 생각이 들었다. 누군가를 때리고 찌르는 동작들을 단련하는 것을 통해 나의 몸과 마음을 단련하겠다는 것은 애초부터 두서가 맞지 않는다는 개인적인 결론에 도달하게 되었고, 이것은 무술을 그만두게 되는 결정적인 계기가 되었다.

건강관리를 위해 다시 시작한 운동은 웨이트 트레이닝이었다. 근육과 체력관리를 위해 하루에 몇 시간씩 열심히 운동했다. 하지만, 운동을 열심히 하고 수준이 올라갈수록 점점 더 여기저기 아프기 시작하고, 불균형이 만들어지며, 전에는 없었던 체형 변화들이 만들어지기 시작하는 것을 느꼈다. 자세가 바르지 못하고 집중이 제대로 되지 않아서 그럴 것으로 생각하고, 열심히 바른 자세에 관해 공부하고 연구했다. 제대로 된 자료들이 거의 없어서 해부학, 운동 역학, 운동 생리학 등의 여러 가지 공부도 병행해야만 했다.

생활을 이어가기 위해 트레이너 일을 시작하고, 센터를 차려 운영도 했지만 좀처럼 숙제는 풀리지 않았다. 그때쯤 퍼스널 트레이닝에 대한 관심이 생겼고, 여러 국제단체들의 최신 이론들을 하나씩 공부해가며, 필요한 지식들을 쌓아가기 시작했다. 많은 국내/ 국제 자격증들이 쌓여가고, 수준이 매우 높아졌음을 실감했지만 나의 목마름을 해소해 주지는 못했다.

어느 날, 관심조차도 없었던 체형 교정 운동을 만나게 되었고, 나는 새롭게 눈을 뜬 듯 교정 운동에 심취하게 되었다. 해부학, 운동 역학, 운동 생리학 등의 다른 각도, 다른 접근의 공부를 해야 했는데 너무나도 흥미로워서 수없이 밤을 지새운 기억이 난다.

하지만, 이 또한 파고 들어가다 보니 어느 정도 목마름이 해결되기는 했지만 그 정도로는 많이 부족하다고 느껴졌다. 여러 국제 자격을 갖춘 후 가장 어렵다는 미국 스포츠의학회 NASM의 마스터 트레이너 자격까지 취득했기에 교정 운동에서는 누구에게도 뒤지지 않는 자신감이 있었지만 그것도 역시 풀리지 않는 실타래의 한 부분으로 느껴졌다.

체형교정에 대한 임상 경험을 쌓아가며 열심히 일하다가 문득 무언가 놓친 부분이 생각나고, 머릿속이 하얗게 변하는 현상을 경험하게 되었다. 뭐라 설명할 수는 없지만 그동안 그렇게도 풀리지 않았던 실타래가 하나의 매듭도 남기지 않고 모조리 풀려나가는 것을 느꼈다.

더 많은 임상 경험을 쌓기 위해 여러 센터를 돌아다니며, 체형 교정과 재활 운동의 경험을 쌓았다. 큰 효과로 인해 폭발적인 반응들이 있었음에도 센터들은 독특한 검사법과 트레이닝 방식을 별로 반기지 않았고, 검사와 트레이닝 방식을 제한하기 시작했다.

이제는 나의 이론과 경험에 의한 노하우들을 제대로 펼쳐봐야 할 때가 왔다는 생각이 들었고, 김사부짐 운동과학센터라는 체형 교정과 재활 운동이 베이스가 되는 퍼스널 트레이닝 센터를 개설하게 되었으며, 지금까지도 직접 회원들을 트레이닝 하면서 열심히 임상 경험을 쌓아가고 있다.

길거리를 걸어 다니는 사람 중에 바른 체형을 가진 사람들을 찾는다는 것은 매우 힘든 일이다. 체형교정의 대상들이 매우 많아서 그런지는 모르겠지만 체형교정이라는 단어를 매우 흔하게 접할 수 있다. 그저 '운동을 열심히 하면 등 근육이 강화되어 체형이 좋아진다든지!' '척추를 늘려주고 벌어진 다리를 묶어주면 바른 자세가 만들어진다.'라는 근거 없는 추측들이 난무하는 것은 체형교정에 대한 인식이 낮은 현실에서는 어쩔 수 없는 일인 듯하기도 하다.

십수 년간 정말 열심히 체형교정을 공부하고, 임상경험을 쌓아가고 있지만 아직도 지식이나 경험의 부족함을 많이 느끼고 있는 저자로서는 이해가 잘 되지 않는 매우 위험한 접근들로 보인다.

가끔 회원들에게 '인체는 우주와 같아서 추측하기에는 너무 광범위하다'라는 말을 하고는 한다. 다른 분야에서도 마찬가지겠지만 체형교정의 측면에서 본다면 교정의 범위나 포인트는 사람마다 다 다르고, 너무나 광범위하기 때문에 사실 추측이 거의 불가능하다고 해야 할 것이다.

교정 운동으로 유명세를 떨치고 있는 미국 스포츠의학회 NASM의 교정 운동 이론에서도 마찬가지로 매우 작은 범주 안에서 체형교정을 말하다 보니 실제 실무에서는 거의 맞지 않는 것이 사실이다. 전문가 자격을 가지고도 실망하게 되는 것이 바로 이 부분이라고 하겠다. 나 역시도 전문가 자격을 취득하고, 실무에서 너무 많은 실망을 느껴서 체형교정을 포기하려고 마음을 먹었던 적이 있기도 하다.

이론과 실무가 너무 많은 차이가 나고, 체형교정이 단순한 논리 안에 가둘 수 없을 만큼 광범위하며, 개인별 사례가 모두 다르다는 것이 인정되어야만 진짜 체형교정이 잘 되기 시작한다. 이론적 편견으로 접근한다면 대부분 진실을 벗어날 확률이 높기 때문에 체형교정사는 틀을 깨고 나와서 넓은 시야를 가지고, 대상 회원을 진심으로 대하는 자세로 접근했을 때 비로소 진실이 보이고, 왜곡된 체형을 바로잡을 수 있다. 이런 많은 문제점을 보완하기 위해 실무를 접목한 이론의 보완과 수많은 실무적 경험이 필요하다.

저자는 체형 교정과 재활 운동에 대한 많은 실무 경험이 있으며, 현실적인 실무이론의 확립을 통해 PREX 체형교정운동이라는 독특한 운동법을 만들게 되었다. 이것은 트레이닝 상황에서 매우 높은 성공 확률을 보이며, 도저히 교정 운동으로는 불가능해 보이는 체형의 변화도 바로잡는 놀라운 결과를 만들어가고 있다.

이런 실무 지식을 전달하기 위해 아카데미를 운영함으로써 체형교정을 열심히 공부하는 후배들에게 바른길을 제시해 주는 교육도 진행하고 있다.

체형교정은 분명 깊은 학문의 경지와 많은 실무 경험이 있어야만 가능한 것이 사실이다. 하지만, 일반인들도 약간의 공부와 노력으로 자신의 비뚤어진 체형을 바로잡을 수 있다. 좀 더 많은 사람이 체형교정에 대해 인지하고, 본인의 비뚤어진 체형을 바로잡음으로써 건강을 회복할 수 있도록 하기 위해 저자의 모든 노하우를 오롯이 담아 이 책을 출판하게 되었다.

이 책은 일반인들에게는 생소하고 어려울 수 있는 해부학 용어들과 생리학적 지식을 어쩔 수 없이 포함하고 있다. 최대한 일반인들이 이해하기 쉽도록 책을 쓰기 위해 많이 노력했지만 꼭 필요한 부분은 어쩔 수 없이 전문 용어를 약간은 사용했다. 내 몸에 대한 지식을 약간 높인다는 생각으로 받아들인다면 그리 어렵지는 않을 것으로 생각한다.

이 책이 출판될 수 있도록 물심양면으로 도와주신 모든 분들과 김사부짐 운동과학센터 가족들에게 진심을 가득 담아 감사의 마음을 전한다.

< 목 차 >

김사부의 건강하고 행복한 인생을 위한 PREX 체형교정 운동 - 15

PREX 체형교정 운동을 적용한 트레이닝 에피소드 -- 21
- 7가지 체형교정 트레이닝 에피소드 -- 22

운동 검사(자가 운동 검사법) -- 45
- 체형 검사 -- 46
- 측정 결과 분석 및 평가 -- 54

PREX 체형교정 운동 5단계 -- 70
- 1단계 이완 단계 -- 71
- 2단계 활성화 단계 -- 121
- 3단계 통합 단계 -- 191
- 4단계 자세 및 습관 교정 단계 -- 209
- 5단계 최상의 신체 상태 단계 -- 220

PREX 체형교정 운동 적용 방법 -- 226
- 거북목 교정 운동 -- 227
- 라운드 숄더 교정 운동 -- 234
- 흉추 후만 교정 운동 -- 240
- 요추 전만 교정 운동 -- 245
- 척추 측만 교정 운동 -- 252
- 오형 다리(내반슬) 교정 운동 -- 258
- 엑스형 다리(외반슬) 교정 운동 -- 265
- 팔자걸음(발목 외회전) 교정 운동 -- 272
- 평발 교정 운동 -- 278

책을 마무리하며.. -- 284

김사부의
건강하고 행복한 인생을 위한
PREX 체형교정운동
(Physical Reformation Exercise)

좌식 생활의 증가와 수명 연장

모든 사람이 그런 것은 아니지만 급격한 사회·문화적 변화로 인해 대부분의 생활을 앉아서 하는 사람들이 급증하고 있는 것이 현실이다. 과학의 발달은 인간이 움직이지 않고도 많은 것을 할 수 있게 해 주었으며, 코로나 등으로 인한 위축감은 인간을 점점 더 밀폐된 공간 속에 가두고 있다.

이런저런 여러 가지 이유로 인해 사람들은 활동적이지 못한 생활습관을 가지게 되었고, 비만, 체형 변화와 같은 많은 문제점을 만들게 되었다. 이것은 건강하지 못한 삶을 만들게 되고, 의학의 발달로 인한 인간 수명 연장과 맞물려 건강하지 못하게 오랫동안 삶을 이어가게 되는 심각한 사회적 문제를 만들게 되었다.

체형 변화와 통증

길거리를 걷다 보면 바른 자세를 가진 사람을 찾아보는 것은 매우 힘든 일이다. 대부분의 사람이 좌식 위주의 생활로 인한 자세 변형과 비활동으로 인한 근육의 약화, 비만 등의 여러 가지 이유로 인해 신체 구조가 변형되어 있다. 체형의 변화는 근육의 불균형을 유발하게 되어 관절의 변화를 가져오게 되고, 이것은 신체의 통증을 유발하는 주요 원인이 된다.

나에게 맞지 않는 잘못된 운동

열심히 운동을 하고 있지만 운동을 하면 할수록 여기저기 아프고 운동에 진전이 없다면 더 늦기 전에 '내가 하는 운동이 나에게 잘 맞는 것인지!' '내가 운동을 잘못하고 있는 것은 아닌지!'를 빨리 생각해 보아야 한다. 그저 운동을 열심히만 하면 모든 것이 좋아질 것으로 생각하는 것은 정말 바보 같은 일이다.

"고통 없이 이루어지는 것은 없다"라는 구호는 과학을 앞세운 현시대의 운동법에는 전혀 맞지 않는 말로 보인다.

우리는 그저 수많은 운동과학자가 연구해 놓은 데이터들을 대입한 과학적인 운동을 함으로써 각자가 원하는 모든 것을 얻을 수 있다.

체형 교정(Physical Reformation)을 위한 건강한 운동

PREX 체형교정 운동은 비틀어진 체형의 교정, 신체의 해부학적 형태에 따른 올

바른 움직임 만들기, 신체의 바른 정렬을 위한 자세 및 습관의 교정 등의 PREX 체형교정 운동 단계를 통해 최상의 신체 상태(Optimal Physical Condition)를 만들고, 유지하는 데 목적을 둔 과학을 바탕으로 한 최고의 운동법을 말한다.

PREX 체형교정 운동을 통해 인간은 비틀어진 체형을 바로잡아 원초적인 인간 본연의 자세를 만들게 되며, 체형과 운동의 변형으로 인해 만들어지는 운동 능력 저하나 고원현상의 해결, 이유 없는 통증 해결 등을 이룰 수 있고, 이것은 건강하고 행복한 백세 시대를 맞이하기 위한 가장 현명하고 바람직한 준비가 될 것이다.

PREX 체형교정 운동 5단계(5step of Physical Reformation Exercise)

PREX 체형교정 운동 단계란, 신체구조 개선을 위해 실시하는 체형교정 운동과, 자세 및 습관의 교정이 합쳐진 통합적인 체형교정 운동의 단계를 말하는 것이다.

여기에는 이완 기법, 강화 운동, 통합 운동으로 이루어지는 교정 운동을 좀 더 정밀하게 발전시키고, 실무적인 경험을 통한 범위의 확대, 체형 변형을 만드는 자세 및 습관의 교정과 최상의 신체 상태를 유지하는 방법이 추가로 포함되어 있다.

각각의 단계는 오랜 임상 경험을 토대로 한 가장 이상적인 순서를 가지게 되는데 이것은 별 문제가 없는 일반인들의 부상 없는 운동과 체형이 좋지 못한 일반인의 체형교정뿐만 아니라 통증을 가지고 있거나 재활이 필요한 환자, 나이가 어린 유아에서부터 나이가 많은 노인을 포함한 모든 사람에게 적용할 수 있도록 과학적이고, 체계적이며, 가장 안전한 구조로 되어 있다.

- **1단계(이완 단계)**: 이완 단계는 근막이완술(MR)이나 자가 근막이완술(SMR)과 스트레칭(수동적/ 능동적/ PNF 스트레칭 등)을 이용해서 단축된 근육을 본래의 길이로 돌려 유연한 근육으로 만드는 단계이다.

- **2단계(활성화 단계)**: 활성화 단계는 이완되어 약해진 근육들의 강화를 위한 특수적인 웨이트 트레이닝을 통해 이완된 근육을 강화해주는 단계이다. 활성화 단계에는 바른 체형의 가장 기초가 되는 코어 강화 운동과 변형된 고유 감각수용기의 재정렬을 위한 고유감각 수용성 트레이닝, 인체 부위별 특수적인 강화 운동들이 포함된 단계이다.

- **3단계(통합 단계)**: 통합 단계는 단축된 근육의 이완을 목적으로 하는 1단계(이완 단계)와 이완된 근육의 강화를 위한 2단계(활성화 단계) 이후 신체 운동 시스템의 통합을 위한 통합적인 강화 운동과 인체의 기능적인 움직임 확립을 위한 기능성

운동이 합쳐진 단계이다.

- 4단계(자세 및 습관 교정 단계) : 교정 운동중이나 교정 운동 후에는 체형이 변형된 원인이 되는 각 개인의 자세나 습관에 대한 이해와 적극적인 수정 노력이 필요한데 이 단계를 자세 및 습관 교정 단계라고 한다. 자세 및 습관 교정 단계는 체형교정의 시작인 이완 단계 이후부터 마지막 완성 단계까지 동시에 함께 진행되는 것이 가장 이상적이다.

- 5단계[최상의 신체 상태(Optimal Physical Condition) 단계] : 최상의 신체 상태는 근골격계에 특별한 변형이나 그로 인한 통증이 없는 바른 자세와 체형을 가진 상태를 말하는 것으로 PREX 체형교정 운동의 가장 중요한 목표라고 할 수 있다. 이 부분은 완성 단계로 볼 수 있으며, 완성 후의 유지 단계로 볼 수도 있다.

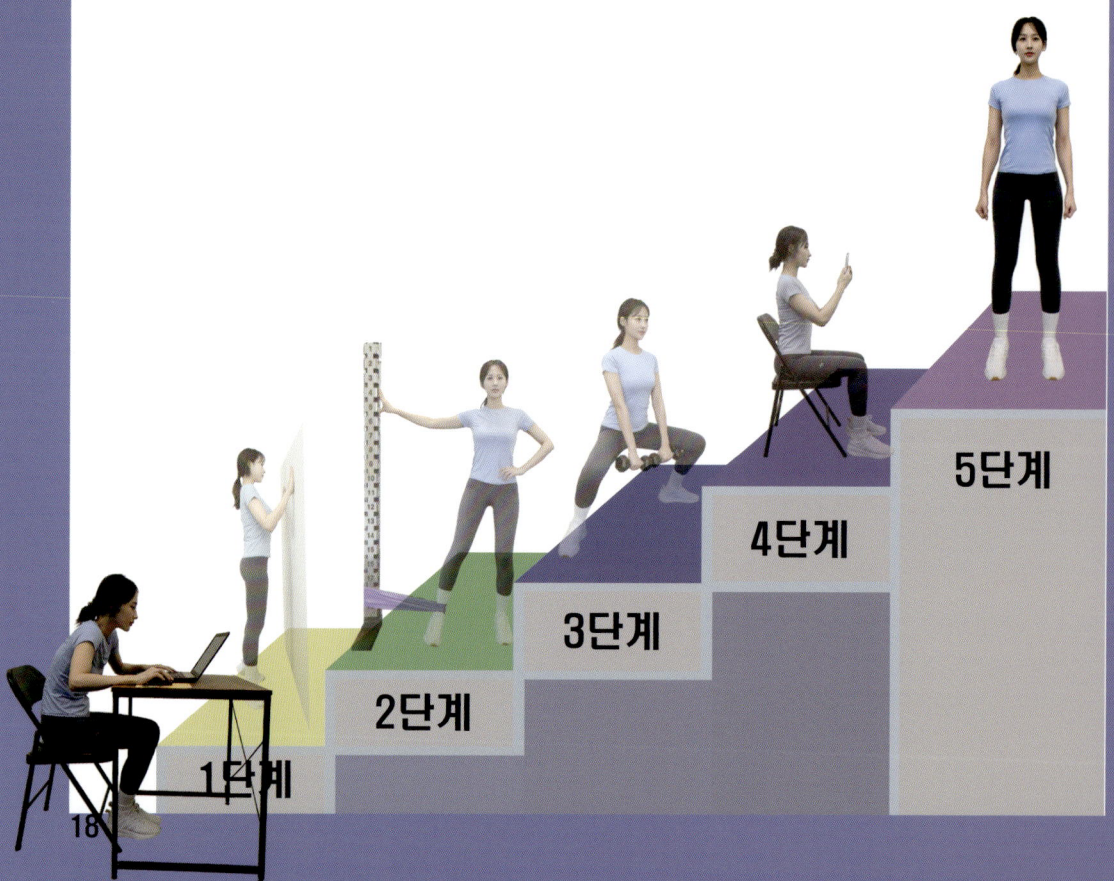

PREX 체형교정 운동을 적용한
트레이닝 에피소드

chapter 1 - 트레이닝 에피소드

에피소드 트레이닝

　저자는 체형교정과 재활운동을 전문으로 하는 퍼스널 트레이닝 센터를 운영 중이다. 김사부짐을 방문하는 회원들은 미용을 위해서, 건강관리를 위해서, 콤플렉스의 제거를 목적으로, 정형외과적 수술 후 회복과 일상으로의 복귀를 위해서 등의 다양한 목적을 가지고 방문한다. 또한 체형교정이 많이 필요한 사람들이나 체형교정과 임상 운동의 결합을 통한 재활운동을 위해 찾아오는 회원들도 매우 많다. 이런 이유로 저자는 자연스럽게 체형교정에 관한 풍부한 경험을 갖게 되었다. 이론으로만 배우는 체형교정과 재활운동은 현장에서는 대부분 효과를 보기가 어려운 것이 현실이며, 이런 현실을 극복하기 위해 저자는 독특하고 과학적인 운동 검사법과 트레이닝 방법을 개발하고, 트레이닝에 적용함으로써 성공적이고 획기적인 트레이닝 결과를 만들어가고 있다. 오랜 시간의 트레이닝 경험은 인상 깊은 트레이닝 경험들을 많이 만들어주곤 하는데 여기서는 PREX 체형교정 운동을 접목한 몇 가지 인상 깊었던 트레이닝 에피소드들을 소개해 본다.
(사람에 따라 비슷한 증상이라고 하더라도 원인은 다른 경우가 대부분이다. 여기에 소개된 체형교정 트레이닝이 모든 사람에게 똑같이 적용될 수 없음을 이해하는 것이 바람직하다. 회원정보 유출은 불법이기 때문에 사진은 삽화로 대체하였으며, 개인정보가 유출 될만한 부분은 언급하지 않았다.)

트레이닝 에피소드 1 - [등이 많이 굽고, 한쪽 어깨가 앞쪽으로 심하게 굽어지고, 척추 측만이 매우 심했던 70대 여성 회원]

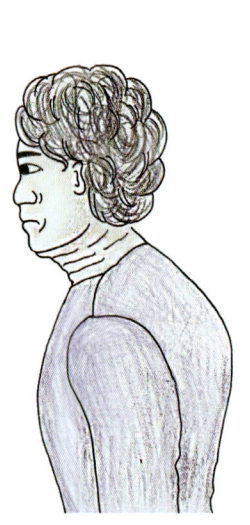
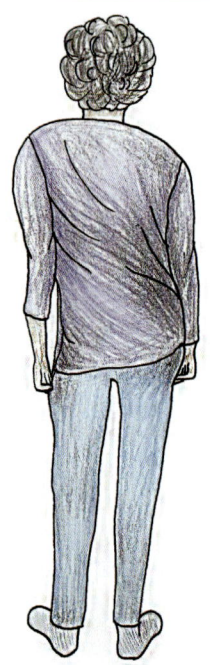

chapter 1 - 트레이닝 에피소드

나이가 많아진다는 것은 단지 숫자만 늘어나는 것만이 아니라 온몸에서 점점 많은 병증과 통증들을 발산하게 되는 자연스러운 현상으로 받아들여지는 것이 보편적인 생각이다. 주변을 살펴보면 잘 관리되면서 나이가 들어가는 분들과 관리되지 않으면서 나이가 들어가는 분들은 건강과 관련해서 매우 많은 차이를 보인다. '어떤 관리를 해야 할지!' '어떻게 관리를 해야 할지!'를 알지 못하기 때문에 대중매체에 기대보지만 상업적인 부분이 많이 가미된 정보는 오히려 잘못된 방향으로 인도하는 때도 잦은 것이 현실이다. 김사부짐 운동과학센터에서 트레이닝을 받고 계시는 70대 여성 회원님의 트레이닝 에피소드를 통해 '나이가 들면 어떤 트레이닝을 해야 할지!' '어떻게 트레이닝을 해야 할지!'에 대해 잠시 생각해 보는 기회가 되기를 바란다.

저자에게 트레이닝을 받았었던 회원이 건강이 좋지 않으신 본인 어머니의 건강 관리를 위해 센터에 모시고 왔었다. 상담 시 우측 무릎에 교통사고로 인한 후유증이 있으며, 50살쯤에는 오십견이 심하게 있으셨고, 젊은 시절 요리사를 오랫동안 하셨으며, 외국 생활을 꽤 오래 하셨던 부분에 관해 얘기하셨다. 최근 활동이 적어 여기저기 아프시고, 체력이 떨어지는 것이 느껴지기에 불편함의 해결과 체력 향상을 이루고 싶다고도 하셨다.

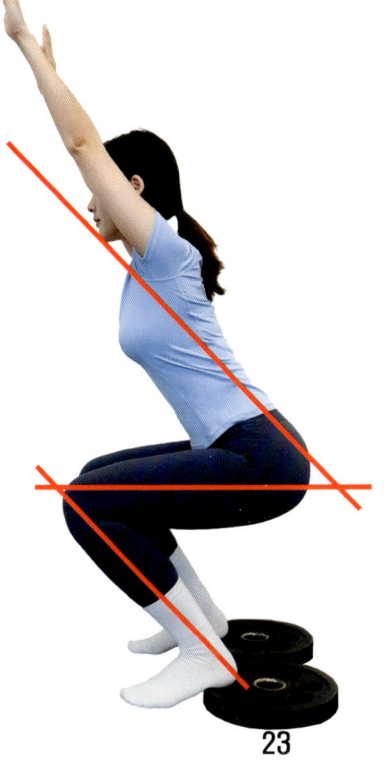

운동 검사가 상세하게 이루어졌고, 불편하신 부분들에 대한 정보와 체형 변화의 정보를 비교해서 살펴보는 작업이 이루어졌다. 운동 검사 결과 어깨가 심하게 앞으로 굽어 있는 증상이 있었는데 이것은 오십견의 잘못된 관리와 요리를 할 때 웍을 많이 사용하는 요리사라는 직업을 오랫동안 해왔던 직업적인 부분이 매치가 되었다. 심한 흉추 후만이 있으셨는데 이것 역시 잘못된 자세와 관리 부분의 연관성을 예상해 볼 수 있었다. 흉추 후만의 경우는 나이가 있으신지라 척추 관절이 많이 석고화 되어 있었기 때문에 교정을 100프로 자신할 수 없는 부분이었다. 무릎은 주변 근육 강화로 어느 정도 관리가 가능할 것으로 보였고, 젊은 시절 즐겨 신던 킬힐로 인한 무지외반증은 통증을 유발하고 있으므로 발목 외회전과 평발의 교정, 무지외반증

chapter 1 - 트레이닝 에피소드

교정기 착용, 볼 넓은 신발 착용 등의 조치를 통해 호전을 기대해 볼 수 있을 듯했다. 갑상선이 약간 좋지 않다는 의사의 판정 외에는 운동에 방해가 될만한 특별한 관상동맥질환 등의 병증은 없었지만 몇 가지 주의해야 할 부분은 보였다. 주변의 물건이나 사람, 환경에 대한 인지력이 떨어져 있으셔서 걷거나 움직일 때 불안해하셨고, 보폭이 매우 작았으며, 무릎에 대한 부담감으로 쪼그려 앉는 자세를 불안해하시는 모습을 보였다. 근육의 능력은 많이 떨어져 있기는 했지만 오랜 시간 동안 활동이 없으셔서 위축된 상태로 보이며 운동을 통해 활성화가 가능해 보였다. 앞에서 말한 주요 체형 변화 이외에도 많은 체형 변화와 코어 안정근과 근력근의 심한 약화 등이 체크 되었다. 운동 검사를 통해 회원님은 첫째는 체형교정, 둘째는 체력 증진과 근 비대, 셋째는 약간의 다이어트라는 운동 목표를 정했으며, 장기 목표를 정하고, 다시 단기 목표로 쪼개어 목표를 정했다. 자신의 현재 몸 상태에 대해 잘 알고 있는 것은 매우 중요한 부분이기 때문에 운동 검사에 대한 평가과정을 거쳐 자세한 프레젠테이션이 이루어졌다. 회원님께서는 자신의 몸 상태에 대해 잘 인지하셨고, 건강의 회복과 불균형의 해소 등을 위해 함께 운동 목표를 세웠으며, 목표한 시간 동안 최선을 다해 건강해질 것이라는 굳은 의지를 보여주셨다.

초기 트레이닝은 운동 검사 시 발견된 심하게 단축된 근육들에 대한 수동적 근막이완술과 스트레칭을 통해 PREX 체형 교정 운동의 기초 다지기 단계로 시작했으며, 다이어트나 건강을 위한 식습관 변화를 위해 영양 교육과 식이 체크가 동시에 이루어졌다. 이후에는 PREX 체형교정 운동 단계의 본 단계로 첫 번째 단계인 자가 근막이완술과 스트레칭이 이루어졌고, 두 번째 단계인 코어

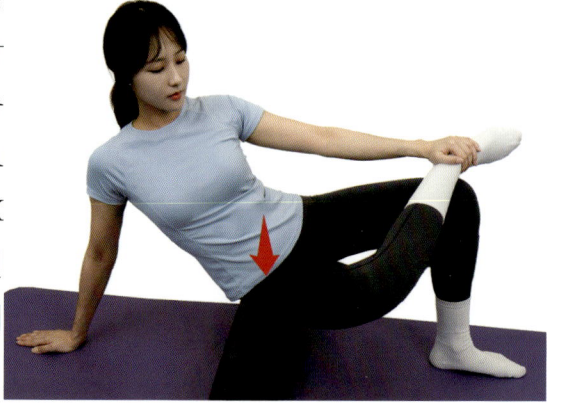

안정 근육과 코어 근력 근육의 단련, 단축된 근육들 반대쪽에 있는 이완된 근육들의 운동이 시행되었다. 세 번째 단계에서는 바른 자세를 만들어주는 고유감각 수용성 트레이닝과 운동 자세에 대해 배우는 단계를 거쳤다. 회원님께서 잘 협조해 주신 덕분에 트레이닝은 매우 잘 이루어졌으며, 이미 많은 부분의 불균형이 해소되었고, 교정 역시 순조롭게 이루어지고 있었다. 다만 심한 흉추 후만과 우측 어깨가 앞쪽으로 심하게 휘어진 부분은 변화를 보이기는 했지만 눈에 띄지 않을 정도의 변화

chapter 1 -트레이닝 에피소드

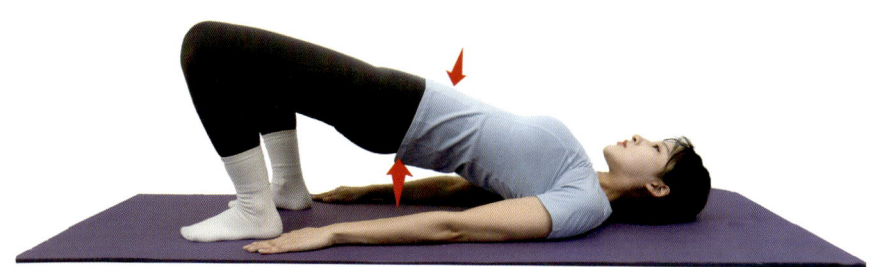

였다. 이후에는 자연스럽게 웨이트 트레이닝으로 넘어갔으며, 운동 능력 향상을 위한 근 비대, 근지구력, 근력 트레이닝이 능력에 맞게 이루어졌고, 일부 해소되지 않은 불균형에 대한 교정은 지속해서 이루어졌다.

  6개월 정도의 트레이닝이 체계적으로 이루어졌으며, 중간 검사 결과 대부분의 불균형은 사라졌고, 변형이 심했던 흉추 후만과 우측 어깨 휘어짐, 척추 측만 역시 90% 이상 교정되었다. 작았던 보폭은 일반 젊은 성인들보다 더 클 정도로 자신감과 인지 능력, 운동 능력이 향상되신 것을 확인했다. 또한, 건강한 식습관을 통한 약간의 다이어트와 근육 증가가 이루어졌다.

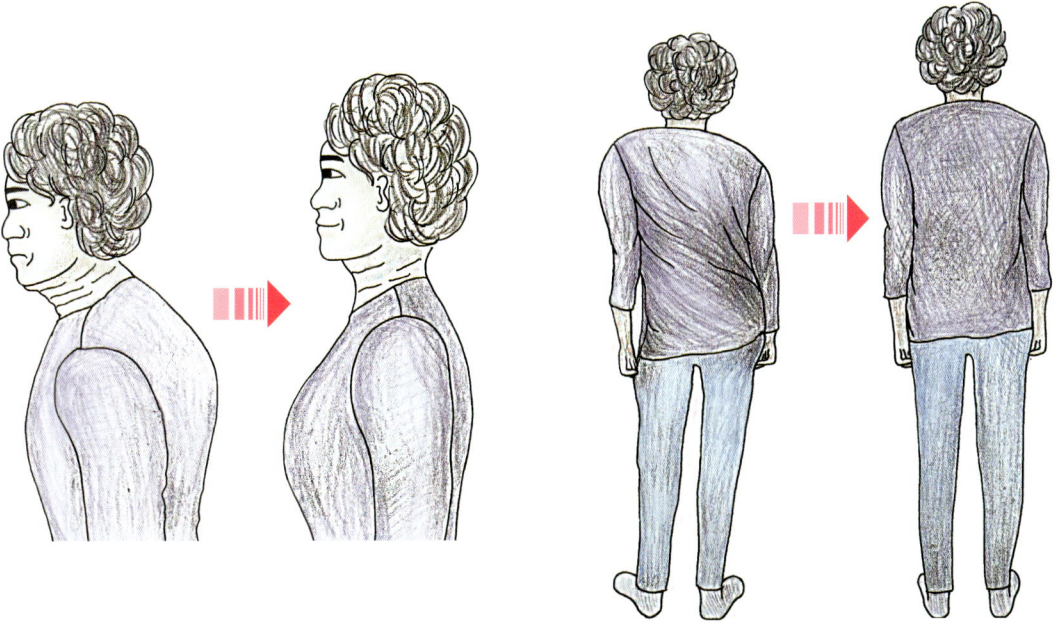

  본인이 다시 건강해졌음을 확신하신 회원님께서는 다시 일을 시작해 보겠다는 의지를 보이셨고, 트레이닝 기간에 따로 시간을 내셔서 요양보호사 시험을 위한 교육도 받으셨으며, 시험에도 합격하셨다. 이후 암 환자를 24시간 돌봐주는 일을 시작

chapter 1 - 트레이닝 에피소드

하게 되셔서 평일에는 트레이닝을 할 수 없게 되었지만 주말에 한 번이라도 나오셔서 열심히 관리하시고 계신다. 물론 평일에는 환자 보살핌 중간중간에 그동안 배운 근막이완술과 스트레칭, 코어 운동과 가벼운 근력운동을 매일매일 꾸준히 하신다고 하셨다.

인간으로 태어나서 나이가 들어가는 것은 매우 자연스러운 일이다. 나이가 어렸을 때는 건강에 대한 소중함을 잘 느끼지 못하지만 나이가 들어가고 한두 군데가 아프기 시작하면 그 소중함이 제대로 느껴지게 된다. 나이가 들어가는 것은 피할 수 없는 현실이지만 '건강한 삶을 유지하면서 나이가 들어갈 것인지!' '여기저기 아프면서 나이가 들어갈 것인지!' 하는 것은 어찌 보면 선택의 문제가 아닐까 생각한다. 불의의 사고나 유전적인 병 등의 경우는 어쩔 수 없다고 하더라도 그런 부분이 아니라면 대부분 인정할 수 있을 것이다. 과학적이고 체계적인 운동을 통한 건강관리는 많은 오류를 잡아줌으로써 건강하고 행복한 노년 생활을 만들어 줄 수 있다고 저자는 확신한다.

chapter 1 - 트레이닝 에피소드

트레이닝 에피소드 2 - [영업을 위해 온종일 운전을 하는 흉추 후만이 매우 심하고, 발목이 자주 꺾이는 30대 후반 남성 회원]

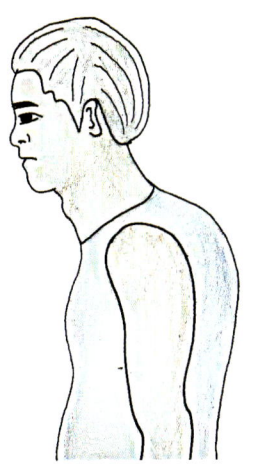 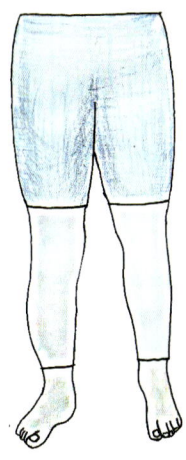

날씨가 매우 좋았던 주말 낮에 아장아장 걷는 아기를 데리고 젊은 부부가 상담하러 찾아왔었다. 남편분은 두세 달 후에 있을 아기의 돌잔치 때 날씬하고 건강한 모습으로 사진을 찍기 위해 최대한 다이어트를 많이 하고 싶다고 했다. 그도 그럴 것이 아기에게는 평생 남을 사진이니 건강하고 멋진 아빠의 모습으로 남고 싶었을 것이다.

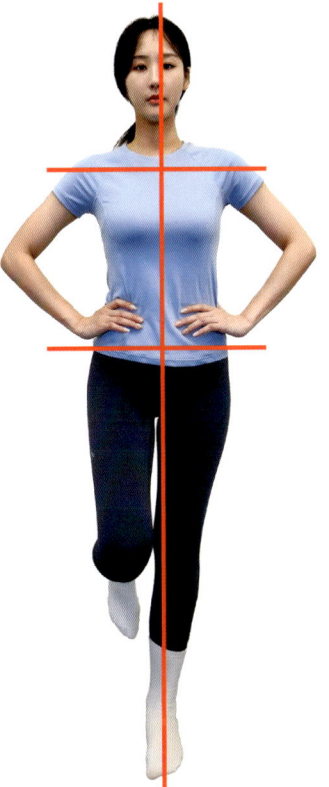

회원님의 직업은 영업직 회사원으로 온종일 운전을 하는 것이 일상의 대부분이며, 5년 전쯤 농구를 하다가 우측 무릎 부상이 있어서 운동 중에는 불편함이 느껴지고, 체형교정을 위해 척추 교정 운동이라는 운동을 했었지만 큰 변화를 경험하지는 못했었다고 했다. 당시 체지방률은 31%가량으로 약간 과체중이었고, 복부 비만율(허리/엉덩이 비율)이 높게 나와서 관상동맥질환 위험군에 육박했다. 혈압이 136/94로 약간 높게 나왔으며, 상·하체 좌우 불균형(우측 강세)이 조금 있었다. 근육 검사에서는 종아리근육이 대부분 심하게 단축되어 있었고, 허벅지 앞. 뒤. 옆 근육들은 우측이 많이 단축되어 있었으며, 우측 전경골근이 특히 심하게 단축되어 있었다. 또한 터틀넥 및 라운드숄더 유발근들이 단축되어 있었으며, 흉추가 심하게 후만 되어 있었다. 굉장히 특이한 부

27

chapter 1 - 트레이닝 에피소드

분은 흉추가 심하게 후만 되고, 척추뼈의 극돌기가 일부분에서 심하게 튀어나온 옆쪽의 척추기립근이 사과 반쪽씩을 잘라서 엎어놓은 것처럼 심하게 비대해져 있었다. 이 부분은 아마도 흉추가 심하게 꺾이자 이를 이겨내기 위해 자연스럽게 그 부분에 근육이 만들어진 것으로 보인다. 움직임 검사에서 심한 우측 발목 외회전과 무릎 안쪽 이동이 있었으며, 스쿼트 시 평발이 만들어지는 경향이 있었다. 워킹 시에는 터틀넥과 라운드숄더가 강화되고, 흉추가 심하게 후만 되었으며, 발목 엎침과 발목 외회전, 코어 불안정 등이 발견되었다.

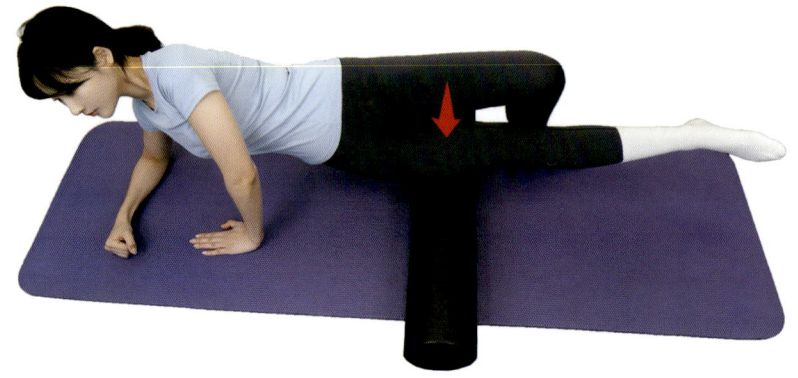

검사와 평가를 통해 운동 목표를 첫째, 요요 없는 건강한 20kg 체지방 감량. 둘째, 흉추 후만, 평발, 발목 외회전 등의 교정을 통한 흉추부 통증 해결과 무릎 재활 완료. 셋째, 근력 향상과 근 비대, 체력증진으로 정했다. 이런 목표를 완성하기 위해 8개월 정도의 장기 목표와 2개월 단위로 나뉘어진 단기 목표를 세웠다.

운동 초기에는 운동 검사에서 발견된 단축된 근육들의 이완과 이완된 근육들의 강화, 코어 안정근과 코어 근력근의 강화, 관절의 바른 위치를 잡기 위한 고유감각 수용성 트레이닝 등이 이루어졌다. 이와 함께 불균형이 만들어진 원인 해결을 위해 평소 생활습관과 자세에 대한 상담이 이루어졌으며, 운동 검사 시 단축된 근육과의 매칭을 통해 나쁜 운전 자세와 오랜 시간 운전으로 흉추 후만이 만들어졌고, 우측 하체들이 심하게 단축된 것을 확인했다. 이런 자세나 습관의 해결을 위해 어떤 노력이 필요한지에 대해 상담을 했고, 회원님은 그 해결을 위한 노력을 약속했다.

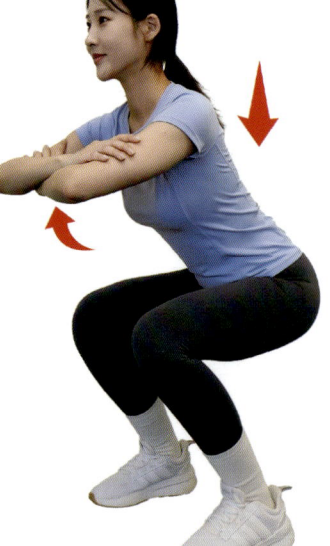

4개월이 지난 중간 평가에서 터틀넥과 라운드숄더, 쉽게

chapter 1 -트레이닝 에피소드

해결되지 않을 것 같았던 심각한 흉추 후만, 발목 외회전과 평발 등의 불균형들은 거의 교정이 완료되었다. 체중을 10kg 감량하는 단기 목표도 완성되었으며, 근력과 근 비대, 체력 향상 역시 상당한 수준으로 완성되었다. 중간 평가 이후의 운동 목표는 남은 10kg의 감량과 근력, 근 비대, 체력 향상, 파워 향상의 목표치 증가로 조정해서 맞춰졌으며 운동 강도를 처음 계획보다 한참 더 상승시켜 잡았다.

8개월이 다 채워지기 1주일 전쯤 회원님은 20kg 감량에 성공하였으며, 체형은 안정적으로 변했고, 높은 수준의 운동 능력을 완성했다. 트레이닝 이후에는 헬스장에서 혼자서도 운동할 수 있기를 원했기 때문에 마지막 1개월 정도는 그에 맞춰 운동 독립 트레이닝이 이루어졌고, 이 또한 잘 마무리되었다. 운전 습관의 교정, 운전 중간중간 휴식과 스트레칭 등의 아주 좋은 습관이 몸에 완전하게 밴 것도 매우 긍정적인 완성으로 보였다.

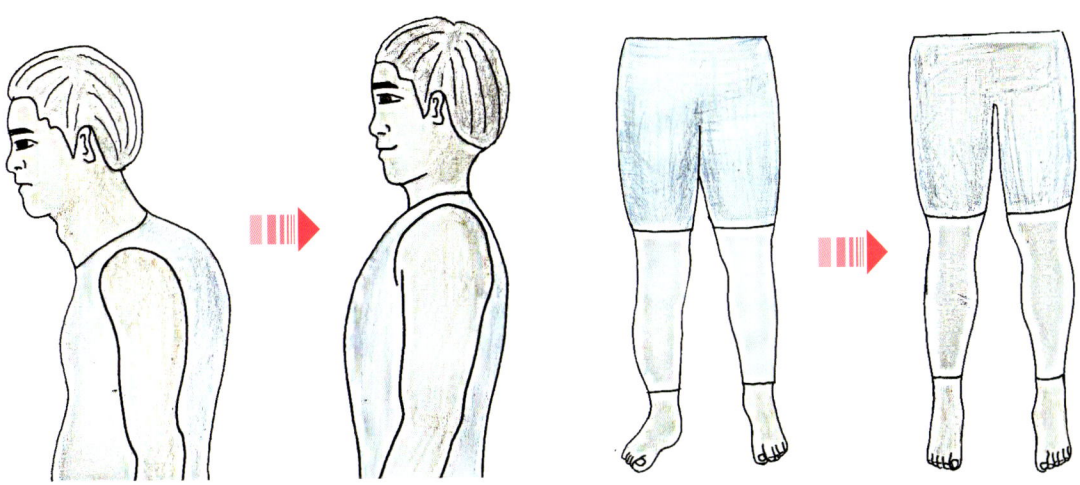

트레이닝이 완료되기 전 회원님은 '아들의 돌사진에는 건강한 아빠의 모습을 남기지 못했지만 그래도 얼마 전 찍었다!'며 예쁜 가족사진을 보여주었다. 건강하고 행복해 보이는 가족사진에 가슴이 찡한 것은 이 일을 오랫동안 할 수 있는 원동력이 되는 것 같다. 이 회원과의 트레이닝에서 가장 인상 깊었던 부분은 아무래도 심한 흉추 후만과 극돌기 돌출, 그로 인한 척추기립근의 부분적인 비대일 것이다. 너무 심해서 잘 안 되면 어쩌나 걱정을 많이 했었는데 교정이 생각보다 아주 잘 돼서 너무 다행이라는 생각을 했었다.

우리는 눈으로 잘 보이지 않는 부분에는 별로 많은 관심을 두지 않고 살아간다. 하

chapter 1 - 트레이닝 에피소드

지만, 눈에 보이지 않는 부분을 무시하다 보면 모르는 사이에 아주 큰 일이 벌어질 수도 있고, 그 큰일이 벌어진 다음에는 후회해도 별로 소용이 없을 수도 있다. '내 몸 구석구석에서 나에게 어떤 신호를 보내고 있지는 않은지!' 주의 깊게 잘 살펴보는 것은 평생 건강한 삶을 영위하기 위한 내 몸에 대한 가장 기본적인 예의가 아닐까 생각한다.

chapter 1 - 트레이닝 에피소드

트레이닝 에피소드 3 - [경추와 요추 추간판탈출증으로 인한 심한 통증, 심각한 측만과 터틀넥, 라운드숄더가 있으신 40대 초반 남성 회원]

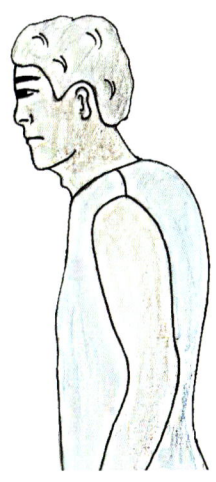

여자 회원분이 남자 친구의 운동 검사를 요청했었다. 수차례 데려오겠다더니 시간이 아주 많이 지나서야 예약을 잡고, 센터를 방문했었다. 허리와 어깨가 많이 아팠는데 MRI에서는 별 문제가 없었지만 의사가 수술을 고려해 보라고 하는 상황이라 운동보다는 수술에 비중을 가지고 있었다고 했다. 여자친구가 다른 병원 진료를 권장했는데 그 병원에서는 수술까지는 필요가 없고, 운동을 적극적으로 권장했다고 한다. 그래서 '헤어지기 싫으면 한 번 운동 검사를 받아보자'라고 협박해서 센터를 방문하게 되었다고 한다.

회원님의 직업은 프로그래머로 온종일 앉아서 일하고 있으며, 헬스장에서 개인 운동을 오랫동안 했다고 한다. 목과 허리에 디스크가 약간 있다고 판정을 받았으며, 간헐적인 심한 통증이 발생하고 있다고 했다. 또, 무릎 관절과 어깨 관절에 부상 경험이 있다고도 했다. 목과 허리의 통증 완화에 운동이 도움이 되었으면 하는 바람이 있지만 그 부분은 장담할 수 없는 부분임을 본인도 인지하고 있었다.

운동 검사에서 회원님의 혈압은 정상이었지만 심박수는 60 정도로 낮은 수준이었다. 체지방률은 21% 정도로 정상 수치였지만 허리/엉덩이 비율이 0.96이 나와서 복부 지방이 위험 수준으로 나왔다. 허벅지와 종아리가 좌측이 더 강세를 보였으며, 근육 검사에서 종아리 전체 근육이 매우 심하게 단축되었고, 허벅지와 엉덩이, 척추기립근, 능형근, 광배근, 터틀넥 및 라운드숄더 유발근 등도 매우 심하게 단축이 되어 있는 것으로 나왔다. 움직임 검사에서는 발목 외회전과 무릎 바깥쪽 이동, 상체 숙임과 허리 아치, 팔 떨어짐, 평발, 코어 불안정 등의 증상을 보였다. 워킹 검사에서는 터틀넥 강화와 발목 엎침 및 외회전이 심하게 나왔다.

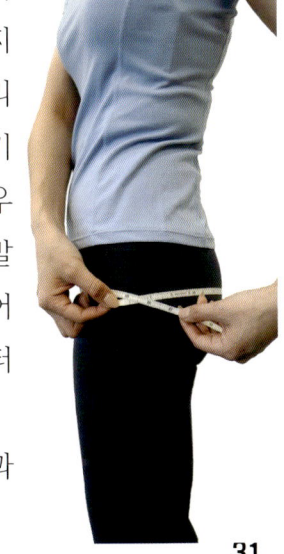

운동 검사를 토대로 회원님의 운동 목표는 첫째, 체형교정과 재활. 둘째, 10kg 건강한 다이어트와 식습관 변화. 셋째, 근력

chapter 1 - 트레이닝 에피소드

및 체력 향상으로 잡게 되었다. 이에 필요한 기간은 6개월로 설정하였으며, 6개월의 장기 목표와 분할된 2개월씩의 단기 목표를 세웠다.

　초기 트레이닝은 단축된 전신 근육 이완에 초점이 맞춰졌으며, 이와 함께 코어 트레이닝을 통한 코어 안정근의 강화를 위한 트레이닝이 진행되었고, 이후에 고유감각 수용성 트레이닝을 통한 바른 자세 운동이 시행되었다. 회원님은 자세와 습관의 변화를 위한 온종일 일하는 자세의 평가와 변화를 약속했으며, 이것은 매우 잘 지켜진 듯하다. 건강한 다이어트를 위한 영양 교육의 진행과 지속적인 식단 확인을 통한 건강한 식습관으로의 변화를 끌어냈으며, 요요 없는 건강한 다이어트 과정이 무리 없이 잘 진행되었다. 중간 평가에서 회원님은 이미 모든 불균형이 해소되었으며, 통증 발생 또한 사라졌다. 건강한 체지방 위주의 다이어트가 이루어졌으며, 목표한 5kg을 넘어 6kg 감량을 완성했고, 근력과 근 비대 역시 상당 부분 향상되었다.

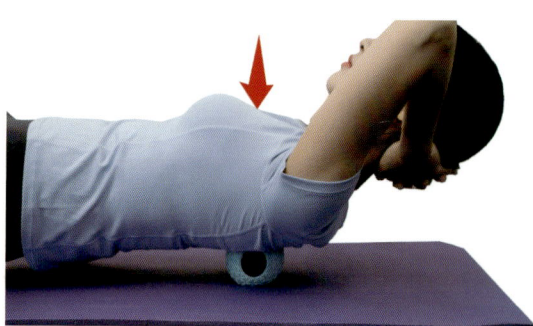

　이후 트레이닝은 근력 향상과 근 비대, 체력 증진으로 프로그램이 재설정 되었으며, 나머지 4kg의 건강한 다이어트가 병행되었다.

　6개월의 트레이닝이 끝나고, 회원님은 목표한 10kg의 건강한 다이어트 성공과 상당한 수준의 근력, 근 비대, 체력 향상을 완성하게 되었다. 무엇보다 중요한 것은 체형교정과 함께 원인이 없었던 간헐적인 목과 허리의 통증이 모두 사라졌다는 것이며, 평소 일하는 자세나 좋지 않은 습관의 변화를 통해 다시는 힘들었던 예전으로 돌아가지 않는 건강한 몸 상태를 완성했다는 것이다.

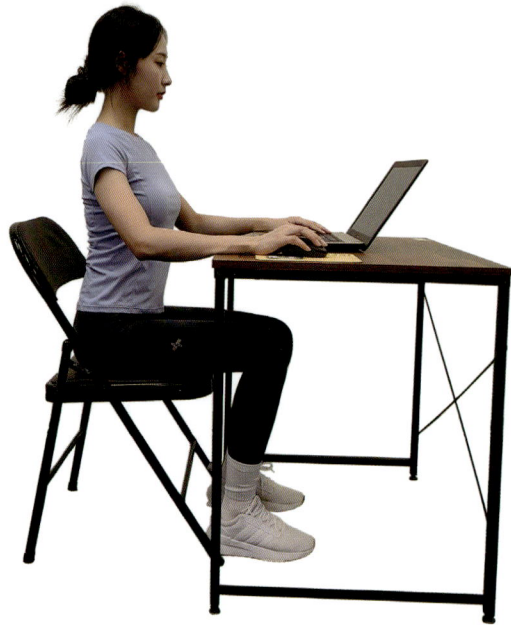

　이 회원의 체형교정 과정에서 상상이 잘 안 되는 매우 흥미로운 부분이 있었다. 오른쪽 허리와 왼쪽 목 부위의 통증 발생 부위 주변 근육들이 매우 심하게 단축되어 있었는데 견갑거근의 착지점 주변에 심한 유착이 있어서

chapter 1 - 트레이닝 에피소드

허리의 관리는 보류하고, 그 부분에 집중해서 수동적인 근막이완술과 스트레칭을 실시했었다. 유착이 깨지고, 주변 근육의 이완이 집중적으로 이루어지자 목 주변 통증이 사라졌는데 희한하게도 그와 함께 아무것도 하지 않았던 허리 부위의 통증도 함께 사라졌다.

이 부분에 대한 원인을 생각해 보자면 인체의 연결된 움직임 체인을 통해 설명해 볼 수도 있겠지만 이렇든 저렇든 회원의 몸이 좋아지고 통증이 사라졌으면 그것으로 된 것이지 원인이 무엇인지 뭐가 그리 중요하겠는가!

이 회원의 교정 운동을 통해 '바로 눈앞만 바라보다가는 정작 중요한 것을 놓칠 수도 있다'라는 누구나 다 아는 그 말을 다시 한번 되새겨 보게 되는 좋은 기회를 얻게 되었다. 이후 나의 트레이닝 철학은 많은 변화가 생겼고, 체형교정 완성도 또한 매우 높아지게 되었다.

회원님과 함께 다이어트를 했던 여자친구도 목표했던 7kg의 건강한 다이어트를 완성했으며, 두 사람은 서로에게 목표 달성 시 약속했던 선물을 주고받았다고 한다. 운동 독립 전에 둘이 다정하게 손을 잡고, 센터에 인사차 방문했던 예쁜 기억이 난다.

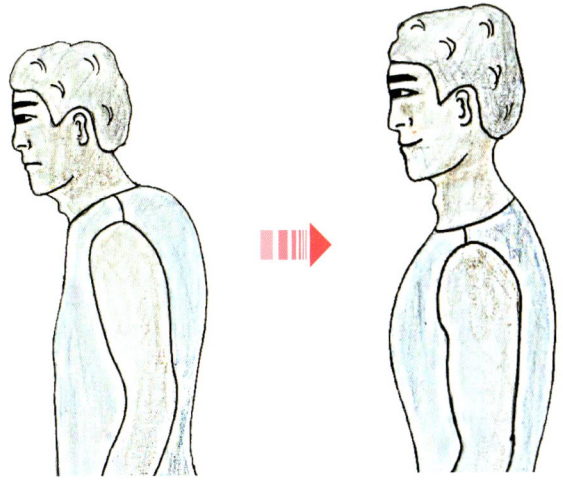

chapter 1 - 트레이닝 에피소드

트레이닝 에피소드 4 - [등이 심하게 굽고, 터틀넥과 라운드숄더가 심하며, 한쪽 골반에 가끔 심한 통증과 무릎 통증, 평발이 있으신 40대 남성 회원]

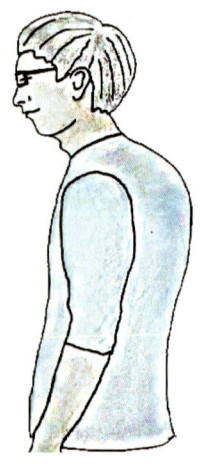

40대 남성 회원이 체력관리를 위해 일하는 곳에서 가까운 운동 센터를 알아보다가 찾아왔었다. 체형교정이나 재활에 관심이 있지는 않았지만 여러 가지 병력을 가지고 있었고, 본인이 느끼기에도 여러 가지 체형 변화가 있다고 했다. 직업상 좌식 생활을 주로 하며, 테니스, 골프, 수영, 요가, 달리기 등 다양한 운동을 해왔었지만 최근에는 바빠서 대부분 못 하고 있다고 했다. 병력으로는 오래전 무릎 수술을 한 번 한 적이 있고, 터틀넥과 라운드 숄더가 있다고 했다.

운동 검사에서 혈압은 약간 낮게 나왔고, 심박수도 63으로 낮게 나왔다. 허리/ 엉덩이 비율과 체지방률은 정상 수치가 나왔지만 본인은 약간의 체지방 감량을 했으면 했다. 상체와 하체 불균형 검사에서는 상·하체 모두 좌측이 매우 강세를 보였다. 근육 검사에서 하체는 가자미근과 대퇴근막장근, 소둔근, 중둔근이 교차 단축되어 있었고, 상체는 능형근과 회전근개 후면, 터틀넥 및 라운드숄더 유발근들이 심하게 단축되어 있었다. 움직임 검사에서는 발목 외회전, 무릎 불안정, 허리 아치, 팔 떨어짐, 상체 숙임, 평발, 골반 우측으로 기울어짐과 흉추 후만이 매우 심하게 나왔다. 워킹 검사에서는 터틀넥과 라운드숄더, 흉추 후만, 머리 우측 이동과 척추 측만이 매우 강화되었고, 우측 어깨 처짐과 후방 이동, 코어 불안정, 우측 골반 처짐, 발목 외회전과 엎침이 심하게 나타났다.

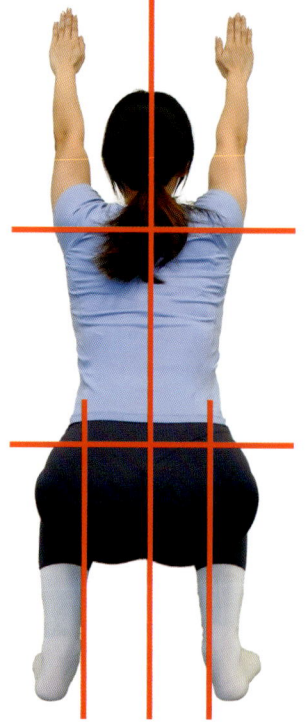

운동 검사를 통해 회원님의 운동 목표는 첫째, 체형교정 및 자세 교정과 재활. 둘째, 체력증진 및 근 비대. 셋째, 약간의 다이어트로 정하기로 했으며, 완성을 위해 필요한 시간은 다른 회원들에 비해 길게 잡기로 했다. 그 이유는 본인이 오랫동안 운동을 유지하고 싶기도 했지만 척추 석고화 등의 강력한 체형 변형이 있기도 해서였다. 어쨌든 시간에 쫓기지 않고, 1년가량의 여유 있는 시간을 가지고 목표를 완성하는 계획을 세웠다.

chapter 1 - 트레이닝 에피소드

초기 운동 목표는 당연히 이완을 위한 근막이완술과 스트레칭에 있었는데, 수동형/ 능동형/ PNF 등 동원할 방법을 모두 동원할 수밖에 없었다. 이후 코어 강화 운동과 이완된 근육들의 운동, 고유감각 수용성 트레이닝 등의 트레이닝이 진행되었다.

3개월의 트레이닝이 이루어지고, 중간 평가에서 무릎 재활과 다른 변형들은 대부분 교정이 쉽게 되었지만 흉추 후만과 골반 회전 부분은 쉽게 변화가 일어나지 않았기에 긴 시간을 가지고 접근할 필요성을 느꼈으며, 장기 목표에 포함해 진행했다.

6개월의 트레이닝이 진행되고 다시 중간 평가가 이루어졌는데 흉추 후만과 골반 회전에 대한 교정도 90% 이상 완성이 되었다. 약간의 다이어트와 근 비대 목표도 완성이 되었으며, 부족한 부분은 이후의 트레이닝에서 천천히 완성하기로 하고, 이 단계의 트레이닝은 운동 능력 향상에 초점이 맞춰져서 진행되었다.

1년이 지나고, 절대로 깨지지 않을 것 같았던 흉추 후만과 골반 회전은 완전히 교정이 완료되었다고 평가되었다. 이후에는 다시 체형 변형이 일어나지 않도록 잘 관리하면서 살아가고, 적당한 유지를 위한 운동이 이루어질 수 있도록 마무리 트레이닝이 진행되었다.

깨지지 않을 것 같던 변형도 시간을 가지고 천천히 도전하다 보면 언젠가는 깨질 수 있다. 조급함은 항상 아무것도 완성할 수 없으며, 믿음을 가지고 진심으로 트레이닝 하다 보면 언젠가는 잘 완성될 수 있음을 다시 한번 깨닫게 되는 아주 좋은 계기였다고 생각한다.

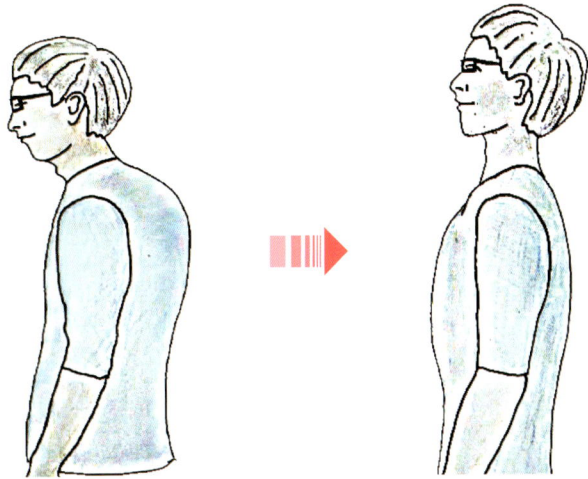

chapter 1 -트레이닝 에피소드

트레이닝 에피소드 5 - [발끝에서부터 머리끝까지 몸 전체가 아프셨던 50대 초반 여성 회원]

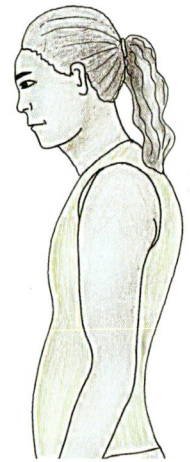

기존 회원님의 소개로 50대 초반의 여성분이 센터를 방문했었다. 상담 시 회원님은 발끝에서부터 머리끝까지 안 아픈 부분이 없을 정도로 온몸이 아프다고 했다.

족저부 통증과 발 활의 상승, 젊은 시절 오랜 시간 동안의 킬 힐 착용으로 인한 무지외반증과 발앞꿈치뼈 통증, 무릎 수술 후 반대편 무릎이 아파서 수술이 권장된다는 의사의 처방이 있었다고도 했다. 골반이 잘 작동하지 않는 느낌이고, 허리 통증이 가끔 있으며, 등이 많이 굽어 있어 그 부분에서 통증이 자주 발생한다고 했다. 어깨 충돌이 있으며, 가끔 통증이 심하게 온다고도 했다. 목과 어깨 통증은 매우 자주 심하게 발생한다고 했으며, 목 부위 단축과 함께 발생하는 두통이 가끔 있다고도 했다. 젊은 시절 댄스 가수를 했었고, 직업상 지속적인 다이어트와 요요가 반복되었는데 나이가 들다 보니 이제는 조절이 매우 힘들어졌다고 한다. 유치원 등하교 차량 도우미와 정수기 관리, 정신질환자를 도와주는 일, 세 아이의 뒷바라지 등 등의 많은 일을 하고 있었는데 최근에는 몸이 여기저기 너무 많이 아파서 제대로 일을 할 수도 없으며, 일상생활도 제대로 할 수 없을 정도라고 했다.

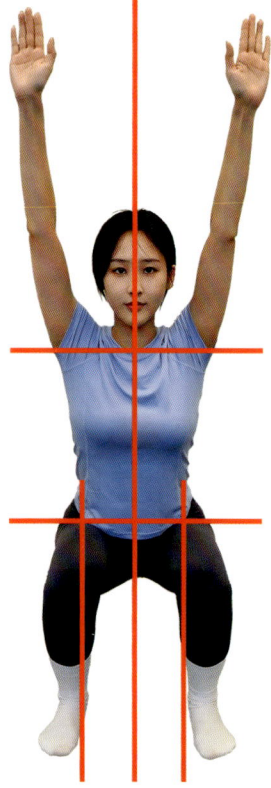

운동 검사에서 혈압은 약간 낮게 나왔고, 심박수 역시 약간 낮은 수치를 보였다.
허리/ 엉덩이 비율은 0.9로 매우 높은 수치로 나왔는데 관상동맥질환이 아직은 없지만 매우 위험한 수준으로 보였다. 체지방률은 47.8%로 고도 비만의 수치가 나왔는데 체지방 관리를 최대한 빨리 시작하는 것이 바람직해 보였다. 하체 중에 허벅지 부위가 우측이 훨씬 두꺼웠는데 이것은 좌측 무릎 수술로 인해 우측을 주로 사용하는 습관이 만들어지고, 이로 인해 만들어진 불균형으로 보였다. 근육 검사에서 하체 좌측 전체가 매우 단축되어 있었으며, 회전근개의 단축, 터틀넥과 라

chapter 1 - 트레이닝 에피소드

운드숄더 유발근의 교차 단축이 있었다. 움직임 검사에서는 발목 외회전과 무릎 안쪽이동이 우측이 더 심하고, 우측 스쿼트를 하며, 상체가 전체적으로 우측으로 기울어지는 경향이 있었다. 또한 허리 아치와 싱글 레그 스쿼트에서 반대편 골반 처짐이 심하게 나왔다. 워킹 검사에서는 터틀넥과 라운드숄더의 강화와 흉추 후만, 요추 전만이 심하게 만들어지고 있었으며, 머리 좌측 이동, 척추 측만, 코어 불안정, 발목 외회전 등의 불균형이 보였다.

운동 검사를 통해 회원님의 운동 목표는 첫째, 체형교정 및 재활. 둘째, 15kg 체지방 감량을 위한 건강한 다이어트. 셋째, 체력증진과 근 비대로 잡았다.

초기 운동은 단축된 근육들의 이완을 위한 수동적/셀프 근막이완술과 수동적/ 능동적 스트레칭이 집중적으로 이루어졌으며, 코어 운동을 통한 코어 안정근과 근력근의 강화와 심리적인 안정을 위한 명상이 포함되어 진행되었다. 집중적인 이완이 이루어지고 나서 이미 회원님은 통증 대부분이 사라졌다고 했으며, 1/4도 되지 않던 스쿼트는 이미 풀 스쿼트가 가능해져 있었다. 쪼그려 앉는 것과 양반다리는 태어나서 처음으로 해 봤

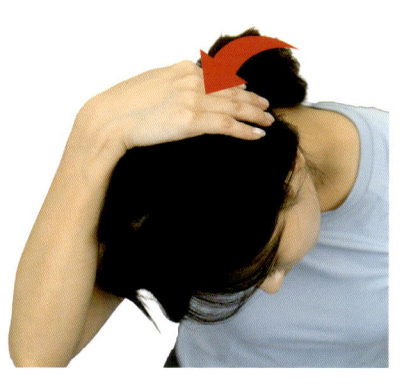

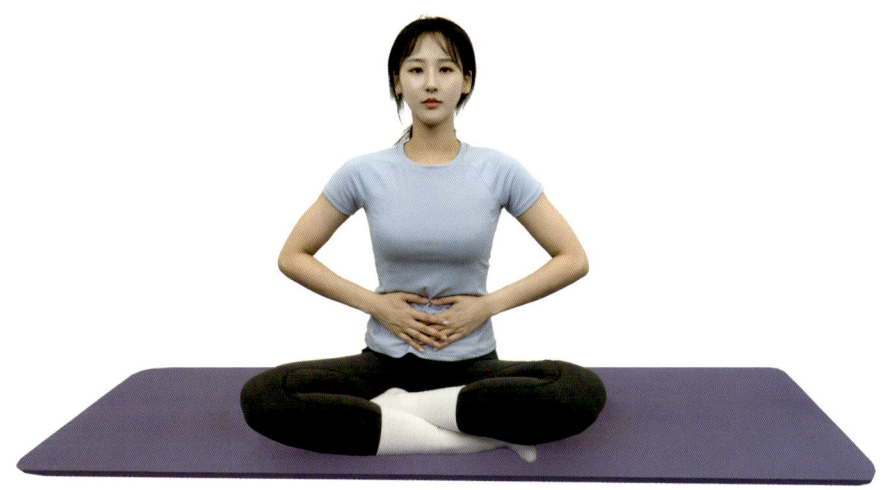

다고도 했다. 이후에는 바른 자세를 잡기 위한 고유감각 수용성 트레이닝과 이완 근육의 강화가 시행되었고, 수준에 맞춘 적절한 강도의 부위별 웨이트 트레이닝이 진행되었다. 또한, 다이어트를 위한 유산소 운동의 추가와 건강한 다이어트를 위한 균형 잡힌 식단의 지도가 진행되었다.

chapter 1 - 트레이닝 에피소드

2개월의 트레이닝이 이루어지고, 모든 통증과 불균형이 대부분 좋아졌으며, 일반적인 웨이트 트레이닝으로의 진행이 가능하다는 판단이 나왔기에 그것에 맞게 트레이닝이 조정되었다. 다이어트의 경우 균형 잡힌 식단은 만들어졌으며, 현재는 본격적인 다이어트를 위한 마이너스 식이로의 전환이 시작된 상태다.

아마도 회원님께서는 잘못된 생활 습관을 지니고 살다가 대책 없이 갱년기라는 힘든 시기를 맞게 된 것으로 판단된다. 몸에 많은 변화가 만들어지는 시기에 제대로 관리되지 못한 신체는 아주 많은 것들을 표현할 수 있다. 특별히 엄청난 트레이닝이 이루어지지는 않았지만 통증이나 체형 변화의 원인이 해결되다 보니 아주 쉽게 많이 좋아지게 된 것이다. 이런 부분을 잊지 않고 건강한 삶을 위해 적극적인 마음으로 트레이닝을 진행한다면 회원님은 아마도 모든 목표를 달성하고, 건강하며, 행복한 중년기를 즐길 수 있으리라 생각해 본다.

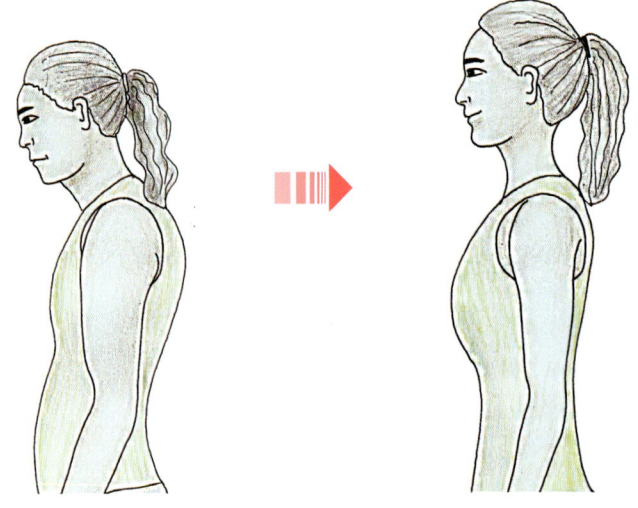

chapter 1 - 트레이닝 에피소드

트레이닝 에피소드 6 - [대퇴골두무혈성괴사로 인한 심한 고관절 부위 통증을 가지고 있던 30대 남성 회원]

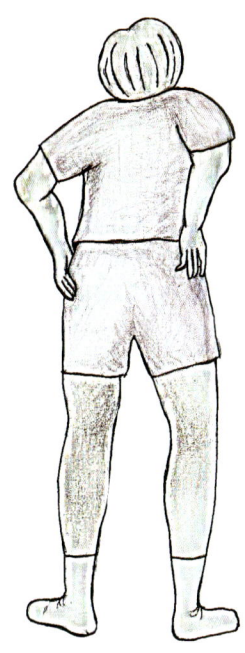

공부만 열심히 할 것같이 생긴 30대 남성분이 센터를 방문했었다. 자신이 대퇴골두 무혈성 괴사로 인한 통증을 양쪽 고관절에 가지고 있는데 수술이 답이지만 통증만 제어할 수 있다면 최대한 수술을 하지 않고, 유지해 보고 싶다고 했다. 그래서 운동을 잘 배워서 제대로 하고 싶었지만 받아주는 센터가 거의 없어서 검색을 통해 찾아왔다고 했다. 다른 지역에서 1년가량 피티를 받았었는데 운동 중 통증이 자주 발생해서 벤치프레스 운동만 할 수 있었다고 한다. 그것도 무게를 많이 낮추고, 자세를 변형해서만 가능했다고 한다. 그런 이유로 1년동안 가슴 운동을 했는데도 가슴 근육은 별로 발달하지 못해 보였다. 본인의 병증이 급성기를 지나 안정기로 접어들고 있으며, 통증이 있더라도 처방받는 약으로 관리할 수 있으니 삶의 질 향상을 위해 운동을 하고 싶다고 했다. 그 당시 하루에 1~2회가량 진통제를 복용하고 있었으며, 생활 도중에 통증이 주로 발생한다고 했다. 운동 시에도 통증이 발생했었는데 특정 각도에서 통증이 발생하는 듯하다고 했으며, 그 부분만 아니면 운동을 하는 데 큰 방해요소는 없다고도 했다.

운동 검사에서 혈압은 약간 높고, 심박수는 약간 낮게 나왔으며, 체지방률은 27%로 약간 높게, 허리/엉덩이 비율은 0.93으로 높게 나왔다. 20kg을 감량했음에도 7kg가량 추가 감량이 권장되는 상황이었다. 위팔과 종아리 근육은 우측이 강세를 보였으며, 근육 검사에서는 종아리 근육 전체가 매우 심하게 단축되어 있었고, 터틀넥과 라운드숄더 유발근들도 매우 심하게 단축되어 있었다. 움직임 검사에서는 발목 외회전과 무릎 바깥 이동, 우측 스쿼트, 상체 심하게 세움, 평발, 골반 위 좌측으로 기울어짐, 흉추 후만, 무릎 불안

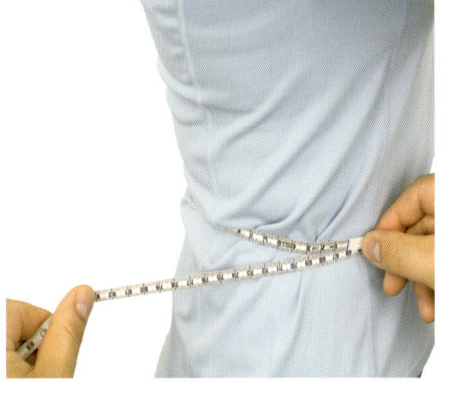

39

chapter 1 - 트레이닝 에피소드

정 등의 변형이 감지되었다. 워킹 검사에서는 터틀넥과 흉추 후만이 강화되었고, 발목 엎침과 외회전이 있었다.

 운동 검사 후 회원님의 운동 목표는 첫째, 통증 없는 운동 각도 찾아내서 모든 운동을 할 수 있기와 체력증진. 둘째, 다이어트. 셋째, 체형교정으로 잡았다.

 초기 운동은 불균형 해소를 위한 단축된 근육들의 이완과 코어 운동이 이루어졌

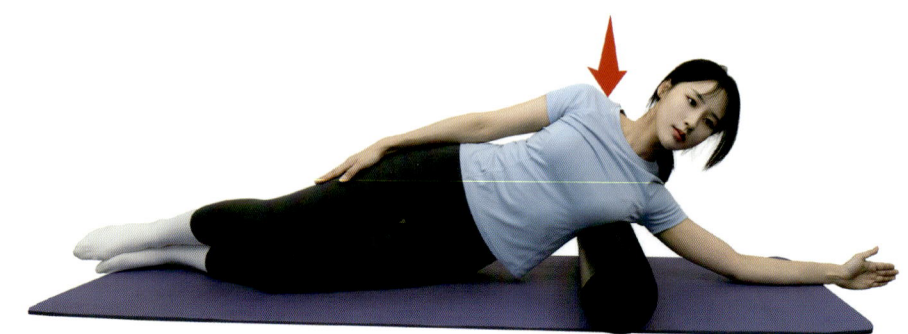

으며, 이후에는 운동 시 통증이 발생하는 각도를 찾아내서 운동을 그것에 맞게 변형시키는 트레이닝을 시작했다. 처음에 회원님은 오랫동안 해왔던 벤치프레스 운동에서도 무게를 약간 올리니 통증이 발생한다고 했다. 다리를 발 디딤판 위에 올리고 벤치프레스를 하자 운동 중 고관절 통증은 발생하지 않았으며, 상당한 무게로도 진전할 수 있었다. 회원님은 거의 모든 운동에서 통증이 발생하는 자세가 있었으며, 그 부분을 함께 찾아내고 운동 자세를 변형했다. 1개월가량의 시간이 지나고, 회원님은 모든 부위의 운동을 할 수 있었다. 물론 하체 운동도 부하를 약하게 해서 대부분 실시할 수 있었으며, 고관절이 사용되는 운동에서도 통증 없이 운동할 수 있다는 것에 회원님과 나는 정말 감사함을 느꼈다. 이 부분이 가장 중요한 트레이닝 포인트였는데 매우 긍정적인 결과를 만들고 있었으며, 체형 교정과 다이어트를 병행하기는 했으나 집중적인 트레이닝이 이루어지지 않았는데도 불구하고, 이 또한 매우 잘 진행되었다. 4개월 정도의 트레이닝이 진행되고, 체형 교정과 다이어트는 모두 완성되었으며, 회원님은 고관절에 심한 압박을 줄 수 있는 특정 부위 운동에 대한 운동 강도의 조절 문제를 빼고는 모든 부위의 운동을 할 수 있었다. 고관절에 부담을 주지 않는 부위의 운동은 일반인 수준의 상당한 운동 능력 향상을 보였다. 너무나 감사한 일은 통증의 주기도 점점 줄어들었고, 10개월이 지난 현재는 통증이 발생한 지 6개월이 넘었다는 것이다. 물론 운동이 통증을 제거했다고 말할 수는 없다. 병증이 안정기에 접어들었고, 운동을 통해 강화가 이루어졌기 때문에 도

chapter 1 - 트레이닝 에피소드

움이 되었을 것이다.
 이유야 어쨌든 좋아졌으면 된 것이 아니겠는가! 회원님은 지금도 일주일에 두 번 매우 성실하게 트레이닝에 참여하고 있으며, 건강하고 활기찬 생활을 잘 유지하고 있다.

 삶을 살아가다 보면 의도하지 않게 감당하기 힘든 너무 큰 산들을 만날 수 있다. 본인의 의지로 도저히 넘을 수 없을 듯하지만 포기하지 않고 꾸준히 나아가며 도전하다 보면 넘지 못할 것처럼 높아 보이던 그 큰 산도 무사히 넘을 수 있다.

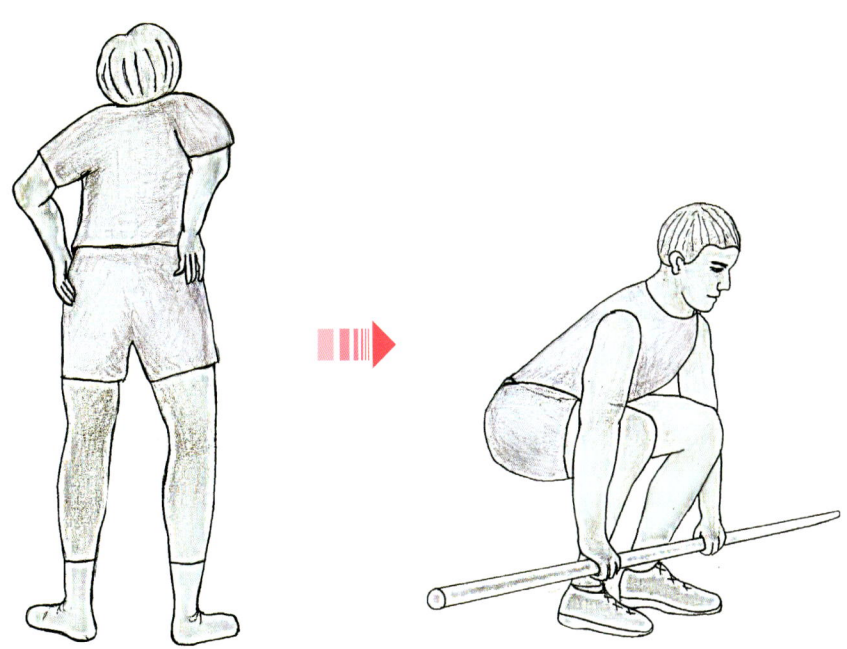

chapter 1 - 트레이닝 에피소드

트레이닝 에피소드 7 - [추간판탈출증이 너무 심해서 6개월간 진통제를 복용하고, 수술을 권장 받았던 회원]

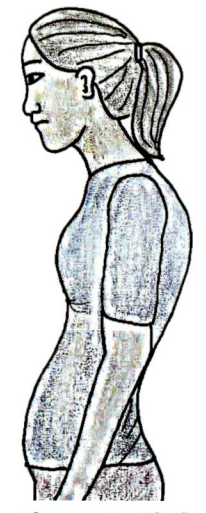

결혼식을 몇 개월 앞둔 30대 초반의 직장인 여성 회원이 기존 회원의 소개로 센터에 상담을 왔었다. 기운이 없어서 말도 잘 안 들릴 정도였던 회원은 오랫동안 허리가 아파서 진통제를 먹어가면서 생활을 하고 있다고 했는데 동네 병원에서는 수술을 권장한다고 했다. MRI 사진을 찍어와서 보여줬는데 요추 전만이 매우 심하고, 요추 5번과 천추 1번 사이의 추간판이 심하게 뒤쪽으로 탈출되어 있었다. 진통제는 당장 아파서 먹는다기보다는 오랫동안 먹어왔기 때문에 습관처럼 먹는다고 했다. 의사의 진단 없이 수술하지 않고, 운동으로 좋아질 수 있다고 말할 수 없으므로 협력 병원을 방문해서 다시 한번 진단을 받아보고, 의사가 운동해도 된다고 하면 그때 운동 검사를 진행하기로 했다.

협력 병원 의사는 당장 수술은 하지 않아도 될 듯하며, 조심해서 운동을 해 보는 것은 괜찮을 것 같다고 진단을 해 주었다. 진통제 역시 너무 주기적인 장복을 했기 때문에 진통이 없을 때는 섭취하지 않아도 된다는 처방도 받았다. 수술을 당장 받지 않아도 된다는 처방만으로도 회원님은 굉장히 기뻐했다.

운동 검사에서 회원님은 추간판탈출증이 있으며, 이로 인해 진통제를 복용 중이고, 혈압은 정상이었지만 안정 시 심박수는 46 정도로 매우 낮은 서맥이었다. 관상동맥질환을 예상해 보는 허리/엉덩이 비율은 0.79로 꽤 높게 나왔으며, 체지방률은 33.49%로 식이 변화와 약간의 다이어트가 필요하다고 판단되었다.

근육 검사에서 종아리 부위 전체가 매우 단축되고, 부종이 있으며, 허벅지 근육 전체와 고관절 회전근 전체가 매우 단축되어 있었다. 척추기립근 요추부 우측이 매우 심하게 단축되어 있었으며, 회전근개 후면근과 능형근, 터틀넥 및 라운드 숄더 유발근들이 매우 심하게 단축되어 있었다.

chapter 1 - 트레이닝 에피소드

움직임 검사에서는 우측 하반신의 심한 단축으로 인해 발목 외회전과 발목 엎침, 무릎 안쪽이동 현상이 우측 하체에서 심하게 나타났으며, 이로 인해 우측으로 스쿼트를 하는 경향과 좌측 골반이 쳐지는 움직임을 보였다. 허리 통증이 원인으로 보이는 상체 심하게 세움 현상과 허리를 회전시키지 못하는 움직임을 보이기도 했다. 회전근개 단축으로 인한 팔 떨어짐 현상을 보였으며, 터틀넥과 라운드 숄더가 심하게 발생하고 있었다. 코어의 불안정과 약함 역시 발견되었다.

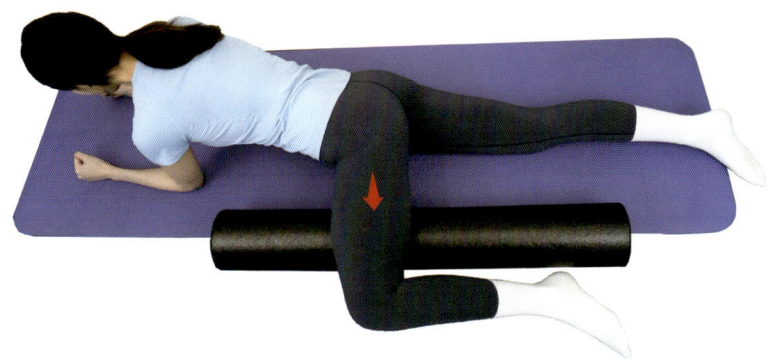

 운동 검사를 통해 회원님의 운동 목표는 첫째, 재활 및 체형교정. 둘째, 체력증진 및 근 비대. 셋째, 다이어트로 잡았다. 목표의 완성을 위해 초기 운동은 유연성 프로그램으로 시작하고, 체형 및 자세 교정, 코어 강화와 안정성 증가에 포커스가 맞춰진 운동 프로그램이 계획되었으며, 다이어트를 위해 영양 교육을 통한 식이 조절과 적당한 유산소 운동의 처방이 이루어졌다. 이후, 고유감각 수용성 트레이닝과 가벼운 웨이트 트레이닝으로 자연스럽게 진전시켜 나가는 것으로 계획을 세웠다.

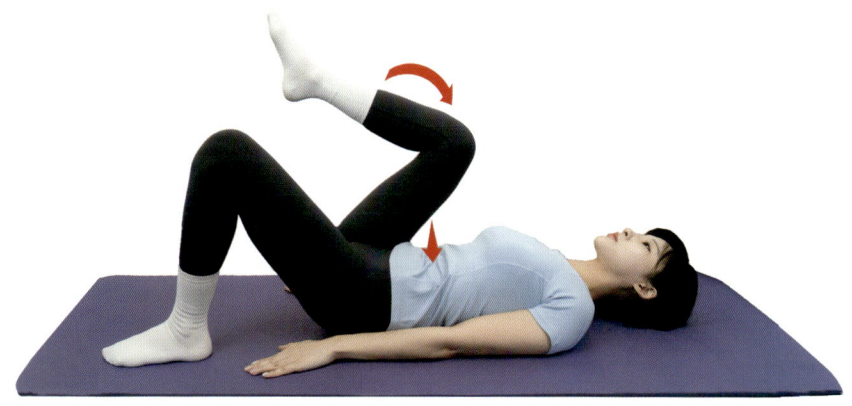

 일주일에 3번 정기적인 트레이닝을 2개월 실시 후 요추부 통증은 거의 사라졌고,

chapter 1 - 트레이닝 에피소드

진통제는 거의 안 먹게 되었다.

5개월이 지난 현재 요추부 통증이 완전히 없어진지는 2개월 정도 되었으며, 회원님은 하체 운동과 허리 운동까지 모든 부위의 운동을 하고 있다. 원인으로 보이는 체형 변화의 추가적인 교정과 남은 다이어트 3kg의 완성을 목표로 계속해서 열심히 운동을 해나가고 있다. 2개월 뒤 결혼식 때는 목표한 체형교정의 완성과 다이어트 완성도 가능할 것으로 보인다.

운동이나 체형교정이 심각한 병증의 치료를 하지는 못한다. 하지만, 근골격계 질환의 주요 원인이 되는 체형 변화의 교정과 신체 활성화 등을 통해 많은 근골격계 질환을 예방할 수 있으며, 수술 이후에 정상적인 삶으로 돌아갈 수 있도록 재활을 도와주는 역할을 할 수 있다.

우리는 눈앞에 보이는 것만을 바라보느라 그 뒤에 감춰진 진짜 모습을 놓치는 경우가 매우 많다. 시선을 넓혀 넓게 바라보고, 신중히 판단하다 보면 가려져서 보이지 않았던 진실들이 보일 수 있다.

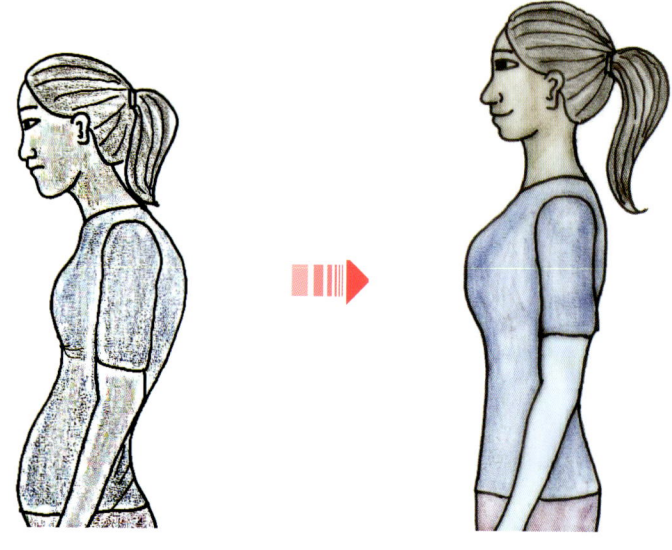

운동 검사
(자가 운동 검사)

chapter 2 - 운동 검사

바른 자세를 가지고 있다고 하는 사람들도 자세히 살펴보면 어떤 부분에서는 잘 못되거나 좋지 않은 자세를 한두 가지쯤은 가지고 있기 마련이다. 본인이 느끼기에도 뭔가 자세가 좋지 못하고, 움직임에 불편함이 느껴진다거나 특별한 이벤트가 없는데도 불구하고, 여기저기 몸의 곳곳에 통증이 발생하는 경우가 현대인들에게는 흔한 일이라 할 수 있다. 거울을 보면 약간은 체형이 좋지 않은 것 같다고 느껴지기도 하지만 막상 자세히 살펴볼 기회는 별로 없었을 것이다. 자가 운동 검사는 스스로 여러 가지 검사를 하고, 이를 토대로 PREX 체형교정 운동을 계획하기 위해 만들어졌다. 운동 검사는 당연히 전문가의 도움을 받아 정확한 검사가 이루어지는 것이 바람직하다. 하지만, 혼자서 실시하는 자가 운동 검사법만으로도 그동안 잘 알지 못했던 내 몸에 대해 자세히 살펴봄으로써 여러 가지 체형 변화를 감지하고, 앞으로 이루어질 PREX 체형교정 운동을 잘 계획해 볼 수 있을 것이다.

<체형 검사>

선 자세 촬영(정면/ 측면/ 후면) : 선 자세 촬영은 정면, 측면, 후면을 촬영한다.

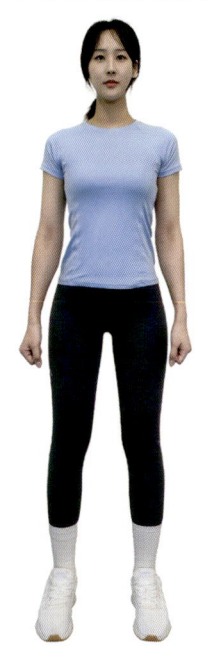 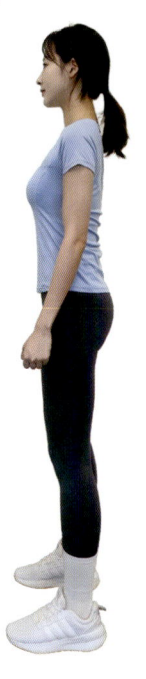 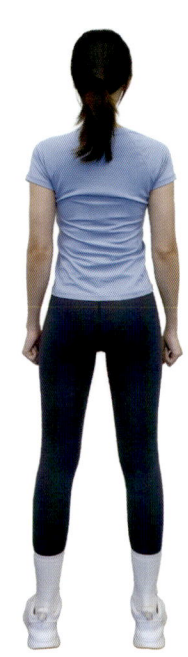

카메라를 거치대에 고정해 놓고, 본인이 서 있을 위치에 종이테이프로 표시를 해둔다. 카메라를 셀프 촬영 모드로 맞추고, 표시해둔 위치에 서서 카메라를 보며, 카메

chapter 2 - 운동 검사

라와의 거리를 조정한다. 머리 위에서부터 발끝까지 한 번에 다 찍을 수 있는 위치에 카메라를 고정한다. 배경은 될 수 있으면 아무것도 없는 깨끗한 벽면을 선택해 주는 것이 좋다. 조명 역시 한 방향으로 빛이 쏠리지 않는 것이 좋으며, 그렇지 않으면, 카메라의 조명을 이용하는 것도 좋다. 카메라의 타이머를 맞춰두고, 표시해 둔 위치에서 최대한 편안한 자세로 촬영을 한다. 정면, 측면, 후면을 차례로 촬영한다. 사진이 정확히 정면과 90도 측면, 정확한 후면을 촬영했는지 확인한다. 검사표에 촬영 여부를 표시한다.

둘레 측정(위팔/ 허벅지/ 종아리/ 허리/ 엉덩이) : 둘레 측정은 위팔, 허벅지 양쪽, 종아리 양쪽, 허리, 엉덩이둘레를 줄자를 이용해서 측정하는 것이다.

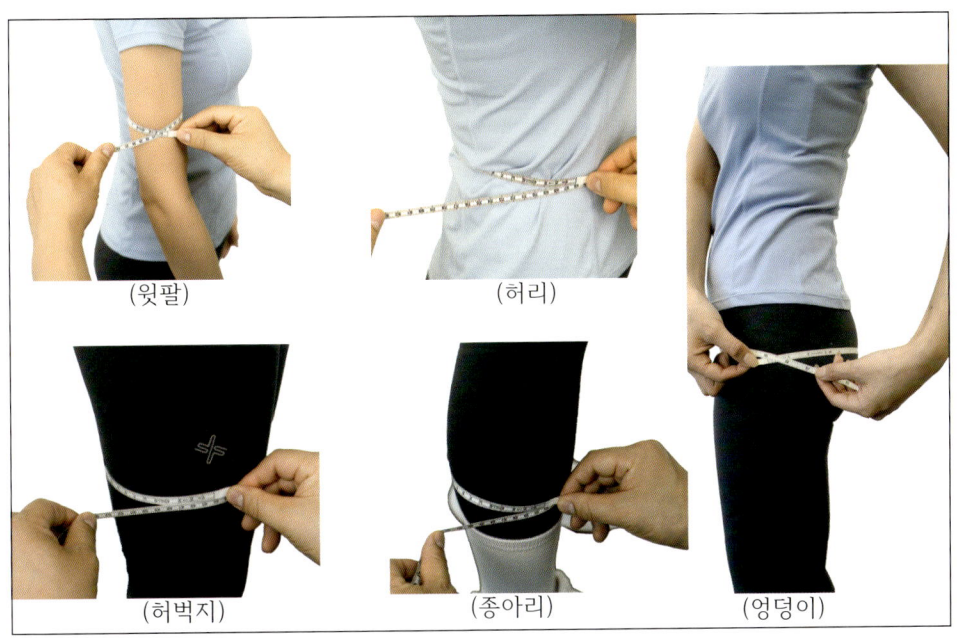

(윗팔) (허리)
(허벅지) (종아리) (엉덩이)

필요에 따라서 가슴이나 목, 전완 등도 측정에 포함할 수 있다. 위팔(상완)의 측정부위는 팔꿈치와 어깨의 중간부이다. 힘을 뺀 상태에서 줄자를 이용해서 왼팔과 오른팔을 측정하고, 측정한 수치를 검사표에 기록한다. 허벅지는 무릎뼈 윗부분에서 15cm 위쪽 허벅지의 둘레를 측정한다. 이때, 주의해야 하는 것은 양다리에 균등하게 힘을 주고 서는 것이다. 왼쪽과 오른쪽을 각각 측정한 후 수치를 검사표에 기록한다. 종아리의 경우는 양다리의 가장 두꺼운 부위를 측정한다. 이때 주의할 점은 양다리의 측정 위치는 같아야 한다는 것과 양다리에 균등하게 힘을 주고 선 자세로 측정해야 한다는 것이다. 헷갈리지 않도록 측정 수치를 검사표에 바로바로 기록

chapter 2 - 운동 검사

한다. 허리둘레는 배꼽 높이에서 둘레를 측정한 후 수치를 검사표에 기록한다. 엉덩이는 엉덩이가 가장 튀어나온 부위에서 둘레를 측정한 후 수치를 검사표에 기록한다. 필요에 의해 검사 부위를 추가할 수 있으며, 목의 경우는 목 전체의 중간 부위에서 측정하고, 가슴의 경우는 중간쯤의 가장 두툼한 부위에서 측정하도록 한다. 전완의 경우는 양팔의 가장 두꺼운 부위에서 측정하되 두께에 상관없이 같은 위치에서 측정하도록 한다. 측정한 수치는 오류를 방지하고, 헷갈리지 않기 위해 가능하면 바로바로 검사표에 표시하도록 한다.

오버헤드 스쿼트 촬영(정면/ 측면/ 후면) : 오버헤드 스쿼트의 촬영을 위해 카메라나 휴대폰 거치대를 이용한다. 적당한 거리의 판단을 위해 셀카 모드로 촬영 하는 것이 좋다. 오버헤드 스쿼트 자세를 취해보며, 카메라에 잘 촬영이 될 수 있는지를 가늠하면서 촬영 위치를 조정하도록 한다. 서 있는 양발은 11자 형태를 만들고, 어깨너비로 벌려 카메라와 수직을 만들어준다. 양팔을 머리 위로 일자로 펴서 준비한다. 양팔과 상체가 일자가 되도록 노력하며, 무릎과 엉덩이를 구부려 내려간다. 허벅지가 바닥과 평행이 될 정도까지 내려갔다가 무릎과 엉덩이를 펴면서 일어선다. 5회가량 반복해서 스쿼트를 실시해 준다. 카메라의 90도 방향으로 회전해서 같은 자세로 측면 스쿼트를 촬영한다. 5회 반복해서 스쿼트를 실시하고, 다시 90도 회전해서 후면부를 촬영한다. 필요에 따라 90도 측면으로 회전해서 촬영한 반대쪽 측면부를 촬영할 수도 있다. 주의해야 하는 부분은 팔을 펴고 섰을 때 손과 발 전체가 다 나오도록 촬영을 해야 한다는 것과 스쿼트의 시작에서는 변형되는 발을 11자로 계속 만들어주어야 한다는 것이다. 또한 발이 잘 미끄러질 수 있도록 양말을 신고 촬영하는 것이 좋다.

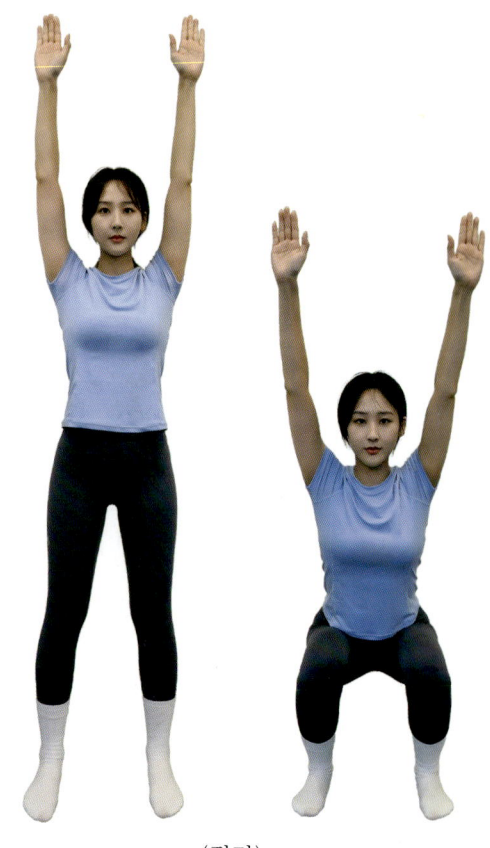

(정면)

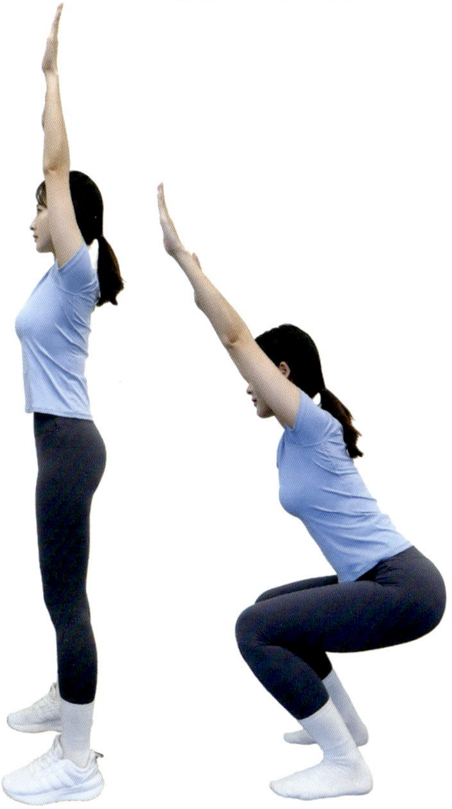

chapter 2 - 운동 검사

(측면) 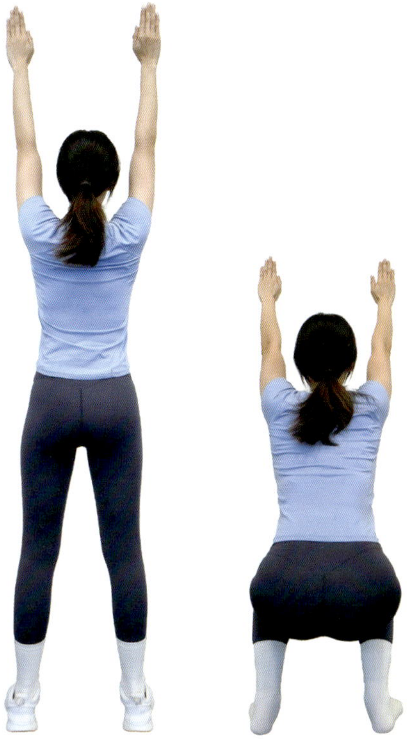　　　　　　　　　　　(후면)

발뒤꿈치 올린 오버헤드 스쿼트 촬영(정면/ 측면/ 후면) :

오버헤드 스쿼트 촬영 자세를 그대로 적용하되 달라진 것은 3cm 정도 되는 책이나 단단한 물건을 이용해 뒤꿈치를 올리고 실시한다는 것이다. 정확한 정면과 측면, 후면 촬영이 될 수 있도록 책의 위치를 옮겨주고, 카메라를 잘 확인하면서 촬영하도록 한다. 정면, 측면, 후면 자세에서 5회씩 반복해서 스쿼트 동작을 실시하는 것을 촬영한다. 매 스쿼트마다 발 모양이 11자가 되도록 조정해 준다.

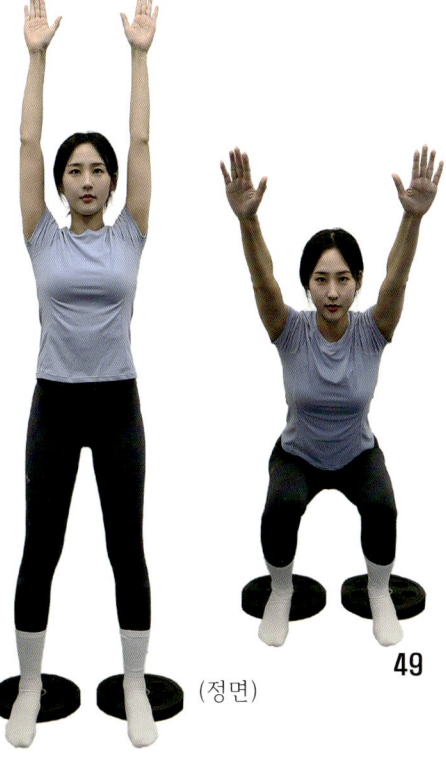

(정면)

chapter 2 - 운동 검사

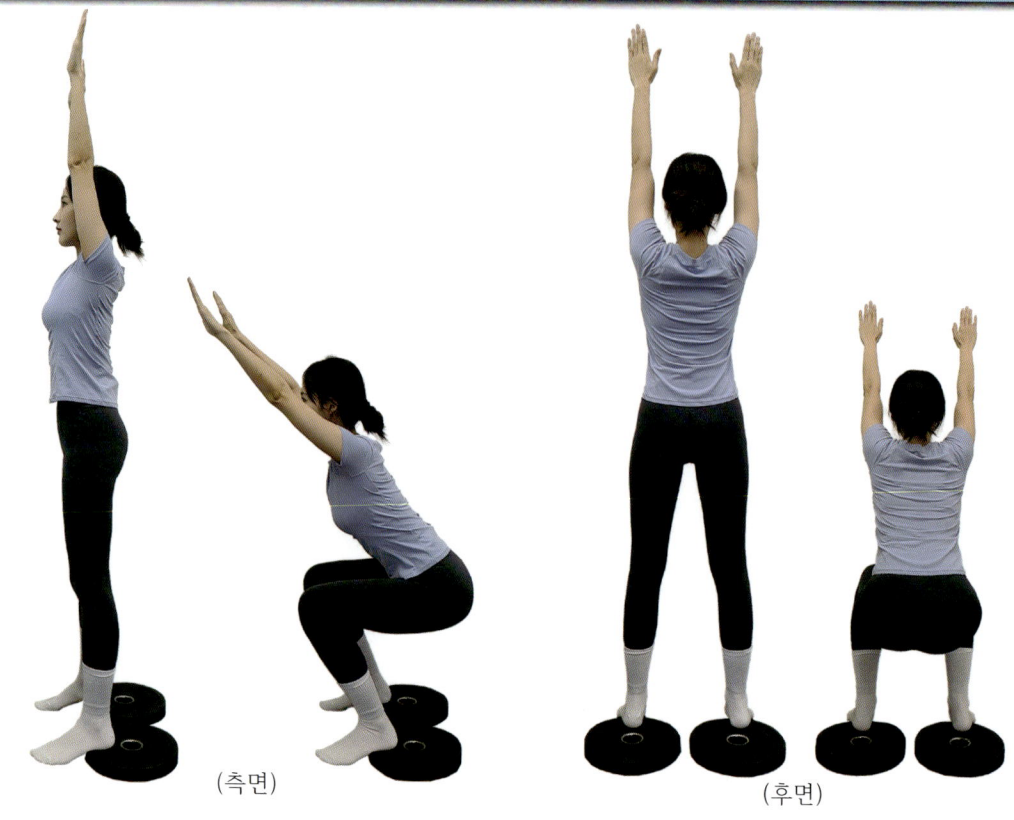

(측면)　　　　　　　　　　　　　(후면)

엉덩이 위에 손 스쿼트 촬영(측면) : 엉덩이 위에 손 스쿼트 촬영을 위해 카메라를 기준으로 90도 측면이 보이도록 선다. 양발은 11자를 만들어주고, 양손은 옆구리에 올려 준비한다. 천천히 무릎과 엉덩이를 구부려 아래로 내려간다. 허벅지가 바닥과 평행이 될 정도까지 내려가도록 노력한다. 무릎과 엉덩이를 펴서 준비자세로 돌아간다. 스쿼트의 시작 부분에서는 양발이 11자가 될 수 있도록 계속해서 재조정해 준다.

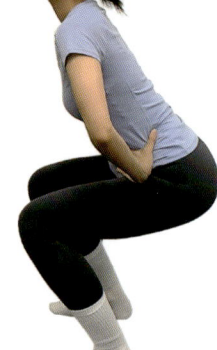

chapter 2 - 운동 검사

싱글 레그 스쿼트 촬영(좌/ 우) : 싱글 레그 스쿼트 촬영을 위해 카메라를 정면에 두고 화면의 중간에 올 수 있도록 한 발로 서서 준비한다. 이때, 들어 올린 발은 자연스럽게 선 다리의 종아리 옆쪽에 두고, 운동 동안 바닥에 닿지 않도록 노력한다.

양손은 옆구리 옆에 올리고 준비한다. 천천히 무릎과 엉덩이를 구부려서 본인이 내려갈 수 있는 최대까지 내려간다. 중심이 무너지면 다시 자세를 잘 잡고, 천천히 실시한다. 스쿼트 동안 지지하는 발은 카메라 방향으로 일자를 유지하도록 노력한다. 양다리를 바꿔가며, 5회씩 반복하는 것을 촬영한다.

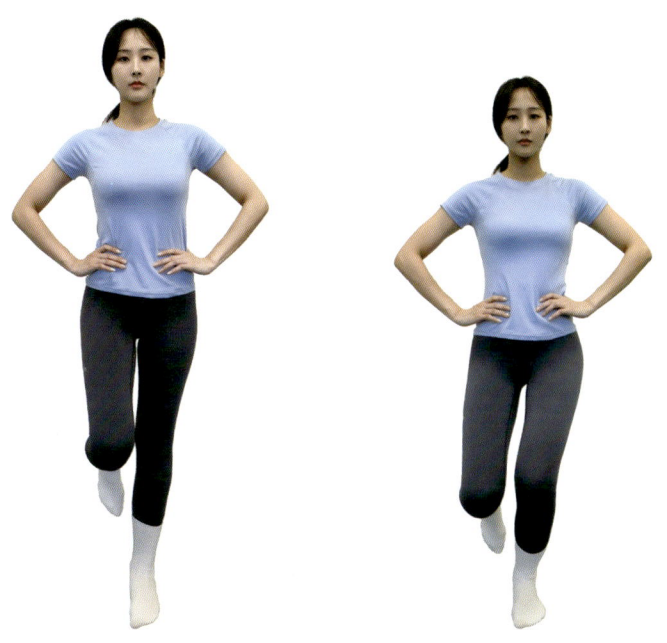

chapter 2 - 운동 검사

걷기 촬영(정면, 측면, 후면) : 걷기 촬영을 위해 카메라를 기준으로 10m*5m 정도의 공간이 필요하다. 공간이 적당하지 않다면 야외에서 촬영하는 것도 바람직해 보인다. 정면 촬영을 위해 카메라를 바라보고, 10m 거리에서 자연스러운 자세로 천천히 걸어오며 촬영한다. 측면 촬영을 위해 5m 정도 옆쪽에 카메라를 위치시키고, 화면의 끝에서 시작해서 반대편 화면으로 걸어갈 수 있도록 촬영한다. 두세 번 반복해서 촬영하도록 한다. 후면부 촬영을 위해 카메라를 뒤쪽에 두고, 앞으로 10m 거리를 걸어 나가면서 촬영한다. 평소 걸음걸이의 변형을 제대로 체크하기 위해 최대한 평소의 편한 자세를 만들도록 노력하면서 촬영한다.

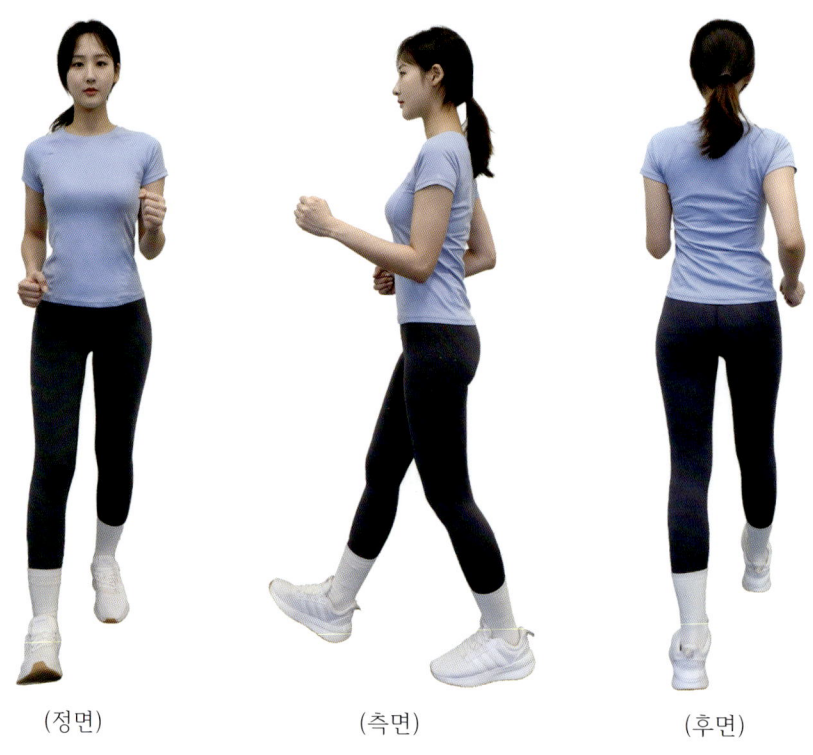

(정면)　　　　　(측면)　　　　　(후면)

chapter 2 - 운동 검사

검사표 작성 : 검사표는 측정 결과의 분석과 평가 자료로 사용된다. 검사표 작성은 검사 종목마다 바로바로 수치를 적어주고, 검사가 된 부분은 완료 체크를 해 줌으로써 빠지거나 반복되는 검사를 줄여준다. 수치가 너무 이상할 경우에는 한두 번 더 측정해 줌으로써 검사의 신뢰성을 높여주는 것이 좋다.

검 사 표

선 자세 촬영	정면(　) 측면(　) 후면(　)
둘레 측정	위팔(좌:　,우:　) 허벅지(좌:　,우:　) 종아리(좌:　,우:　)
	허리(좌:　,우:　) 엉덩이(좌:　,우:　)
오버헤드 스쿼트 촬영	정면(　) 측면(　) 후면(　)
힐 업 오버헤드 스쿼트 촬영	정면(　) 측면(　) 후면(　)
핸즈 온 힙 스쿼트 촬영	측면(　)
싱글 레그 스쿼트 촬영	좌측(　) 우측(　)
걷기 촬영	정면(　) 측면(　) 후면(　)

chapter 2 - 운동 검사

측정 결과 분석 및 평가

선 자세 사진 평가 : 선 자세 사진 평가는 정면과 측면, 후면 사진을 통한 체형 변화의 정보를 얻기 위한 목적이 있다.

정면의 경우 머리가 좌·우로 이동하거나 휘어지는 현상을 통해 휘어지는 방향의 상부 승모근이 타이트함을 예측할 수 있다. 어깨 부위가 한쪽으로 기울거나 상승한 경우 상승한 어깨와 같은 방향의 견갑거근이 타이트함을 예측해 볼 수 있다. 머리와 몸 중심부, 양발의 위치와 자세를 기준으로 척추 측만이 있는지를 예측해 볼 수 있다. 이것은 머리와 골반, 다리 중 하나가 주요 원인이 될 수도 있고, 또는 통합적인 원인에 의한 변형일 수도 있다. 예를 들어, 실제 교정에서는 골반만 바로 잡았는데 머리와 어깨, 다리가 저절로 잡히는 경우도 많이 볼 수 있기 때문이다. 골반의 높이를 살펴봄으로써 골반의 안정성이나 골반의 전·후방 경사를 확인할 수 있다. 대퇴골의 길이가 다른 경우에 골반의 한쪽이 내려가거나 올라갈 수 있기도 하지만 대부분은 다리 길이가 아니라 골반이 전방이나 후방으로 회전됨으로써 다리 길이가 다르게 보이는 것이 보편적이다. 이런 경우 골반의 변형을 바로잡고, 이로 인해 영향을 받은 무릎이나 발목 교정이 함께 이루어져야 한다. 골반의 좌·우 이동을 통해 고관절 회전근이나 대퇴근막장근, 반대편 내전근군의 타이트함을 예측해 볼 수 있다. 예를 들어, 골반이 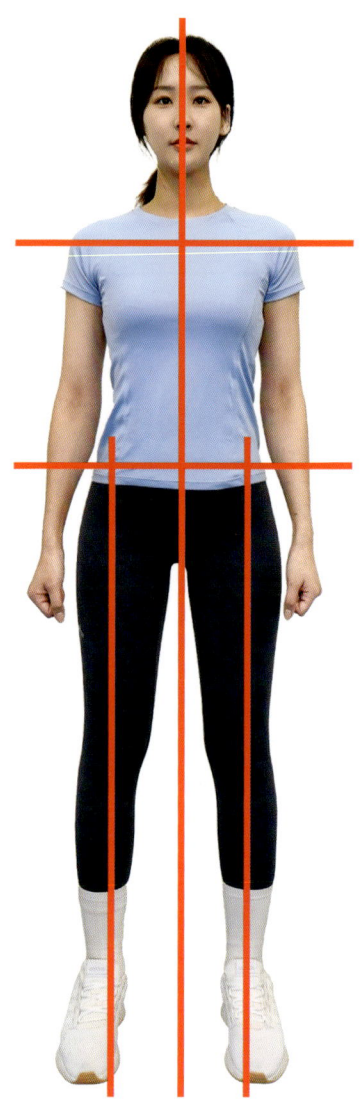 좌측으로 밀렸다면 우측 엉덩이에 있는 소둔근, 이상근, 중둔근의 타이트함이 원인일 수도 있고, 허벅지 옆쪽에 있는 대퇴근막장근의 타이트함이 원인일 수도 있다. 또한, 좌측 내전근군의 일부가 심하게 단축된 경우에도 똑같은 상황이 만들어질 수 있다. 이것은 특정 근육 하나가 만들 수도 있고, 여러 근육의 통합작용으로 만들어졌을 수도 있다. 양쪽 무릎의 위치를 통해 엑스형 다리나 오형 다리가 만들어지고

chapter 2 - 운동 검사

있는지를 파악할 수 있다. 서 있는 자세에서 허벅지 근육을 사용하지 않고, 편하게 서기 위해 무릎 관절을 뒤쪽으로 잠그고 설 때 관절이 뒤로 밀리고, 안이나 밖으로 회전하게 되는데 무릎이 안으로 회전하는 경우를 내반슬인 오형 다리라고 하며, 반대로 무릎이 바깥으로 회전하는 경우를 외반슬인 엑스형 다리라고 한다. 이 경우 무릎을 잠그고 서거나 걷는 자세에서 무릎을 잠그는 습관을 최대한 빨리 제거하고, 그에 맞는 교정 운동을 해 줌으로써 관절의 변형을 저지해 주어야 한다. 양발이 외회전 되었는지를 통해 팔자걸음을 예측해 볼 수 있는데 팔자걸음으로 걷는 사람의 경우 대부분 특정 근육이 단축되어 있으므로 편하게 선 자세에서 자연스럽게 발목이 외회전 된다. 이럴 때 '무릎이 함께 회전되었는지! 아닌지!'를 통해 단축된 근육을 예측해 볼 수 있는데 무릎이 함께 회전한 경우 고관절 회전 근육들의 단축이 원인일 수 있으며, 무릎은 정면을 향하는데 발목만 외회전 되었다면 가쪽 종아리근의 단축이나 족저궁이 무너지는 평발이 원인이 될 수 있다. 이런 경우 그에 맞는 교정 운동을 계획해 볼 수 있을 것이다. 발목의 외회전과는 반대로 가끔 발목이 내회전 되는 경우가 있는데 이 또한 무릎이 함께 움직였는지, 아닌지에 따라 내전근 후면 근육이 원인인지 종아리 안쪽 근육이 주요 원인인지를 예측해볼 수 있으며, 그에 맞는 정확한 교정 운동이 진행됨으로써 변형된 체형을 바로잡을 수 있다.

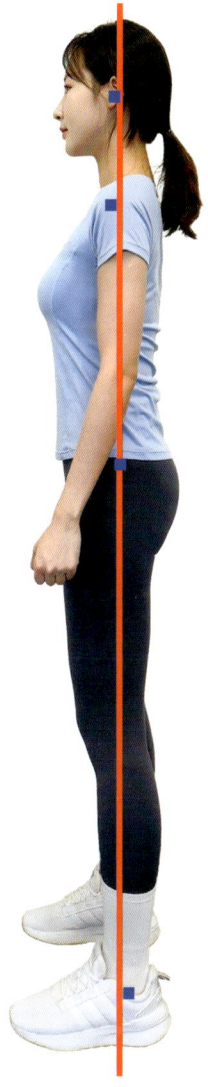

 측면의 경우 귓구멍, 어깨 볼, 대퇴골두, 복사뼈가 수직으로 일자가 되는 것이 이상적이라고 한다. 하지만, 중심을 잡기 위해 상·하가 함께 반대로 변형되었다면 이것은 무의미하다고 할 수 있다. 머리가 앞으로 나아가고 목이 앞쪽으로 향한 경우를 터틀넥이라고 하는데 이런 경우 상부 승모근이나 견갑거근이 심하게 타이트할 수 있다. 어깨가 앞쪽으로 이동되었다면 상완의 골두가 앞쪽으로 회전한 라운드 숄더이다. 라운드 숄더가 만들어지면 소흉근이 심하게 타이트할 수 있다. 터틀넥과 라운드 숄더는 동시에 만들어지는 경우가 대부분이며, 함께 교정하는 것이 바람직하다. 등 상부가 뒤로 이동한 경우를 흉추 후만이라고 하며, 이것은 등을 굽힌 자세를 오랫동안 취할 때 만들어질 수 있는데 터틀넥, 라운드 숄더와 함께 만들어지는 경우가 많다. 그런 이

55

chapter 2 - 운동 검사

유로 터틀넥, 라운드 숄더와 함께 흉추 후만이 있다면 함께 교정이 이루어져야만 효과를 볼 수 있다. 허리 부분이 앞쪽으로 이동하고, 배가 나온 형태의 체형 변화를 요추 전만이라고 한다. 요추 전만이 있는 경우 척추기립근의 요추부가 심하게 단축될 확률이 높으며, 추간판 탈출의 빈도가 가장 높은 요추 4번과 5번, 요추 5번과 천추 1번 사이의 추간판에 강력한 압박을 줄 수 있다. 요추부가 단축되며, 골반 전방 경사가 함께 만들어질 때 복부는 과도하게 이완되는데 이로 인해 요추부의 단축이 더 심해질 수 있다. 그래서, 이 부분의 교정은 허리 부위의 이완과 복압 상승이 함께 이루어져야만 효과를 볼 수 있다. 측면 촬영을 통해 골반의 전방 경사나 후방 경사를 체크할 수 있으며, 이것은 좌·우를 비교하는 것이 바람직하다. 그 이유는 골반의 전방 경사나 후방 경사가 좌·우에서 함께 일어날 수도 있지만 한쪽에서 일어나는 경우도 매우 많기 때문이다. 이런 경우 다리의 길이가 다르다고 오해할 수 있는데 골반의 변화는 좌식 생활을 하거나 힐을 오랫동안 신고 다니거나 골반을 전방으로 내밀어 잠그는 등의 좋지 않은 자세나 습관에 의해 만들어질 수 있다. 요추부 교정과 골반의 회전에 관여할 수 있는 코어 근력근 운동, 짝다리를 짚고 골반의 한쪽을 앞으로 내밀고 서거나 다리를 꼬고 앉는 등의 좋지 않은 자세나 습관의 교정이 함께 이루어져야 교정의 효과를 볼 수 있다.

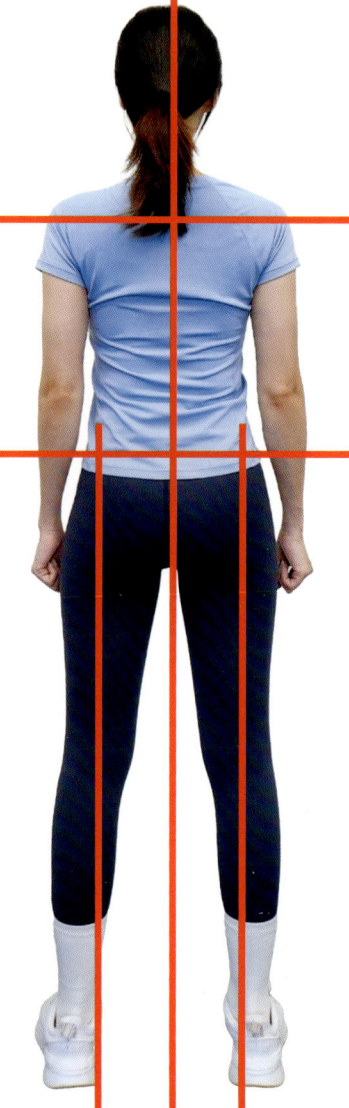

후면의 경우 머리의 좌·우측 이동이나 견갑골과 상승모근의 상승을 확인할 수 있는데 머리의 좌·우측 이동은 견갑골과 상승모근의 상승과 함께 만들어진다. 즉, 머리가 우측으로 이동한 경우 대부분 좌측 어깨가 상승한 경우가 많은데 이는 우측 상승모근이 단축되어 있으며, 좌측 견갑골이 상승하고, 좌측 견갑거근이 단축된 경우가 매우 많다. 하지만, 실제로는 이와는 다른 경우도 종종 있으니 잘 살펴보고, 그것에 맞게 교정 운동을 계획하는 것이 바람직하다. 또한, 잘 달라붙는 옷을 입고 촬영한다면 척추의 측

chapter 2 - 운동 검사

만으로 인한 변형을 체크할 수도 있는데 척추 측만의 경우 척추가 좌·우로 휘어진 변형을 말한다. 척추 측만의 경우 대부분은 척추의 휘어짐만을 바라보지만 척추의 휘어짐만을 바라본다면 교정은 잘되지 않는다. 즉, 원인이 어디에 있는지를 찾아보고 그것에 맞게 교정 운동을 계획해야 한다는 것이다. 예를 들어, 머리가 우측으로 이동하고, 좌측 어깨가 상승해 있으며, 골반이 우측으로 이동했다면 우측 상승 모근과 좌측 견갑거근, 좌측 소둔근이나 이상근, 중둔근 등의 단축을 의심해 볼 수 있다. 이와는 비슷하게 머리가 우측 이동하고, 좌측 어깨가 상승해 있으며, 골반이 좌측 경사가 되어 있다면 이것은 심한 측만을 만들게 되는데 이는 어깨부의 교정은 같지만 여기에 더해 우측 척추기립근부와 복부 측면부의 심한 단축을 예상해 볼 수 있다. 골반의 좌·우측 이동이나 기울어짐, 전방이나 후방 경사도 확인할 수 있는데 골반의 좌·우측 이동의 경우는 이동한 방향의 반대쪽에 있는 엉덩이 주변 고관절 회전근들의 단축을 예상해 볼 수 있다. 전방이나 후방 경사, 좌·우 교차 경사 등의 경우는 코어 안정근이나 코어 근력근들의 약화나 단축, 그리고 척추기립근의 단축 등을 추측해 볼 수 있으며, 이에 맞게 교정 운동을 계획해 보아야 한다. 즉, 코어 안정근과 코어 근력근 운동, 척추기립근의 이완, 고유감각 수용기의 변화를 위한 복압 상승과 골반 회전 운동이 함께 이루어지는 것이 좋다. 후면 촬영은 전면에서와 마찬가지로 무릎 관절의 변형을 다른 각도에서 체크할 수 있으며, 발목의 회전도 확인할 수 있다. 무릎 관절의 변형은 대표적으로 엑스형과 오형 다리가 있는데 후면부에서는 관절이 락킹되어 뒤로 밀리는 것을 확실하게 체크할 수 있다. 전방에서와 마찬가지로 발목의 외회전 역시 확인할 수 있으며, 변형에 따라 그것에 맞게 적절한 교정 운동을 계획해야만 한다.

둘레 측정 평가 : 둘레 측정의 경우, 위팔, 허벅지, 종아리, 허리, 엉덩이의 둘레를 주로 측정하며, 필요에 따라서 추가로 목, 가슴, 전완 등의 둘레도 측정해 볼 수 있다. **위팔의 경우는 좌·우 상완의 둘레를 측정**해 봄으로써 오른팔을 주로 사용하는지, 왼팔을 주로 사용하는지를 확인할 수 있으며, 이 경우 약한 팔 주변의 변형과 상체 좌·우 불균형을 예상해 볼 수 있다. 예를 들어, 오른손잡이인 사람의 경우 많이 사용하는 우측 상완이두

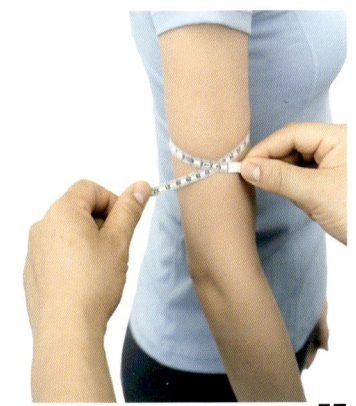

chapter 2 - 운동 검사

근의 두께가 두꺼운 것이 보편적이며, 약한 왼손을 보완하기 위해 좌측 어깨 쪽 근육을 동원하게 되고, 견갑거근의 단축으로 인한 좌측 어깨 상승과 같은 변화를 만들 수 있다. 이를 통해 선 자세나 움직임 검사 등에서 나온 평가와 합쳐줌으로써 더 정확한 변형의 원인을 추측해 볼 수 있으며, 어떤 자세나 습관, 운동의 변화가 필요한지 예측할 수 있다.

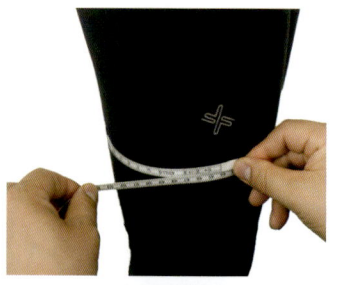

허벅지와 종아리 두께 측정을 통해 하체 좌·우측 불균형을 확인할 수 있다. 허벅지의 경우 스쿼트와 같은 동작에서의 변형과 연관이 있을 수 있는데 예를 들어 우측 허벅지가 좌측보다 두꺼울 경우 스쿼트 동작에서 우측 스쿼트를 하고 있을 수 있다. 이런 경우 한쪽 스쿼트를 만드는 원인 근육을 찾아내서 해결하고, 고유감각 수용성 트레이닝을 통해 바른 자세를 잡아주어야 한다. 종아리 두께가 차이가 있는 경우 걷는 동작에서의 변형과 연관이 있을 수 있는데 좌측 발목이나 종아리의 불편함이 있으면 우측 종아리를 많이 사용하게 되고, 우측 종아리의 두께가 좌측보다 훨씬 두꺼워질 수 있다. 이런 경우 좌측 발목의 불편함이 '엎침에 의한 것인지!' 이로 인해 '가쪽 종아리근이 매우 단축되어 있는지!' 등등의 원인을 찾아 해결해준 후 반대쪽 운동과 함께 고유감각 수용성 트레이닝으로 바른 자세를 잡아주어야 한다.

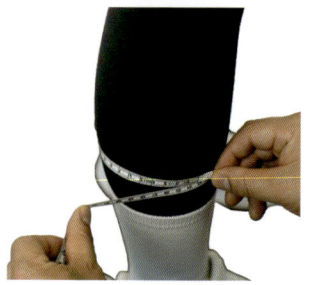

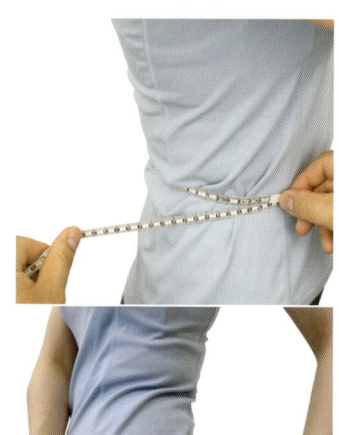

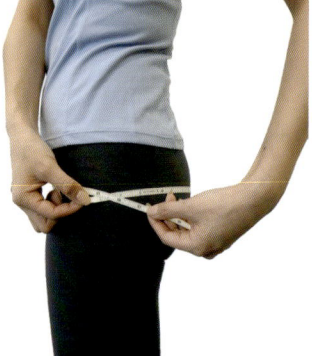

허리와 엉덩이둘레는 '허리/엉덩이 수치' 즉, 단순히 허리둘레를 엉덩이둘레로 나눈 값을 얻기 위해 측정한다. 허리/엉덩이 비율은 일반인들이 가장 쉽게 관상동맥질환 위험군을 예측해 볼 수 있게 하려고 운동과학자들이 연구를 통해 만든 것으로 남자의 경우 0.95를 넘지 않아야 하며, 여자의 경우 0.8을 넘지 않아야 관상동맥질환 위험군이 아니다.

목이나 가슴둘레는 운동의 진전을 통한 변화를 확인하기 위한 용도 등으로 사용될 수 있으며, 전완의 둘레 측정은 좌·우 전완의 불균형을 확인할 목적 등으로 사용될 수 있다.

chapter 2 - 운동 검사

오버헤드 스쿼트 촬영 평가 : 오버헤드 스쿼트 평가는 강력한 움직임을 통해 자연스럽게 만들어지는 불균형의 실마리를 찾아내고, 이를 교정 운동에 반영하기 위해 사용된다. 오버헤드 스쿼트가 모든 불균형을 표현하지는 않지만 이를 통해서 가장 많은 불균형의 정보를 얻을 수 있다. 인체는 움직임을 만들기 위해 근육을 사용하게 되고, 근육의 불균형은 변형된 움직임으로 강하게 표현되기 때문이다.

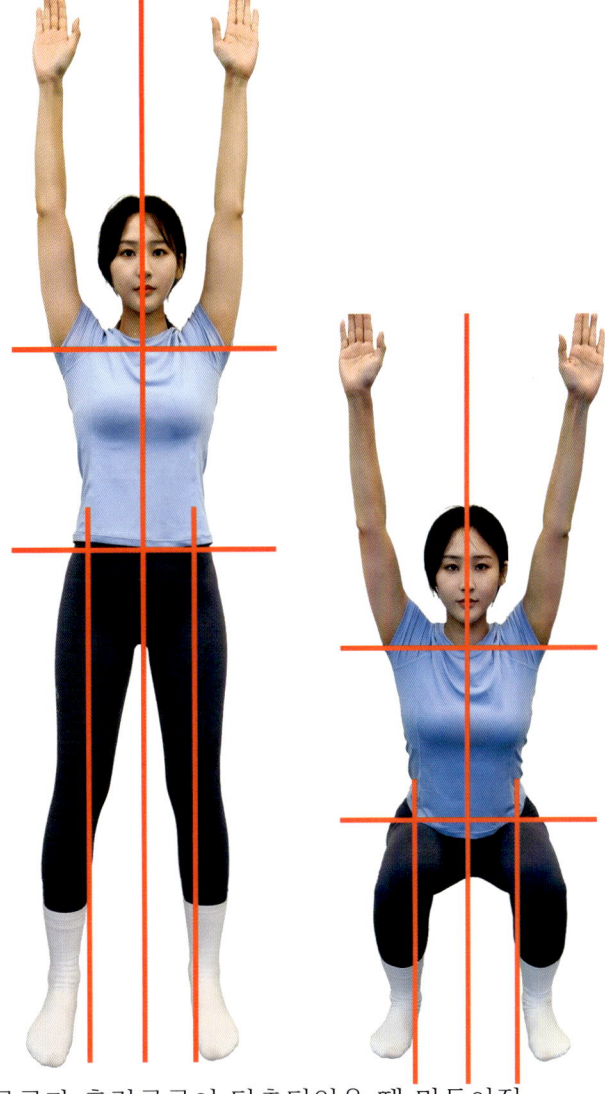

오버헤드 스쿼트 평가 정면 자세에서는 무릎과 발목이 주요 체크 포인트이며, 무릎이나 발목이 안쪽으로 이동하거나 바깥쪽으로 이동하는 것을 체크한다. 무릎이 안쪽으로 이동하는 것은 허벅지 안쪽의 내전근군이 단축되어 있거나 발목 엎침이 심할 때 주로 만들어진다. 무릎이 바깥쪽으로 이동한 경우는 고관절 회전근인 소둔근, 이상근, 중둔근이나 허벅지 바깥쪽의 대퇴근막장근이 단축되어서 만들어지는 경우가 많다. 발목이 외회전 되는 경우 무릎과 동시에 외회전 되었다면 고관절 회전근의 단축으로 인한 것일 수 있으며, 무릎은 앞을 향하는데 발목만 회전되었다면 종아리 바깥쪽에 있는 가쪽 종아리근의 단축에 의한 변형일 수 있다. 또한, 발목 엎침이 있으면 발목의 외회전을 강화시킬 수 있다. 발목이 내회전 되는 경우는 흔하지는 않지만 종아리 안쪽의 근육이 매우 단축되거나 발활을 들어 올릴 수 있는 전경골근과 후경골근이 단축되었을 때 만들어질 수 있다. 종아리와 무릎, 골반까지는 따로따로 살펴보아야 하지만 불균형들은 대부분 연결되어 만들어지는 경우가 많으며, 주원인을 찾아내서 해결한다면 다른 작은 불균형들은 자연스럽게 풀려버리는 경우도 매우 많다. 정면 자세에서 추가로 체크

chapter 2 - 운동 검사

할 수 있는 불균형은 팔의 위치나 머리의 위치 변형이다. 팔을 머리 위로 올리고 스쿼트를 할 때 회전근개 후면이나 광배근이 단축된 경우 팔을 편 상태를 제대로 유지할 수 없으며, 단축된 방향의 팔이 아래로 떨어지게 된다. 머리가 한 방향으로 이동했다면 대부분 머리가 이동한 방향의 상부 승모근이 단축되어 있을 수 있고, 이것은 반대쪽 견갑거근의 단축과 연결된 경우가 매우 많다.

오버헤드 스쿼트 평가 측면 자세에서는 '허리가 앞쪽으로 휘어지는지!' '상체가 앞으로 심하게 숙여지는지!' '팔이 아래로 떨어지는지!' 등의 변형을 체크할 수 있다. 허리가 앞쪽으로 휘어지는 경우 척추기립근의 과도한 사용과 단축을 예상할 수 있으며, 상체가 심하게 숙여지는 경우는 코어 안정근의 약화로 인해 복압이 나오지 않는 상황으로 볼 수 있다. 또한, 허벅지 뒤쪽의 슬굴곡근이나 내전근 후면 근육의 심한 단축은 같은 현상을 만들기도 한다. 팔이 아래로 떨어지는 경우는 광배근이나 어깨 회전근개 후면 근육의 단축을 예상할 수 있는데 이것은 좌측과 우측을 따로 평가해 주는 것이 좋다.

오버헤드 스쿼트 평가 후면 자세에서는 골반의 좌측이나 우측 이동, 한쪽 골반 처짐, 발목의 외회전이나 엎침 등의 변형을 확인할 수 있다. 골반이 좌측이나 우측으로 이동하는 경우는 이동하는 방향의 반대쪽 엉덩이에 있는 소둔근, 이상근, 중둔근의 단축이나 허벅지 바깥쪽에 있는 대퇴근막장근의 심한 단축이 주요 원인일 확률이 높으며, 많지는 않지만 반대쪽 종아리 바깥쪽에 있는 가쪽 종아리근의 단축과 같은 쪽 발목 엎침이 원인인 경우도 있다. 골반이 한쪽으로 처지는 경우는 처진 쪽 골반의 전방 회전을 방해하는 근육들의 단축을 예상해 볼 수 있는데 여기에는 허벅

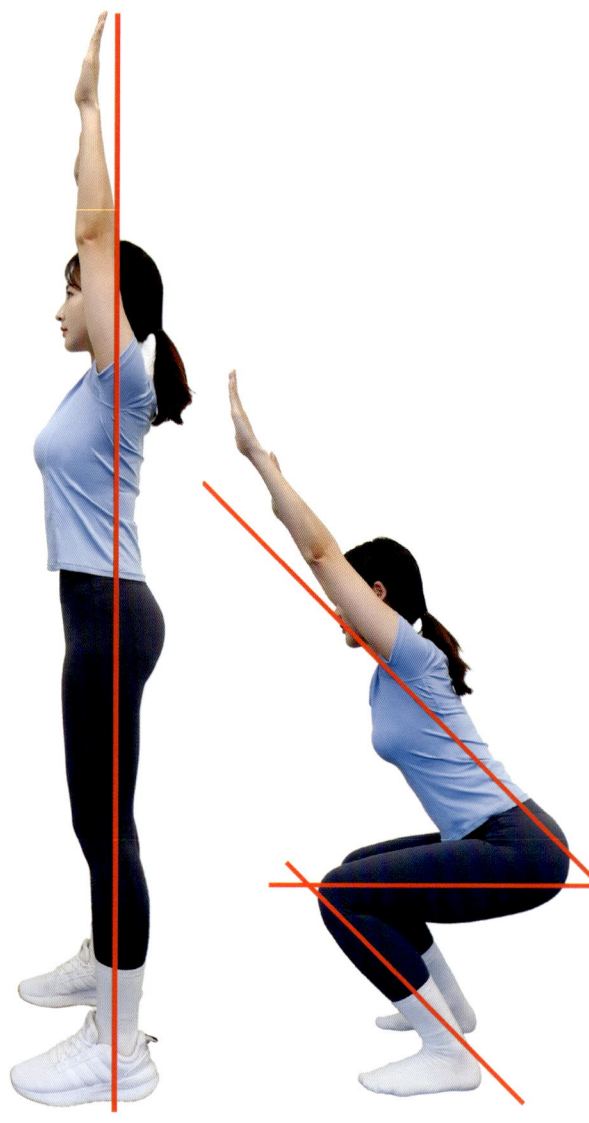

chapter 2 - 운동 검사

지 후면의 슬굴곡근, 내전근 후면 근육 등이 있다. 흔하지는 않지만 반대쪽 전경골근의 단축도 이런 변형을 만들어내는 경우가 있으니 이 부분은 단정 짓지 말고, 전체를 잘 살펴보는 것이 바람직하다. 발목의 엎침은 쉽게 교정이 되지는 않는 경향이 있으며, 발활을 유지해 주는 전경골근과 후경골근의 약화와 발활 주변에 있는 관절들의 변형이 주요 원인이 된다. 전경골근과 후경골근의 운동을 통해 발활을 살려주고, 엎침으로 인해 단축된 가쪽 종아리근의 이완, 발목 외회전의 교정 등을 통해 엎침을 교정한다는 이론은 합리적이지만 실제로는 그리 쉽지가 않다. 변형된 관절들의 늘어난 인대는 근육처럼 쉽게 당겨지지 않을 뿐만 아니라 체중이 온종일 누르고 있는데 전

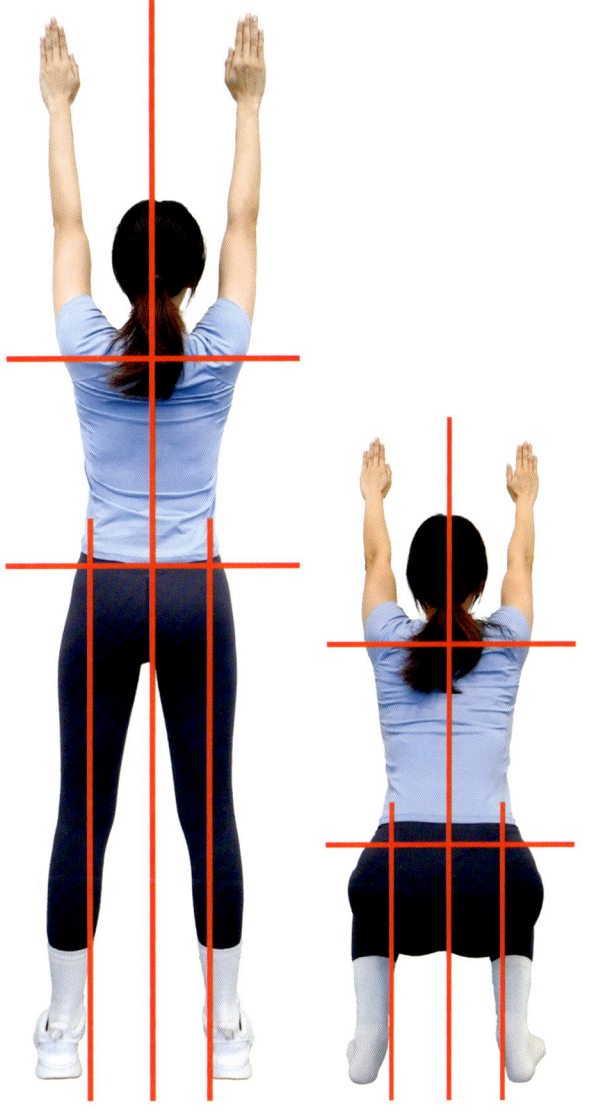

경골근과 후경골근처럼 작은 근육군의 운동이 발활을 원래 상태로 돌리기는 쉽지 않은 것이 사실이다. 하지만, 평발은 충격을 제대로 흡수할 수 없으므로 작은 변화라도 만들기 위해 발활을 받쳐주는 보조기구의 사용도 바람직해 보인다. 발목의 외회전은 크게 문제가 되어 보이지는 않지만 이로 인해 무릎의 통증을 만들고 무지외반증의 원인이 된다면 다시 한번 생각해 보아야 할 것이다. 팔자걸음이라고 불리는 발목의 외회전은 교정 운동과 자세 및 습관의 변화를 통해 대부분 일자로 다시 돌릴 수 있다. 이런 교정을 통해 무릎 부상의 예방, 무지외반증의 예방이나 교정, 진행 중인 평발의 예방, 나아가 골반과 전체적인 체형에 끼치는 나쁜 영향을 예방할 수 있으므로 팔자걸음은 반드시 고쳐야 할 대상이라고 할 수 있다.

chapter 2 - 운동 검사

발뒤꿈치 올린 오버헤드 스쿼트 평가 : 발뒤꿈치를 올리고 실시하는 오버헤드 스쿼트 평가는 종아리근육의 타이트함을 제거한 상태에서의 변화를 체크함으로써 발뒤꿈치를 올리지 않고 실시하는 오버헤드 스쿼트 평가와의 비교를 통해 종아리근육의 문제를 찾아내기 위해서 실시한다.

비교를 위해 오버헤드 스쿼트 평가와 똑같은 방식으로 정면, 측면, 후면을 촬영하되 발뒤꿈치만 올리고 촬영한다. 오버헤드 스쿼트 평가에서 나왔던 불균형이 발뒤꿈치를 올리고 실시했을 경우에 완화되거나 사라졌다면 그 부분의 변형은 종아리근육의 단축이 원인이라는 단순하고 명쾌한 답이 나온다. 종아리근육의 단축을 특별히 체크하는 이유는 골반 아래 하체 변형의 원인이 종아리에서 시작하는 경우가 매우 많기 때문이라고 할 수 있다. 발뒤꿈치를 올린 오버헤드 스쿼트에서 변화가 체크되지 않는다면 그 부분은 종아리가 아닌 다른 부분의 원인에 의한 변형으로 볼 수 있으며, 골반 위쪽 변형은 종아리가 원인이 아닌 경우가 대부분이다. 하지만, 종아리가 원인이 되어 상체의 변형을 만드는 경우를 아주 가끔은 접해 본 저자의 경험이 있으니 이 또한 제외하지 않고 체크해 볼 필요가 있겠다.

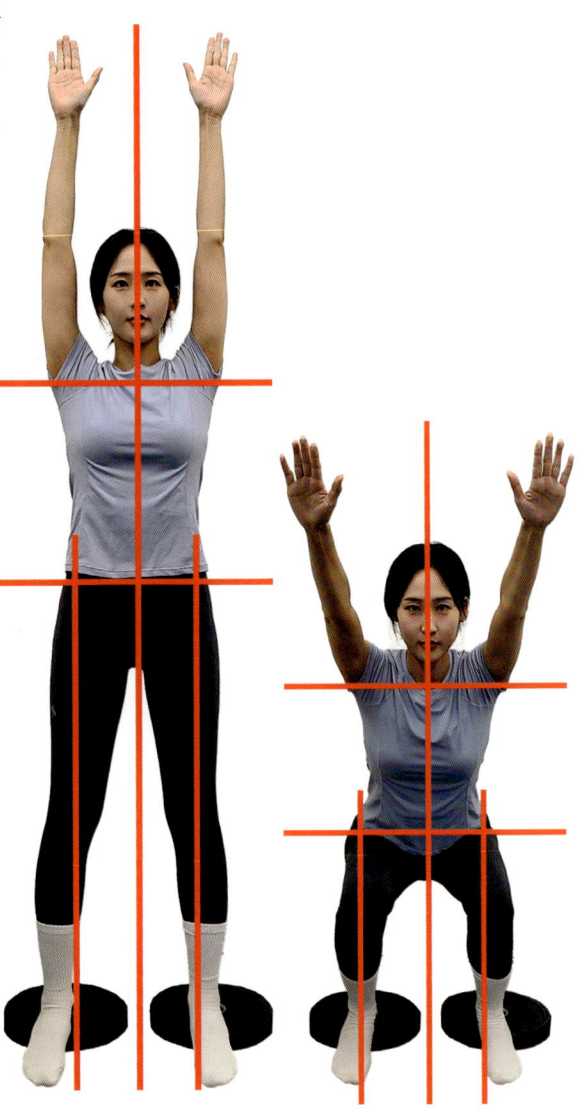

chapter 2 - 운동 검사

운동 검사

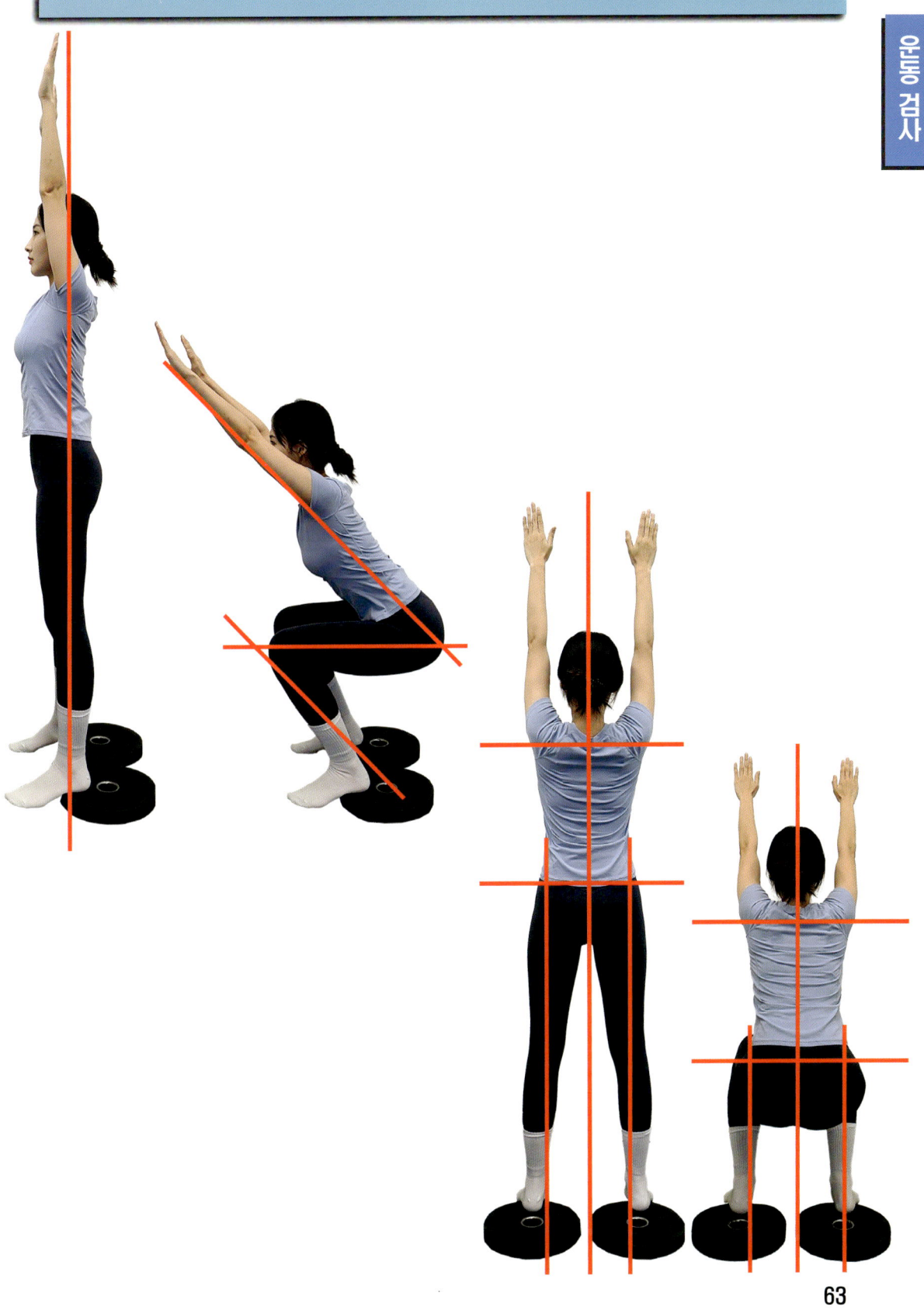

chapter 2 - 운동 검사

엉덩이 위에 손 스쿼트 촬영 평가 : 엉덩이 위에 손 스쿼트는 옆으로 서서 실시한다. 그 이유는 상체가 심하게 숙여지거나 상체가 심하게 세워지면서 허리가 앞으로 휘어지는 경우를 체크하기 위해서이다. 상체가 심하게 숙여지는 경우는 복압이 제대로 나오지 못하는 코어 안정근의 약화가 원인이 된다. 코어 안정근의 약화는 척추기립근의 과사용으로 이어질 수 있다. 복압이 상승해서 복부가 단단해지면 척추기립근으로 집중되는 힘을 분산시킬 수 있으므로 인간이 살아있는 모든 순간에서 이로움을 제공할 수 있다. 척추 아치가 만들어지면서 휘어지는 경우는 척추기립근을 과도하게 사용하는 성향을 파악할 수 있는데 코어 안정근의 약화가 원인이 되기도 하고, 오랜 좌식 생활로 인한 요근의 단축이나 골반 전방경사 등이 원인이 될 수 있다.

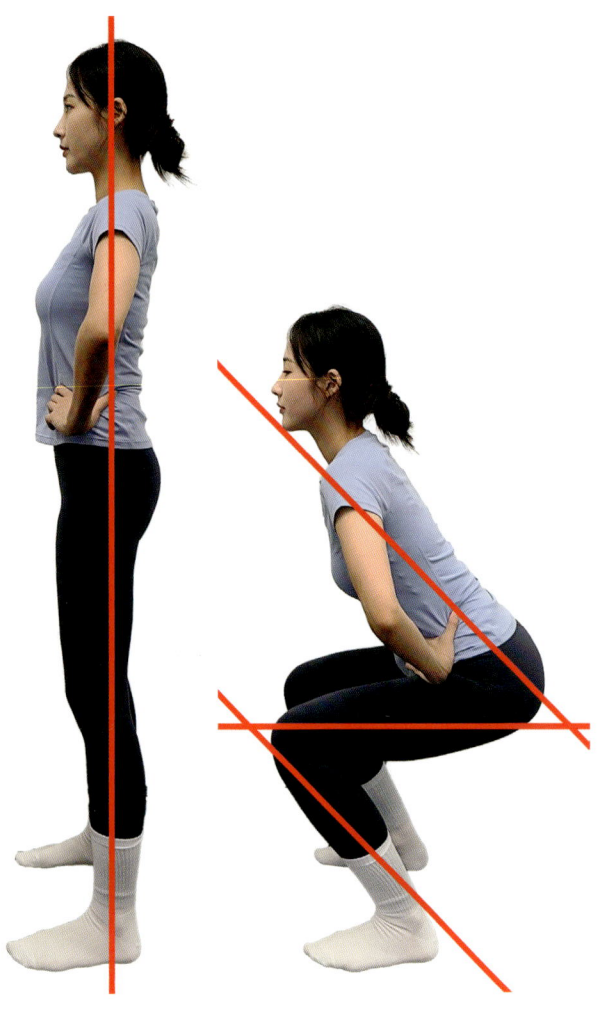

chapter 2 - 운동 검사

싱글 레그 스쿼트 촬영 평가 :
싱글 레그 스쿼트를 통해 얻을 수 있는 불균형의 정보는 무릎의 안쪽 이동과 반대편 골반의 올림이나 내림 등이 있다. 무릎 안쪽이동의 경우는 내전근군의 과도한 단축을 예상해 볼 수 있으며, 이와 함께 대퇴근막장근의 단축이 병행되는 예도 있다. 한 발 스쿼트 시 반대쪽 골반이 위쪽으로 올라가면, 스쿼트를 실시하는 쪽 엉덩이에 있는 소둔근, 이상근, 중둔근 등의 단축을 예상할 수 있다. 이와는 반대로 반대편 골반이 아래로 쳐지는 경우가 있는데 이 경우는 같은 근육들이 너무 약해서 발생할 수 있다. 근막이완술을 실시할 때 주의해야 할 부분 중의 하나는 타이트해진 근육들과 마찬가지로 약해진 근육들도 압통을 발생시킬 수 있다는 것이며, 이것은 이론과는 다른 부분이기 때문에 반드시 알고 있을 필요가 있다.

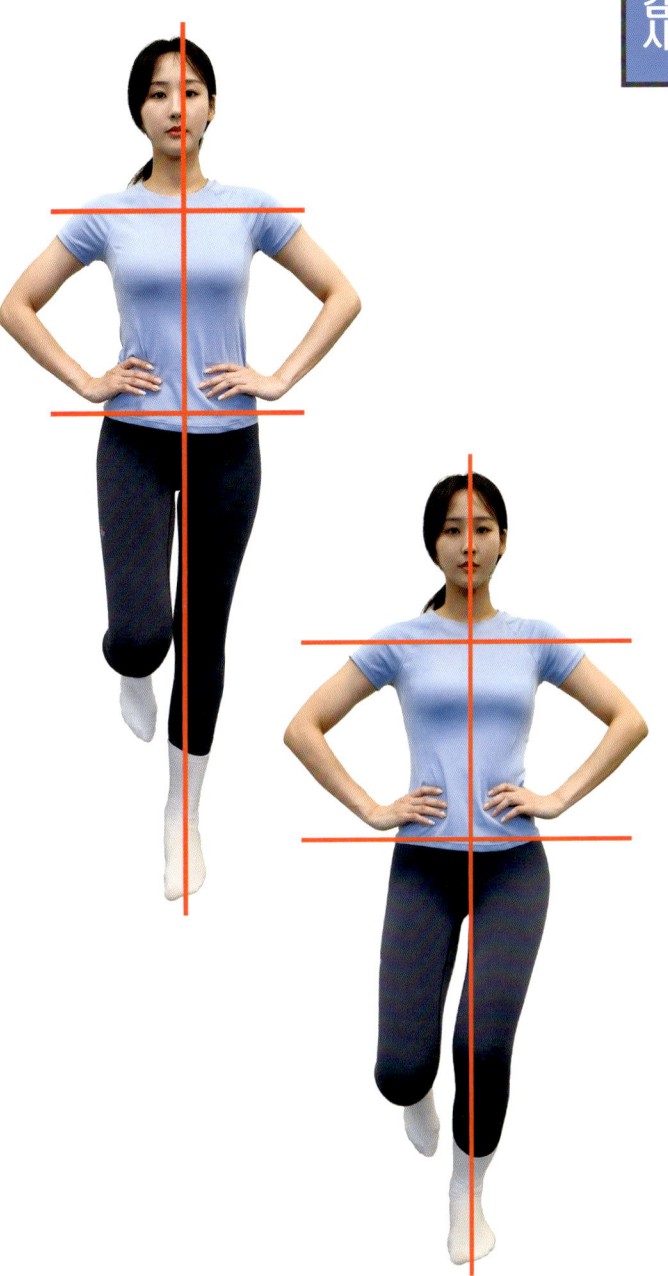

chapter 2 - 운동 검사

걷기 촬영 평가 : 걷는 동작에서는 아주 많은 변형을 캐치할 수 있지만 주요 목적은 하체의 평가에 있다. 사람은 살면서 매우 많은 시간 동안 걷게 된다. 이런 이유로 걷는 자세가 좋지 못하다면 이로 인한 체형과 관절의 변형을 가져올 수 있으며, 그것은 관절 주변 통증 발생의 주요 원인이 될 수 있다.

걷는 동작의 정면에서는 '무릎이 안쪽이나 바깥쪽으로 이동하는지!' '발목이 외회전 되거나 내회전 되지 않는지!' 등을 확인해야 한다. 무릎의 안쪽이동은 스쿼트에서는 바깥쪽 이동으로 바뀌어서 나올 수도 있다. 이것은 특정 동작에서의 단축된 근육의 변화이기 때문에 꼭 같은 변형이 나와야 한다고 예측할 필요는 없다. 또 걷는 자세 정면에서는 '골반의 움직임이 부드러운지!' '골반이 한쪽으로 기울어지지는 않았는지!' '무릎이 안쪽이나 바깥쪽으로 이동하지는 않는지!' '발목이 외회전 되거나 내회전 되지 않는지!' 등을 체크할 수 있다. 이 외에도 '상체가 한쪽으로 기울었는지!' '머리가 한쪽으로 이동했는지!' '팔의 움직임이 좌·우 균형을 이루며 움직이는지!' 등의 변형 정보를 얻을 수 있다. 골반의 움직임이 부드럽지 못하고, 삐걱거리며, 휘도는 느낌이 있다면 소둔근, 이상근, 중둔근 등의 단축을 예상해 볼 수 있다. 골반이 한쪽으로 기울어져 있는 경우는 내려간 골반의 전방 경사나 올라간 골반의 후방 경사를 말하는데 이것은 코어 근력근 중 일부가 단축되거나 이완되어서 만들어지는 경우나 대퇴부 앞쪽 근육의 단축 때문에 만들어지는 경우가 많다. 다리의 길이가 다

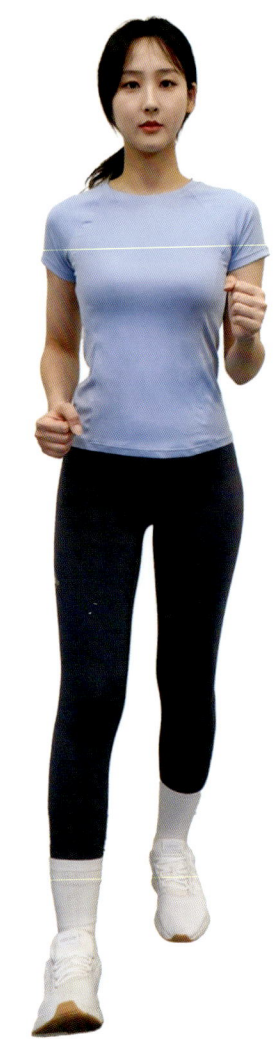

르게 느껴지는 것은 대부분 이런 이유이다. 진짜 대퇴골의 길이가 다른 사람들이 있을 수 있지만 대부분은 그렇지 않다. 무릎이 안쪽으로 회전하는 경우는 내전근의 단축과 이로 인한 대퇴근막장근의 단축도 예상해 볼 수 있다. 무릎이 바깥으로 회전하는 경우는 대부분 소둔근, 이상근, 중둔근, 대퇴근막장근의 단축이 예상된다. 발목이 외회전 되는 경우 무릎이 함께 바깥쪽을 향할 때는 고관절 회전근의 단축을 예상해 볼 수 있으며, 무릎은 앞을 향하는데 발목만 돌아간 경우는 가쪽 종아리근

chapter 2 - 운동 검사

의 단축, 평발 등의 종아리쪽 단축이나 이완을 예상해 볼 수 있다. 발목이 내회전되는 경우는 무릎과 함께 안쪽으로 움직였다면 내전근군의 단축을 예상해 볼 수 있으며, 무릎은 앞을 향하는데 발목만 내회전 되었다면 종아리 안쪽 근육의 단축이나 발활을 당겨 올리는 전경골근과 후경골근의 단축이 협력했을 수 있다.

걷는 자세 측면에서는 '머리가 앞으로 이동했는지!' '어깨가 앞쪽으로 말려 있는지!' '골반의 움직임이 부드러운지!' '바닥에 발이 닿을 때 뒤꿈치부터 닿고, 부드럽게 앞꿈치로 빠져나가는지!' 등의 변형을 체크할 수 있다. 머리가 앞으로 이동하는 것은 터틀넥이 만들어지는 것으로 사진에서 터틀넥이 있는 사람들은 걷는 자세에서 더 강화되는 성향을 보인다. 터틀 넥이 거의 없어 보이는 사람들도 걷는 자세에서 터틀넥이 만들어지는 경우가 있는데 이것은 어떤 일을 하거나 집중할 때 터틀넥으로 인한 증상이 만들어질 수 있으며, 터틀 넥의 전 단계로 평가할 수 있다. 터틀넥이 심할 경우 견갑거근과 상승모근의 심한 단축과 통증을 예상할 수 있다. 어깨가 앞쪽으로 말리는 경우는 라운드 숄더로 소흉근이 심하게 단축되어 있고, 능형근이 이완되거나 약해져 있음을 예측해 볼 수 있다. 터틀 넥과 라운드 숄더는 대부분 함께 만들어지게 되며, 교정 운동 역시 함께 이루어지는 것이 바람직하다. 또한, 일이나 휴대폰 사용 시 자세나 습관을 함께 바꿔주어야만 교정이 완성된다는 것을 명심하는 것이 좋다. 골반의 움직임이 부드럽지 못하고, 휘도는 느낌이 있는 경우는 고관절의 회전에 브레이크가 걸려있는 것으로 소둔근, 이상근, 중둔근 등의 단축에 의한 것이 보편적이다. 바닥에 발이 닿을 때 발바닥 전체가 한 번에 닿거나 앞꿈치가 먼저 닿는 경우가 있는데 이것은 종아리근육의 심한 단축을 예상해 볼 수 있다. 이것은 혈액 순환 장애를 유발할 수 있고, 충격 흡수가 제대로 되지 않아 발과 무릎, 허리 등의 관절에 충격을 그대로 전달할 수 있다. 이런 현상이 발목의 외회전이나 평발과 함께 만들어진다면 더욱 심각한 결과를 만들 수 있다.

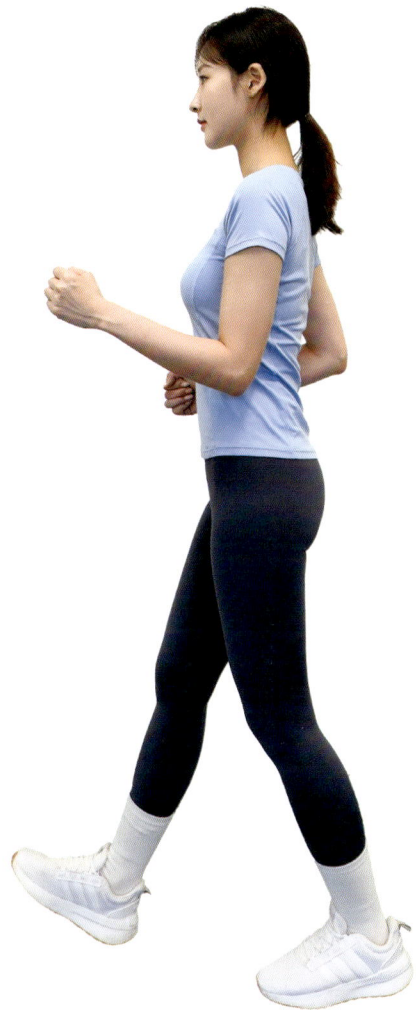

chapter 2 - 운동 검사

걷는 자세 후면에서는 '머리의 한쪽 이동, 어깨의 상승 여부, 척추의 측만 여부, 골반의 부드러운 작동, 골반의 경사로 인한 쳐짐, 무릎의 뒤쪽 잠김, 발뒤꿈치 회전이나 휘돌림' 등의 변형을 체크할 수 있다. 머리의 한쪽 이동은 이동한 방향의 상승모근 단축을 예상해 볼 수 있으며, 어깨가 같은 방향으로 내려가 있다면 측만으로 인한 이동으로 볼 수도 있다. 어깨의 상승은 상승한 쪽의 견갑거근이 심하게 단축되어 있음을 예상해 볼 수 있으며, 척추 측만이 함께 있다면 측만으로 인한 변형도 예상해 볼 수 있다. 척추 측만의 경우는 어깨와 목 부위 변형과 골반의 한쪽 기울어짐 등이 원인이 되는 예도 있고, 척추기립근의 한쪽 부위 사용으로 인한 심한 비대도 원인이 될 수 있다. 이 경우 단정짓지 말고 통합적인 교정의 접근이 필요하다. 골반의 휘돌림이나 한쪽 쳐짐은 앞에서 말한 걷는 자세 정면의 내용을 참고하면 된다. 이 부분에서는 앞과 뒤를 함께 체크해서 변형의 퍼즐을 맞추는 것이 바람직하다. 무릎 뒤쪽 잠김의 경우 평소 서 있거나 움직일 때 무릎 관절을 잠그는 버릇에서 만들어지게 되며, 이것은 무릎 뒤쪽 인대의 늘어남과 대퇴골의 회전을 유발할 수 있는데 이것이 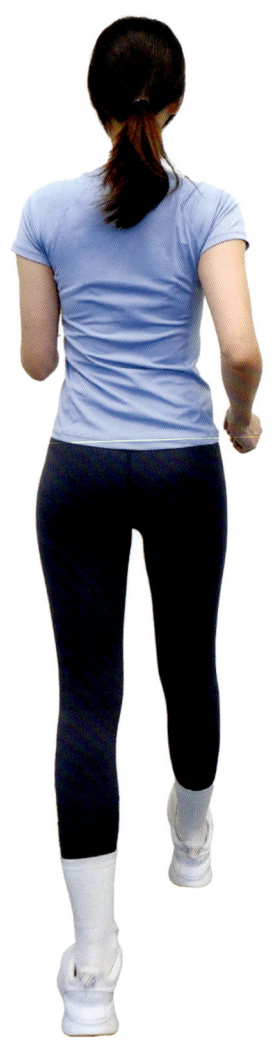 바로 오다리나 엑스다리의 원인이 된다. 발뒤꿈치가 내회전되거나 휘도는 것은 발 앞꿈치가 외회전 되는 것과 같은 변형이 일어난다고 할 수 있다. 발목의 외회전 변형이 있는데 걷는 자세에서는 발목이 회전하지 않는다면 분명 뒤쪽 다리를 앞으로 밀 때 뒤꿈치가 내회전하거나 휘돌 수 있다. 걷는 자세를 교정할 때 앞꿈치를 잡고, 이어서 뒤꿈치까지 꼭 잡아주어야 하는 이유이다.

평가표 작성 : 평가표의 자료는 이를 토대로 예상되는 근육의 단축과 이완 등을 예상해 볼 수 있으며, 고유감각 수용성 트레이닝의 방향과 자세나 습관의 변화를 어떤 부분에 맞춰주어야 할지에 대한 답을 찾아내는 단서로 사용될 수 있으니 신중하게 체크하고, 정확히 보이는 데로 나오는 수치를 체크해 주어야 한다. 평가표는 앞

chapter 2 - 운동 검사

에서부터 차근차근 하나씩 체크해 나간다. 헷갈리지 않기 위해 반드시 한쪽 검사 후 좌·우를 생각하고, 바로바로 작성하는 것이 좋다. 이렇게 만들어진 평가 자료를 통해 찾아낸 단서들을 교정 운동과 고유감각 수용성 트레이닝에 대입하고, 자세와 습관의 교정에 사용한다면 변형된 체형의 교정을 완벽하게 완성할 수 있을 것이다.

평가표

	정면	측면( )	후면( )
선 자세 평가(변형 내용)			
오버헤드 스쿼트 평가 정면	발목 외회전(좌: , 우:)	무릎 이동(안, 밖)(좌: , 우:)	
오버헤드 스쿼트 평가 측면	상체 숙임(좌: , 우:)	허리 아치(좌: , 우:)	팔 떨어짐(좌: , 우:)
오버헤드 스쿼트 평가 후면	발목 외회전(좌: , 우:)	편평족(좌: , 우:)	골반 쳐짐(좌: , 우:)
힐 업 오버헤드 스쿼트 평가 정면	발목 외회전(좌: , 우:)	무릎 이동(안, 밖)(좌: , 우:)	
힐 업 오버헤드 스쿼트 평가 측면	상체 숙임(좌: , 우:)	허리 아치(좌: , 우:)	팔 떨어짐(좌: , 우:)
힐 업 오버헤드 스쿼트 평가 후면	발목 외회전(좌: , 우:)	편평족(좌: , 우:)	골반 쳐짐(좌: , 우:)
핸즈 온 힙 스쿼트 평가 측면	상체 숙임( ) 허리 아치( )		
싱글 레그 스쿼트 평가 좌측	무릎 안쪽 이동( ) 무릎 불안정( )	골반 올림( ) 골반 쳐짐( )	
싱글 레그 스쿼트 평가 우측	무릎 안쪽 이동( ) 무릎 불안정( )	골반 올림( ) 골반 쳐짐( )	
걷는 자세 평가 정면(변형 내용)	발목 변형( ) 무릎 변형( )	골반 변형( )	
걷는 자세 평가 측면(변형 내용)	발목 변형( ) 골반 변형( )	상체 변형( )	
걷는 자세 평가 후면(변형 내용)	발목 변형( ) 무릎 변형( )	골반 변형( ) 상체 변형( )	

PREX 체형교정 운동 5단계
(5 Step of Physical Reformation Exercise)

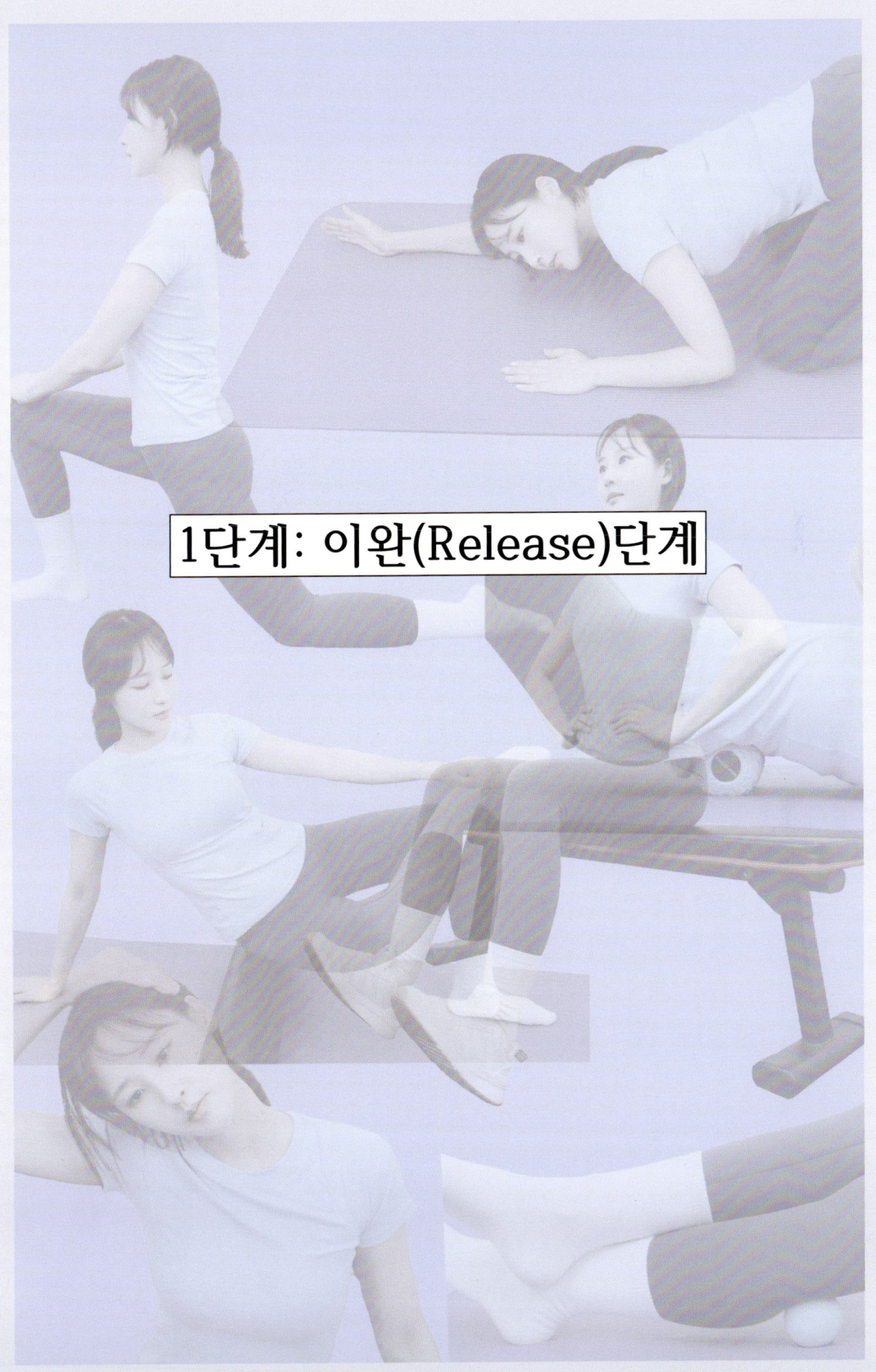

1단계: 이완(Release)단계

chapter 3 - 1단계 : 이완(Release)단계

1단계 : 이완(Release) 단계

이완이란 근막이완술(MR)과 스트레칭을 이용해 단축된 근육들을 늘려 본래의 길이로 돌려줌으로써 이로 인한 신체 불균형의 해소를 목적으로 한다.

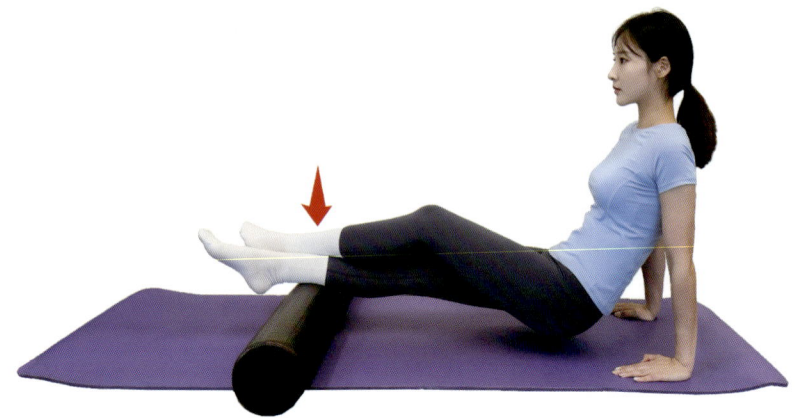

(근막이완술)

짧아진 근육의 길이를 본래의 길이로 늘려주기 위해서는 스트레칭을 해 주는 것이 바람직한데 심하게 단축되지 않은 근육들은 바로 스트레칭을 해 주어도 잘 늘어날 수 있지만 매우 많이 단축된 근육들은 강하게 스트레칭을 하면 근육이 찢어지는 근 좌상을 입을 확률이 높다.

체형이 변화된 사람들은 대부분 일반적인 스트레칭을 잘 받아낼 수 없으며, 이로 인한 근 좌상은 심리적으로 스트레칭 거부반응을 만들게 되고, 오히려 근 좌상이 회복된다고 하더라도 강직성 관절을 만들 확률이 높다.

이런 이유로 체형이 변형된 사람들에게는 스트레칭에 앞서 반드시 근막이완술을 실시해 줌으로써 스트레칭으로 인한 근 좌상을 예방해 주는 것이 바람직하다.

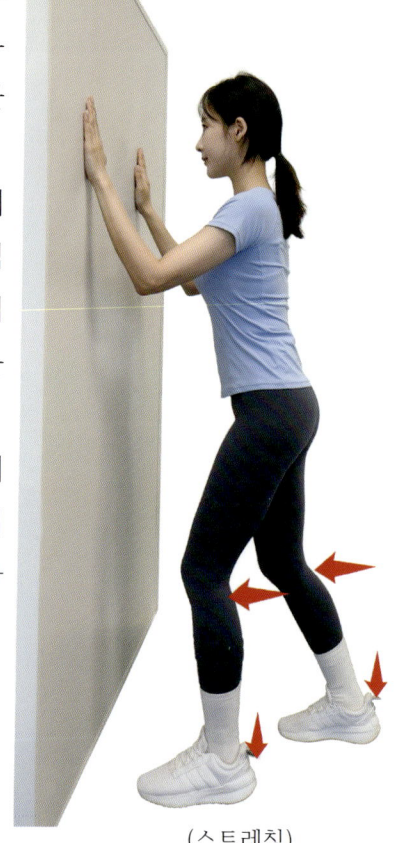

(스트레칭)

chapter 3 - 1단계 : 이완(Release)단계

근막이완술(Myofascial Release)

근막이완술은 골지건(GTO) 등의 감각 센서 들의 작용과 억제사이신경 작용을 이용해서 단축된 근육을 빠르게 이완시키는 것을 목적으로 한다.

억제사이신경 작용이란 골지건 기관의 장력 변화에 반응하는 작용과 빠른 반사 수축을 일으키는 근방추의 억제와 감마고리의 활성 감소, 간극수용기와 루피니종말의 반응으로 인한 근육의 빠른 이완과 유지를 말하는 것이다. 특정 부위에 가해지는 허혈성 압박은 이런 신경작용에 의해 압력을 받은 주변의 근육들을 빠르게 이완시켜 주며, 통증과 발통점의 민감도를 감소시켜 준다.

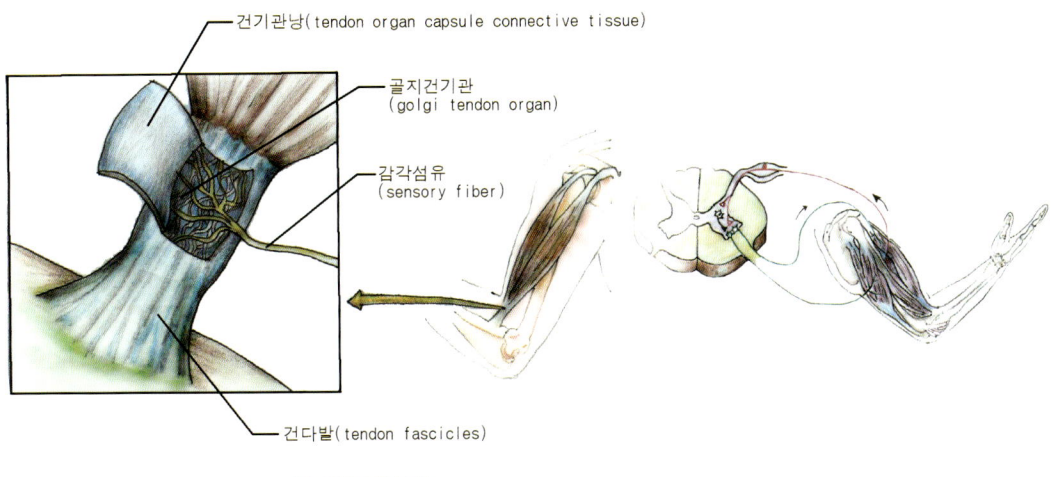

골지건기관

이런 우리 몸의 감각 센서와 신경작용을 이용해서 근육을 이완할 경우 과도하게 단축된 근육들을 빠른 시간안에 쉽게 이완시킬 수 있으며, 이는 심하게 단축된 근육의 통증 완화와 스트레칭이나 운동 중에 발생할 수 있는 근 좌상을 최소화해 주는 매우 중요한 선조치라 할 수 있다. 근막이완술이 제대로 이루어지려면 압력에 반응하는 발통점의 위치를 잘 찾아내는 것이 매우 중요하며, 적당한 압력과 적당한 유지시간을 갖는 것이 매우 중요하다.

대부분 초보자의 경우 발통점(압력에 의해 통증이 발생하는 부위)을 찾아보는 노력이 필요하며, 통증이 가장 크게 발생하는 최대 발통점에서 10초 이상 유지해 주어야 한다. 대부분의 경우 빠른 신경작용에 의해 2~3초가량 지나면 압통이 약간 약해지는데 이는 근육의 빠른 이완에 의한 것이다.

chapter 3 - 1단계 : 이완(Release)단계

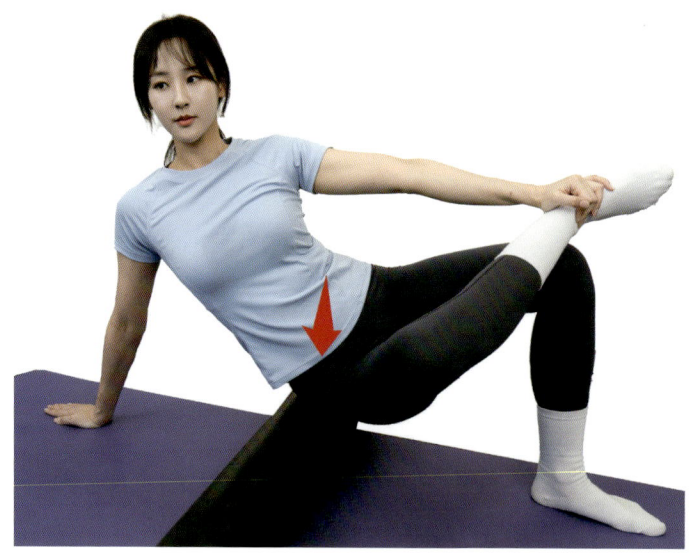

 근막이완술은 단축된 근육의 길이 확보를 위한 스트레칭 시 스트레칭으로 인한 부상 예방을 위해서 사용되며, 스트레칭만으로도 근육의 길이 확보가 가능하거나 압통이 잘 나오지 않을 경우에는 스트레칭만 해 주어도 된다. 하지만, 과도하게 단축된 근육들은 스트레칭을 바로 받아낼 수 없으며, 부상의 위험이 매우 크기 때문에 반드시 근막이완술을 실시해 준 다음에 스트레칭을 하는 것이 바람직하다.
 근막이완술을 할 때 압통의 강도는 개인의 감각 정도에 따라 많은 차이가 있다. 어떤 사람은 근육이 단축되었는데도 압통이 많이 나오지 않을 수도 있고, 어떤 사람은 근육이 많이 단축되지 않았는데도 압통이 많이 나오는 경우가 있다.

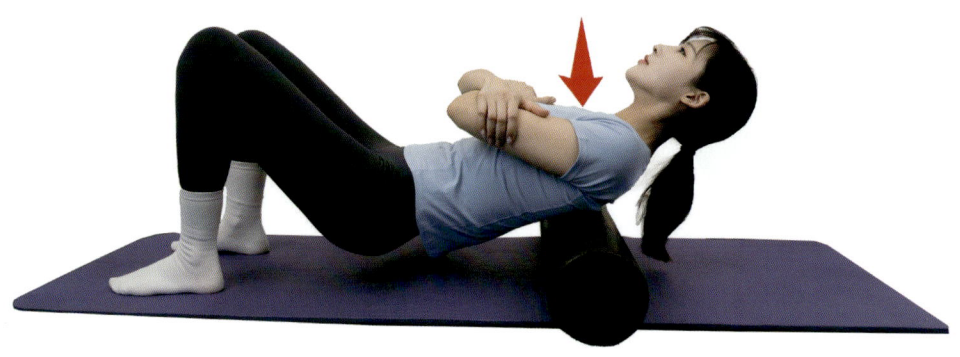

하지만, 보편적으로 단축된 근육은 압통이 많이 발생하고, 단축되지 않은 경우는 압통이 적게 발생한다. 중요한 것은 느껴지는 차이가 있더라도 압통이 나온다면 근막이완술의 목적은 이루어진다는 것이다.

그렇다면 압통이 거의 나오지 않는 경우는 어떻게 해야 할까?
압통이 나오지 않는다면 신경 작용을 이용한 근막이완술도 제대로 이루어지지 않는다. 이럴 경우는 근육의 길이 확보를 위한 스트레칭에 집중하는 것이 더 바람직하다.

근막이완술은 얼마나 자주 해 주는 것이 좋을까?

이 부분은 스트레칭을 얼마나 자주 할 것인가와 같은 문제다. 근막이완술은 단축된 근육에는 필수적일 수 있으나 근육의 길이를 확보하기 위한 스트레칭의 보조적인 도구로 보아야 한다. 근막이완술은 압통이 거의 느껴지지 않는다면 특별히 해 줄 필요성은 없으며, 압통이 없는데도 실시한다면 그것은 마사지 정도의 효과만 기대할 수 있을 것이다. 그러므로 압통이 잘 나오지 않는다면 스트레칭에 집중하는 것이 더 바람직하다.

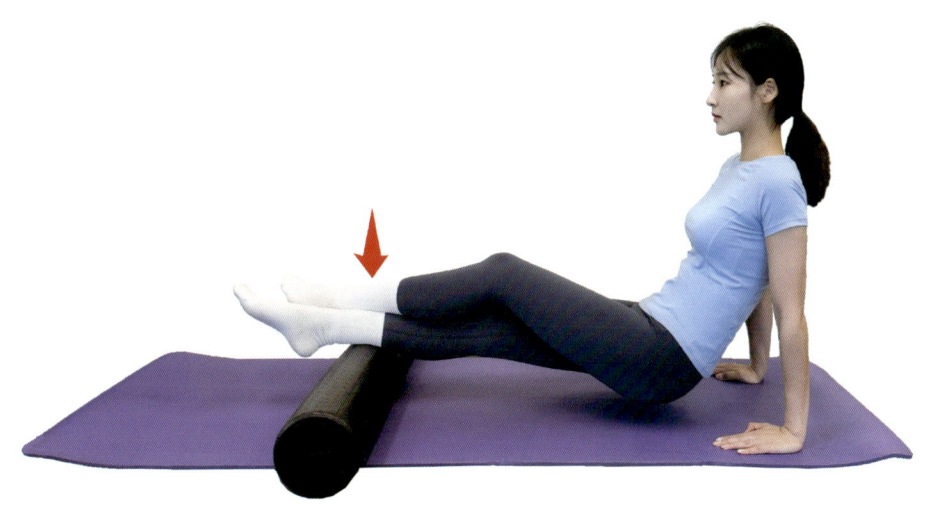

chapter 3 - 1단계 : 이완(Release)단계

스트레칭(Stretching)

스트레칭은 단축된 근육을 이완시켜 주기 위해 근육의 길이를 늘려주는 것으로 스트레칭의 유형에는 정적 스트레칭(능동적 스트레칭/ 수동적 스트레칭), 동적 스트레칭, PNF 스트레칭 등이 있다.

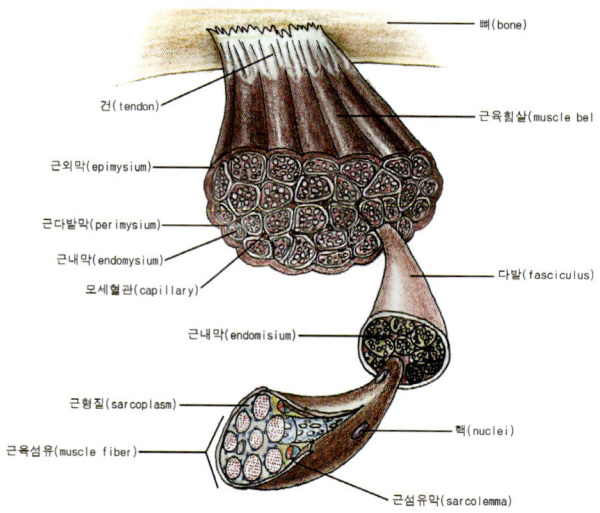

스트레칭은 단축된 근육의 길이를 정상적인 길이로 늘여주는 것이 목적이며, 관절의 정상적인 가동 범위가 나올 수 있는 근육의 길이를 알고 있는 것이 중요하다. 과도하게 작은 관절의 가동 범위는 관절의 작동을 방해하기 때문에 일상생활이나 운동 중에 부상을 유발할 확률을 매우 높인다. 또는, 과도하게 큰 가동 범위는 관절의 바른 움직임을 방해하기 때문에 이 또한 관절 충돌로 인한 부상을 유발한다.

좀 더 깊게 이해해 보자면 스트레칭은 근육 원섬유의 길이를 늘리기도 하지만 근섬유를 감싸고 있는 근막, 근육과 뼈를 연결하는 건의 길이도 늘려야만 한다.

장시간 동안의 근육 길이 확보를 위해 근막이나 건에 가소성의 원리가 적용되어야만 하는데 가소성의 원리란 변형 후에 원래의 형태로 돌아가지 않는 성질을 말하는 것으로 긴 시간의 스트레칭과 유지는 근막과 건에 가소성을 생성하기 때문에 오랜 시간 동안 늘어난 길이를 유지할 수 있다.

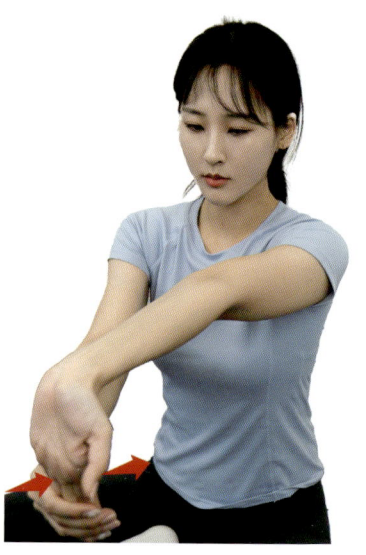

chapter 3 - 1단계 : 이완(Release)단계

능동적 정적 스트레칭은 자발적으로 이루어지는 정적 스트레칭으로 통증에 대한 거부반응으로 인해 제대로 이루어지지 못하는 경우가 발생한다. 이런 이유로 능동적 스트레칭의 경우 스트레칭의 원리를 스스로 잘 이해하고, 그것에 맞게 정확히 실시하는 것이 매우 중요하다.

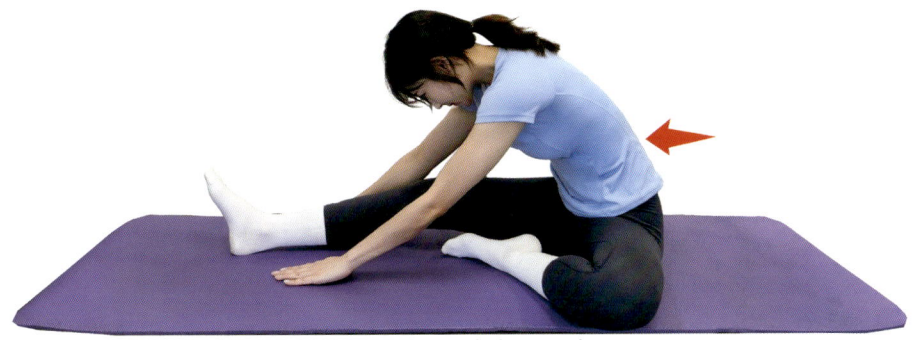

(능동적 정적 스트레칭)

 예를 들어 슬굴곡근을 능동적으로 스트레칭 시 한쪽 다리를 펴고, 다른 쪽 다리는 구부려 옆쪽에 두고, 편 다리 방향으로 상체를 숙이되 골반이 회전할 수 있도록 팔을 최대한 멀리 보내며 스트레칭을 한다. 통증이 발생하고, 타이트한 부분에서 정지했다가 호흡을 들이마셨다가 내쉬면서 조금 더 전진한다. 10초(준비운동이나 정리운동 시 요구되는 유지시간에는 차이가 있다)가량 유지했다가 돌아간다. 이것을 스트레칭하는 사람이 정확하게 제어할 수 있어야 한다.

수동적 정적 스트레칭은 보조자에 의해 수동적으로 이루어지는 정적 스트레칭을 말하는 것으로 능동적 스트레칭이 불가능한 사람이나 환자 등에 적용한다. 수동적 스트레칭의 경우 보조자의 지식과 경험은 매우 중요한 부분을 차지하며, 보조자는 항상 스트레칭하는 사람의 상태를 정확히 파악하고, 매우 주의해서 살펴야만 한다.

예를 들어 슬굴곡근을 수동적으로 스트레칭 시 실시자가 능동적 스트레칭과 같은 자세를 취하도록 하고, 보조자는 실시자에게 "호흡을 들이마셨다가 내쉬면서 힘을 빼고, 천천히

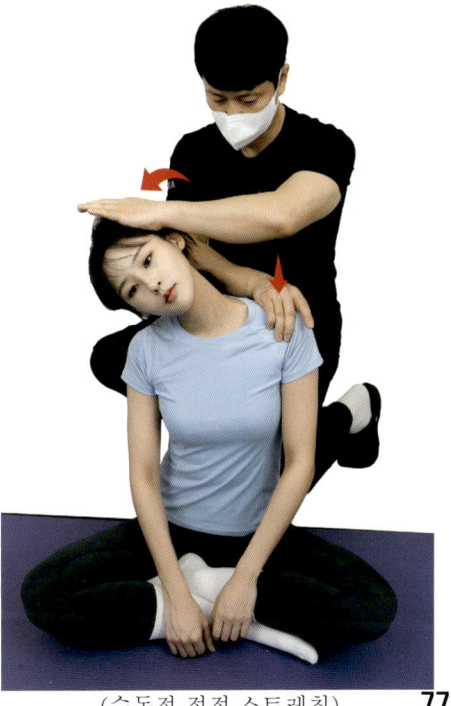

(수동적 정적 스트레칭)

chapter 3 - 1단계 : 이완(Release)단계

상체를 숙이면서 손을 멀리 보내세요"라고 지시한다. 최대점에 도달했다는 실시자의 표현에 따라 잠시 정지했다가, 다시 "힘을 빼고, 호흡을 들이마셨다가 내쉬면서 조금만 더 숙이세요"라고 지시하며, 실시자의 상태를 살피면서 약간 더 밀어준다. "그 상태에서 10초 정도 유지할게요. 하나, 둘,.....열. 천천히 돌아오세요." 이런 방식으로 실시해 줄 수 있다.

동적 스트레칭은 일정한 시간 동안 자세를 유지하는 정적 스트레칭과는 달리 관절의 가동 범위를 동적으로 확보하는 스트레칭이다.

정적 스트레칭과 비교한 동적 스트레칭의 효과에 대한 부분은 운동학자마다 주장의 차이가 있는데 '효과가 있다'라거나 '거의 없다'로 주장이 양분된다.

동적 스트레칭에는 전체적인 부위를 골고루 스트레칭을 해 주는 국민체조 같은 느낌의 동적 스트레칭과 그날의 본 운동과 비슷한 자세로 실시하는 특수적 스트레칭이 대표적이다.

개인적인 생각으로 동적 스트레칭은 정적 스트레칭처럼 근육의 길이 확보 효과는 조금 떨어질 수 있지만 준비운동으로 사용될 경우는 운동 전 인체를 준비시켜 준다는 부분에서 충분한 효과를 볼 수 있다고 생각한다. 특히 특수적 스트레칭은 웨이트 트레이닝을 하는 사람들에게는 부상 예방을 위해서 매우 중요한 준비운동이라고 생각한다.

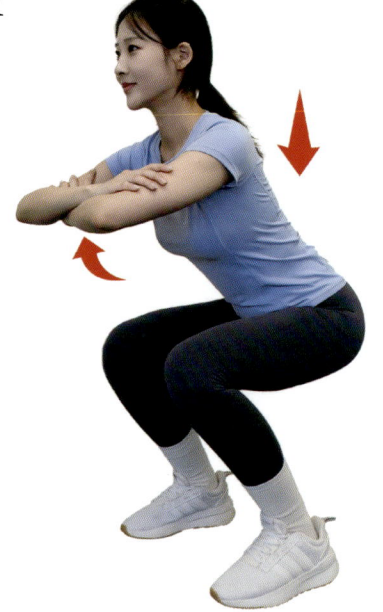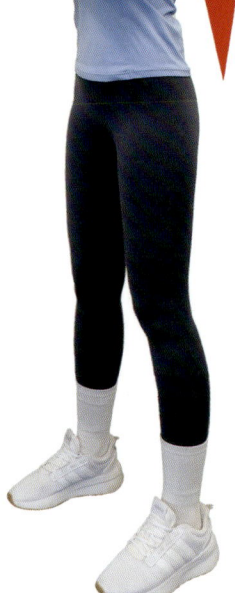

(동적 스트레칭)

chapter 3 - 1단계 : 이완(Release)단계

PNF(Proprioceptive Neuromuscular Facilitation/고유수용성 신경근 촉진) 스트레칭은 일반적인 정적 스트레칭과 방식에서 약간의 차이가 있다. 어떤 학자들은 PNF 스트레칭과 정적 스트레칭의 효과에 차이가 없다고 하고, 어떤 학자들은 PNF 스트레칭 혹은 정적 스트레칭이 더 효과적이라고 주장하기도 한다.

어찌 됐든 필자의 오랜 트레이닝 경험으로는 두 가지 스트레칭 모두 효과가 있으며, 심하게 단축되지 않았다면 정적 스트레칭을 사용하고, 심하게 단축된 경우는 부상의 예방을 위해 PNF 스트레칭을 사용하는 것이 더 바람직한 것으로 판단된다. 수동적 정적 스트레칭과 마찬가지로 PNF 스트레칭도 보조자의 도움이 필요하다.

예를 들어 PNF 스트레칭의 경우 가볍게 스트레칭을 한 후 반대편으로 약간의 힘을 주어 수축을 하는데, 이때 보조자가 수축을 막아주어 등척성 수축이 될 수 있도록 도와준다. 5초 정도 유지했다가 호흡을 들이마셨다가 내쉬면서 이차적으로 좀 더 깊게 스트레칭을 해 준다.

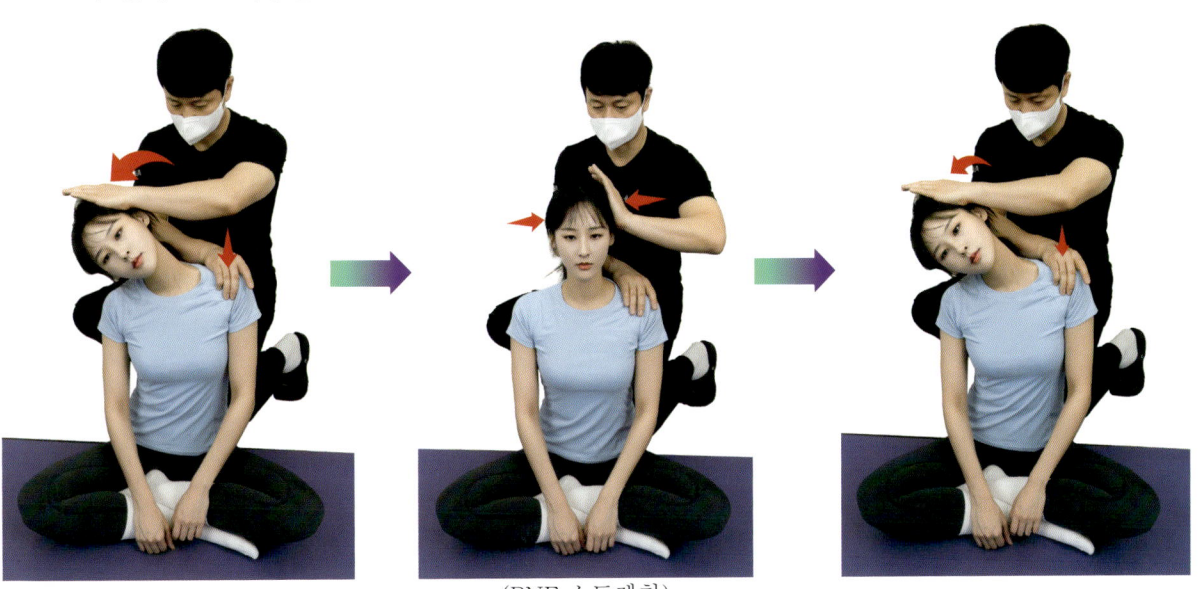

(PNF 스트레칭)

스트레칭의 강도에 대해서는 대부분 부상이 적을 것으로 예상하고, 대수롭게 생각하지 않는 것이 보편적이다. 하지만, 그것은 매우 위험한 생각이다. 근육이 심하게 단축되지 않은 사람의 경우는 조금 강하게 스트레칭을 한다고 해도 별로 문제가 되지는 않겠지만 근육이 심하게 단축된 사람은 스트레칭의 강도를 약간만 올려도 근육을 다치는 근 좌상을 입을 수 있으며, 더 심할 경우는 건이나 인대의 염좌로 인해 오랜 시간 동안 운동을 하기 힘든 결과를 만들 수도 있다.

chapter 3 - 1단계 : 이완(Release)단계

이와는 반대로 스트레칭의 강도가 너무 약할 경우 근육은 제대로 이완되지 못하며, 근육의 길이 또한 반복되는 트레이닝에도 불구하고 제대로 늘어나지 못하는 결과를 만들 수 있다.

따라서, 스트레칭 강도는 유전적 근육 길이의 한계, 단축 정도 등의 다양한 개인의 개별성을 인정하고, 그에 맞춘 특화된 강도 조절이 필요하다.

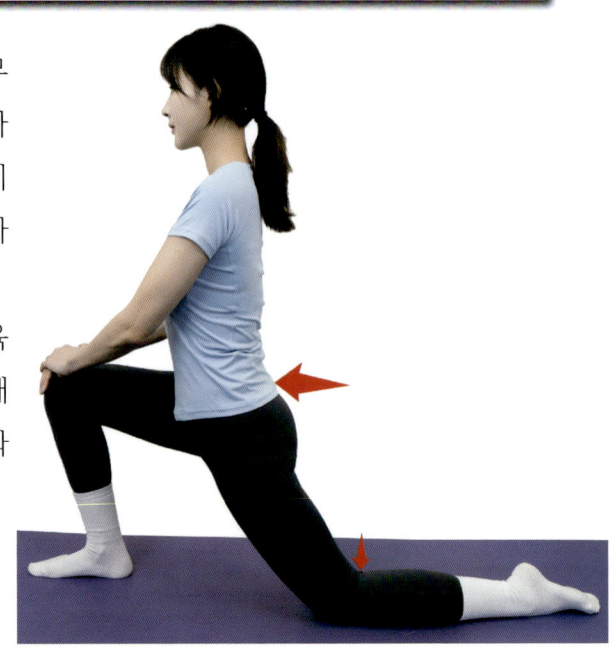

이런 부분을 적용해서 적절한 실제 스트레칭 상황을 얘기해 보자.
슬굴곡근 스트레칭 시 한쪽 다리는 펴고, 다른 쪽 다리는 구부려 옆쪽에 두고, 편 다리 방향으로 골반을 회전시키면서 상체를 숙인다. 이때, 팔은 최대한 멀리 보낸다.
통증이 발생하고, 타이트 한 지점에서 정지하고, 잠시 기다린다. 조금 부드러워졌다면 진전을 위해 힘을 빼고, 호흡을 들이마셨다가 내쉬면서 조금 더 전진한다.
최대점에서 정지하고, 10초가량 정지해 준다.
스트레칭이 끝나고 나면 천천히 상체를 세워 일어선다.(과하게 근육을 늘려 놓을 경우 근섬유의 가교가 끊겨 제대로 수축이 일어날 수 없으며, 빠르게 움직이면 이로 인해 부상이 발생할 수 있다.)

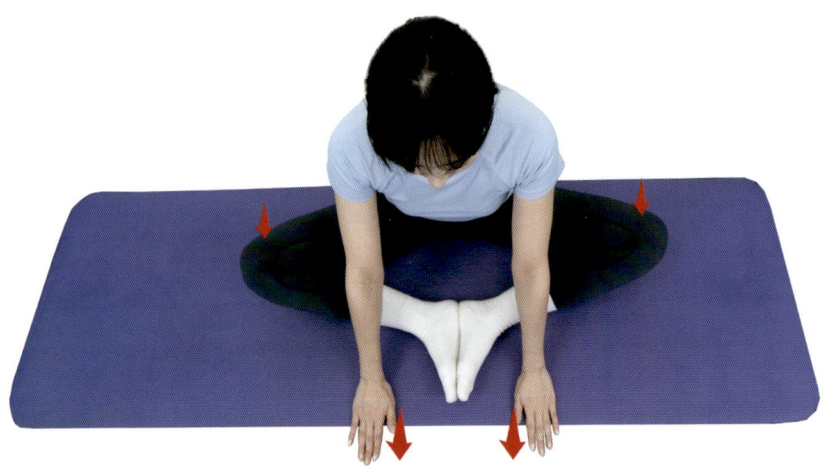

chapter 3 - 1단계 : 이완(Release)단계

적당한 스트레칭 유지시간은 스트레칭의 목적에 따라 적절하게 조절하는 것이 권장된다.

준비운동 시 과도한 이완은 본 운동을 방해할 수 있으므로 8초 이하의 짧은 스트레칭이 권장된다.

필자의 의견을 보태자면 준비운동으로 실시하는 스트레칭의 경우 3초가량 유지함으로써 굳어 있는 근육의 활성화와 관절의 가동 범위 확보에 목적을 가지고 실시하는 것이 바람직해 보인다. 하지만, 근육이 매우 단축된 사람들의 경우에는 단축된 근육의 스트레칭은 8초 이상 실시해 줌으로써 충분한 이완이 될 수 있도록 해 주는 것이 좋다.

정리운동 시 스트레칭을 할 경우는 충분한 이완을 통해 근육의 길이를 원상태로 돌릴 수 있도록 8초 이상 길게 실시해 주는 것이 권장된다.

학자에 따라서는 30초 이상, 90초 이상 실시하는 것을 권장하기도 한다. 이 부분은 본인의 상태에 따른 개별적 판단이 필요한 부분이다.

필자의 경우는 일반인의 경우 10초가량, 가동 범위가 제한된 사람들의 경우 30초 이상 또는 10초 이상 여러 세트를 시키기도 한다. 이 또한 개별적인 판단에 의해 결정할 수 있는 부분이라 할 수 있다.

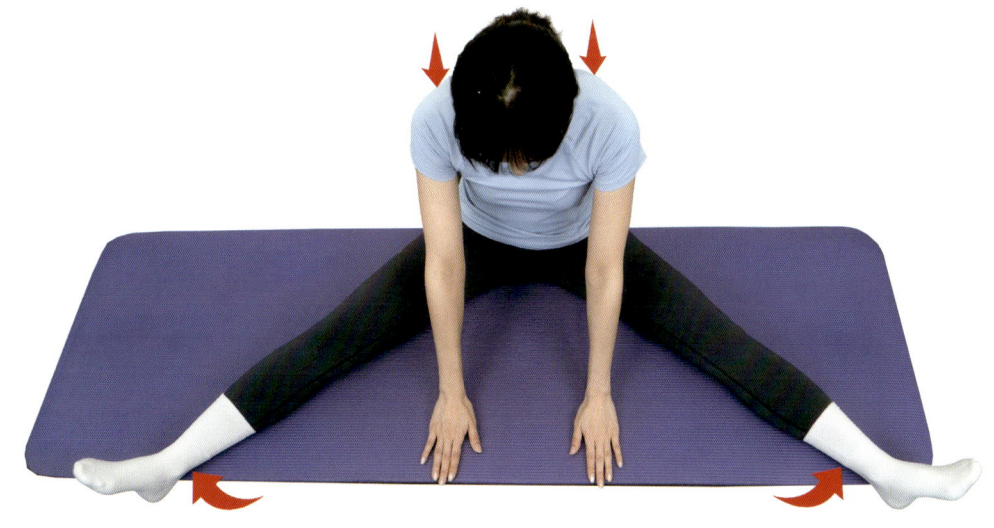

스트레칭의 빈도는 얼마나 자주 스트레칭을 해 주어야 하는가를 말하는 것으로 주로 일주일에 몇 번을 해 주는 것이 바람직한가를 기준으로 한다.

스트레칭의 경우 근육의 길이 유지를 위해서는 주 2회 정도는 실시해 주는 것이 좋으며, 최소 주 1회 이상은 해 주어야 한다.

chapter 3 - 1단계 : 이완(Release)단계

하지만, 단축이 심하거나 근육의 길이 증가를 원하는 경우에는 매일 실시해 주는 것이 좋다. 이때 관절의 가동 범위가 과도하지 않도록 실시하는 것은 매우 중요한 부분이다. 관절이 과도하게 젖혀지는 것은 많이 유연한 것이 아니라 관절의 가동 범위를 벗어난 것으로 운동 시 부상의 위험을 매우 높인다. 또한, 관절이 과도하게 눌리는 자세로 실시하는 스트레칭은 관절에 불필요한 압박을 가함으로써 금기 스트레칭에 해당된다. 예를 들어 금기 스트레칭에는 허들을 넘는 자세로 실시하는 허들러 스트레칭 등이 있다.

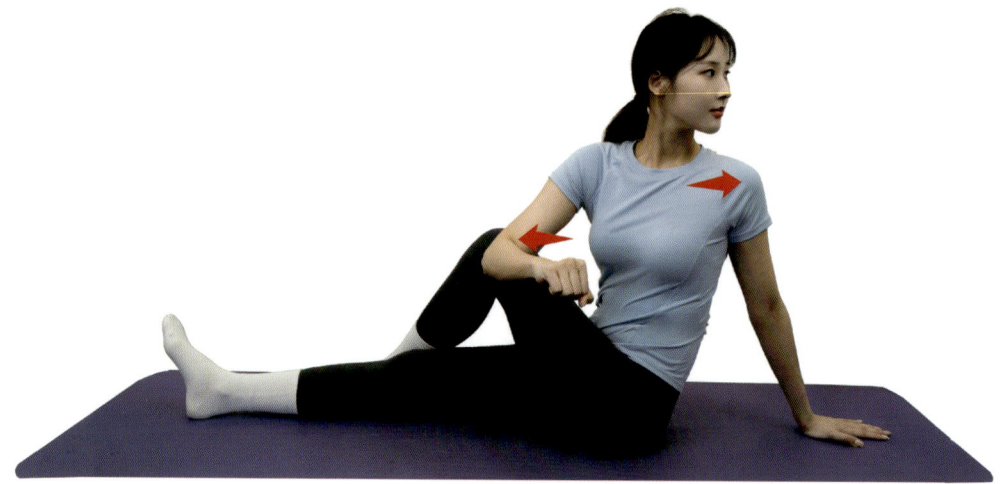

스트레칭 시 주의사항에는 어떤 것들이 있을까?

 스트레칭도 다른 운동과 마찬가지로 주의해서 실시하지 않는다면 많은 부상을 유발할 수 있으며, 의도하지 않은 부작용을 만들 수도 있음을 명심하는 것이 좋다.
먼저 스트레칭을 과도하게 실시할 경우 당연히 근 좌상을 입을 수 있으니 자신의 능력에 맞는 정도로 천천히 늘려가는 것이 바람직하다. 이와는 반대로 너무 약하게 실시한다면 앞에서 언급한 바와 같이 근육은 제대로 늘어나지 못한다.

 스트레칭을 하는 시점도 매우 중요한데 스트레칭 유지시간에서 언급한 바와 같이 파워풀한 운동 전에 실시하는 스트레칭의 경우는 너무 길거나 강하게 실시하지 않는 것이 좋으며, 운동 후에 회복을 위해 실시하는 스트레칭의 경우는 자신의 능력에 맞게 길고 강하게 실시해 주는 것이 적당한 회복과 진전을 위해 바람직하다.
또한, 관절의 가동 범위를 넘길 수 있는 형태나 과도한 스트레칭은 피하는 것이 좋은데 이는 유연한 것이 아니라 과도한 것임을 반드시 인지하는 것이 좋다. 그런 이유로 스트레칭 시 주의해야 하는 스트레칭법과 금기시되는 스트레칭법이 어떤 것인지를 알고 있는 것은 부상 예방을 위한 가장 현명한 방법이라 할 수 있다.

chapter 3 - 1단계 : 이완(Release)단계

 한 가지 더 얘기하자면 본인이 특수한 근골격계 질병을 앓고 있거나 병력을 가지고 있다면 그에 해당하는 금기 스트레칭이 있는지를 알아두는 것이 좋은데, 예를 들어 추간판탈출증 환자의 경우는 슬굴곡근 스트레칭 시 양다리를 편 상태에서 앞으로 구부림으로써 추간판을 뒤로 압박할 수 있는 스트레칭은 금기 스트레칭이다.

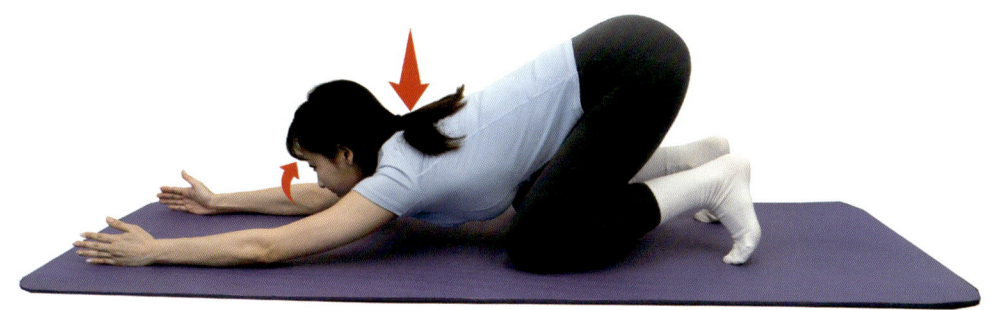

이와는 반대로 척추전위증 환자의 경우는 등을 펴면서 과하게 젖히는 스트레칭은 척추뼈를 앞으로 밀 수 있으므로 이 역시 금기 스트레칭이다. 이처럼 비슷한 허리 환자라고 하더라도 정반대로 금기 스트레칭이 될 수 있으며, 잘못 알고 실시한다면 굉장히 위험한 상황이 만들어질 수 있음을 명심해야 한다.

 앞에 소개된 부분보다도 훨씬 더 많은 내용과 방법이 존재하지만 이 책에서는 혼자서도 쉽게 실시할 수 있는 자가 근막이완술(Self Myofascial Release)과 능동적 정적 스트레칭에 대해서 알아보고, 주의사항에는 어떤 것들이 있는지에 대해서 자세히 다루어 보도록 하겠다.

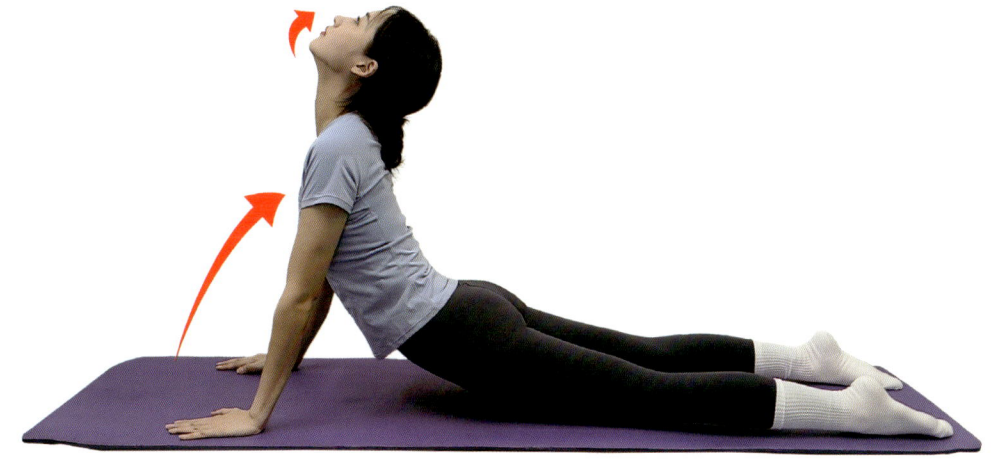

chapter 3 - 1단계 : 이완(Release)단계

자가 근막이완술(Self Myofascial Release)과 능동적 정적 스트레칭을 통한 신체 부위별 근육의 이완과 길이 증가

<종아리 부위 주요 근육의 이완과 스트레칭>

종아리 부위에서 주로 단축이 일어나고, 체형 변화를 유발하는 근육에는 종아리 앞쪽의 전경골근, 종아리 뒤쪽의 가자미근, 비복근, 후경골근, 장비골근이다. 하지만, 이들 근육 이외에도 단축되는 부위가 확인된다면 근막이완술과 스트레칭을 통해 관리를 해 주는 것이 좋다.

전경골근 : 전경골근은 종아리의 앞쪽에 있는 근육으로 주로 압통이 발생하는 부위는 기시점에 가까운 근육의 위쪽 끝부분에 가까운 곳이다. 무릎을 구부려 종아리의 앞부분이 아래를 향하게 한 자세에서 전경골근의 아래에 폼롤러나 마사지 볼을 대고, 체중을 실어 누른 상태에서 압통점을 찾아본다. 이때, 뼈가 눌리지 않도록 주의한다. 압통점을 찾았다면 압력을 가한 상태로 그 부분에서 정지하고, 10초가량 힘을 빼고 심호흡을 하면서 정지해준다.

전경골근 이완

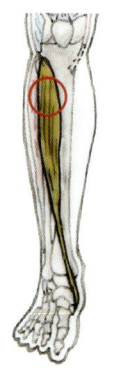
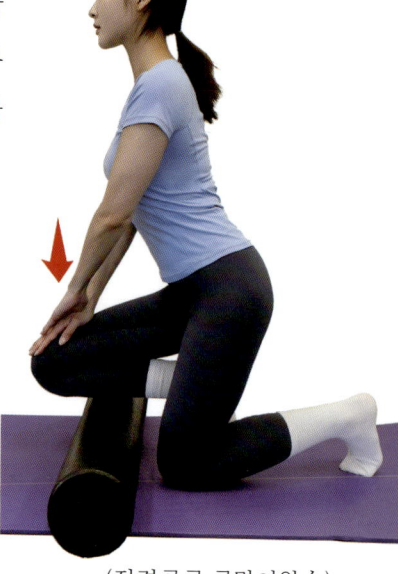

근막이완술을 실시해 주었다면 (전경골근 주요압통점) (전경골근 근막이완술)
이어서 바로 스트레칭을 해 준다. 선 자세에서 기둥이나 벽을 잡고, 맨발로 발등의 발가락 부분을 땅에 대고 발목을 앞으로 밀어 스트레칭을 해 준다. 보조자가 있을 경우는 바닥에 앉아 다리를 펴고, 뒤꿈치를 중심으로 무릎 바로 아랫부분을 눌러 고정하고, 앞꿈치를 아래로 지그시 눌러주어 전경골근이 늘어날 수 있도록 한다. 정점에서 정지하고 10초가량 유지했다가 풀어준다.

chapter 3 - 1단계 : 이완(Release)단계

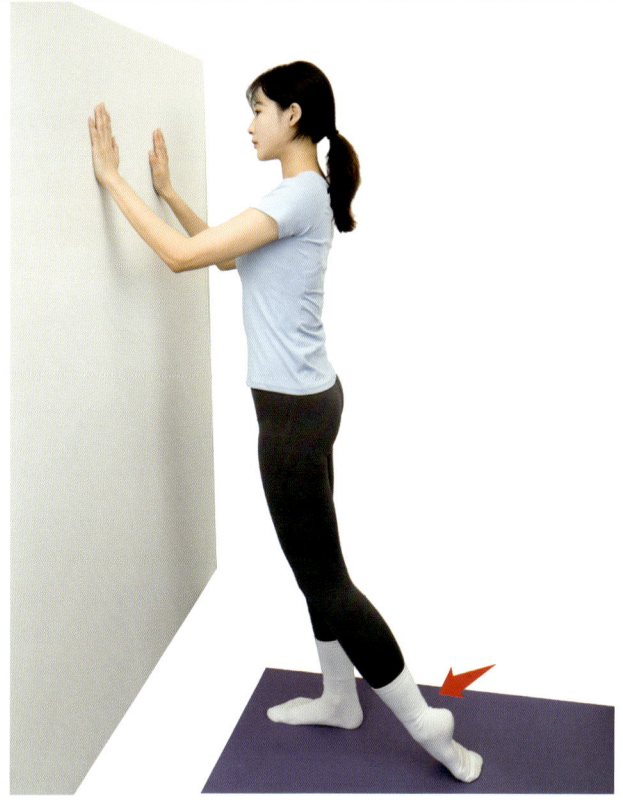

(전경골근 스트레칭)

가자미근 : 가자미근은 종아리 뒤쪽, 비복근의 안쪽에 있는 근육으로 주로 압통이 발생하는 부위는 종아리의 아래쪽 아킬레스건 윗부분으로 안쪽, 중간, 바깥쪽 세 군데를 다 확인해 주는 것이 좋다. 사람에 따라서 세 부위 모두에서 압통이 나오기도 하고, 세 부위 중 한 군데나 두 군데에서 압통이 나오기도 한다. 바닥에 앉아서 한쪽 다리를 펴고, 종아리의 아래쪽 부분에 폼롤러나 마사지볼을 두고, 롤링해서 압통점을 찾아본다. 안쪽, 중간, 바깥쪽을 차례로 찾아본다. 압통점을 찾았다면 그 부분에서 정지하고, 10초가량 유지해 준다. 폼롤러로 실시했을 때 처음에는 압통이 나오다가 나중에는 압통이 나오지 않으면 좀 더 강한 자극을 주는 마사지볼로 바꿔서 찾아본다. 또, 처음부터 마사지볼로 실시할 경우 너무 아파서 제대로 하지 못할 수도 있으니 자신의 상태에 따라 바꿔가며 실시하는 것이 좋다.

chapter 3 - 1단계 : 이완(Release)단계

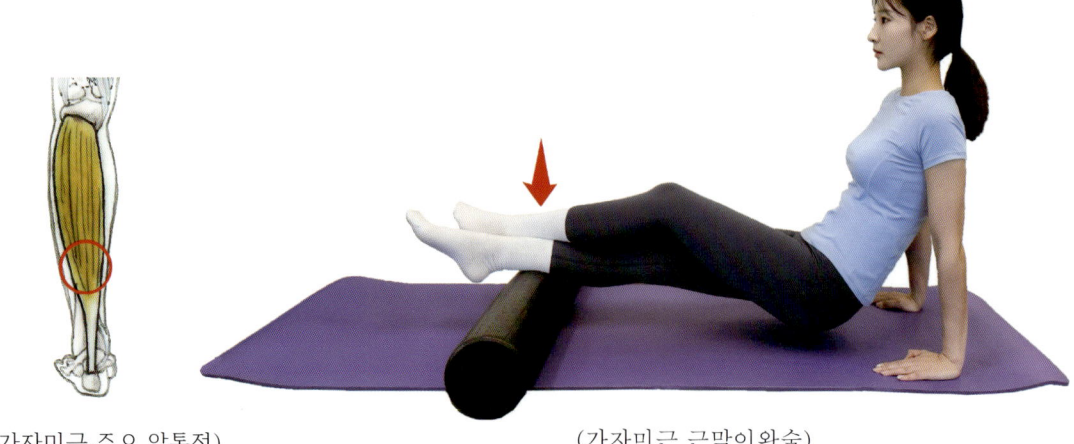

(가자미근 주요 압통점)   (가자미근 근막이완술)

근막이완술을 실시해 주었다면 이어서 스트레칭을 해 준다. 여러 가지 스트레칭법이 있지만 여기서는 무릎 구부리고 벽 밀기 스트레칭을 알아보자. 양손으로 벽을 짚고 서서 양발은 앞뒤로 둔 자세로 준비한다. 호흡을 내쉬면서 천천히 앞쪽 무릎을 구부린 생태로 앞으로 밀어 스트레칭을 한다. 10초가량 정지했다가 준비자세로 돌아간다. 이때, 발뒤꿈치가 바닥에서 뜨지 않도록 주의해서 실시하며, 다리를 바꿔서도 실시해 준다. 무릎을 구부린 상태로 스트레칭을 하는 것은 비복근의 동원을 최소화하면서 스트레칭이 가자미근에 집중되게 하기 위해서이다.

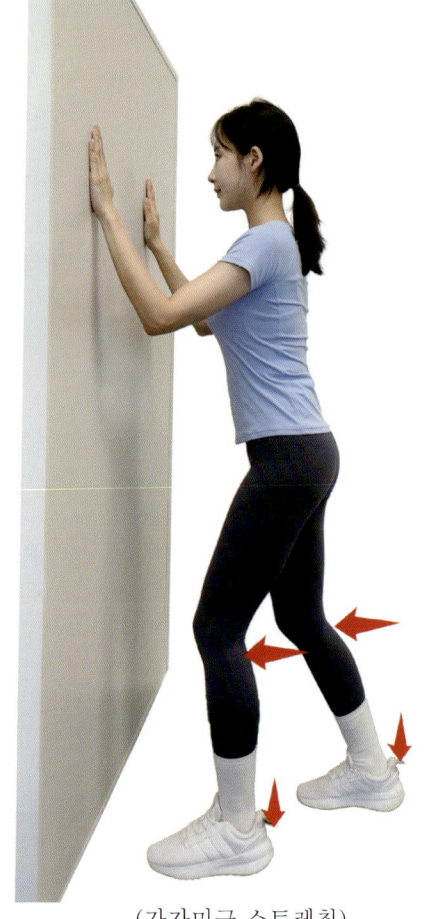

(가자미근 스트레칭)

chapter 3 - 1단계 : 이완(Release)단계

비복근 : 비복근은 종아리 뒤쪽의 상부, 가자미근의 바깥쪽에 위치하는 근육으로 주로 압통이 발생하는 부위는 종아리 위쪽의 비복근 중간부에서 안쪽, 중간, 바깥쪽이다.

근막이완술을 위해 바닥에 앉아 한쪽 다리를 펴고, 비복근의 중간부쯤에 폼롤러나 마사지 볼을 받치고 준비한다. 롤링해서 압통점을 찾아본다. 압통점을 찾았다면 그 부분에서 정지하고, 힘을 뺀 상태로 심호흡을 하면서 10초가량 유지해 준다. 안쪽과 바깥쪽도 같은 방법으로 찾아보고 압통이 발생하는 부위가 있으면 그 부분에서 10초가량 정지해서 근막이완술을 실시해 준다.

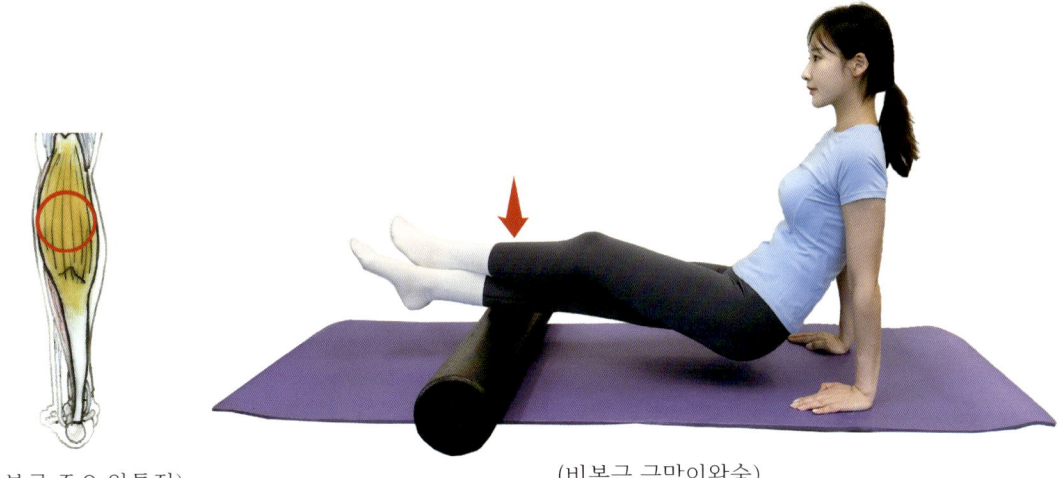

(비복근 주요 압통점)　　　　　(비복근 근막이완술)

　비복근의 스트레칭은 무릎을 편 상태에서 앞꿈치를 잡아당겨 주는 것으로 바닥에 앉아서 발의 앞꿈치를 손으로 잡아당기는 방법이 있다. 이보다 더 강력한 스트레칭 방법으로는 기둥이나 벽에 엉덩이를 뒤로 뺀 상태로 앞꿈치를 최대한 높게 올리고, 뒤꿈치는 바닥에 닿게 한 상태에서 골반을 앞쪽으로 밀면서 스트레칭을 해 주는 방법이 있다. 이 방법은 강력한 종아리 부위 이완 방법으로 단축이 심하면 이 방법을 통해 강력한 이완을 해 줄 수 있다. 최고점에서 10초가량 정지했다가 풀어준다. 다리를 바꿔서도 실시해 준다. 상태에 따라 2~3회 반복해서 실시해 줄 수 있으며, 많은 이완을 위해 최고점에서의 유지시간을 길게 실시해 줄 수도 있다.

chapter 3 - 1단계 : 이완(Release)단계

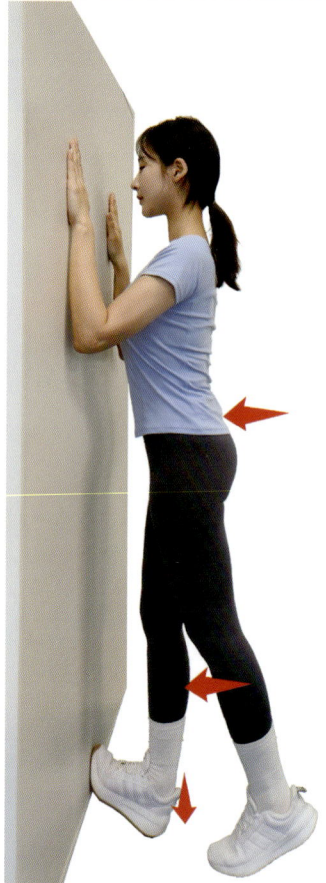

(비복근 스트레칭)

후경골근 : 후경골근은 종아리 뒤쪽의 중간 부위 깊은 부분에 있는 근육으로 비복근, 가자미근보다 더 깊은 곳에 위치하는 길고 작은 근육이다. 이 근육은 가끔 무시되기도 하지만 평발이거나 족저궁이 과도하게 높은 사람들에게는 매우 중요한 근육이 될 수 있다. 그 이유는 이 근육의 착지점이 전경골근과 같은 족저궁의 중간쯤 발허리뼈이기 때문이다. 하지만, 이 근육만을 특정적으로 운동시켜주거나 이완시켜 주는 것은 매우 어렵다. 어쨌든 다른 근육과 함께 묶여서 작동한다고 하더라도 해부학적 위치를 잘 알고 있다면 큰 의미를 가질 수도 있을 것이다. 후경골근의 압통이 주로 발생하는 부위는 종아리의 중간부 중에 무릎 관절 약간 아랫부분이다.

후경골근은 종아리의 깊숙한 부분에 위치하기 때문에 좀 더 깊고 강력한 자극이 필요하다.

chapter 3 - 1단계 : 이완(Release)단계

　후경골근의 근막이완술을 위해 종아리의 위쪽, 관절이 접히는 부분에서 3~5cm 아래 정도에 마사지볼을 받치고 앉아서 다른 쪽 다리를 그 위에 올리고, 엉덩이를 든 상태로 압통점을 찾기 위해 롤링해 본다. 압통점을 찾았다면 그 부분에서 정지하고 10초가량 자세를 유지해 준다.

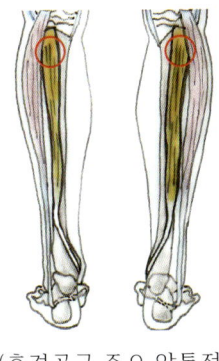

(후경골근 주요 압통점)

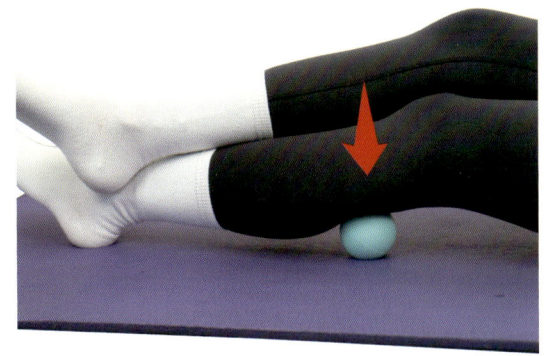

(후경골근 근막이완술)

　후경골근의 스트레칭을 위해서 특수적인 스트레칭이 힘들기는 하지만 그래도 해부학적인 위치와 모양을 대입해 그 부위의 스트레칭을 만들어 볼 수 있다. 기둥을 앞에 두고 양손으로 잡은 상태에서 엉덩이를 최대한 뒤로 빼고, 한쪽 발의 뒤꿈치는 바닥에 댄 상태에서 앞꿈치를 최대한 높게 올린다. 발 모양을 최대한 유지하면서 엉덩이를 최대한 앞으로 밀어 종아리 뒤쪽 중간부를 스트레칭 한다. 후경골근의 경우는 무릎이 약간 구부러져도 스트레칭에는 별 상관이 없다. 정점에서 정지하고, 10초가량 자세를 유지해 준다. 발을 바꿔서도 실시해 준다. 이 부분은 비복근 중간부 스트레칭과 같은 방법이지만 목적근은 다르다고 할 수 있다.

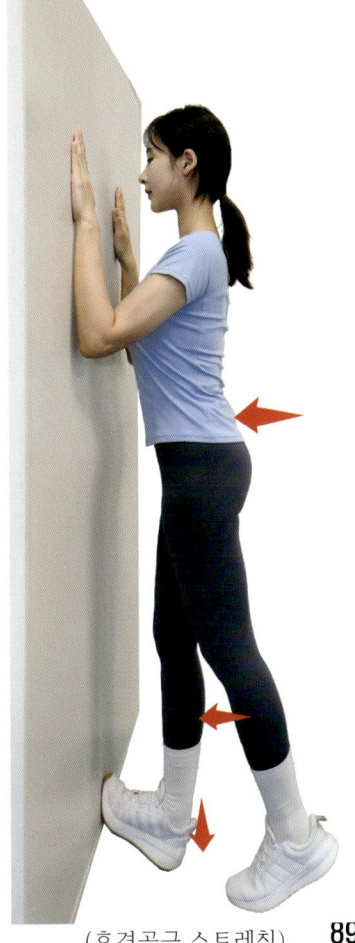

(후경골근 스트레칭)

chapter 3 - 1단계 : 이완(Release)단계

장비골근 이완

장비골근 : 장비골근은 종아리의 바깥쪽에 있는 작은 근육으로 운동에서는 크게 비중을 두는 근육은 아니지만 체형교정이나 부상 예방을 위해서는 매우 중요한 역할을 하는 근육이다. 그 이유는 이 근육의 착지점이 전경골근과 후경골근의 반대쪽인 발허리뼈의 바깥쪽 아래에 있기 때문이다. 즉, 전경골근과 후경골근의 반대 작용을 일으킬 수 있다는 것으로 장비골근이 타이트해질 경우 평발이 되는 발목 엎침을 가중시킬 수 있으며, 장비골근이 약하면 발목이 바깥쪽으로 꺾이는 부상을 자주 입을 수도 있다.

장비골근이 타이트할 경우 압통이 발생하는 주요 부위는 종아리의 바깥쪽 상부에서 5cm가량 아랫부분이다. 폼롤러나 마사지볼을 종아리의 바깥쪽 상부에 대고 앉아서 다른 쪽 다리를 그 위에 포개주고, 양팔을 지지하면서 엉덩이를 들어 올린다. 롤링해서 압통점을 찾아본다. 압통점을 찾았다면 그 부분에서 자세를 유지하고, 10초가량 정지해 준다.

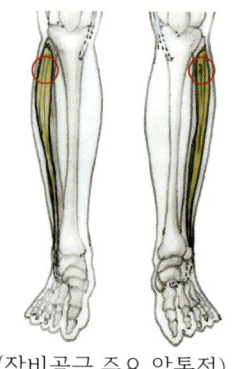
(장비골근 주요 압통점)

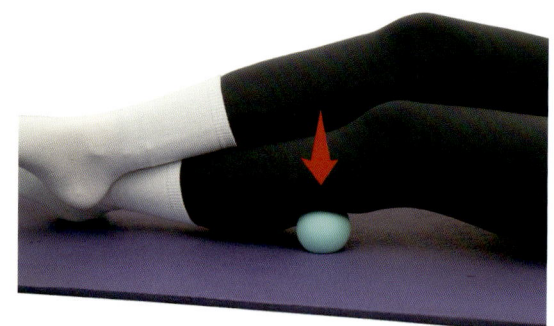
(장비골근 근막이완술)

장비골근의 스트레칭을 위해서는 기둥을 양손으로 잡고, 엉덩이를 뒤로 뺀 자세에서 발뒤꿈치는 바닥에 대고, 앞꿈치를 최대한 높게 위치시킨다. 몸통은 그 자세를 유지하고, 발 앞꿈치를 30도가량 바깥쪽으로 외회전시켜 준다. 그 자세에서 엉덩이를 앞으로 밀어 종아리 바깥쪽을 스트레칭시켜 준다. 정점에서 10초가량 정지했다가 천천히 자세를 풀어준다. 반대쪽 다리로도 바꿔서 실시해 준다. 이 스트레칭은 비복근 바깥쪽 스트레칭과 같은 방법으로 실시하지만 목적근은 다르다고 할 수 있다.

chapter 3 - 1단계 : 이완(Release)단계

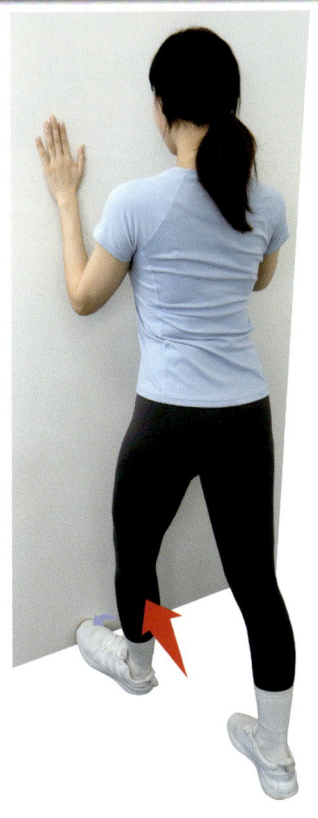

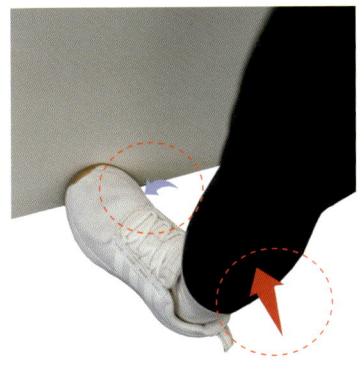

(장비골근 스트레칭)

<허벅지 부위 주요 근육의 이완과 스트레칭>

 허벅지 부위에서 주로 단축이 일어나고, 체형 변화를 일으키는 근육에는 슬굴곡근의 상, 중, 하 부분과, 내전근군의 상, 중, 하 부분, 허벅지 바깥쪽의 대퇴근막장근, 허벅지 앞쪽의 대퇴직근이다. 하지만, 이들 근육 이외에도 내측광근 등이 단축되는 경우도 간혹 있으므로 단축이 확인될 때는 그에 맞는 근막이완술과 스트레칭이 시행되는 것이 좋다.

슬굴곡근 : 슬굴곡근은 허벅지의 뒤쪽에 있는 근육군으로 대퇴이두근 장두와 단두, 반막양근, 반건양근을 말한다. 슬굴곡근이 단축될 경우, 스쿼트가 제대로 되지 못하는데, 그 이유는 슬굴곡근의 기시점들이 골반의 뒤쪽 궁둥뼈에 위치하고 있으므로 슬굴곡근이 단축될 경우 골반의 회전을 막기 때문에 허리가 뒤로 휘어지면서 스쿼트 자세를 방해하게 된다.

슬굴곡근 이완

chapter 3 - 1단계 : 이완(Release)단계

슬굴곡근에서 주로 압통이 발생하는 부위는 슬굴곡근의 기시점인 궁둥뼈 약간 아랫부분과 슬굴곡근의 중간 부분, 무릎이 접히는 부분에서 5cm가량 윗부분 근처이다. 슬굴곡근 근막이완술을 위해 폼롤러를 허벅지 아래쪽에 두고 앉는다. 폼롤러를 롤링해서 압통점을 찾아본다. 앞에서 말한 슬굴곡근의 상, 중, 하 부분을 집중적으로 찾아본다. 압통점을 찾았다면 그 부분에서 정지하고, 10초가량 유지해 준다. 슬굴곡근은 큰 근육군이다 보니 마사지볼 등으로는 압통점을 찾을 수가 없을 수 있다. 따라서, 폼롤러로 압통이 나오지 않는 정도라면 스트레칭에 집중하는 것이 바람직하다.

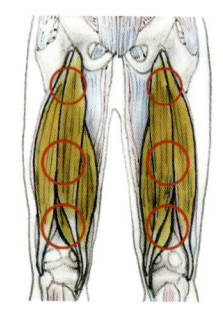
(슬굴곡근 주요 압통점)

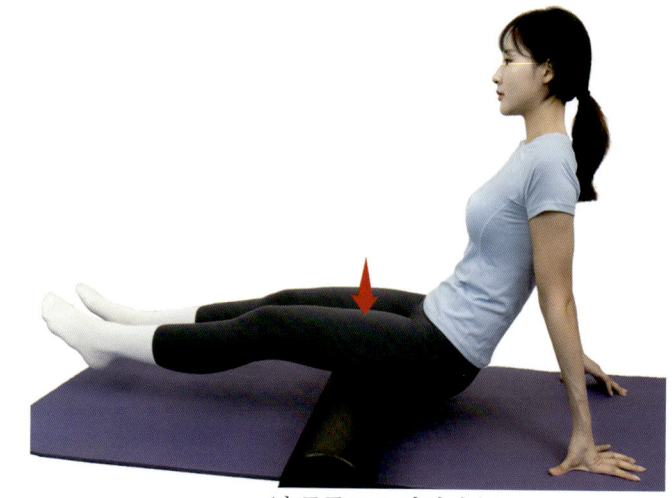
(슬굴곡근 근막이완술)

슬굴곡근의 스트레칭을 위해서는 다리를 편 상태에서 앞으로 숙이는 자세를 취해 주어야 한다. 한쪽 다리를 펴고, 다른 쪽 다리는 안쪽으로 구부려 둔다. 호흡을 들이마셨다가 내쉬면서 편 다리의 방향으로 상체를 틀어 숙여준다. 정점에서 잠시 멈췄다가 호흡을 내쉬면서 조금 더 전진한다. 이때, 골반이 회전하면서 상체가 숙여져야 슬굴곡근의 스트레칭이 잘 될 수 있다. 정점에서 10초가량 정지했다가 준비자세로 돌아온다. 여기에서 주의해야 할 점은 양다리를 다 펴고 실시하는 스트레칭은 요추나 흉추의 추간판에 자극을 강하게 줄 수 있으므로 한쪽 다리를 펴고 실시하며, 반대쪽 다리는 안쪽으로 구부려 두는 것이다. 양쪽 다리를 펴고 실시하는 스트레칭과, 바깥쪽으로 다리를 구부리고 실시하는 허들러 스트레칭은 둘 다 관절에 좋지 않은 강한 압박을 주기 때문에 요추부나 고관절이 좋지 않은 사람들에게는 금기 스트레칭에 해당한다.

chapter 3 – 1단계 : 이완(Release)단계

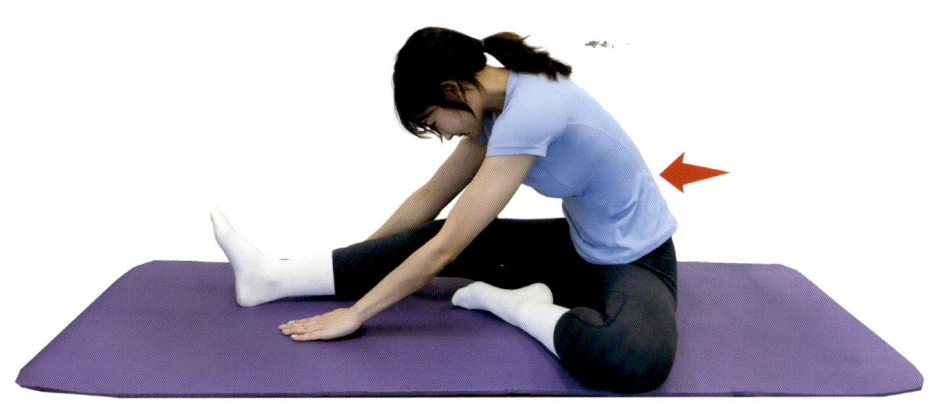

(슬굴곡근 스트레칭)

내전근군 이완

내전근군 : 내전근군은 허벅지의 안쪽에 위치하는 근육군으로 여러 개의 근육들이 존재한다. 내전근군을 좀 더 디테일하게 관리하려면 내전근군을 전방과 후방으로 나누어서 관리해 주어야 한다. 내전근군 중 일부가 단축되면 움직임 중에 엑스형 다리를 강하게 만들 수도 있고, 슬굴곡근처럼 스쿼트의 내려가는 동작에서 움직임을 방해할 수도 있다.

내전근군 중에 주로 압통이 발생하는 부분은 내전근의 바깥쪽, 중간부, 안쪽 부위이다. 바닥에 엎드려 한쪽 다리는 펴고, 한쪽 다리는 90도가량 옆으로 벌려 무릎을 90도가량 구부린다. 구부린 다리의 허벅지 아랫부분에 폼롤러를 두고, 구부러진 무릎 가까운 부위를 롤링해서 압통점을 찾아본다. 압통점을 찾았다면 그 부분에서 정지하고, 10초가량 유지해 준다.

다시 폼롤러를 내전근군의 중간 부분 정도에 두고, 롤링해서 압통점을 찾아본다. 압통점을 찾았다면 역시 그 부분에서 정지하고, 10초가량 유지해 준다.

다시 폼롤러를 내전근의 안쪽인 사타구니 가까운 부분에 두고, 롤링해서 압통점을 찾아본다. 압통점을 찾았다면 그 부분에서 정지하고, 10초가량 유지해 준다.

슬굴곡근 근막이완술 자세와 내전근군 근막이완술의 중간 정도 자세로 실시하면 내전근 후면 근육들의 근막이완술이 가능하며, 좀 더 강한 근막이완술을 원한다면 보조자가 허벅지의 바깥쪽인 폼롤러 반대쪽에서 아래로 눌러줌으로써 강한 압통을 만들 수 있고, 더 빠르고 강력한 근막 이완을 만들 수 있다.

chapter 3 - 1단계 : 이완(Release)단계

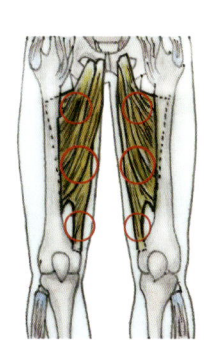
(내전근군 주요 압통점)

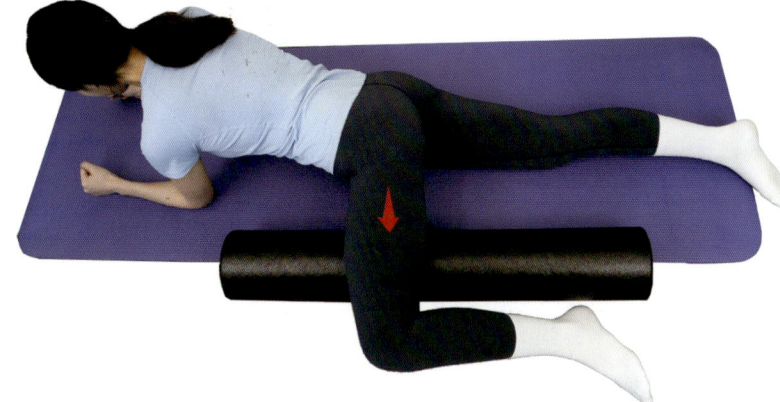
(내전근군 근막이완술)

 내전근군의 스트레칭을 위해서는 두 가지 스트레칭이 유효하며, 혼자서 실시하기가 힘든 경우는 변형해서 실시할 수 있다. 먼저, 내전근군의 안쪽 사타구니 가까운 부분의 스트레칭을 위해서 바닥에 앉아 양 무릎을 옆으로 구부려 발바닥이 서로 마주 보게 붙이고, 뒤꿈치를 몸쪽으로 당긴 상태로 준비한다. 손을 최대한 멀리하면서 골반을 앞으로 회전시켜 상체를 숙여준다. 정점에서 잠시 멈췄다가 호흡을 내쉬면서 조금 더 전진한다. 정점에서 멈추고, 10초가량 자세를 유지해 준다.

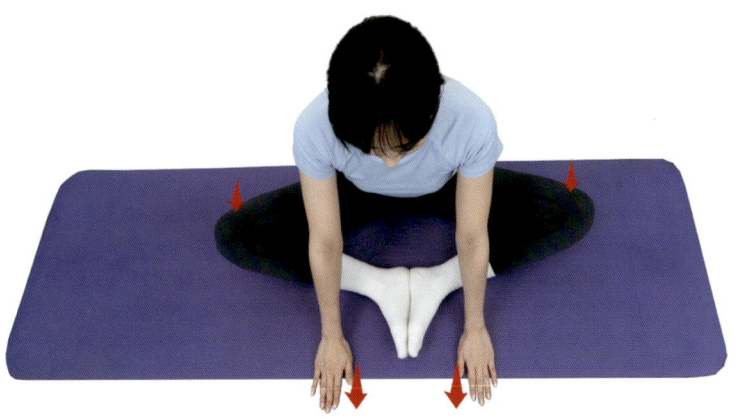
(내전근군 스트레칭)

 내전근의 중간 부분과 바깥쪽 스트레칭을 위해서 바닥에 앉아 양다리를 편 상태로 최대한 양옆으로 벌리고 준비한다. 골반을 앞쪽으로 회전시키며, 양손을 최대한 멀리 보내면서 상체를 숙인다. 정점에서 정지했다가 호흡을 들이마셨다가 내쉬면서 조금 더 전진한 후 최고점에서 정지하고, 10초가량 정지해 준다. 스트레칭 범위가 늘어날수록 다리를 조금씩 더 벌려주며 실시한다. 혼자서 실시할 경우 두 가지 방법이 다 잘 안 될 수 있다. 이럴 경우는 한쪽 다리는 옆으로 펴고, 한쪽 다리는 무릎을 바깥쪽으로 구부려 앉은 상태에서 스트레칭을 해 준다. 이럴 경우 편 다리의 중간부와 바깥쪽이 스트레칭 되고, 구부러진 다리의 안쪽 부위가 스트레칭 된다. 이 자세는 보조자의 도움 없이 혼자서도 진전할 수 있다.

chapter 3 - 1단계 : 이완(Release)단계

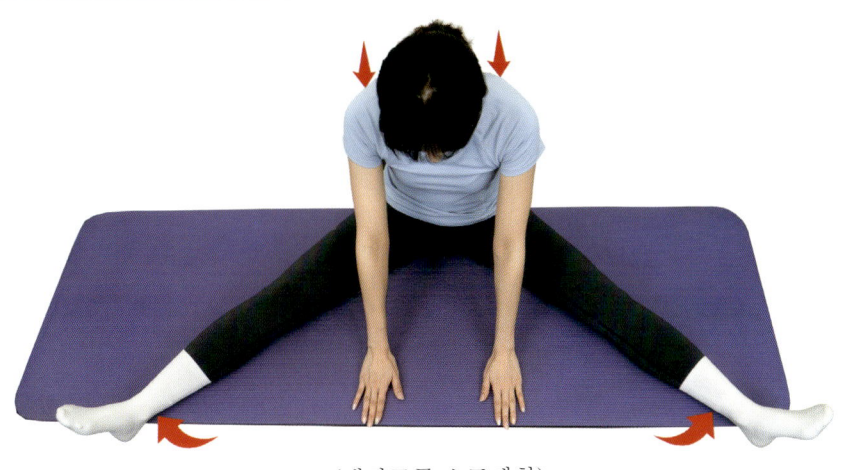

(내전근군 스트레칭)

대퇴근막장근 : 대퇴근막장근은 허벅지의 바깥쪽, 엉덩이에서부터 종아리까지 길게 이어진 IT-BAND의 중간부에 있는 작은 근육이다. 작은 근육이다 보니 잘 단축될 수 있으므로 신경써서 잘 관리하는 것이 매우 중요하다고 할 수 있겠다. 대퇴근막장근이 단축될 경우 고관절 회전근들과 함께 대퇴골이 옆으로 벌어지거나 회전되는데 관여할 수 있으므로 교정적인 부분에서는 매우 중요한 근육으로 평가된다.

　대퇴근막장근의 근막이완술을 위해서 팔꿈치로 받치고 옆으로 누워서 아래쪽 허벅지의 옆쪽 아래에 폼롤러를 둔다. 위쪽 다리는 90도 정도 구부려 아래쪽 다리의 약간 뒤쪽 바닥에 발을 고정시키고 준비한다. 골반을 바닥과 수직이 되도록 만든 상태에서 폼롤러를 롤링해서 허벅지 옆쪽 중간부에서 압통점을 찾아본다. 압통점을 찾았다면 그 부분에서 정지하고, 10초가량 자세를 유지해 준다.

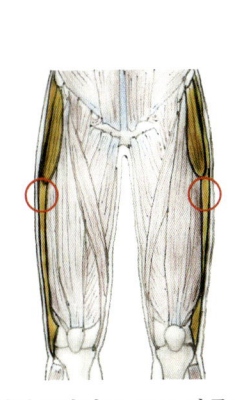
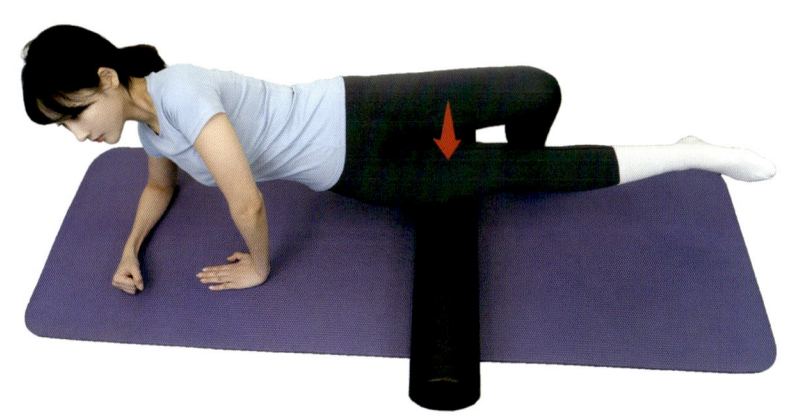

(대퇴근막장근 주요 압통점)　　　　　(대퇴근막장근 스트레칭)

chapter 3 - 1단계 : 이완(Release)단계

　대퇴근막장근의 스트레칭을 위해서는 허벅지 바깥쪽이 늘어날 수 있는 몇 가지 스트레칭법이 있기는 하지만 실제 스트레칭을 해 보면 허벅지 바깥쪽은 거의 되지 않고, 옆구리 등이 스트레칭 된다. 따라서, 대퇴근막장근은 스트레칭보다는 근막이완술과 가벼운 롤링을 통한 마사지 정도에 집중하는 것이 더 바람직해 보인다.

대퇴직근 : 허벅지의 앞쪽에는 강력한 근육군인 대퇴사두근이 있지만 압통이 주로 발생하는 근육은 대퇴직근이며, 압통 부위는 무릎에서 5cm 정도 위쪽 부분과 허벅지의 중간 정도 부위이다. 대퇴직근이 단축될 경우 골반이 앞으로 기울어지는 골반 전방 경사를 만들 수 있다. 대퇴직근의 근막이완술을 위해 바닥에 팔꿈치를 대고 엎드려서 허벅지의 앞쪽에 폼롤러를 둔다. 위아래로 롤링해서 압통점을 찾아본다. 압통이 나오는 부분에서 정지하고, 10초가량 자세를 유지해 준다.

대퇴직근 이완

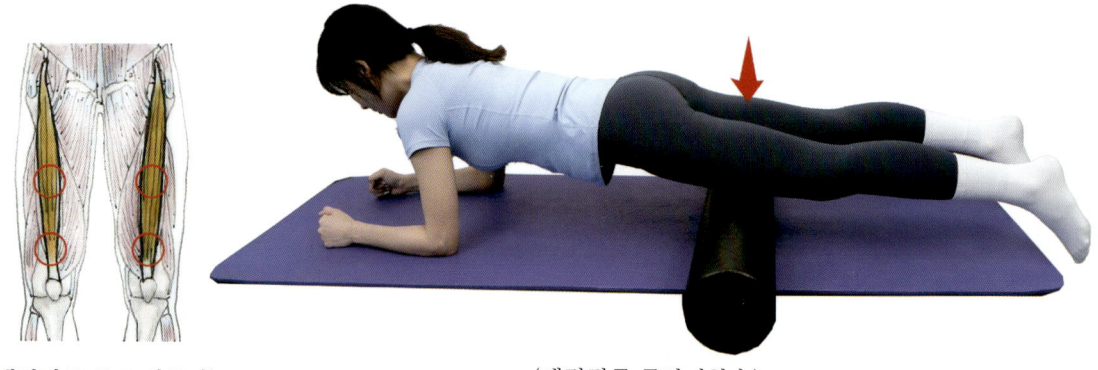

(대퇴직근 주요 압통점)　　　　　(대퇴직근 근막이완술)

　대퇴직근의 스트레칭을 위해서는 한쪽 무릎은 구부려 바닥에 대고, 다른 쪽 무릎은 90도가량 구부려 같은쪽 발을 한걸음 앞쪽에 두고 준비한다. 골반을 앞쪽으로 밀어 무릎을 바닥에 댄 허벅지의 앞쪽이 스트레칭 될 수 있도록 자세를 취한다. 정점에서 정지했다가 호흡과 함께 좀 더 전진해주며, 최고점에서 정지하고, 10초가량 자세를 유지해 주었다가 준비 자세로 돌아간다.

chapter 3 - 1단계 : 이완(Release)단계

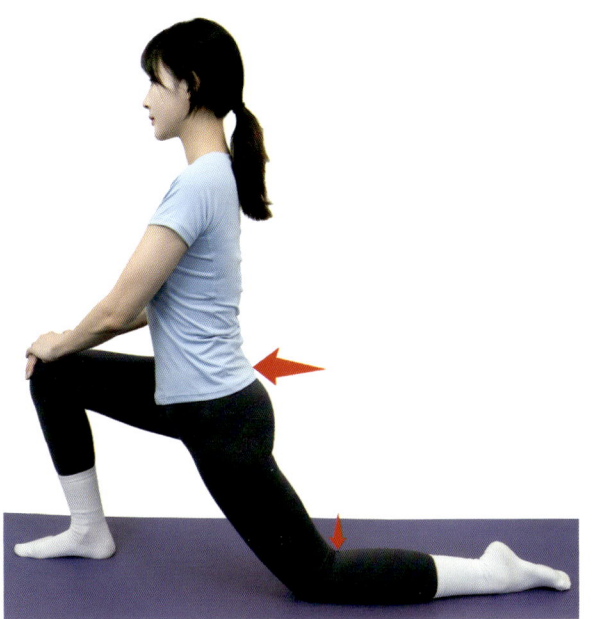

(대퇴직근 스트레칭)

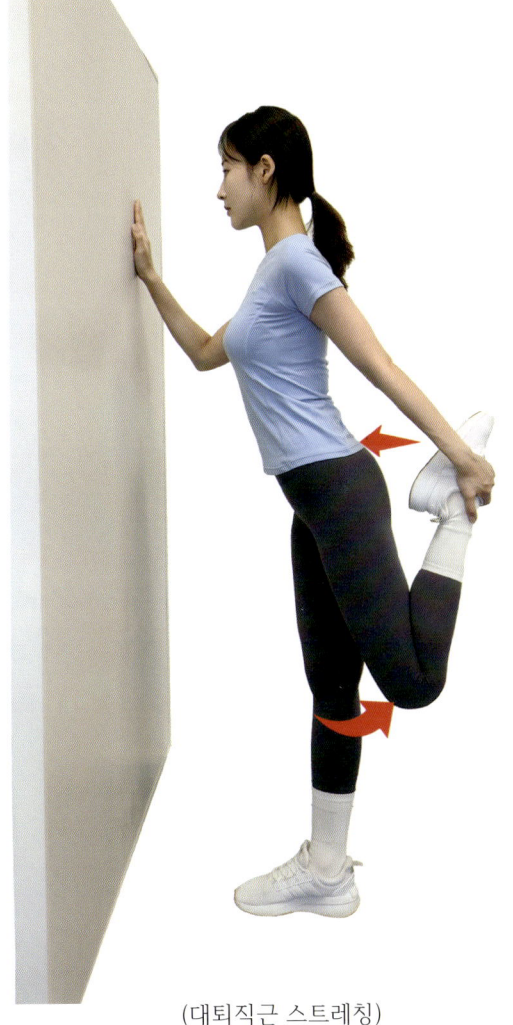

(대퇴직근 스트레칭)

chapter 3 - 1단계 : 이완(Release)단계

<엉덩이 부위 주요 근육의 이완과 스트레칭>

　엉덩이 부위에서 주로 단축이 일어나고, 체형 변화를 일으키는 근육에는 소둔근, 이상근, 중둔근이 있다. 이 근육들은 고관절의 회전에 관여하는 근육들로 모든 하체를 이용한 움직임에 매우 중요한 역할을 한다고 할 수 있다. 이 근육들이 단축될 경우 고관절이 제대로 작동될 수 없으며, 무릎과 발목의 회전으로 만들어지는 엑스형 다리와 팔자걸음의 원인이 될 수도 있다.

소둔근, 이상근 : 소둔근은 엉덩이의 사선 중앙부에 위치하는 근육이고, 이상근은 소둔근보다 더 깊숙한 안쪽에 있는 작은 근육이다. 쉽게 이해하자면 같은 부위에서 '겉에 있는지 그 안쪽에 있는지'로 생각하면 될 것이다. 소둔근과 이상근이 단축될 경우 고관절이 제대로 작동할 수 없으며, 대퇴골의 외회전을 유도해서 엑스형 다리나 발목 외회전 등의 하체 변형을 가져올 수 있다.

소둔근/이상근 이완

소둔근과 이상근의 근막이완술을 위해서 폼롤러 위에 한쪽 엉덩이의 바깥쪽을 올려두고, 양다리는 90도 정도씩 구부린 채 엉덩이를 받친 쪽 발은 바닥에 두고, 다른 쪽 다리는 바닥에 둔 다리의 무릎 위에 발목을 올려준다. 같은 쪽 팔은 펴서 바닥을 짚고, 반대쪽 손은 올린 다리의 발목을 잡아준다. 골반을 사선으로 만들어주고, 천천히 롤링해서 압통점을 찾아본다. 압통점을 찾았다면 그 부분에서 정지하고, 10초가량 정지해 준다. 엉덩이 깊숙이 위치하는 이상근을 타겟으로 한다면 마사지볼처럼 좀 더 깊게 자극을 줄 수 있는 도구를 사용하는 것이 좋다. 하지만, 소둔근이나 이상근이 심하게 타이트한 경우 마사지볼의 사용은 너무 강력할 수 있으며, 폼롤러로도 충분할 수 있다.

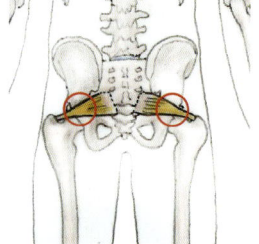　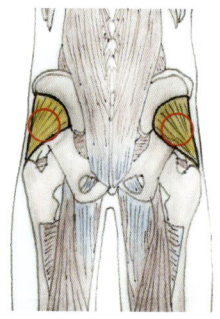
(이상근 주요 압통점)　(소둔근 주요 압통점)

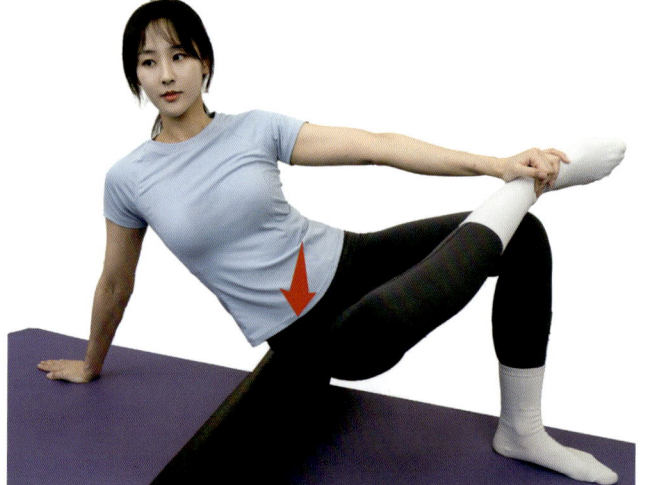
(소둔근,이상근 근막이완술)

chapter 3 - 1단계 : 이완(Release)단계

　소둔근과 이상근의 근막이완술이 끝났다면 근육의 길이를 늘려주기 위해 스트레칭을 한다. 바닥에 누워 한쪽 다리를 구부리고, 구부린 다리의 사선 바깥쪽에 양손으로 깍지를 껴서 잡아준다. 호흡을 들이마셨다가 내쉬면서 천천히 무릎을 반대편 어깨 방향으로 당겨준다. 이때, 주의해야 하는 부분은 각도가 약간 빗나가면 원하는 부위의 스트레칭이 잘 안 된다는 것이다. 정점에서 정지했다가 다시 호흡을 들이마셨다가 내쉬면서 힘을 빼고 조금 더 전진해준다. 최고점에서 정지하고, 10초가량 정지해 준다.

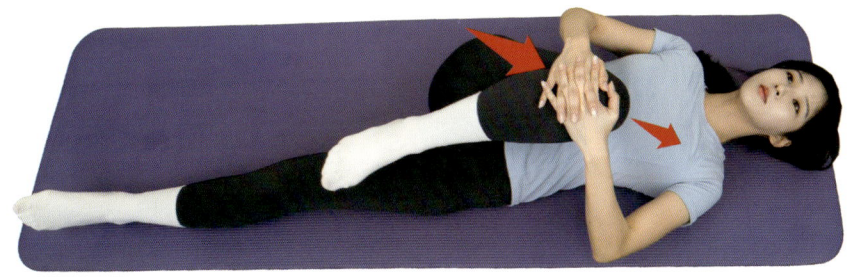

(소둔근,이상근 스트레칭)

중둔근 : 중둔근은 엉덩이의 뒤쪽 상부에 위치하는 근육이다. 중둔근이 단축될 경우 대퇴골을 바깥쪽으로 외전시키고, 외회전시킨다. 중둔근이 심하게 단축될 경우 골반이 아프다거나 허리 하부가 아프다고 느낄 수 있다. 또한, 발목 외회전이나 엑스형 다리, 오형 다리 등의 신체 변형에 중요한 역할을 하기 때문에 체형교정에서는 매우 중요한 근육이다. 힙업을 강조하기 위해 중둔근의 강화를 강조하지만 과도할 경우 신체 변형과 통증의 원인이 될 수 있음을 인지하고 있는 것이 좋다.

　중둔근 근막이완술을 위해서 폼롤러 위에 한쪽 엉덩이의 바깥쪽을 올려두고, 양 다리는 90도 정도씩 구부린 채 엉덩이를 받친 쪽 발은 바닥에 두고, 다른 쪽 다리는 바닥에 둔 다리의 무릎 위에 발목을 올려준다. 같은 쪽 팔은 펴서 바닥을 짚고, 반대쪽 손은 올린 다리의 발목을 잡아준다. 골반을 사선으로 만들어주고, 천천히 롤링해서 압통점을 찾아본다. 소둔근, 이상근보다 더 위쪽, 엉덩이의 끝에 가까운 부분에서 압통점을 찾아야 한다. 압통점을 찾았다면 그 부분에서 정지하고, 10초량 정지해 준다. 더 강력한 근막이완술을 원한다면 마사지볼을 이용해서 좀 더 강하게 자극을 줄 수 있다. 하지만, 심하게 타이트한 경우 마사지볼의 사용은 너무 강력할

chapter 3 - 1단계 : 이완(Release)단계

수 있으며, 폼롤러로도 충분할 수 있다.

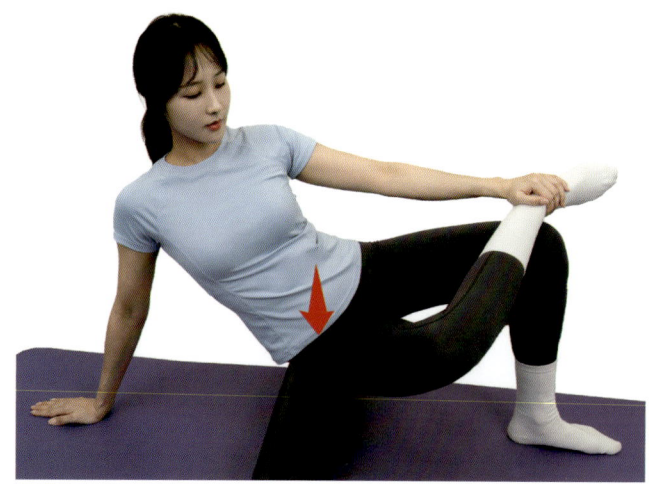

(중둔근 근막이완술)

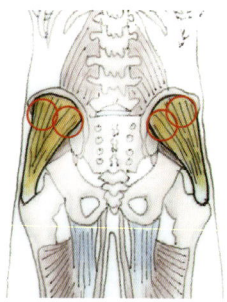

(중둔근 주요 압통점)

중둔근의 근막이완술이 이루어졌다면 반드시 스트레칭을 해 준다. 중둔근의 스트레칭을 위해 바닥에 눕는다. 한쪽 무릎을 90도가량 구부리고 구부린 무릎의 위쪽에 다른 쪽 다리의 발목을 올려놓는다. 위쪽 다리의 발목 부분에 깍지를 껴서 잡고, 호흡을 들이마셨다가 내쉬면서 가슴쪽으로 천천히 팔을 잡아당겨 위쪽에 올린 다리 쪽의 엉덩이 윗부분이 스트레칭 될 수 있게 한다. 아래쪽 다리는 잡아당기는 위쪽 다리를 자연스럽게 따라간다. 잠시 멈췄다가 호흡과 함께 좀 더 잡아당겨 준다. 최고점에서 정지하고, 10초가량 자세를 유지해 준다.

요추부에 압박이 강할 경우 위쪽 다리만 잡아당기고, 아래쪽 다리는 바닥에 두고 실시하는 스트레칭 자세로 변형해서 실시한다.

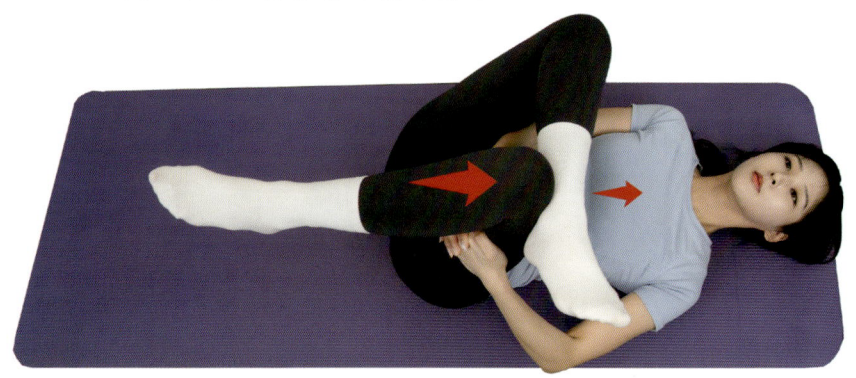

(중둔근 스트레칭)

chapter 3 - 1단계 : 이완(Release)단계

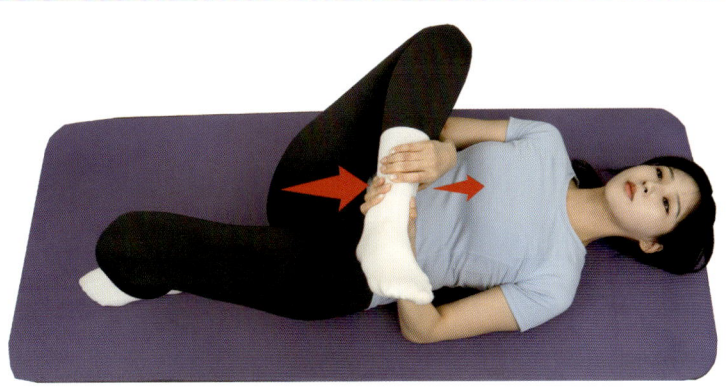

(중둔근 스트레칭 변형)

<복부 부위 주요 근육의 이완과 스트레칭>

　복부 부위 근육에는 코어 파워근에 해당하는 복직근과 복부 옆쪽의 외복사근, 코어 안정근에 해당하는 내복사근, 복횡근이 있다. 복부 부위 근육들은 지구력이 좋은 근육들로 과사용이 되지 않았다면 심하게 단축이 되는 경우는 거의 없으며, 단축이 심하게 발생한다고 해도 근육의 안쪽에 뼈가 없으므로 근막이완술을 하기는 쉽지가 않다. 따라서, 복부 부위 근육 관리를 위해서는 복압의 상승을 위한 이완된 근육들의 강화에 초점을 맞추는 것이 바람직하다. 단축이 발생했다면 엎드려서 실시하는 코브라 자세와 같은 스트레칭 정도를 실시해 주는 것이 권장된다. 복부 깊숙한 곳에 있는 코어 근력근들의 단축이 골반을 잡아당겨 요추 전만을 일으키는 경우가 있는데, 이 역시 엎드려서 실시하는 코브라 동작을 통해 이완이 어느 정도 가능하다.

복직근, 코어 근력근군 : 복부 근육들은 근막이완술이 거의 불가능하므로 단축이 되었다면 이완을 위한 스트레칭 정도만 실시해 주는 것이 좋다. 복부 근육들의 대표적인 스트레칭 방법에는 엎드려서 실시하는 코브라 자세 만들기가 있다.

　코브라 스트레칭을 위해 바닥에 엎드리고, 양발은 편하게 벌려 발목도 편 상태로 준비한다. 양손은 어깨의 아래에 위치시키고, 호흡을 들이마셨다가 내쉬면서 천천히 상체를 들어 올리면서 머리를 젖혀 천장을 바라볼 수 있도록 노력한다. 이때, 가슴과 어깨를 잘 펴줌으로써 상승모근에 심하게 힘이 들어가지 않도

chapter 3 - 1단계 : 이완(Release)단계

록 한다. 정점에서 5초가량 정지했다가 천천히 준비자세로 돌아온다. 2~3회 이상 여러 번 반복해서 실시해 주는 것이 좋다. 엎드려서 하거나 책상에 팔을 올리고 실시하는 코브라 자세 스트레칭은 요추 전만을 일으킬 수 있는 코어 근력근의 이완을 위해서 사용될 수 있다.

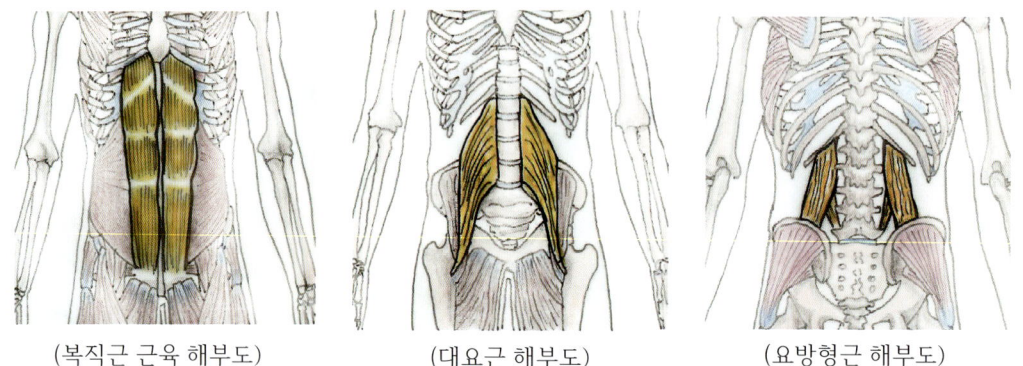

(복직근 근육 해부도)　　　(대요근 해부도)　　　(요방형근 해부도)

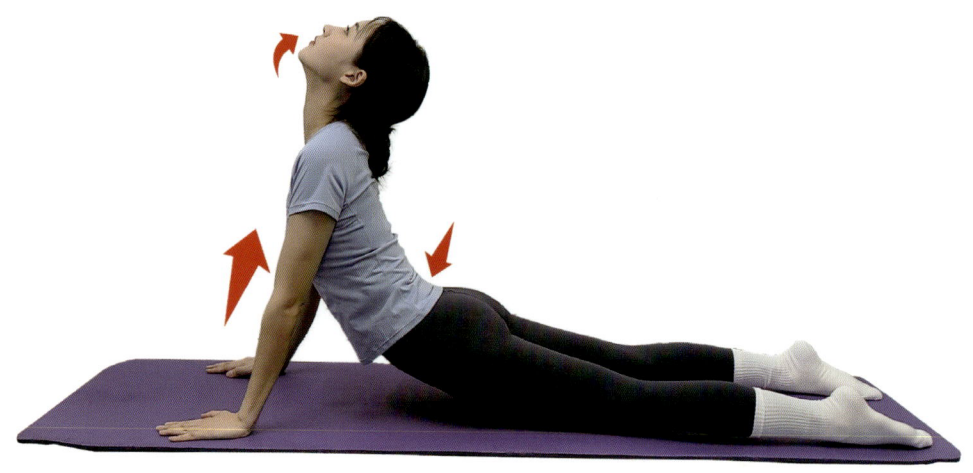

(플로어 프론 코브라)

<등 부위 주요 근육의 이완과 스트레칭>

등 부위에서 주로 단축이 일어나고, 체형의 변화를 가져오며, 통증을 일으킬 수 있는 근육에는 척추기립근 요추부와 흉추부, 광배근, 능형근 등이 있다. 등 부위 근육들은 척추를 바르게 서 있을 수 있도록 도와주는 근육들로 이 근육들이 단축되거나 이완될 경우 요추 전만이나 후만, 흉추 후만, 척추 측만 등의 체형 변화를 일으킬 수 있다. 또한, 이런 체형 변화는 허리나 등 부위에 통증을 일으키고, 구조의 변

chapter 3 - 1단계 : 이완(Release)단계

형을 가져옴으로써 정형외과적 질환들로 발전할 수 있다. 능형근의 경우는 터틀넥이나 라운드 숄더를 가지고 있는 사람들이 주로 단축되는 근육의 반대편에서 작동하는 근육으로 상체 교정에서는 매우 중요한 근육이다.

척추기립근 요추부 : 척추기립근 요추부는 허리의 아래쪽 부분으로 요추 전만 자세나 과사용, 좌식 생활로 인한 근육의 약화 때문에 통증이 만들어질 수 있는 부분이다. 대부분 허리가 아프다고 하면 요추 4번에서부터 천추 1번 사이 부근의 문제인데, 이런 이유로 이 부분의 근육이 단축되지 않는 것은 단순히 근육의 단축을 떠나서 굉장히 중요한 의미가 있다고 할 수 있다.

척추기립근요추부이완

척추기립근 요추부 근막이완술을 위해 바닥에 누워 양발을 90도 이상 구부려 엉덩이를 들고, 허리 아래에 땅콩볼을 위치시킨다. 이때, 요추의 뒤로 튀어나온 극돌기가 땅콩볼의 오목한 부분에 위치하게 함으로써 뼈가 눌리지 않도록 한다. 극돌기는 얇은 뼈로 강한 충격이나 압력에 의해 골절이 잘 발생하기 때문에 나이가 많거나 골밀도가 낮은 사람들은 매우 주의해야 한다. 몸을 위아래로 롤링해서 압통점을 찾아본다. 압통점을 찾았다면 그곳에서 정지하고, 10초가량 자세를 유지해 준다. 좀 더 디테일한 자극을 원한다면 압통이 강한 부분으로 몸을 틀어 한쪽 척추기립근에 훨씬 더 강하게 자극을 만들어줄 수 있다.

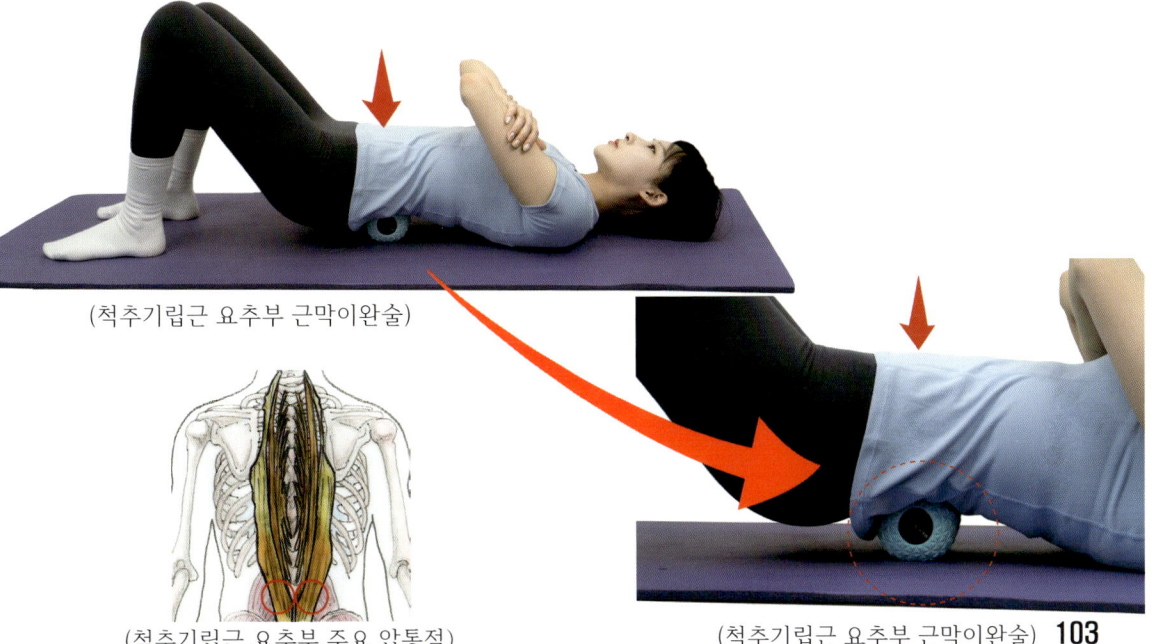

(척추기립근 요추부 근막이완술)

(척추기립근 요추부 주요 압통점)   (척추기립근 요추부 근막이완술)

chapter 3 – 1단계 : 이완(Release)단계

척추기립근의 스트레칭을 위해 바닥에 앉아 한쪽 다리는 펴고, 다른 쪽 다리는 무릎을 120도가량 구부려 세우고, 발바닥은 바닥에 둔다. 몸통을 돌려 구부려 세운 다리의 반대쪽 팔꿈치를 구부려 세운 다리의 바깥쪽에 대고, 반대쪽 손은 엉덩이 뒤쪽 바닥에 대고 준비한다. 호흡을 들이마셨다가 내쉬면서 팔꿈치로 구부려 세운 다리를 밀어주고, 몸통은 반대쪽으로 돌려서 척추기립근이 스트레칭 될 수 있도록 한다. 힘을 빼고, 호흡을 내쉬면서 조금 더 몸통을 돌려 최고점에서 정지하고, 10초가량 자세를 유지해 준다. 반대쪽으로도 자세를 바꿔 동일하게 실시해 준다.

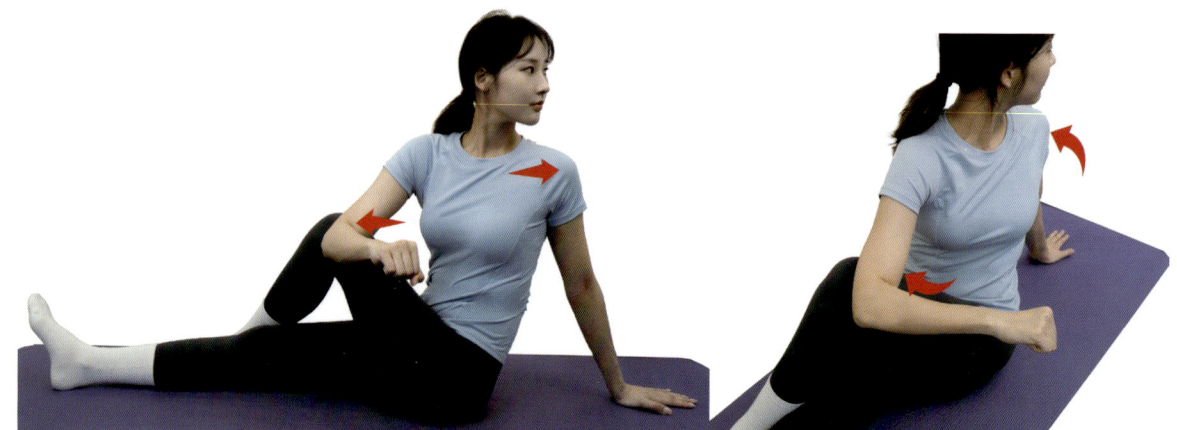

(척추기립근 요추부 스트레칭)

척추기립근 흉추부 : 척추기립근 흉추부는 등의 중간 위쪽 부분에 있는 척추기립근을 말한다. 척추기립근 흉추부는 터틀넥이나 라운드숄더, 요추 전만 등과 함께 흉추부가 뒤쪽으로 후진하는 흉추 후만이 만들어지는 부위이다. 흉추부가 심하게 후만 되면 상체가 앞으로 무너지는 체형 변형을 가져오기도 한다. 대부분 흉추부가 꺾이는 부분의 약간 아랫부분에 압통점이 발생하게 되며, 심한 경우 척추가 심하게 꺾이는 부분 주변으로 척추기립근이 기형적으로 크게 발달하는 예도 있는데, 이것은 아마도 척추가 꺾이지 않도록 버티기 위한 인체의 자연스러운 반응으로 볼 수도 있다. 또는, 운동이나 일을 할 때 등을 구부리면서 힘을 씀으로써 이 부분이 발달할 수도 있을 것이다.

척추기립근 흉추부의 근막이완술을 위해 폼롤러에 등을 올리고, 양발은 무릎을 90도가량 구부려 준다. 머리의 뒤쪽에 양손을 감싸서 자세를 유지해 준다. 엉덩이를 들어 올리고 롤링해서 흉추부의 압통점을 찾아본다. 흉추가 심하게 뒤쪽으로 돌출된 경우에는 흉추부 극돌기가 눌릴 수 있으므로 폼롤러 대신 땅콩볼을 사용하는

chapter 3 - 1단계 : 이완(Release)단계

것이 좋다. 압통점을 찾았다면 그 부분에서 정지하고, 10초가량 자세를 유지해 준다. 좀 더 디테일한 자극을 위해 몸통을 압통이 많이 나오는 방향으로 30도가량 틀어주어 한쪽으로 압력을 올려준다. 이것은 좀 더 많은 근육 이완을 유도할 수 있다.

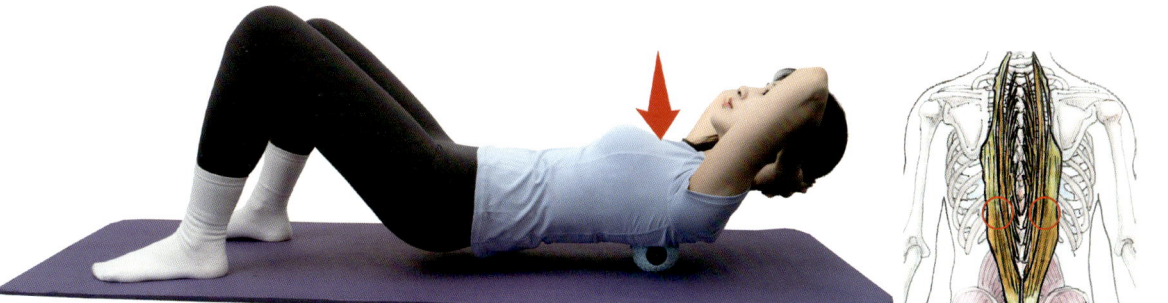

(척추기립근 흉추부 근막이완술)　　　　　　(척추기립근 흉추부 주요 압통점)

척추기립근 흉추부의 스트레칭을 위해 바닥에 눕는다. 한쪽 다리는 펴고, 다른 쪽 다리는 90도가량 구부려 준다. 구부린 다리의 반대쪽 팔을 뻗어 구부린 무릎의 바깥쪽을 잡고, 척추를 회전시켜 무릎의 안쪽이 바닥을 향할 수 있게 한다. 이때, 반대쪽 팔은 바닥에 옆으로 90도가량 벌려두고, 척추를 회전시키는 동안 손바닥이 바닥에 붙어 있을 수 있도록 노력한다. 머리도 옆으로 뻗은 팔 방향으로 돌려주어 어깨가 들리지 않도록 한다. 척추기립근 흉추부에서 타이트함이 느껴질 때까지 회전시켜 준다. 호흡을 들이마셨다가 내쉬면서 조금 더 진전시킨 후 자세를 10초가량 유지해 준다. 반대쪽으로도 자세를 바꿔 동일하게 실시해 준다.

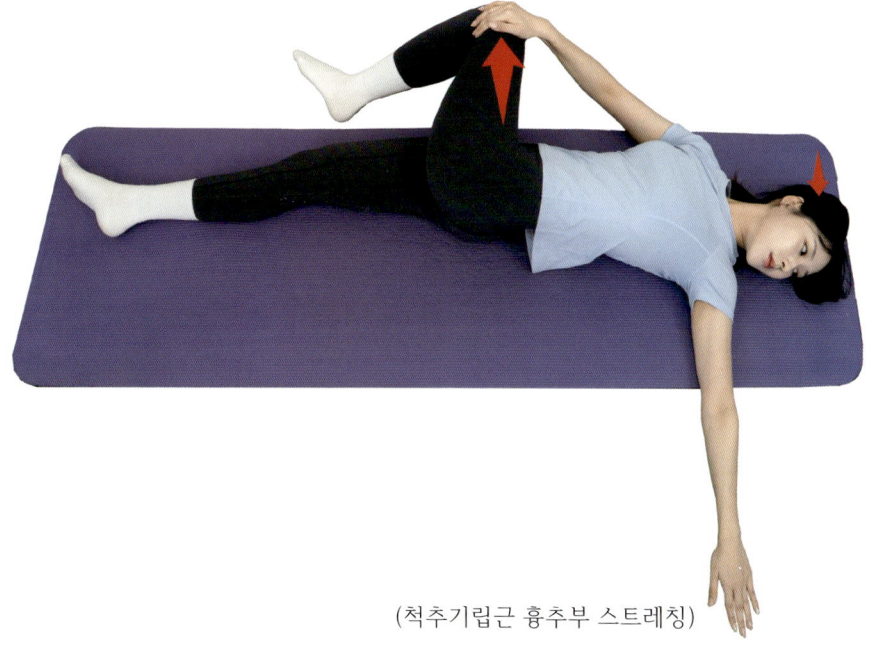

(척추기립근 흉추부 스트레칭)

chapter 3 - 1단계 : 이완(Release)단계

광배근 이완

광배근 : 광배근은 등의 바깥쪽 하부에 있는 근육으로 팔을 아래쪽이나 뒤쪽으로 당길 때 주로 사용되며, 잘 발달시킬 경우 남성들이 선호하는 역삼각형 등 근육을 만들어 줄 수 있다. 광배근이 타이트할 경우 앞이나 옆으로 180도 가깝게 올릴 수 있는 팔의 가동 범위를 제한하게 된다.

광배근 근막이완술을 위해 한쪽 팔을 머리 위로 뻗은 상태로 옆으로 눕는다. 광배근의 아래에 폼롤러를 두고, 무릎을 구부렸다가 펴면서 상·하로 롤링해서 압통점을 찾아본다. 추가로 앞뒤로도 살짝 롤링해서 더 디테일하게 압통점을 찾아본다. 압통점을 찾았다면 그 부분에서 정지하고, 10초가량 유지해 준다.

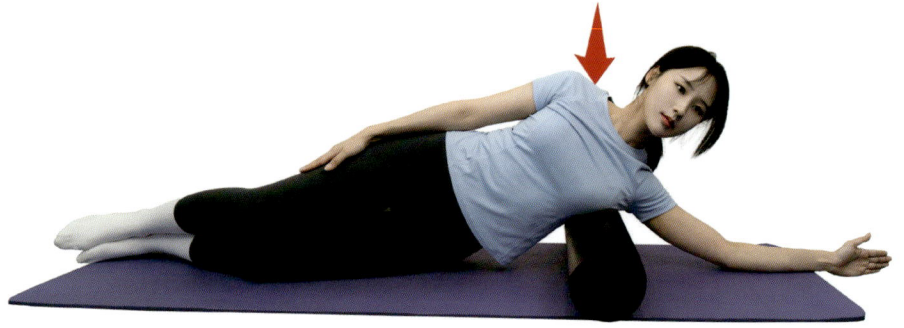
(광배근 근막이완술)

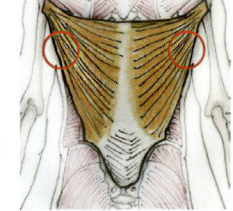
(광배근 주요 압통점)

광배근의 스트레칭을 위해 바닥에 무릎을 꿇고 앉아 어깨너비로 양팔을 편 상태로 바닥에 두고, 상체를 아래로 숙여준다. 이때, 양팔은 손바닥을 펴서 세워줌으로써 손바닥의 아래쪽 손날 부분이 바닥을 향하게 하는 것이 좋으며, 머리는 들어서 앞쪽을 향하게 하는 것이 스트레칭에 도움이 된다. 정점에서 잠깐 정지했다가 힘을 빼고 호흡을 들이마셨다가 내쉬면서 조금 더 진전시켜 준다. 최고점에서 정지하고, 10초가량 유지해 준다.

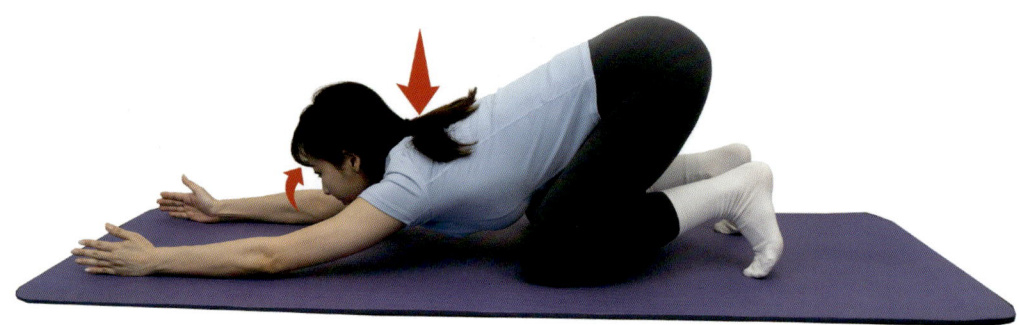
(광배근 스트레칭)

chapter 3 - 1단계 : 이완(Release)단계

능형근 : 능형근은 등 중간부의 견갑골 사이에 위치해서 견갑골을 모아주는 역할을 하는 근육이다. 이런 이유로 체형교정에서는 상체 교정에 매우 중요한 역할을 하는 근육이라고 할 수 있다. 능형근에서 압통의 발생은 다른 근육들과는 다르게 단축 되었을 때 뿐만 아니라 약화 되었을 때에도 발생한다. 교정 이론상 근육이 과사용 되거나 단축되어 있어야만 압통이 발생한다고 하지만 능형근의 경우는 그와는 다르게 나타나기도 하는 특징이 있다고 할 수 있다. 터틀넥과 라운드숄더가 있으면 대부분 능형근이 이완되어 있어 압통이 거의 발생하지 않아야 하지만 실제로 검사를 해 보면 압통이 심하게 나오는 경우가 매우 많다. 현명한 접근 방법은 이완이 되었든 단축이 되었든 압통이 나온다면 근막이완술과 스트레칭을 함께 시행해 주는 것이다. 물론 약화되었다면 강화 운동도 해 주어야 한다.

능형근 근막이완술을 위해 땅콩볼을 견갑골 위치 정도에 두고, 바닥에 누워서 무릎은 90도 정도 구부려 세워주며, 양팔은 가슴 앞쪽에 모아 두거나 목이 아플 수 있으니 목 뒤에 깍지를 껴서 잡아주는 것도 좋다. 팔꿈치를 모으면서 머리를 숙여 상체가 둥글게 말아지도록 한다. 천천히 롤링해서 압통점을 찾아본다. 압통점을 찾았다면 그 부분에서 정지하고, 10초가량 자세를 유지해 준다. 좀 더 디테일한 근막이완술을 원한다면 압통이 심한 부분으로 몸통을 30도가량 옆으로 틀어준다. 역시 10초가량 자세를 유지해 준다.

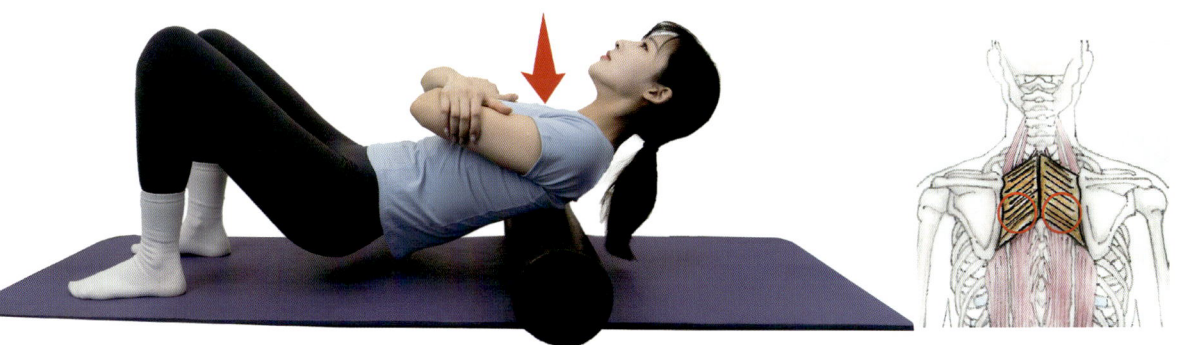

(능형근 근막이완술)　　　　　　　　(능형근 주요 압통점)

능형근 스트레칭을 위해 양손과 양 무릎을 바닥에 둔 네발 자세를 취한다. 머리를 숙이면서 등 상부가 천장을 향해 볼록하게 올라갈 수 있도록 밀어 올린다. 이때, 등 중간부가 올라오지 않고, 등 상부쪽이 올라올 수 있도록 해야 능형근이 잘 늘어날

chapter 3 - 1단계 : 이완(Release)단계

수 있다. 자세를 만들고, 10초가량 유지해 준다.

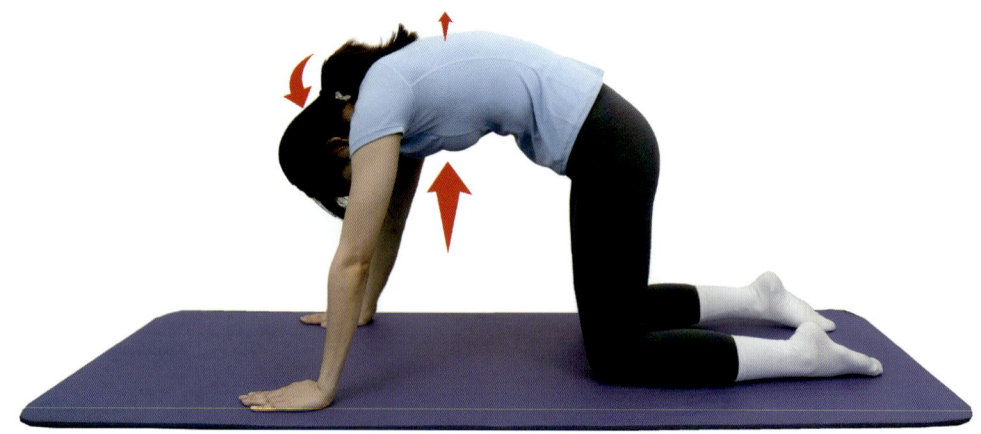

(능형근 스트레칭)

<가슴 부위 주요 근육의 이완과 스트레칭>

가슴 부위 주요 근육에는 대흉근, 소흉근, 전거근 등이 있는데, 전거근의 경우는 갈비뼈에서 견갑골 안쪽에 붙어 있기 때문에 등 근육으로 볼 수도 있다. 가슴 부위라고 하면 대부분 대흉근을 연상하겠지만 가슴 부위에서 단축을 일으켜 체형 변화를 만드는 근육은 대부분 대흉근이 아니라 소흉근이다. 그래서, 체형교정의 관점에서만 보자면, 대흉근보다는 라운드 숄더와 연관성이 많은 소흉근의 중요성이 더 크다고 할 수 있다. 대흉근의 경우는 부위별 강화 부분에서 운동법을 다루고, 여기서는 소흉근의 이완과 스트레칭에 대해서 다루도록 하겠다.

소흉근 : 소흉근은 대흉근의 안쪽에 위치하며, 3~5번 갈비뼈에서 시작해서 어깨뼈의 부리 돌기에 붙어있는 근육으로 단축될 경우 어깨 관절을 앞쪽으로 잡아당겨 라운드 숄더를 만든다. 소흉근은 어깨를 내미는 동작에서 주로 작동하는 근육으로 가슴 운동 시 수축을 강하게 하기 위해 어깨를 앞으로 과하게 내밀 경우 단축될 수 있다.

소흉근 이완

소흉근의 근막이완술을 위해 바닥에 엎드려서 폼롤러를 어깨와 가슴 사이에 사선으로 두고 체중을 실어 눌러준다. 살짝 롤링해서 압통점을 찾아본다. 압통점을 찾기 힘들 경우 보조자가 위에서 아래로 견갑골 부위를 가볍게 눌러주는 것도 좋다. 압통점을 찾았다면 그 부분에서 정지하고, 10초가량 유지해 준다.

chapter 3 - 1단계 : 이완(Release)단계

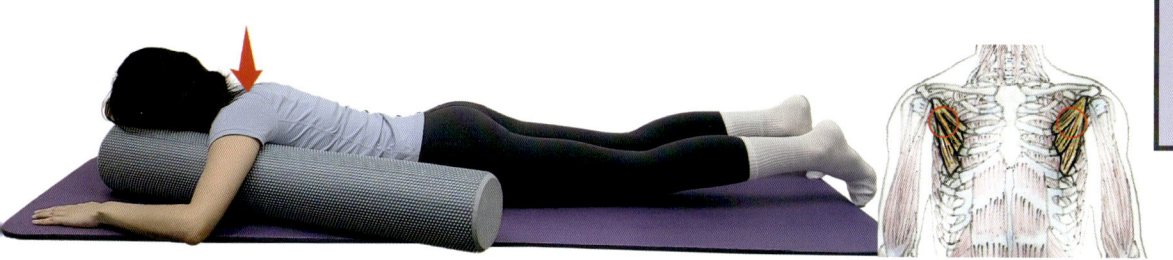

(소흉근 근막이완술)　　　　　　　　　　　(소흉근 주요 압통점)

　근막이완술 후에는 반드시 스트레칭을 해 주는 것이 좋다. 기둥이나 문틀을 옆쪽에 두고, 한걸음 떨어져서 한쪽 팔을 90도 정도 들어 올리며, 팔꿈치도 90도 정도 구부려 준다. 기둥에 전완을 대고, 팔꿈치의 높이를 유지하며, 몸통을 앞쪽으로 밀어준다. 이때, 양발은 한걸음 반 정도 앞뒤로 벌려준다. 주의해야 하는 부분은 어깨와 팔꿈치의 높이가 스트레칭 동안 반드시 같은 높이를 유지해야 한다는 것이다. 스트레칭을 하면서 어깨가 위쪽으로 올라가면 탈구의 위험이 매우 크기 때문이다. 정점에 도달하면 정지했다가 호흡을 내쉬면서 조금 더 전진해 주고, 그 자세를 10초가량 유지해 준다.

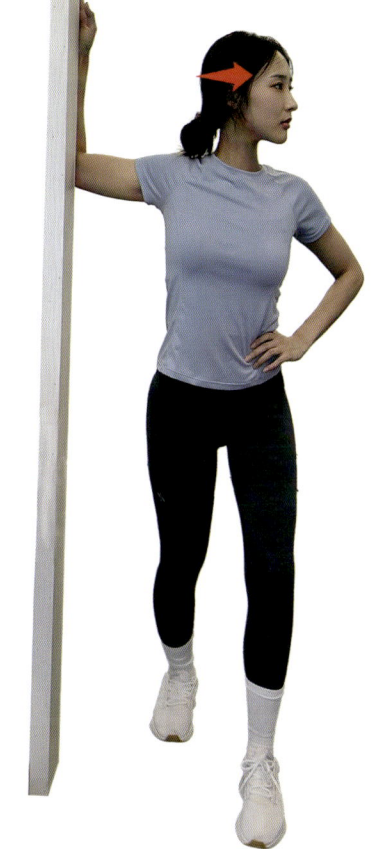

(소흉근 스트레칭)

chapter 3 - 1단계 : 이완(Release)단계

<어깨 및 목 부위 주요 근육의 이완과 스트레칭>

　현대인들의 좌식 생활과 스마트폰 및 컴퓨터 과사용 등으로 인해 인체에서 가장 많은 영향을 받는 부분 중의 하나가 바로 목과 어깨 부위이다. 어깨 및 목 부위는 터틀넥, 라운드숄더, 흉추 후만과 같은 상체 체형 변형의 주요 요인들이 존재하고, 이로 인한 어깨 및 목 통증이 주로 발생하는 부위이다. 매우 복잡하기도 하고, 건강을 위해 잘 관리 되어야 하는 매우 중요한 신체 부위라 할 수 있다. 여기서는 오십견과 관련이 많은 어깨 회전근개 후면부의 관리와 터틀넥의 교정이나 이로 인한 통증 관리를 위한 상승모근 및 견갑거근의 관리, 목 뒤쪽 중간이나 상부 근육의 관리에 대해서 알아보도록 하겠다.

어깨 회전근개 후면부 : 회전근개에는 견갑골의 상부에 있는 극상근, 견갑골의 안쪽에 있는 견갑하근, 견갑골의 후면부에 있는 극하근, 소원근이 있다. 이 근육들이 타이트 해지면 회전이 많이 일어나는 어깨 부위의 움직임은 제대로 만들어지기가 힘들다. 어깨 부위의 움직임 제한과 염증은 통증을 동반하는 오십견 증상을 유발할 수 있으며, 회전근개 근육의 관리는 이 부분에서 매우 긍정적인 효과를 만들 수 있다. 회전근개 근육 중에 근막이완술이 가능한 근육들은 견갑골의 후면부 근육들인데 여기에는 극하근과 소원근이 있으며, 그 아래쪽에서 비슷한 역할을 하는 대원근 역시 관리가 가능하다.

　회전근개 후면부 근막이완술에는 근막이완술을 위한 스틱이나 마사지 볼, 폼롤러 등을 사용할 수 있다. 여기서는 마사지볼을 사용하는 방법을 알아보도록 하겠다. 먼저 바닥에 누워 마사지볼을 어깨 관절과 견갑골의 바깥쪽 상부가 만나는 부위 아래에 위치시킨다. 몸을 움직여 압통점을 찾아본다. 압통점을 찾았다면 그 부분에서 정지하고, 10초가량 자세를 유지해 준다.

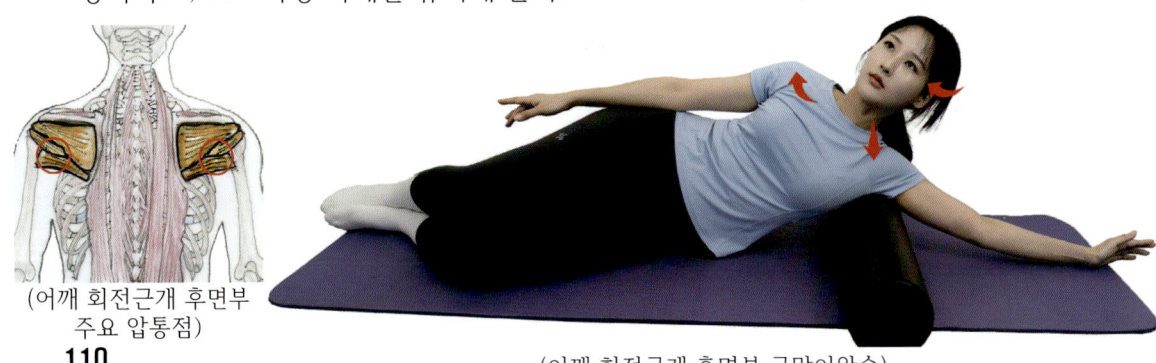

(어깨 회전근개 후면부 주요 압통점)　　　　　　(어깨 회전근개 후면부 근막이완술)

chapter 3 - 1단계 : 이완(Release)단계

회전근개 후면부의 스트레칭은 해부학적 위치나 모양에 맞춘 스트레칭을 생각해 볼 수 있겠지만 회전근개만을 타겟으로 하는 스트레칭은 쉽지가 않다. 광배근 스트레칭을 위한 고양이 기지개 자세를 실시할 경우 회전근개 후면 근육들이 광배근과 함께 스트레칭이 될 수 있다. 고양이 기지개 자세는 광배근 스트레칭 부분을 참고하기 바란다. 네발 자세에서 등 상부를 밀어 올리며 실시하는 화난 고양이 자세도 회전근개 후면 근육의 이완에 약간의 도움을 줄 수 있다. 화난 고양이 자세는 능형근 스트레칭부분을 참고하기 바란다.

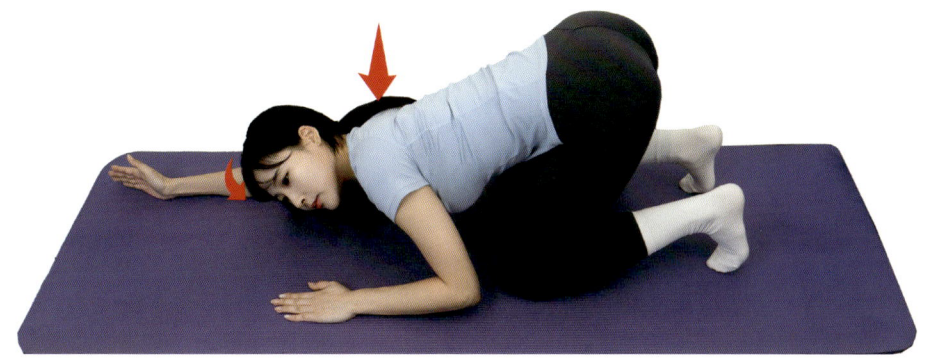

(어깨 회전근개 후면부 스트레칭)

상승모근 : 승모근은 등의 상부, 바깥쪽에 있는 대근육이다. 승모근의 상부는 어깨를 으쓱할 때 작동하다 보니 등 근육보다는 어깨 근육으로 볼 수도 있다. 터틀넥이나 라운드숄더가 있으면 대부분 견갑골이 상승하기 때문에 상부 승모근은 대부분 단축된 상태가 된다. 상부 승모근이 심하게 단축되어 착지점에서 통증이 생길 경우는 어깨가 아프다고 느낄 수 있으며, 기시점(시작점)에서 통증이 생기면 목이 아프다고 느낄 수 있다.

상승모근 이완

상승모근 근막이완술은 도구를 이용해서 강력한 근막이완술이 가능하지만 위험성 때문에 전문가의 도움을 받거나 정확한 위치와 자세를 숙지한 후 사용하는 것이 바람직하다. 여기서는 손가락을 이용해서 근막이완술을 하는 방법에 대해 알아보자.

먼저, 검지와 중지를 이용해 반대편 어깨의 중간 부분을 눌러 압통점을 찾아본다.

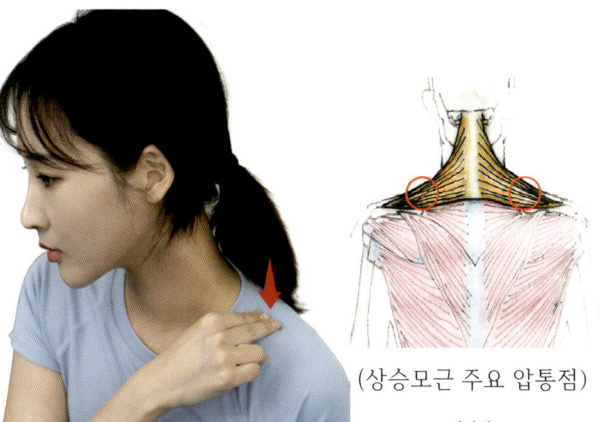

(상승모근 근막이완술)

(상승모근 주요 압통점)

chapter 3 - 1단계 : 이완(Release)단계

압통점을 찾았다면 좀 더 강하게 압박을 해 주고, 10초가량 자세를 유지해 준다.

상승모근의 스트레칭을 위해서 반대편 팔로 머리의 위쪽으로 팔을 올려 반대편 머리의 옆쪽을 잡아준다. 호흡을 들이마셨다가 내쉬면서 머리를 옆쪽으로 잡아당겨 준다. 이때, 반대편 어깨가 따라오지 않도록 고정하고, 실시해 주어야 한다. 타이트한 지점에서 정지했다가 힘을 빼고, 호흡을 다시 들이마셨다가 내쉬면서 천천히 조금 더 잡아당겨 상승모근을 스트레칭한다. 10초가량 자세를 유지했다가 천천히 준비자세로 돌아간다. 스트레칭이

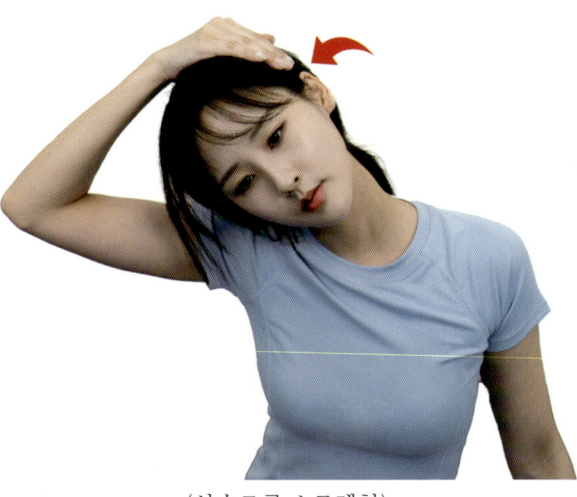

(상승모근 스트레칭)

강하게 이루어진 다음에는 근육이 제대로 작동하지 않기 때문에 천천히 자세를 돌려야만 부상을 예방할 수 있다. 이것은 경추 부위 근육들에서는 더 중요한 부분이다.

견갑거근 : 견갑거근은 경추의 위쪽 끝부분에서 견갑골의 안쪽 상부까지 연결된 근육으로 견갑골을 위쪽으로 들어 올릴 수 있는 근육이다. 터틀넥이 있으면 심하게 단축될 수도 있는 매우 중요한 근육이며, 근육이 크지 않기 때문에 자세가 바르지 못하면 쉽게 단축될 수 있는 근육이다.

견갑거근 이완

견갑거근 근막이완술을 위해서는 도구를 이용하는 것이 권장되지만 여기서는 손가락으로 간단하게 실시하는 방법에 대해 알아보자. 한쪽 손의 검지와 중지를 이용해 반대편 어깨의 뒤쪽 부분에서 견갑골을 찾아본다. 견갑골을 찾았다면 견갑골의 안쪽 끝부분 바로 위쪽 부분을 눌러 압통점을 찾아본다. 압통점을 찾았다면 호흡을 들이마셨다가 내쉬면서 좀 더 강하게 눌러준다. 누른 자세를 10초가량 유지해 준다.

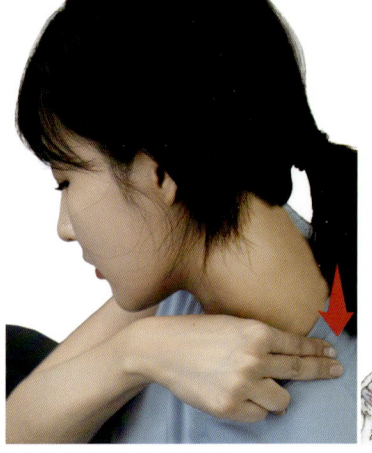

(견갑거근 근막이완술)

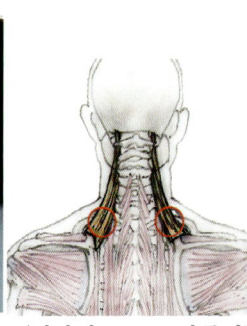

(견갑거근 주요 압통점)

chapter 3 - 1단계 : 이완(Release)단계

견갑거근의 스트레칭을 위해서 머리의 45도 뒤쪽 부분을 반대편 손으로 잡고, 45도 앞쪽으로 고개를 숙이며 잡아당겨 준다. 이때, 45도로 잡아당기는 방향의 반대쪽으로 머리를 약간만 돌려주면 견갑거근의 정확한 스트레칭을 유도할 수 있다. 타이트한 부분에서 잠깐 정지한 후 힘을 빼고, 호흡을 들이마셨다가 내쉬면서 조금 더 잡아당겨 준다. 자세를 유지한 채 10초가량 정지해 준다.

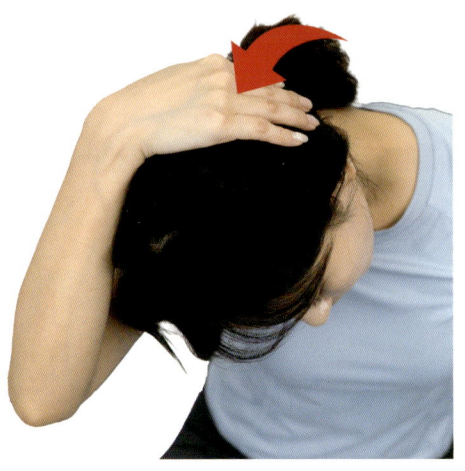
(견갑거근 스트레칭)

목 뒤쪽 중간부나 상부 : 이 부위에는 목 깊숙한 곳의 다열근, 극근, 척추기립근 등의 경추부 근육들이 존재하고, 상승모근이나 견갑거근의 기시부이며, 후두하근 등이 존재한다. 자세나 습관이 좋지 못한 현대인들에게는 앞으로 나아가는 머리를 버티기 위해 매우 힘들게 버티고 있는 근육들이라 할 수 있다. 이런 이유로 목 뒤쪽 중간부나 상부는 거북목이 아니라고 하더라도 쉽게 단축되는 경향이 있다.

목 뒤쪽 중간부나 상부 근육들의 근막이완술을 위해서 천장을 보고 누워서 목 뒷부분에 땅콩볼을 받쳐준다. 이때, 경추의 극돌기들이 눌리지 않도록 땅콩볼의 오목한 부분에 위치할 수 있도록 한다. 상·하로 롤링해서 목의 중간부나 위쪽에서 압통이 발생하는 부위를 찾아본다. 대부분은 목과 머리가 만나는 부위 주변의 후두하근 근처에서 압통점이 많이 발생한다. 압통점을 찾았다면 그 부분에서 정지하고, 10초가량 자세를 유지해 준다. 압통이 더 많이 발생하는 방향으로 머리를 돌려주어 좀 더 강하고, 디테일한 자극을 유도할 수 있다.

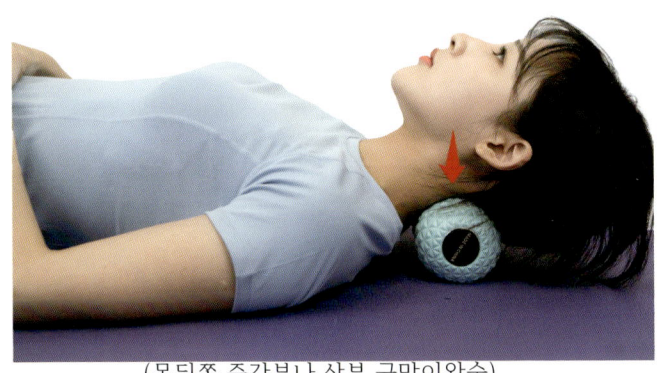
(목뒤쪽 중간부나 상부 근막이완술)

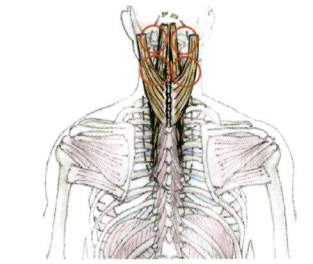
(목뒤쪽 중간부나 상부 주요압통점)

chapter 3 - 1단계 : 이완(Release)단계

목 부위 옆쪽에는 흉쇄유돌근과 사각근 등이 존재하며, 이 근육들 역시 어떤 이유에 의해 단축이 될 수 있기 때문에 단축될 경우 근막이완술과 스트레칭을 해 주어야 한다.

<팔 부위 주요 근육의 이완과 스트레칭>

팔 부위 근육들은 일상생활에서 매우 많이 사용되는 근육들이며, 과사용에 의한 단축으로 통증이 주로 발생한다. 과사용에 의한 통증을 방치하면 오랫동안 괴롭힐 수 있으므로 근막이완술과 스트레칭을 통해 통증과 불편함을 빨리 제거해 주는 것이 바람직하다. 팔 부위 근육들 중에 주로 단축이 발생하는 근육에는 상완이두근, 상완삼두근, 상완요골근, 전완굴근, 전완신근이 있다.

상완이두근 : 상완이두근은 장두와 단두 두 개의 근육으로 이루어져 있으며, 주요 압통점은 팔꿈치가 접히는 부분의 2~3cm가량 윗부분이다. 상완이두근의 주요 부상 부위는 장두의 기시점 부근의 건이다. 어깨의 앞쪽 부분 깊숙한 곳에서 통증이 발생하면 어깨의 앞쪽 전면삼각근이나 관절낭 염증인 경우도 있지만 상완이두근 장두의 기시점 부근에 문제가 있는 경우가 많다.

상완이두근의 근막이완술을 위해 상완이두근의 착지점 부근 팔꿈치가 접히는 부분 위쪽을 반대편 손의 엄지손가락을 이용해 압통점을 찾아본다. 압통점을 찾았다면 그 부분에서 정지하고, 10초가량 자세를 유지해 준다.

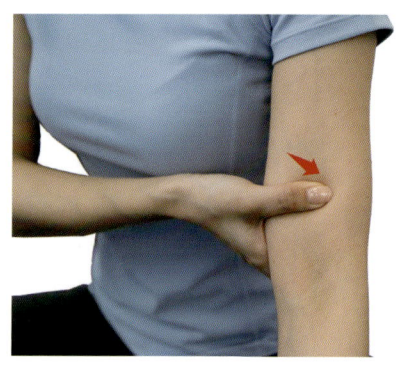
(상완이두근 근막이완술)

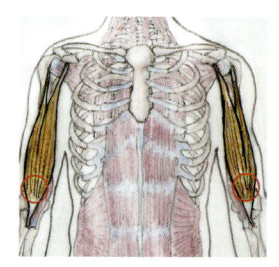
(상완이두근 주요 압통점)

chapter 3 - 1단계 : 이완(Release)단계

상완이두근의 스트레칭을 위해 한쪽 팔을 앞으로 뻗어 팔꿈치가 바닥을 향하게 해 준다. 반대쪽 손으로 편 팔의 손바닥을 잡아 아래쪽으로 90도가량 구부려 몸쪽으로 잡아당겨 준다. 10초가량 유지했다가 천천히 풀어준다. 이때, 팔꿈치의 구부러지는 부위가 위쪽으로 과도하게 올라가지 않도록 주의한다. 팔꿈치 관절이 변형된 경우 과도한 가동 범위와 관절 회전이 발생할 수 있으며, 이를 강화하는 동작은 좋지 않다.

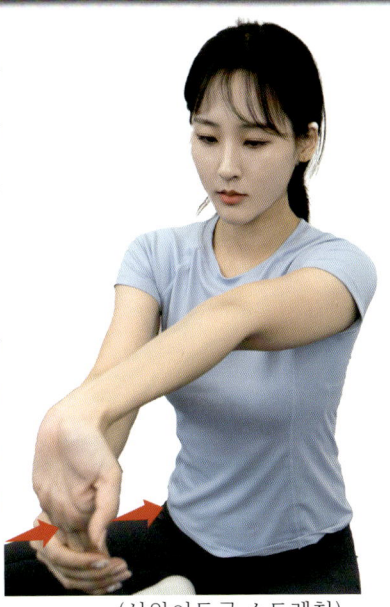

(상완이두근 스트레칭)

상완삼두근 : 상완삼두근은 내측두, 외측두, 장두, 이렇게 3가지 근육으로 이루어져 있다. 상완삼두근의 주요 압통점은 내측두의 착지점인 겨드랑이쪽 팔꿈치에서 3~5cm가량 윗부분이다. 사람에 따라서 또는 상황에 따라서 다르겠지만, 대부분의 사람이 내측두를 단련시키는 운동을 잘 하지 않기 때문에 이 부위에서 근육의 약화에 의한 압통점이 만들어질 수 있다.

상완삼두근의 근막이완술을 위해 상완삼두근 내측두의 착지점 부근을 엄지손가락을 이용해 눌러본다. 압통이 발생하는 압통점을 찾았다면 그 부분에서 정지하고, 10초가량 정지해 준다.

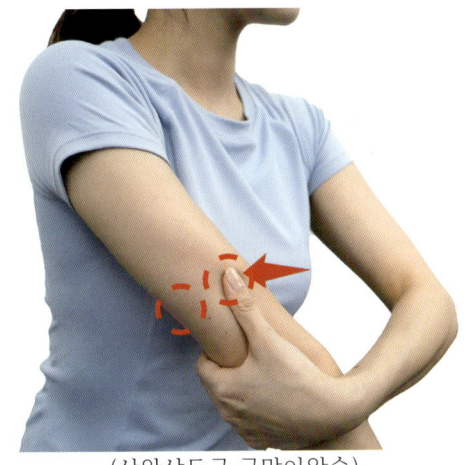

(상완삼두근 근막이완술)

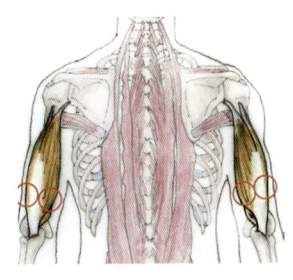

(상완삼두근 주요 압통점)

chapter 3 - 1단계 : 이완(Release)단계

상완삼두근의 스트레칭을 위해 한쪽 팔을 펴서 반대편 어깨 쪽으로 돌려주고, 다른 쪽 팔을 구부려 편 팔의 팔꿈치 윗부분에 대고, 몸쪽으로 팔을 잡아당겨 준다. 이때, 몸통은 잡아당기는 팔의 방향으로 돌려주고, 머리는 반대 방향으로 돌려주어 스트레칭이 더 잘될 수 있도록 해 준다.

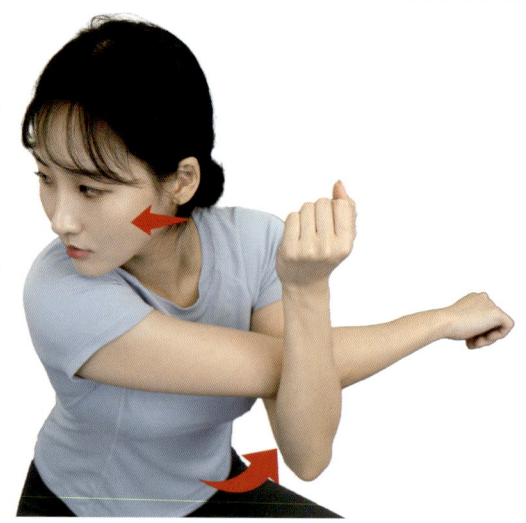

(상완삼두근 스트레칭)

상완요골근 : 상완요골근은 위팔의 상완이두근과 상완삼두근의 중간쯤에서부터 아래팔의 전완굴근과 전완신근 사이까지 이어진 근육으로 해머 컬 같은 동작에서 주로 작동하는 근육이다. 팔꿈치를 구부리고 실시하는 뉴트럴 그립 리스트 컬에서는 근육이 접히기 때문에 아래쪽 부분만 주로 작동한다. 상완요골근의 주요 압통점은 전완의 상부 부근이며, 상황에 따라 다른 부위에서도 압통점이 발생하기도 한다.

상완요골근의 근막이완술을 위해 상완요골근의 착지점 부근을 반대편 팔의 엄지손가락을 이용해 눌러본다. 압통점을 찾았다면 그 부분을 조금 더 강하게 눌러주고, 10초가량 자세를 유지해 준다.

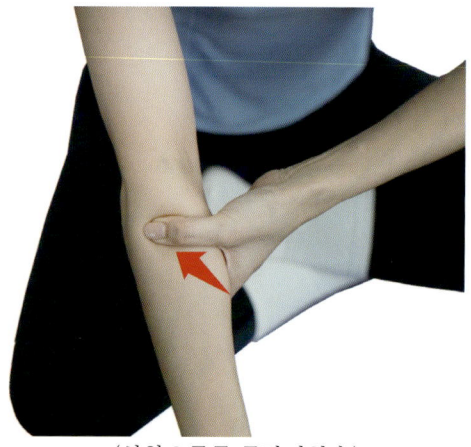

(상완요골근 근막이완술)

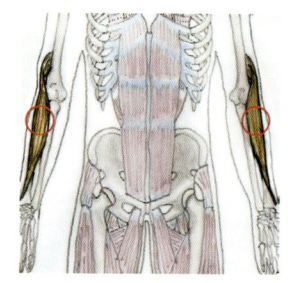

(상완요골근 주요 압통점)

chapter 3 - 1단계 : 이완(Release)단계

상완요골근의 스트레칭을 위해 한쪽 팔을 앞으로 펴고, 손가락이 아래를 향하도록 구부린 후 다른 쪽 손으로 구부린 손의 손등을 잡아당겨준다. 이때, 상완요골근이 잘 스트레칭 될 수 있도록 팔꿈치를 바깥쪽으로 약간 돌려주는 것이 좋다. 최고점에서 10초가량 정지해 주었다가 풀어준다.

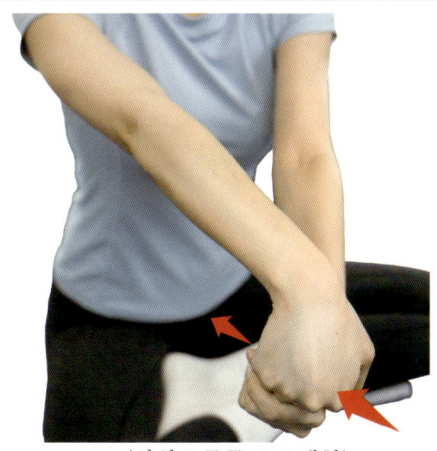
(상완요골근 스트레칭)

전완굴근 : 전완굴근은 팔목을 안으로 굽힐 때 작동하는 근육으로 아래팔의 안쪽에 있는 근육이다. 리스트 컬 운동 시 주로 작동하는 근육이며, 전완근육 중에 가장 많이 사용되는 근육이라 할 수 있다. 전완굴근의 주요 압통 부위는 아래팔의 중간쯤이다.

전완굴근의 근막이완술을 위해 아래팔의 중간 부분을 다른 쪽 팔의 엄지손가락으로 눌러 압통점을 찾아본다. 이때, 겉 부분에서 압통이 나온다면 전완굴근이고, 깊숙한 부분에서 압통점이 나온다면 그것은 전완굴근에서 나오는 것이 아니라 수지굴근에서 나오는 것이다. 수지굴근은 작은 근육들로 잘 찾아보아야 하며, 단축이 된 경우 팔목이나 손바닥에서 통증을 느낄 수도 있다. 압통이 나오는 부분에서 조금 더 강하게 눌러주고, 그 자세를 10초가량 유지해 준다.

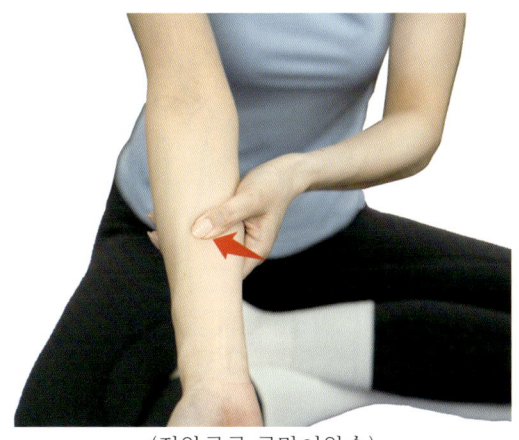
(전완굴근 근막이완술)

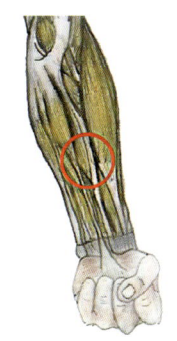
(전완굴근 주요 압통점)

chapter 3 - 1단계 : 이완(Release)단계

전완굴근의 스트레칭을 위해 한쪽 팔을 앞으로 펴고, 팔꿈치가 접히는 부분이 위를 향하게 한 후 손가락이 아래쪽을 향하게 꺾어준다. 꺾인 손의 손바닥을 반대쪽 손으로 잡고, 몸통 쪽으로 잡아당겨 전완 굴근을 스트레칭시켜 준다. 최고점에서 정지하고, 10초가량 유지한 후 천천히 풀어준다.

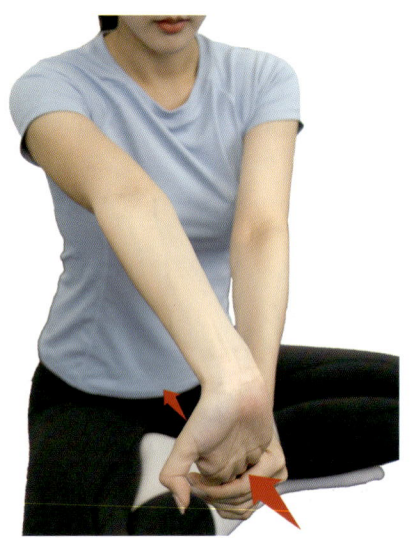

(전완굴근 스트레칭)

전완신근 이완

전완신근 : 전완신근은 리버스 리스트 컬과 같이 손목을 바깥쪽으로 밀어 올릴 때 주로 작동하는 근육이다. 전완신근의 주요 압통 부위는 전완신근의 기시점 부근으로 팔꿈치 근처이다. 전완신근이 심하게 단축될 경우 팔꿈치 부상인 테니스 엘보로 오인되기도 한다.

전완신근의 근막이완술을 위해 팔꿈치의 바깥쪽 45도 방향의 5cm가량 아랫부분 근처를 반대쪽 팔의 엄지손가락을 이용해 눌러준다. 압통점을 찾았다면 그 부분을 조금 더 강하게 눌러주고, 10초가량 정지했다가 풀어준다.

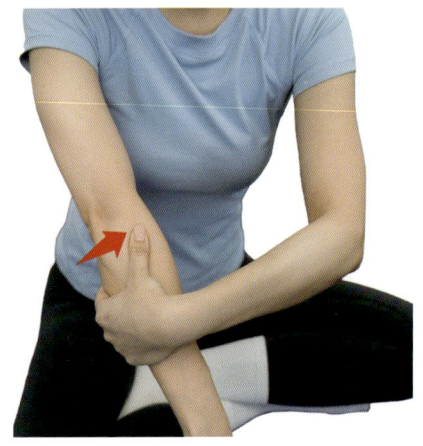

(전완신근 근막이완술)

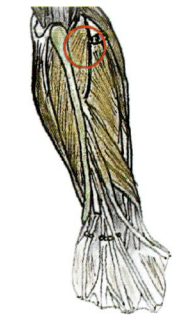

(전완신근 주요 압통점)

chapter 3 - 1단계 : 이완(Release)단계

전완신근의 스트레칭을 위해 한쪽 팔을 앞으로 펴고, 손가락이 아래를 향하도록 구부린 후 다른 쪽 손으로 구부린 손의 손등을 잡아 당겨준다. 이때, 전완신근이 잘 스트레칭 될 수 있도록 팔꿈치를 안쪽으로 약간 회전시켜 주는 것이 좋다. 최고점에서 10초가량 정지했다가 풀어준다.

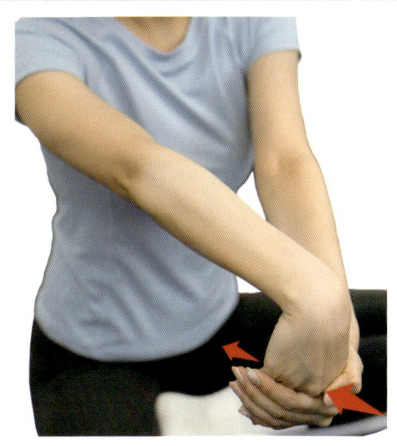
(전완신근 스트레칭)

<머리 부위 이완>

머리 부위에도 많은 근육이 있지만 여기서는 안신경을 자극해 줄 수 있는 관자놀이 이완법과 두부 마사지법에 대해서 알아본다.

관자놀이 : 관자놀이의 경우 안신경을 자극해 줄 수 있는 부위이며, 일부 편두통의 경우는 이 부위의 마사지만으로 해결이 되기도 한다. 눈이 피로할 경우에도 이 부위를 자극해 줌으로써 피로가 일부 풀릴 수 있기도 하다.

관자놀이 마사지법은 지그시 눌러주었다가 풀어주는 안법과 부드럽게 돌려주며 마사지해 주는 유법이 효과적이다.

관자놀이 마사지를 위해 검지와 중지를 이용해 눈의 바깥쪽 부분에 오목하게 느껴지는 부분을 지긋이 5초가량 눌렀다가 풀어준다. 여러 번 반복해서 실시해 준다. 이때, 너무 강한 자극이 되지 않도록 주의한다. 다시 관자놀이 부위에 검지와 중지를 대고 부드럽게 원을 그리며 마사지해 준다. 안법과 유법을 병행해서 실시해 주는 것도 좋다.

(관자놀이 근막이완술)

chapter 3 - 1단계 : 이완(Release)단계

두피 마사지 : 두피를 마사지해 주는 방법으로는 지그시 눌러주는 안법과 가볍게 두드려주는 타법을 이용하는 방법이 효과적이다. 정신이 맑아지게 하거나 두통의 해결, 탈모 예방 등의 목적으로 사용될 수 있다.

두피 마사지를 위해 열 손가락의 손끝으로 머리 전체를 지그시 눌렀다가 풀어주는 것을 부위별로 돌아가며 실시해 준다. 또한, 손끝을 세운 상태에서 팔목에 힘을 빼고, 스냅을 이용해서 가볍게 두드려준다. 머리 전체를 골고루 돌아가며 실시해 준다. 안법과 타법을 섞어서 골고루 실시해 준다.

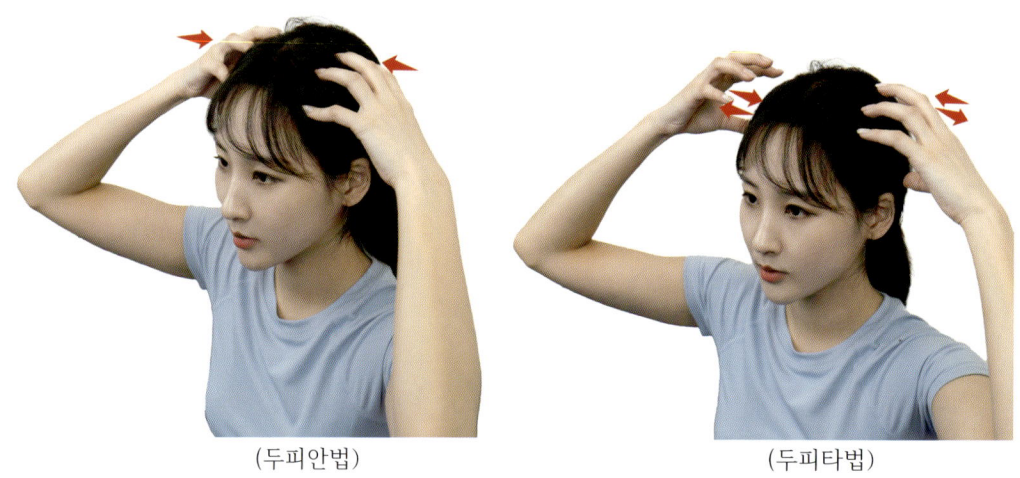

(두피안법)　　　　　　　　　　(두피타법)

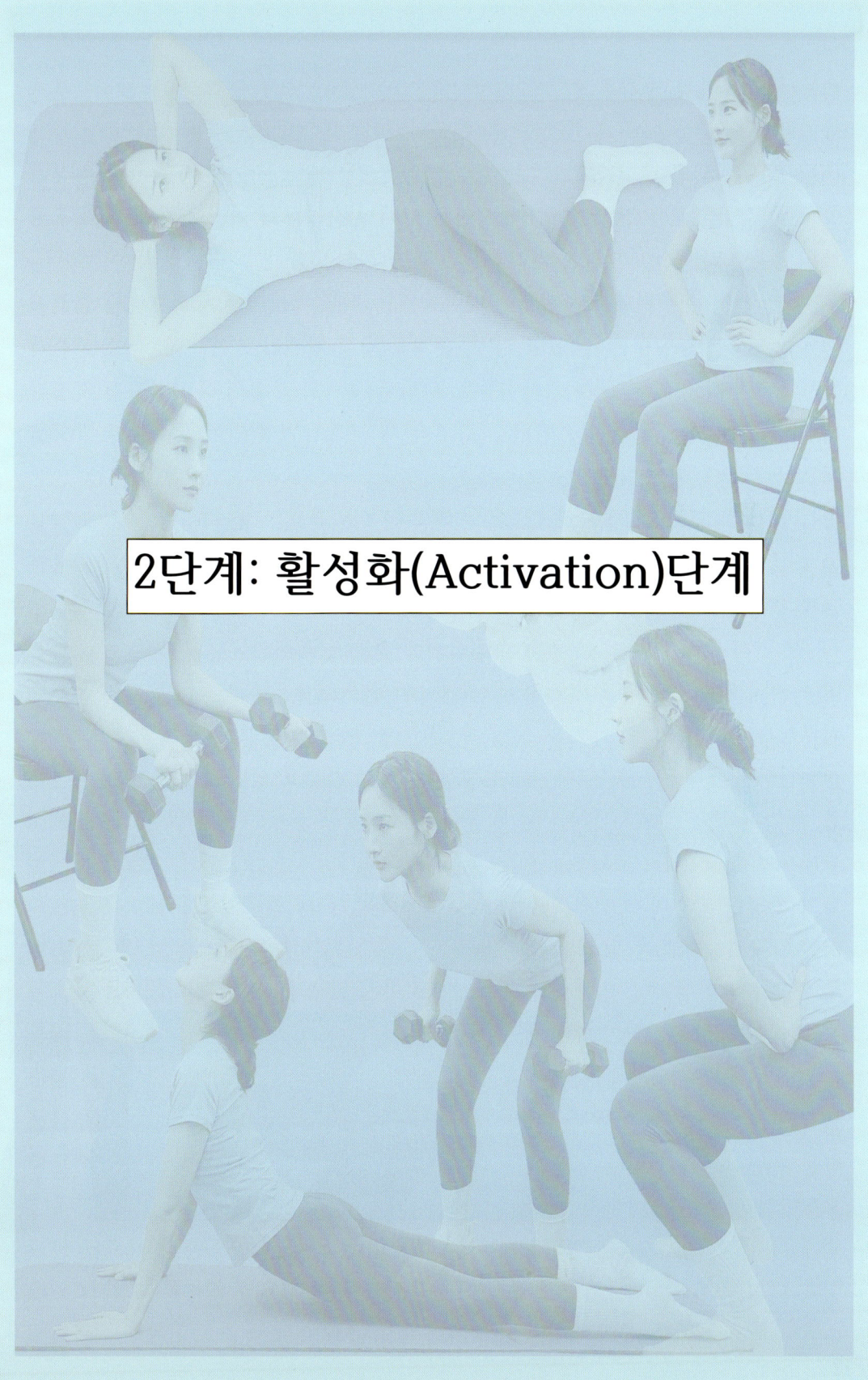

2단계: 활성화(Activation)단계

chapter 3 - 2단계 : 활성화(Activation)단계

2단계 : 활성화(Activation) 단계

활성화란 이완과는 상반되는 개념으로 이완이 단축되고, 과사용된 근육을 원래의 상태로 돌리는 데 목적이 있다면 활성화는 자신의 자리에서 역할을 제대로 하지 못하는 근육들을 활성화하고, 강화시키는 것을 말한다.

관절을 움직이는 근육들은 서로 반대쪽에서 균형을 맞추어 작동함으로써 인체의 바른 움직임을 만들어낼 수 있다. 이런 관계를 짝힘 관계라고 하는데, 어느 한쪽이 강하거나 약하면 짝힘 관계는 균형을 유지하지 못하고 관절의 움직임을 망가뜨리게 된다. 이것이 지속되거나 방치될 경우 신체 구조가 변형되어 통증을 유발하게 되고, 심각한 체형 변화가 만들어지게 된다.

여기까지 가지 않고 처음으로 되돌리는 방법은 이완과 강화를 적절한 부위에 적절하게 적용하는 것인데, 이것이 바로 불균형을 해소하는 체형교정의 가장 기초적인 단계라고 할 수 있다.

가장 먼저 해야 하는 것은 앞에서 언급한 단축된 근육의 이완이며, 이후에는 이완되고 약해져 있는 근육의 활성화와 강화가 이루어져야 한다.

이 과정은 거꾸로 이뤄진다면 아예 잘못된 길을 갈 수도 있다. 즉, 이완이 제대로 되지 않은 상황에서 반대편에 있는 약화된 근육의 활성화나 강화가 이루어진다면 단축된 근육들은 약화된 근육이 제대로 활성화나 강화가 되도록 놔두지 않을 것이기 때문이다. 이 부분을 운동에 대입해서 생각해 보자. 불균형이 있는 사람들이 건강해지기 위해 열심히 운동한다면 오히려 여기저기 아프게 되고, 결국은 운동을 할 수 없게 되는 상황을 만들 수도 있다는 결론을 얻을 수 있다.

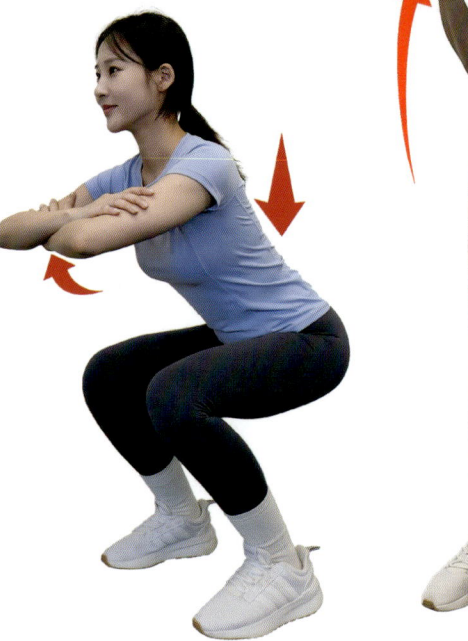
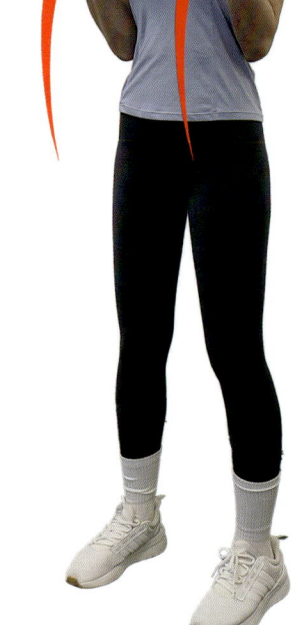

chapter 3 - 2단계 : 활성화(Activation)단계

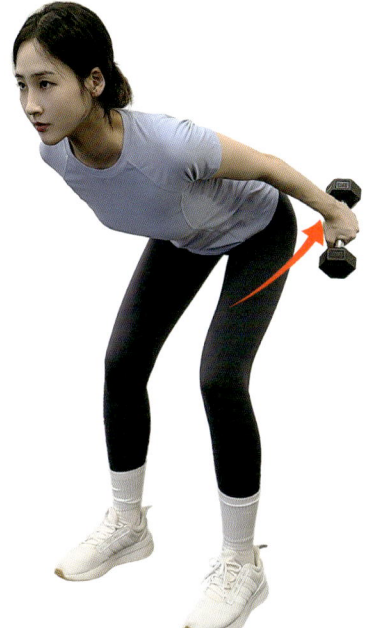

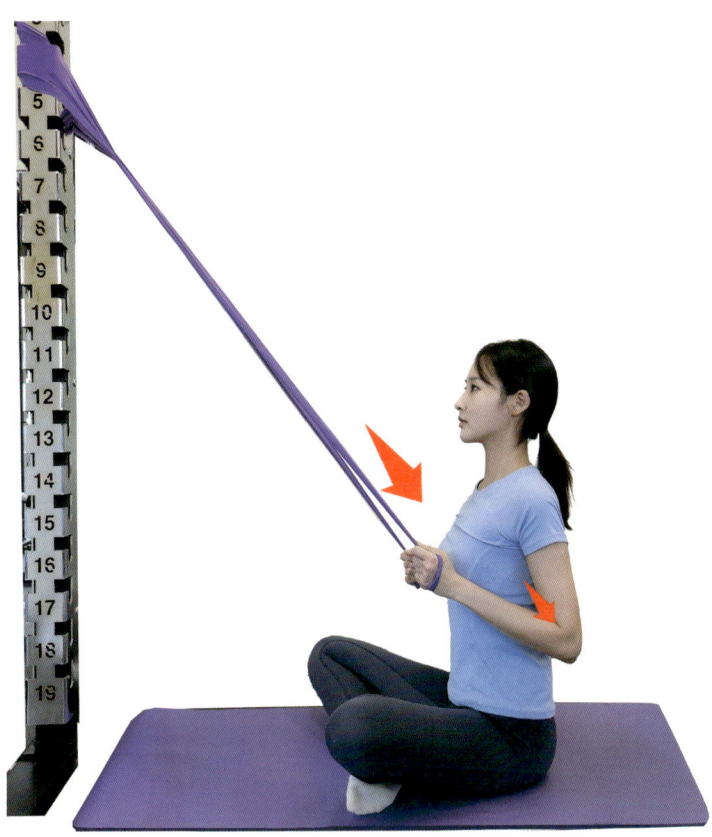

chapter 3 - 2단계 : 활성화(Activation)단계

<코어 강화 운동>

인체의 코어 : '인체의 코어가 어디인지!' '코어 운동은 어떤 것인지!' 매쓰미디어들의 영향으로 대부분의 사람들이 이제는 어느 정도 알아들을 수 있는 말이 되었다.

하지만, 코어를 단순히 배꼽 아래 깊숙한 부분을 중심으로 한 고관절 주변이라고 이해하고 있는 것이 그래도 잘 알고 있는 정도일 것이다. 그래서, 코어를 강화하기 위해 고관절 주변의 복부 운동, 척추기립근 운동, 엉덩이 운동, 대퇴사두근이나 슬굴곡근 운동 등에 집중하게 된다.

이렇게 건강한 코어를 위해 고관절 주변 근육 운동들을 열심히 하고 있는데 '왜 허리가 자꾸 아픈지!'는 이해가 잘 안 되는 부분일 수밖에 없다. 이렇게 이해가 가지 않는 부분들이 지금부터 하는 인체의 코어와 그 운동에 관한 이야기를 듣고 나면 '아! 그런 이유였구나!' 하고 이해할 수 있을 것이다.

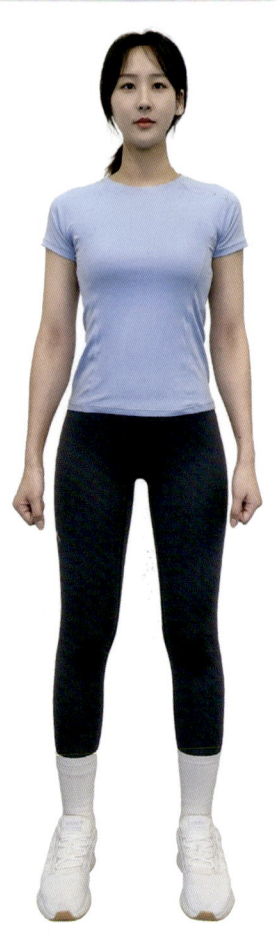

인체의 코어를 단순히 '고관절 주변'이라고 이해하거나 좀 더 자세하게 '겉 근육과 속 근육'으로 분류한 이론을 가지고는 인체의 코어를 제대로 표현할 수 없으며, 그것은 앞에서 말했던 오류를 이해하거나 바로잡을 방법을 제시해 주지 못한다.

미국 스포츠의학회 NASM에서는 인체의 무게중심을 배꼽에서 3~5cm 아래의 깊숙한 부분인 천골의 앞부분이며, 인체의 코어는 무게중심 주변부를 말하는 것으로 코어 근육을 3가지 특성화된 근육군으로 분류한다.

첫 번째 근육군은 코어의 안정성을 제공하는 근육들로 척추뼈 하나하나에 붙어서 척추가

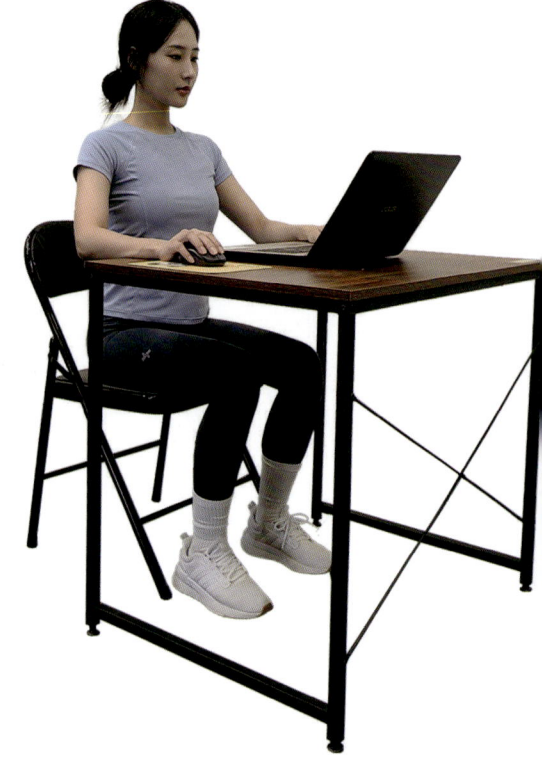

chapter 3 - 2단계 : 활성화(Activation)단계

바르게 서 있을 수 있도록 해 주는 다열근과 복압을 만들어주는 횡격막, 복횡근, 내복사근이 있다.

두 번째 근육군은 코어의 움직임이 부드럽게 만들어질 수 있도록 도와주고, 골반의 바른 위치를 유지할 수 있도록 해 주는 코어 근력근으로 여기에는 대요근과, 요방형근, 골반저근이 있다.

세 번째 근육군은 코어 주변의 강력한 운동에 작동하는 근육들인 코어 파워근이다. 여기에는 우리가 잘 알고 있는 고관절 주변의 대근육군들로 대퇴사두근, 대둔근, 슬굴곡근 등이 해당된다.

코어 파워 근육들은 웨이트 트레이닝을 통해 잘 단련될 수 있는 근육들로 뒤쪽에서 다루게 되는 부위별 강화 운동을 통해 단련시킬 수 있다. 따라서, 여기서는 일반적인 웨이트 트레이닝으로는 단련이 잘 안 되는 코어 안정근과 코어 근력근 운동에 대한 특수적인 운동만을 다루도록 하겠다.

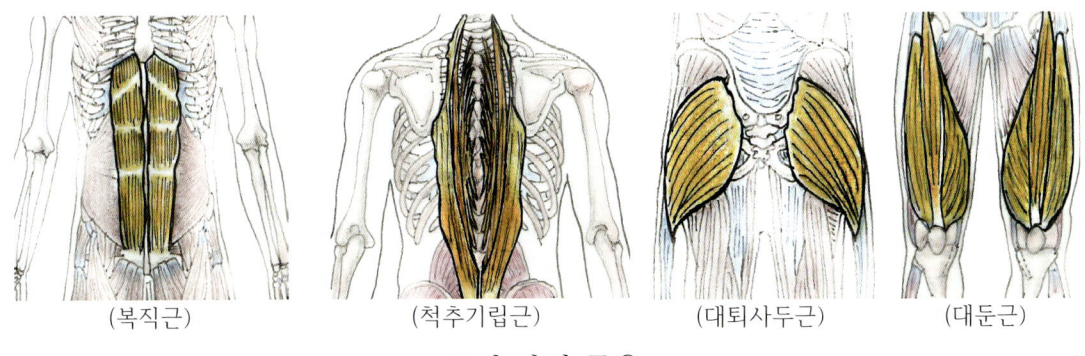

(복직근)　　　(척추기립근)　　　(대퇴사두근)　　　(대둔근)

<코어 파워 근육>

코어 안정근들은 인체가 바르게 서 있을 수 있도록 안정성을 제공하는 근육이라 할 수 있으며, 이것은 척추를 바르게 세워주는 것을 의미하기도 한다.

척추뼈 하나하나 마다에 붙어서 척추가 잘 세워져 있을 수 있도록 해 주는 다열근과 복압을 상승시켜 줄 수 있는 횡격막, 복횡근, 내복사근 등은 내장이 아래나 앞쪽으로 처져서 밀려 나오지 않도록 단단하게 받쳐주며, 복부를 통나무처럼 단단하게 만들어줌으로써 척추기립근으로 가해지는 힘을 줄여주는 역할을 한다.

동양 무술에서 강조하는 '단전이 단단해지는 것' 역시 이런 부분과 연관이 있다. 이미 아주 오래전부터 동양에서는 단전호흡을 통해 코어 안정근 운동을 하고 있었음에도 과학적으로 풀어내지 못했기 때문에 현대에는 제대로 대접받지 못하고 있

chapter 3 - 2단계 : 활성화(Activation)단계

는 안타까운 현실이라 할 수 있겠다.

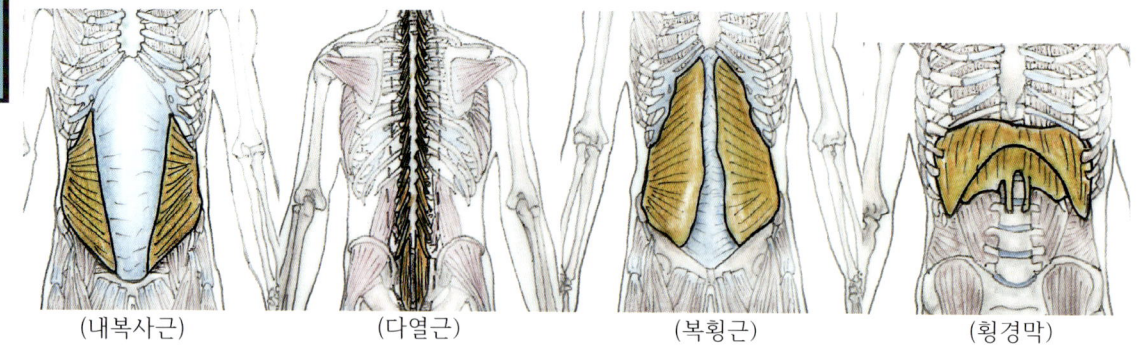

(내복사근)　　　　(다열근)　　　　(복횡근)　　　　(횡경막)

<코어 안정근>

코어 근력근들은 골반을 안정적으로 유지할 수 있도록 해 주는 근육들로 대요근, 요방형근, 골반저근이 있다. 이 근육들은 척추에서 골반으로 이어져 있으며, 골반이 바른 위치를 유지할 수 있도록 해 주는 역할을 한다.

　개인적으로 과학자들이 말하는 코어 근력근들에 더해 고관절이 부드럽게 잘 움직일 수 있도록 도와주는 고관절 회전근들이 코어 근력근군에 포함되어야 한다고 생각한다. 그 근육으로는 이상근, 소둔근, 중둔근 등을 들 수 있겠다. 이 근육들은 고관절의 회전에 주로 관여하는 근육들로 이 근육들이 단축되면 고관절이 제대로 작동하지 못하게 되고, 허리 부위나 무릎 부위에 많은 부하를 떠넘김으로써 단축과 통증을 유발할 수 있다. 이 근육들이 제 길이를 확보하고 있으며, 적당히 단련되어 있다면 고관절은 기름을 친 기계의 연결부처럼 부드럽게 작동한다. 그러니 이 근육들은 코어 근력근에 포함되는 것이 합당하다고 생각한다.

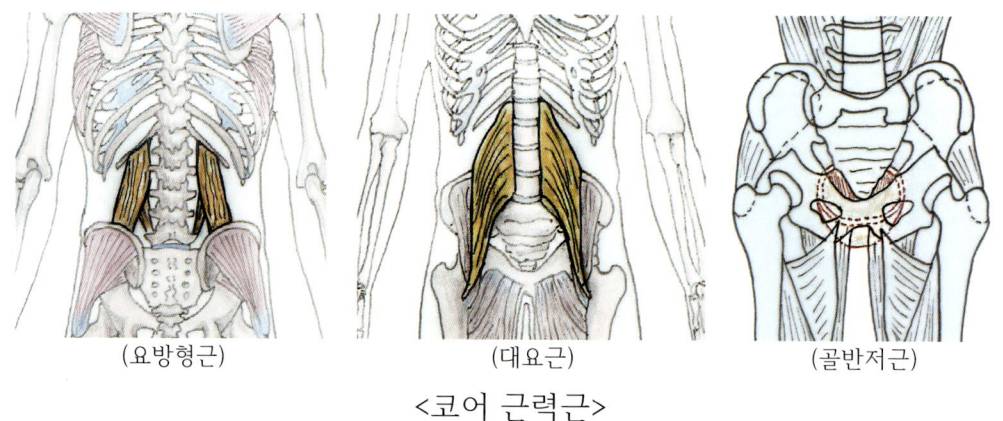

(요방형근)　　　　　(대요근)　　　　　(골반저근)

<코어 근력근>

chapter 3 - 2단계 : 활성화(Activation)단계

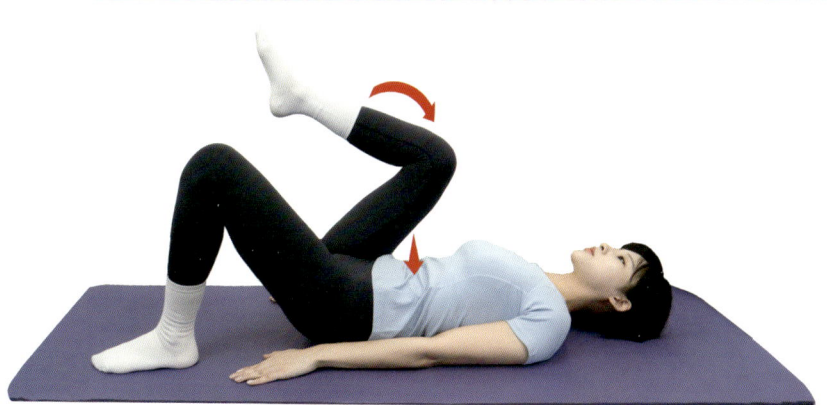

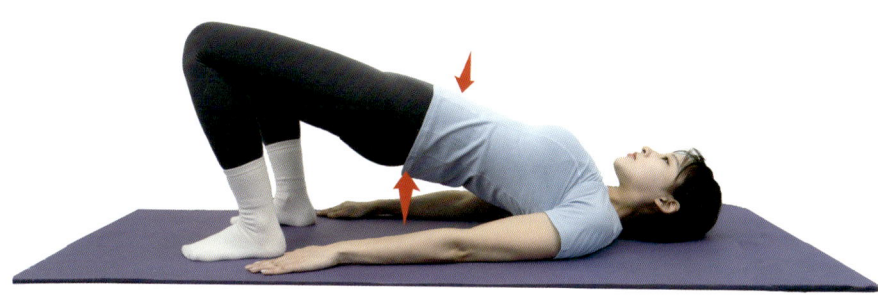

코어 안정근들과 코어 근력근들은 중요한 특징들을 가지고 있으며, 그 특징이 운동에 제대로 반영되지 않는다면 원하는 운동 효과는 거의 기대할 수 없고, 오히려 더 안 좋은 결과를 만들 수도 있다. 따라서, 코어 트레이닝은 코어 안정근들과 코어 근력근들의 특성에 잘 맞도록 특수적이어야만 한다.

코어 안정근들과 코어 근력근들의 특징 세가지에 대해 얘기해 보자.

첫째, 이 근육들은 코어 파워 근육들보다 매우 작은 근육들이라는 것이다.
작은 근육들은 큰 근육들이 작동할 경우 큰 근육들에 밀려 제대로 작동하지 못하는 특성이 있다. 즉, 특정 부위의 강력한 운동은 코어 파워 근육들을 잘 동원하지만 그 주변의 작은 근육들인 코어 안정근들과 코어 근력근들은 코어 파워 근육들에 밀려 제대로 작동하지 못한다. 예를 들어, 척추기립근 운동을 강력하게 할 경우 척추 부위 깊숙한 곳에 있는 매우 작은 근육인 다열근들을 동원하기는 힘들다는 것이다. 그런 이유로 비슷한 부위의 코어 안정근이나 코어 근력근을 운동시켜주기 위해서는 코어 파워 근육들이 제대로 작동하지 못하도록 강도나 속도를 많이 낮춰서 운동을 해 주는 것이 바람직하다.

chapter 3 - 2단계 : 활성화(Activation)단계

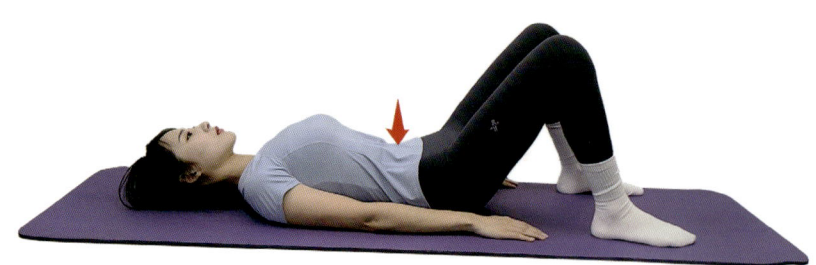

둘째, 코어 안정근과 코어 근력근들은 지구성이 좋으며, 이 근육들에게 요구되는 능력 역시 지구성이다.

이 근육들은 온종일 신체를 바르게 세우고 있어야 하므로 지구력이 좋아야만 한다. 만약, 이 근육들이 지구성이 떨어지거나 약해져 있다면 인체는 제대로 서 있기조차 힘들 수도 있다. 이런 이유로 코어 안정근과 코어 근력근 운동은 근지구력 운동에 포커스가 맞춰져서 실시되는 것이 좋다. 즉, 일반적인 웨이트 트레이닝보다 약간 가벼운 부하로 많은 반복 횟수와 많은 세트로 실시하며, 세트 사이 휴식은 아주 짧게 해서 실시하는 것이 바람직하다.

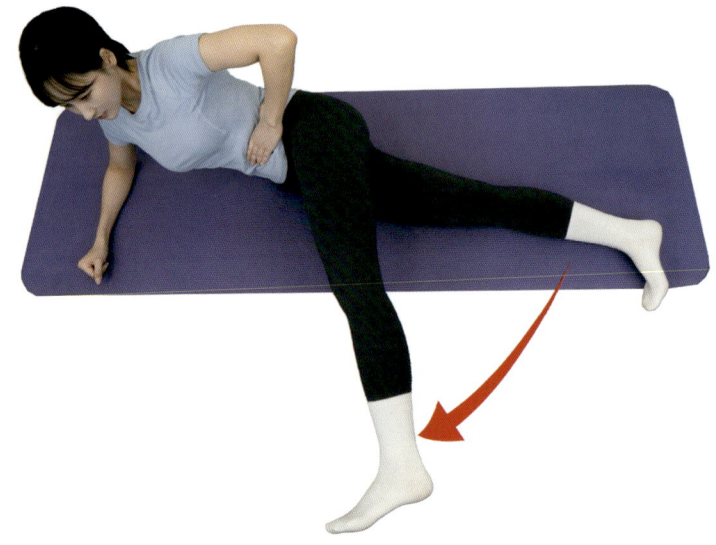

셋째, 이 근육들은 해부학적 위치와 작동 방식에 맞춰 운동을 해 주어야만 원하는 근육을 제대로 동원할 수 있다는 것이다.

어떤 근육이든 그 근육의 해부적, 생리적, 역학적 특성에 맞추어 운동을 해 주어야 하는 것이 맞지만 이 근육들은 독특한 형태나 특성이 있으므로 운동 시 좀 더 디테일한 접근이 필요하다.

chapter 3 - 2단계 : 활성화(Activation)단계

예를 들어, 횡격막이나 복횡근, 내복사근은 내장을 감싸는 얇은 막 같은 구조이기 때문에 배를 내밀었을 때 이완되고, 배를 쏙 집어넣었을 때 수축한다. 또한, 복압을 상승시키고 버틸 때도 잘 작동한다. 따라서, 이 근육들의 운동을 위해서는 복식 호흡을 해 주는 것과 플랭크처럼 복압을 상승시키고, 버티는 운동들을 해야 한다.

대요근의 경우 근육의 해부학적 각도에 맞춰 수축을 해줘야 제대로 작동할 수 있는데, 대요근은 척추에서 골반의 바깥쪽 및 앞쪽으로 가서 붙어 있으므로 근육의 각도에 맞춰 다리를 사선으로 당기는 운동을 해 주는 것이 좋다. 요방형근을 타겟으로 할 때는 근육이 직선 형태이기 때문에 다리를 당기는 운동을 한다고 하면 대요근과는 다르게 직선으로 당기는 운동을 해 주는 것이 좋다.

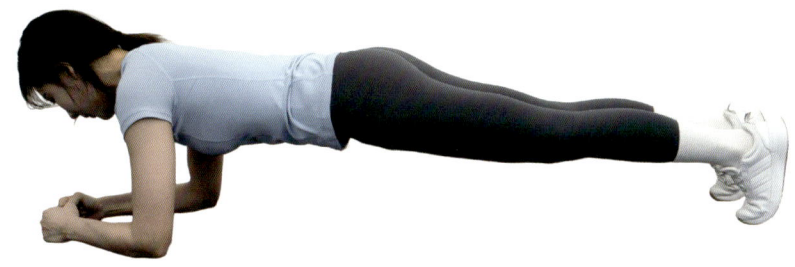

저자는 이런 코어 근육들의 특화된 트레이닝 방법에 대한 수많은 자료 수집과 오랜 트레이닝 경험을 적용해 50여 가지의 코어 트레이닝 운동법을 개발하고, 실제 트레이닝에 적용해 봄으로써 체형교정과 재활운동 시 매우 긍정적인 결과를 얻을 수 있었다. 김사부짐 운동과학센터에서는 회원들의 초기 트레이닝에 반드시 코어 운동을 포함시켜 튼튼한 기초가 되는 건강하고 튼튼한 코어를 만들고 난 후에 멋진 건물을 쌓아가는 본격적인 트레이닝을 한다.

이 책에서는 50여 가지의 코어 트레이닝 방법 중 초기 트레이닝 시 가장 효과가 좋은 10여 가지의 운동법을 소개하도록 하겠다.

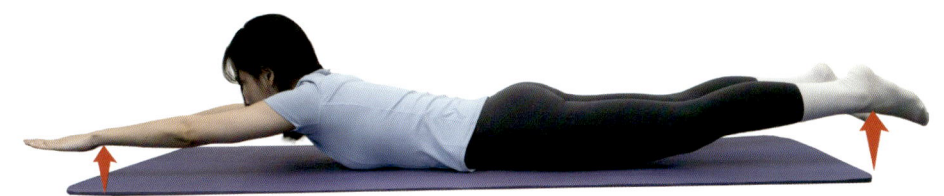

chapter 3 - 2단계 : 활성화(Activation)단계

복식 호흡 : 오랜 옛날부터 동양에서는 코어의 중요성을 알고 있었으며, 코어의 단련을 위해 복식 호흡이나 단전 호흡을 해 왔다. 하지만, 느낌은 분명한데 과학적인 연구가 이루어지지는 못했기 때문에 더 많은 발전을 이루지 못하지 않았나 하는 생각을 해 본다.

미국 스포츠의학회 NASM에서는 인체의 코어에 관한 많은 연구가 있었으며, 과학적인 근거들도 많이 제시하고 있다. 또한, 코어 안정근과 코어 근력근에 대해서 정확히 어떤 근육들이 그 역할을 하며, 어떻게 작동하는지를 정의한다. 하지만, '코어 안정근이 어떤 근육인지!' '어떻게 그 근육들이 작동하는지!'만을 설명했을 뿐 가장 정확하게 접근한 운동법은 제시하지 못한다.

즉, 코어 안정근에는 횡격막과 내복사근, 복횡근, 다열근 등이 있으며, 이 근육들은 복부를 단단하게 만들고 버틸 때나 배가 안으로 쏙 들어갔을 때 작동한다고 말한다.

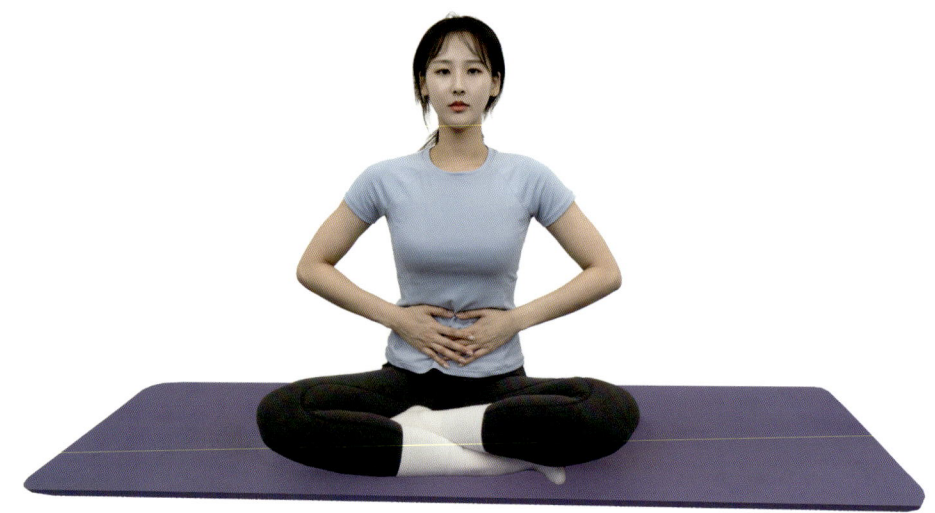

여기에서 배를 단단하게 만들고 유지하는 것은 플랭크 운동이라고 말하지만 배가 안으로 쏙 들어가는 운동에 관해서는 얘기하지 못한다.

'그렇다! 정답은 바로 복식 호흡이다.'

동양에서는 복식 호흡을 실제 배로 호흡을 한다고 하지만 호흡은 항상 폐에서 이루어진다. 흉곽을 확장하며 호흡을 들이마시는 흉식 호흡과 배를 볼록하게 내밀면서 호흡을 들이마시는 복식 호흡, 모두 폐를 확장시켜 호흡을 하는 것이다. 복식 호흡 시 들이마시는 동작은 폐를 아래로 확장시켜 내장을 아래로 밀게 되는데, 이 부분에서 폐와 내장을 분리하는 횡격막이 이완된다. 또한, 내장이 아래로 내려오고 배를 내미는 과정에서 복횡근과 내복사근, 복부의 여러 근육들이 이완된다.

chapter 3 - 2단계 : 활성화(Activation)단계

호흡을 내쉬는 과정에서는 폐가 작아지면서 복횡근과 내복사근 등이 수축하고, 폐를 위로 밀어 올리는 과정에서 횡격막 역시 수축하게 되는 것이다.

이렇게 서양의 과학적인 연구와 동양의 독특한 호흡법이 합쳐진 복식 호흡은 다열근 등을 제외한 코어 안정근들이 대부분 훈련될 수 있는 매우 특화된 코어 안정근 운동이라 할 수 있다.

1. 누워서 실시하는 복식 호흡 : 매트 위에 누워서 무릎은 90도 정도 구부리고, 양발은 어깨너비 정도로 벌려 바닥에 둔다. 양손은 엉덩이 옆쪽에 두고 준비한다. 호흡을 들이마시면서 천천히 배를 내밀어 준다. 들이마시는 동작에서 흉곽이 올라오지 않도록 주의한다. 배를 내민다는 느낌으로 실시해 주며, 호흡을 최대로 들이마시고, 배를 최대한 내밀어 배가 딱딱해지도록 한다. 항문에 약간의 힘을 주어 골반저근이 수축될 수 있도록 한다. 최대점에서 잠시 멈췄다가 천천히 호흡을 내쉬면서 배를 가라앉힌다. 배가 척추에 닿을 듯이 완전히 쏙 들어갈 때까지 몸쪽으로 당겨주며, 호흡을 최대로 내쉰다. 호흡의 속도는 천천히 실시해 주는 것이 바람직하며, 몇 초씩 시간을 부여해서 실시해 주는 것도 좋다. 10회 이상 반복해서 실시해 준다.

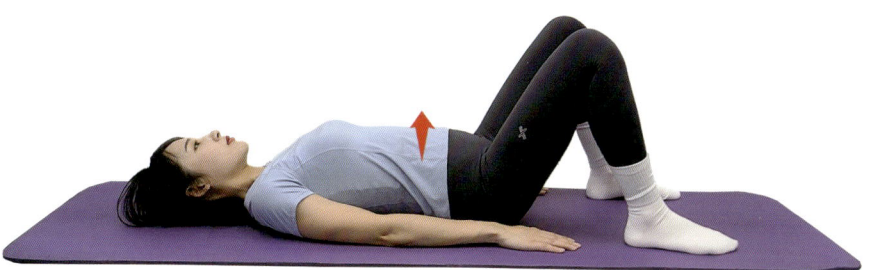

(복식호흡 - 들이마시기)

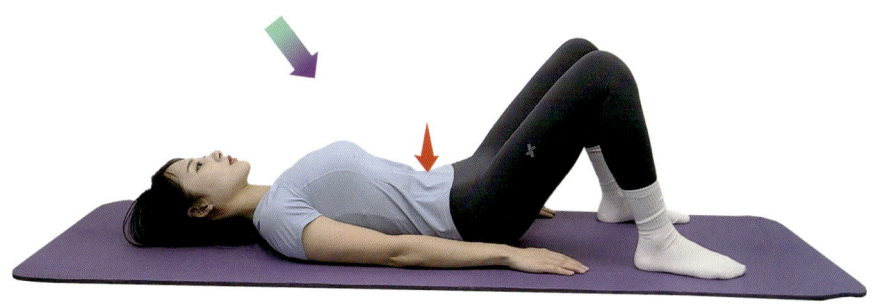

(복식호흡 - 내쉬기)

chapter 3 - 2단계 : 활성화(Activation)단계

2. 복식 호흡과 함께 실시하는 마칭 : 미국 스포츠의학회 NASM에서 권장하는 코어 운동 중의 하나가 마칭이다. 마칭은 무릎을 한쪽씩 천천히 가슴 쪽으로 당겼다가 돌아가는 동작으로 저자는 이 동작에 복식 호흡을 접목해 더 많은 코어 안정근과 코어 근력근을 동원하고자 했다. 마칭은 움직임의 각도상 코어 근력근들을 주로 동원해 줄 수 있으며, 복식 호흡은 코어 안정근들을 주로 동원해 준다.

코어운동2-마칭

매트에 누워 양 무릎은 90도가량 구부리고, 양발은 어깨너비 정도로 벌려준다. 양손은 엉덩이 옆쪽에 두고 준비한다. 턱은 가볍게 몸 쪽으로 당겨준다.

복식 호흡으로 배를 천천히 내밀면서 호흡을 들이마신다. 배가 빵빵해질 때까지 들이마셨다가 천천히 호흡을 내쉬면서 한쪽 무릎을 구부린 각도를 유지하며, 가슴 쪽으로 잡아당겨 준다. 호흡을 완전히 내쉬고, 배가 쏙 들어가도록 노력한다. 호흡을 복부로 들이마시면서 당겼던 무릎을 천천히 펴서 원래의 자세로 돌아간다. 다시 호흡을 내쉬면서 반대쪽 무릎을 천천히 가슴 쪽으로 잡아당긴다. 복부가 최대로 들어갈 때까지 호흡을 내쉬었다가 호흡을 다시 들이마시면서 천천히 무릎을 펴서 원래의 자리로 돌아간다.

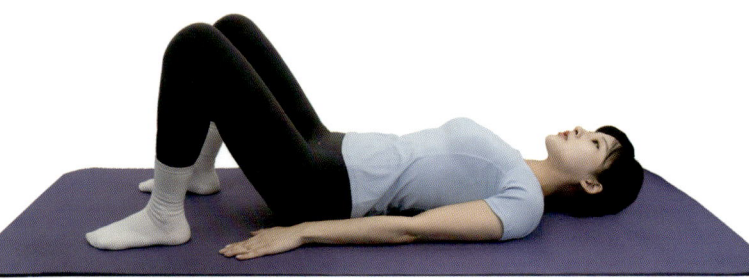
준비자세

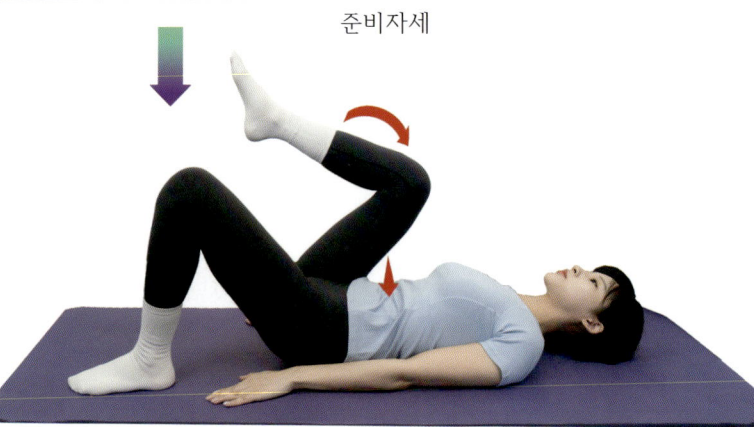
(수축)

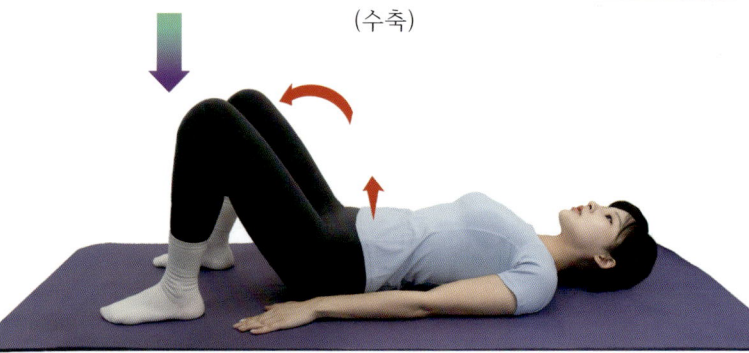
(이완)

양다리를 교대로 복식 호흡과 함께 실시하며, 10회 이상 반복해서 실시해 준다.

chapter 3 - 2단계 : 활성화(Activation)단계

3. 복식 호흡과 함께하는 플로어 브릿지 : 플로어 브릿지는 미국 스포츠의학회 NASM에서 권장하는 코어 운동 중에 하나로 코어 근력근들의 이완과 수축에 도움이 되고, 밀어 올리는 동작에서 코어 안정근인 다열근이 동원될 수 있다. 여기에 더해 복식 호흡을 함께 섞어서 실시해 준다면 횡격막, 내복사근, 복횡근 등을 추가로 운동시켜줄 수 있다. 일반적으로 알려진 힙브릿지 운동은 대둔근 운동으로 밀어 올리는 부분에서 엉덩이를 수축하며 강하게 밀어 올려주지만 플로어 브릿지의 경우는 코어 파워근육들의 동원을 원하지 않기 때문에 아주 천천히 실시해 준다는 차이점이 있다.

코어운동3플로어브릿지

바닥에 누워 무릎은 구부리고, 양발은 어깨너비 정도로 벌려준다. 이 때, 양발을 엉덩이 쪽으로 조금 더 당겨주어 수축 시 대퇴사두근이 덜 동원될 수 있도록 해 준다. 양손은 엉덩이 옆에 30도가량 벌려 손바닥이 바닥을 향하게 두어 운동 시 안정적인 자세를 만들 수 있도록 한다. 턱은 몸통쪽으로 가볍게 당겨준다.

호흡을 들이마시면서 천천히 배를 최대한 내밀어준다. 배가 빵빵해

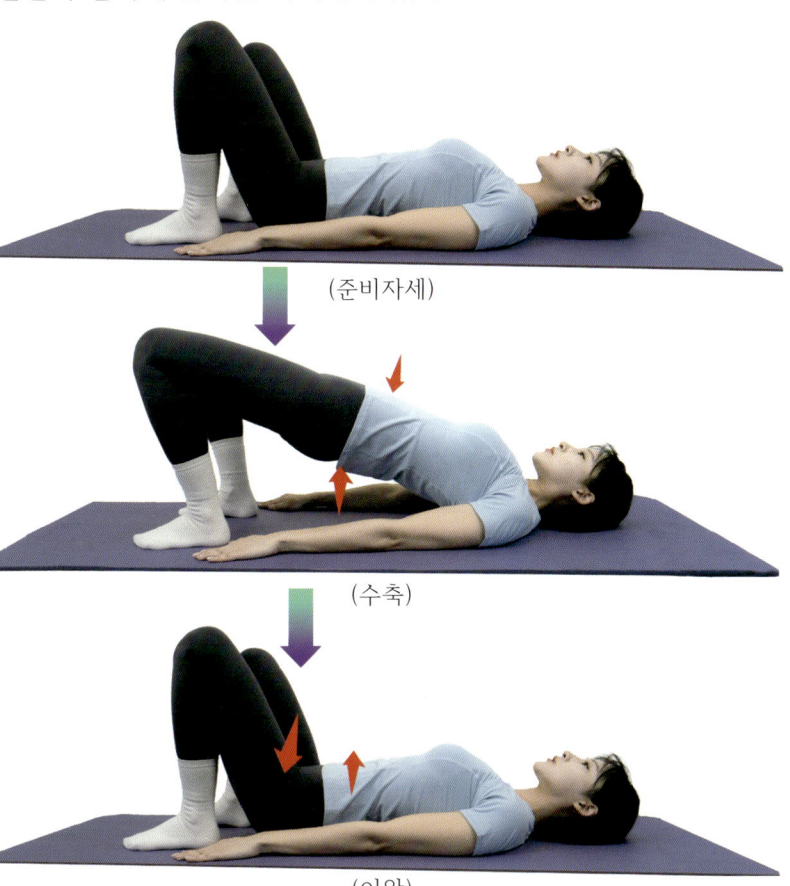
(준비자세)
(수축)
(이완)

질 때까지 내밀었다가 호흡을 내쉬면서 천천히 엉덩이를 들어 올려준다. 호흡을 완전히 내쉬어 배가 홀쭉해질 수 있도록 하며, 몸통이 일자가 될 정도까지 밀어 올린다.

호흡을 들이마시면서 천천히 엉덩이를 내려 원래의 자세로 돌아간다. 엉덩이가 바닥에 닿은 시점에서 호흡은 최고로 들이마시고, 배는 최대한 빵빵하게 나온 상태여야 한다. 10회 이상 반복해서 실시해 준다.

chapter 3 - 2단계 : 활성화(Activation)단계

4. 한쪽 무릎 당기고, 반대쪽 팔로 버티기 : 무릎 당기고, 팔로 버티기 동작은 플랭크가 너무 힘든 사람들이 배에 힘을 주고 버티는 동작을 할 수 있도록 해 준다. 배에 힘을 주고 딱딱하게 만들어서 버티는 동작은 코어 안정근들을 운동시켜 줄 수 있으며, 한쪽 무릎을 당겨줌으로써 코어 근력근인 대요근같이 사선 형태를 가진 근육들을 추가로 동원해줄 수 있다. 주의해야 할 점은 너무 강하게 당기게 되면 원하는 근육들이 제대로 작동하지 못하게 되고, 사타구니 부분 등에 경련을 일으킬 수 있으며, 허리에 힘이 들어가게 되기도 한다. 따라서, 무릎을 당기는 동작에서 약하게 지긋이 당겨주는 것이 좋다.

매트에 누워 양 무릎은 90도 정도 구부려 골반 너비 정도로 발을 벌려두고 준비한다. 한쪽 팔을 펴고, 다른쪽 무릎을 반대편 어깨 방향으로 당겨 준다. 당기는 무릎의 사선 윗부분에 편 팔의 손을 대고 준비한다. 무릎을 지긋이 잡아 당기고, 팔에는 약간의 힘을 주어 버텨준다. 이때, 턱이 위로 올라가거나 버티는 팔의 어깨를 위로 들어 올리지 않도록 주의한다. 배에 힘을 주고, 5초가량 유지했다가 힘을 빼서 준비 자세로 돌아간다. 반대쪽 팔을 펴고, 반대쪽 무릎을 들어 같은 자세를 만들어준다. 배에 힘을 주고,

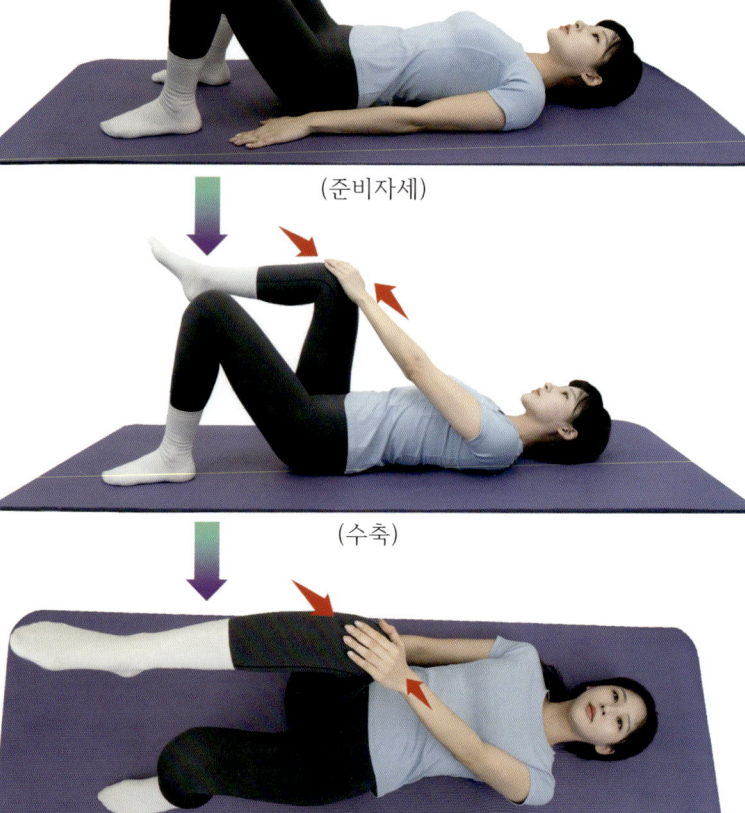

(준비자세)

(수축)

(수축)

5초가량 유지했다가 다시 준비자세로 돌아간다. 10회가량 교대로 실시해 준다.

chapter 3 - 2단계 : 활성화(Activation)단계

5. 양 무릎 당기고, 양팔로 버티기 : 양 무릎 당기고, 양팔로 버티기 역시 플랭크를 할 수 없는 사람들이 초기에 코어 안정근을 운동시켜 줄 수 있는 운동이다. 배에 힘을 주고 버티는 동작은 코어 안정근들을 동원해주며, 무릎을 지긋이 잡아당기는 동작은 코어 근력근인 요방형근과 골반저근을 추가로 동원해준다. 주의해야 할 점은 한쪽 무릎 당기고, 반대쪽 팔로 버티기와 같이 너무 강하게 당기지 않아야 한다는 것이다. 버티는 시간 역시 호흡이 나도 모르게 멈출 수 있으니 5초 정도씩만 유지해 주는 정도로 반복해서 실시해 주는 것이 바람직하다.

양무릎 양팔로 버티기

매트에 누워 양발은 골반 너비로 벌리고 준비한다. 양팔을 펴고, 양 무릎을 잡아당겨 양 무릎의 중간부에 손을 대고 버텨준다. 양 무릎을 지긋이 잡아당기고, 양팔은 약간의 힘을 주어 버텨준다. 이때, 턱이 위로 올라오거나 양쪽 어깨가 위로 올라오지 않도록 잘 제어하고 실시해 준다. 이것은 원하지 않는 근육의 동원을 막기 위한 것으로 터틀넥과 라운드 숄더를 만드는 주요 인자들이 주로 동원된다는 것을 알고 있는 것이 좋다. 배에 힘을 주고 5초가량 유지했다가 천천히 고관절을 펴서 준비자세로 돌아간다. 10회 이상 실시해 준다.

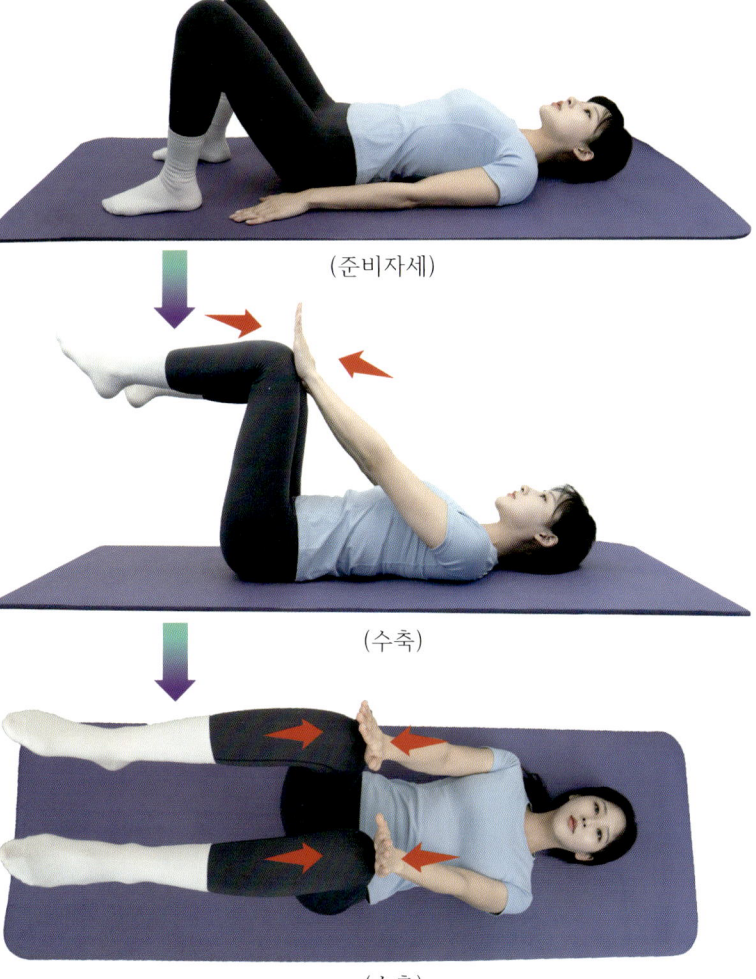
(준비자세)
(수축)
(수축)

chapter 3 - 2단계 : 활성화(Activation)단계

6. 플로어 프론 코브라 : 플로어 프론 코브라 동작은 터틀넥과 라운드숄더, 흉추후만 등의 상체 불균형 교정 시 활성화 운동으로 사용되는 대표적인 운동이다. 어디에 포커스를 맞추고, 어떻게 실시하느냐에 따라 운동의 효과는 달라질 수 있지만 플로어 프론 코브라 동작은 바른 자세를 만들어줌으로써 코어의 안정성에 매우 바람직한 영향을 끼칠 수 있다고 본다. 물론, 코어 안정근 중에 앞의 운동들에서 잘 동원되지 않았던 다열근을 동원할 수 있다는 점도 큰 의미가 있는 운동이라고 할 수 있겠다.

플로어 프론 코브라

매트에 엎드려 양발은 어깨너비로 벌리고, 다리는 편 상태로 바닥에 앞꿈치를 고정해 준다. 이것은 들어 올리는 동작에서 하체 근육의 동원을 최소화해 준다. 양팔은 엉덩이 옆쪽에 15도가량 벌려 손바닥을 바닥에 두며, 턱은 바닥에 받쳐두고 준비한다. 호흡을 들이마셨다가 내쉬면서 천천히 상체를 들어 올리면서 양손을 최대한 외회전 시켜준다. 이때, 등의 윗부분 중앙부에 있는 능형근의 수축에 포커스를 맞춰주어야만 한다. 상체는 절반 정도만 들어 올린다는 느낌으로 들어 올린다. 턱은 앞으로 나가는 것을 막기 위해 몸쪽으로 당겨준다. 잠시 멈췄다가 천천히 상체를 숙여 준비 자세로 돌아간다. 척추에 붙어 있는 작은 근육들인 다열근의 동원을 위해 동작은 천천히 실시해 주며, 너무 강하게 수축하지 않도록 주의한다. 10회 이상 반복해서 실시해 준다.

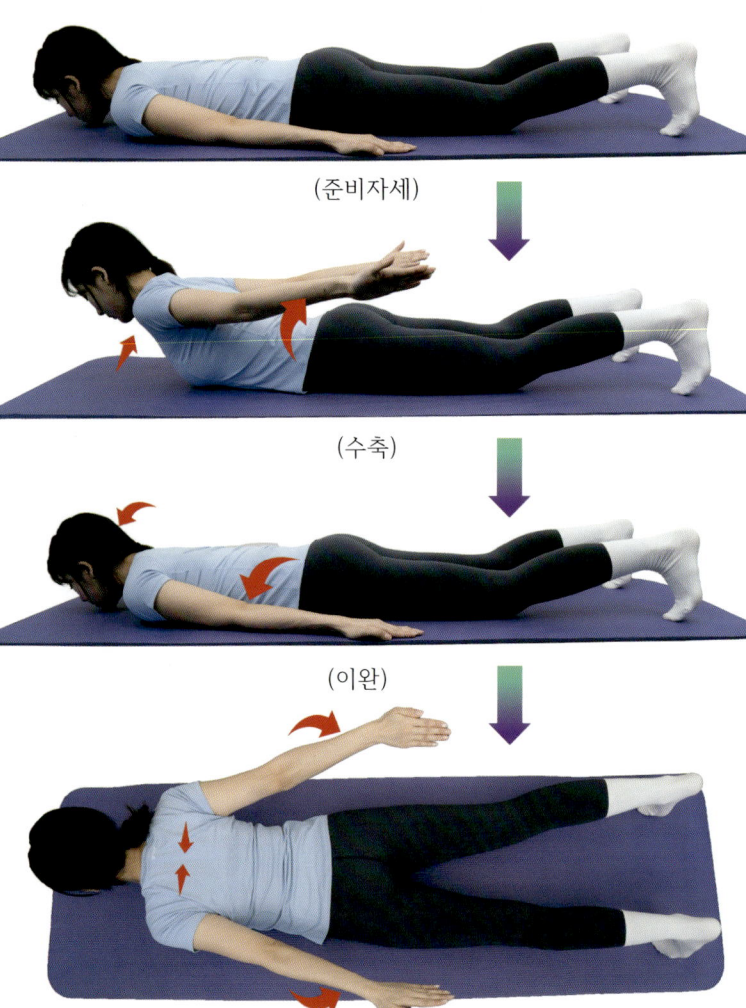

(준비자세)

(수축)

(이완)

(수축)

chapter 3 - 2단계 : 활성화(Activation)단계

7. 변형된 슈퍼맨 자세 : 슈퍼맨 자세는 대부분이 알고 있는 운동일 것이다. 슈퍼맨 자세는 척추기립근과 대둔근 등을 운동시켜 줄 수 있는 대표적인 운동 중의 하나이다. 하지만, 코어 근육의 특성에 맞춰 운동법을 약간만 변형해 준다면 매우 좋은 코어 운동이 될 수 있다. 변형된 슈퍼맨 자세의 핵심은 다열근의 동원에 맞춰져 있다. 다열근은 척추뼈 하나하나에 직접 붙어 있는 매우 작은 근육들의 조합이다. 따라서, 동작 시 곁에 있는 큰 근육들이 잘 동원되지 않도록 천천히 가볍게 실시해 주는 것이 좋다. 또한, 대근육들의 강한 수축을 막기 위해 동작의 가동 범위를 절반 정도로 제한해서 실시해 주는 것이 좋다.

변형된 슈퍼맨 자세

매트에 엎드려 양팔은 어깨너비 정도로 벌려 머리 위쪽으로 펴준다. 양발은 어깨너비 정도로 벌려 발끝을 아래로 펴준다. 호흡을 들이마셨다가 내쉬면서 천천히 팔과 다리를 함께 들어 올린다. 등 쪽에 집중해 주며, 절반 정도만 들어 올리도록 한다. 호흡을 들이마시면서 천천히 팔과 다리를 내려 준비자세로 돌아간다. 10회 이상 반복해서 실시해 준다.

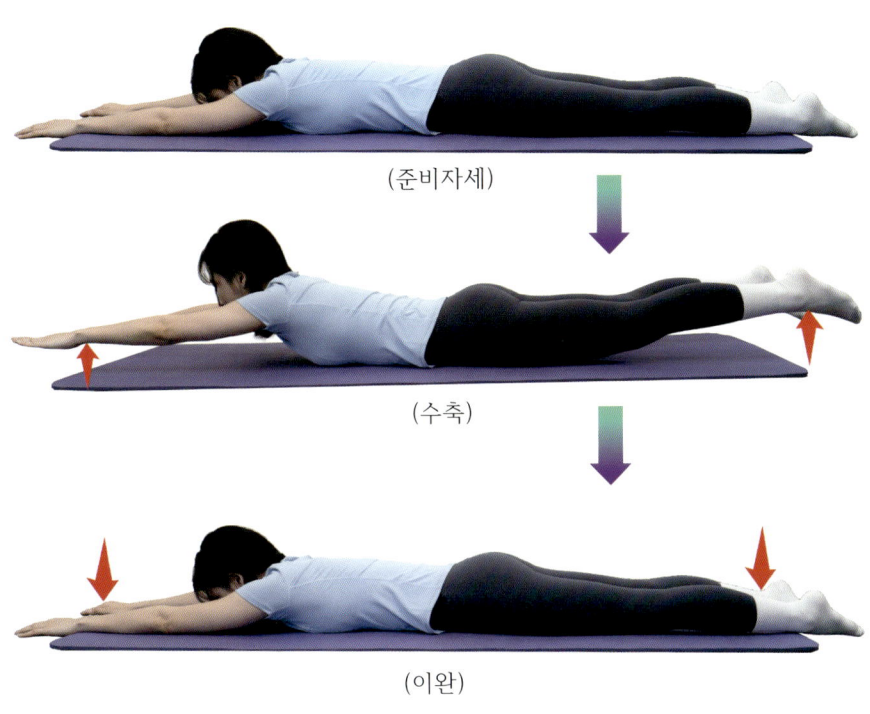

(준비자세)

(수축)

(이완)

chapter 3 - 2단계 : 활성화(Activation)단계

8. 골반 안정화 3단계 운동 : 골반 안정화 3단계 운동은 코어 근력근들과 고관절 회전근들의 강화를 목적으로 한다. 고관절의 가동 범위를 방향과 각도에 맞춰 움직여 줌으로써 코어 근력근들의 강화를 통한 골반의 안정화를 만들 수 있으며, 고관절의 회전에 관여하는 고관절 회전근들의 강화를 통해 고관절이 부드럽게 작동할 수 있도록 해 준다.

골반안정화3단계운동

준비 자세 : 한쪽 팔꿈치를 구부려 바닥에 두고 옆으로 누워 양다리는 편 상태로 준비한다. 반대쪽 손은 몸통 앞쪽에 두어 운동 동안 중심을 잡도록 한다.

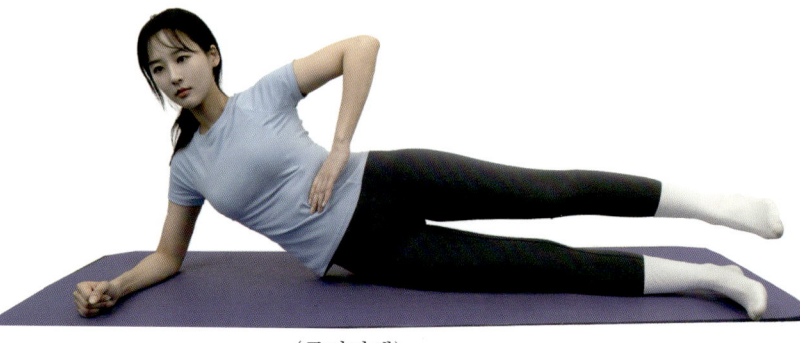
(준비자세)

머리는 단단히 펴고, 가슴에도 힘을 주어 펴 줌으로써 고정된 자세로 인한 어깨 부위 통증 발생을 예방한다. 양발을 앞쪽으로 10도가량 이동시켜 중심이 잘 잡힐 수 있도록 한다.

1단계 : 위쪽 다리를 골반 너비 정도로 들어 올려 준비한다. 다리는 편 상태로 바닥에서부터의 높이를 유지한 채 호흡을 내쉬면서 천천히 몸통 앞쪽으로 잡아당겨 준다. 배에 힘이 들어가고 최대점에 도달했을 때 정지했다가 호흡을 들이마시면서 천천히 반대쪽으로 회전시켜 처음 자세로 돌아간다. 운동의 포인트는 운동 동안 다리의 높이를 일정하게 유지해 주는 것과 천천히 움직여 준다는 것이다. 10회 이상 반복해서 실시해 준다.

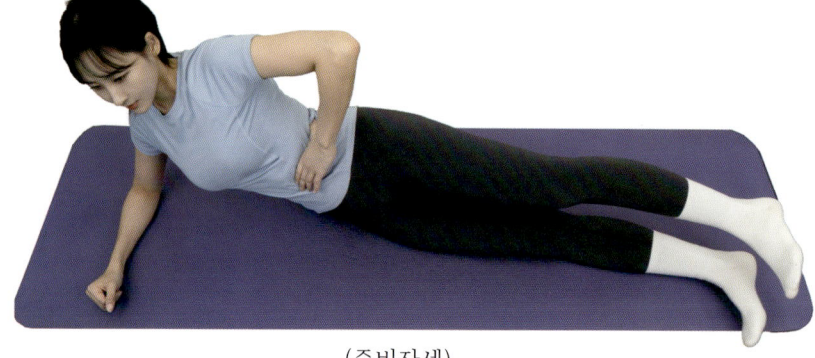
(준비자세)

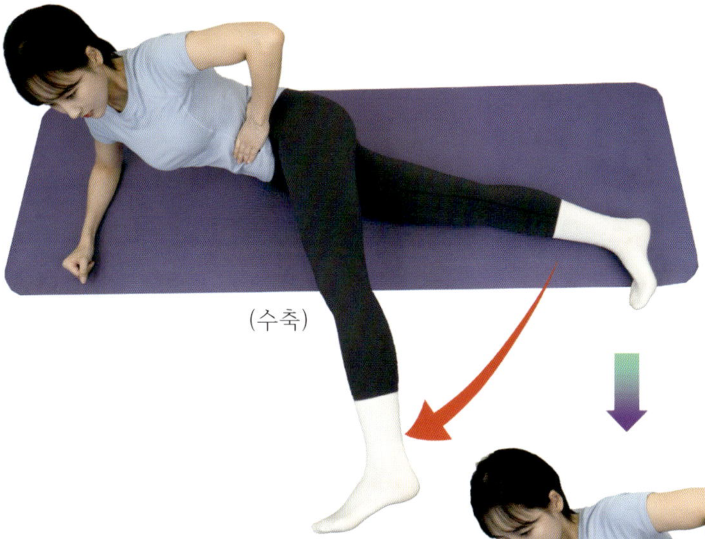

chapter 3 - 2단계 : 활성화(Activation)단계

(수축)

(이완)

2단계 : 위쪽 다리를 골반 너비 정도로 들어 올린 자세를 유지한 채 호흡을 내쉬면서 뒤쪽으로 회전시켜 준다. 엉덩이에 힘이 들어가고 최대점에 도달했을 때 정지했다가 호흡을 들이마시면서 다시 천천히 앞쪽으로 회전시켜 처음 자세로 돌아온다. 천천히 움직이고, 높이를 일정하게 유지하며 실시해 준다. 10회 이상 반복해서 실시해 준다.

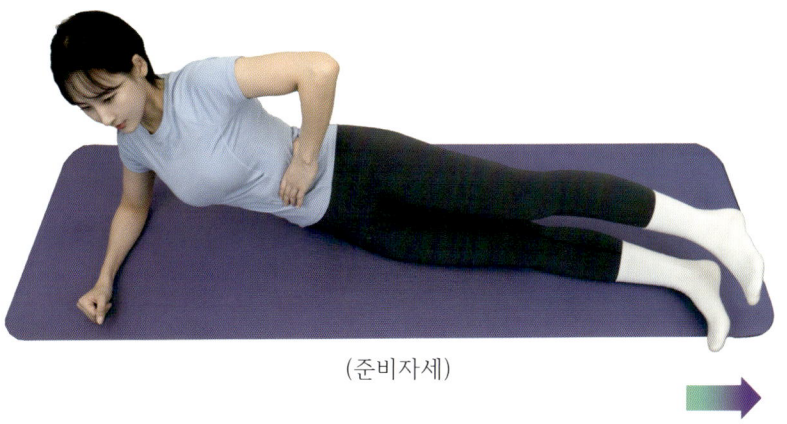

(준비자세)

chapter 3 - 2단계 : 활성화(Activation)단계

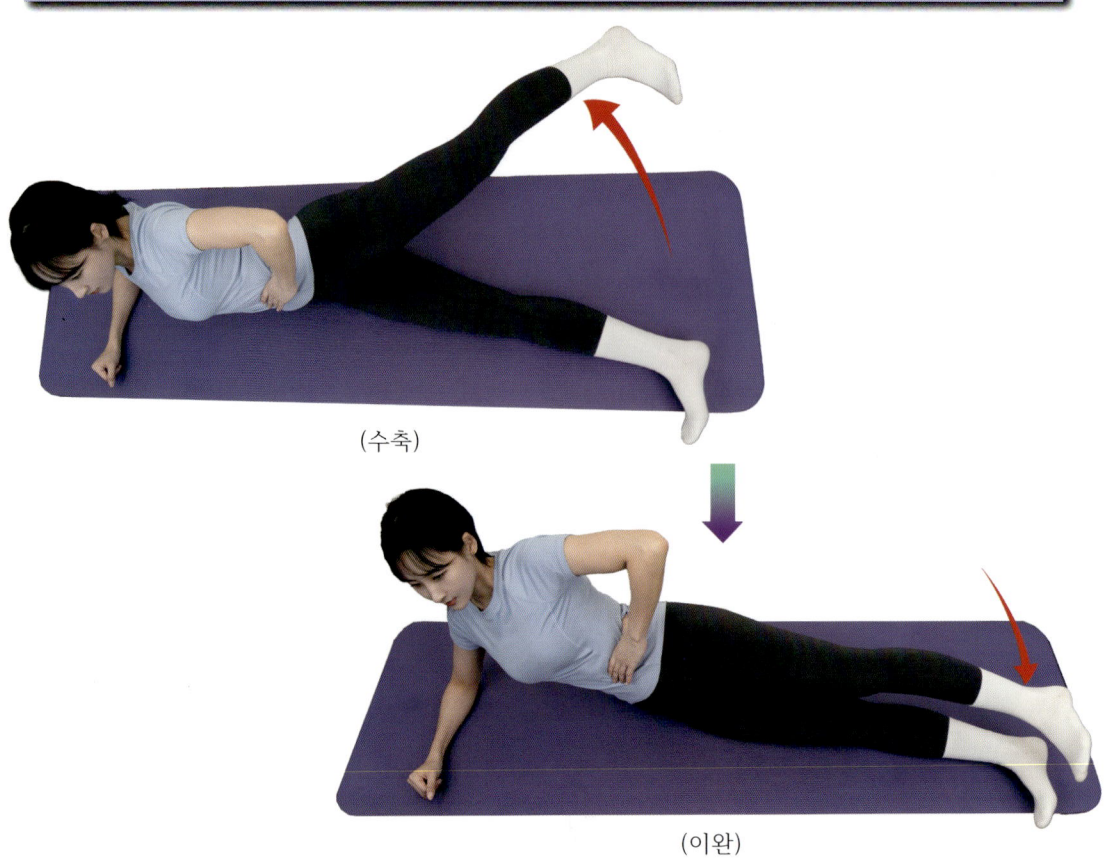

(수축)

(이완)

3단계 : 다리를 골반 너비 정도로 들어 올린 상태에서 뒤꿈치를 고정하고, 호흡을 내쉬면서 앞꿈치를 바깥쪽으로 천천히 외회전시켜 준다. 최대로 돌렸다가 호흡을 들이마시면서 천천히 내회전시켜 처음 자세로 돌아온다. 주의해야 할 점은 천천히 움직여야 한다는 것과 뒤꿈치의 높이는 운동 동안 골반 너비 정도를 계속해서 유지해야 한다는 것. 그리고, 운동 중에 골반이 앞꿈치를 따라 앞뒤로 회전하지 않아야 한다는 것이다. 10회 이상 반복해서 실시해 준다.

 한쪽으로 3단계 운동을 연속으로 시행해 주고, 반대편으로도 똑같이 실시해 준다. 고관절 회전근들이 너무 약한 사람들은 처음에는 10회 정도를 연속으로 시행할 수 없을 수도 있다. 이런 경우는 적은 숫자로 실시하고, 숫자를 점차 늘려가도록 한다. 또한, 체력이 많이 떨어져 있고, 심각하게 고관절 회전근이 약한 사람들의 경우는 한 번만 반복하고, 다리를 내렸다가 다시 들어서 실시하고, 다시 내리는 것을 반복해서 실시해 주는 것으로 시작해야 할 수도 있을 것이다.

chapter 3 - 2단계 : 활성화(Activation)단계

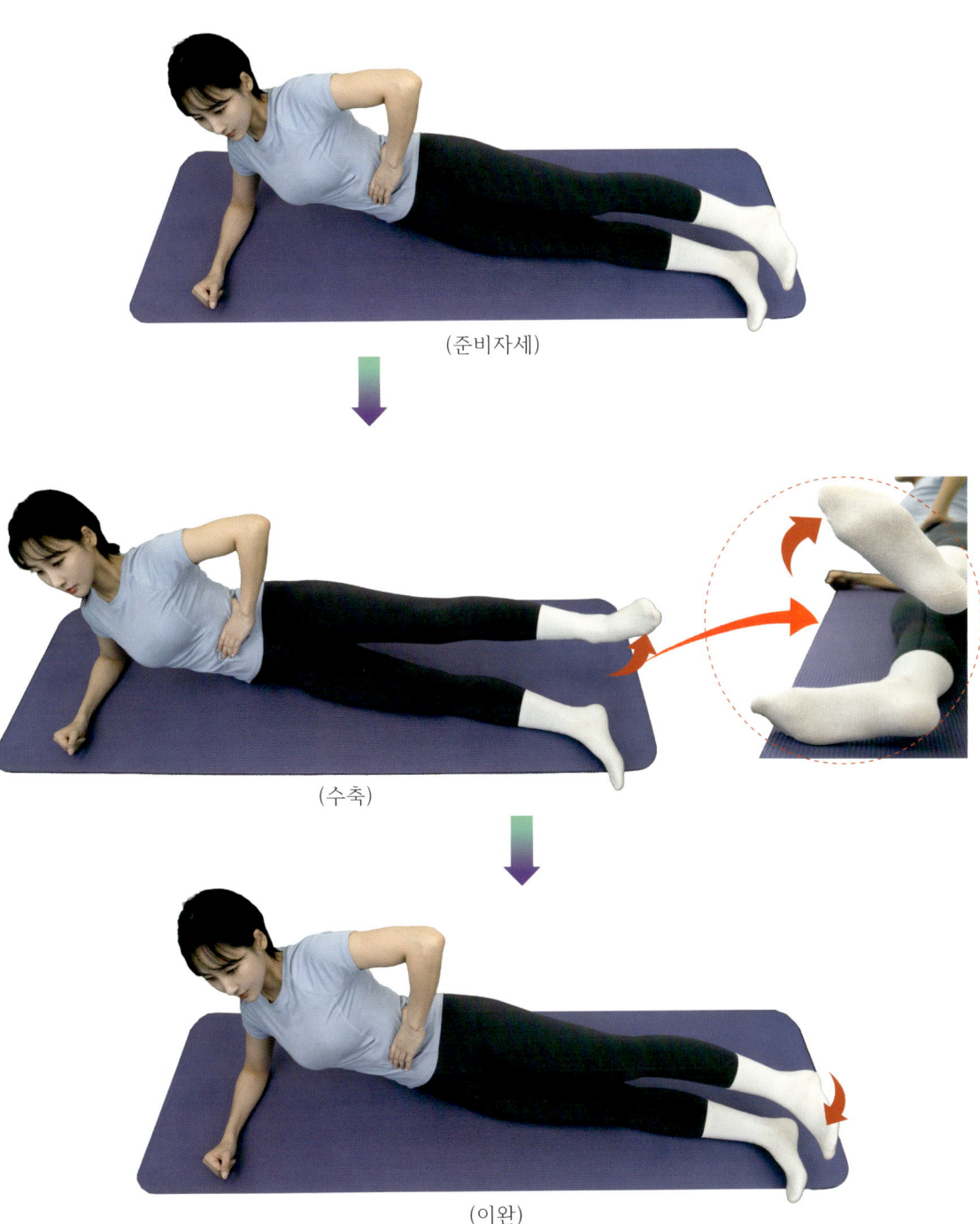

(준비자세)

(수축)

(이완)

chapter 3 - 2단계 : 활성화(Activation)단계

9. 플랭크 : 플랭크는 대표적인 코어 운동으로 대부분의 사람이 알고 있는 운동이다. 플랭크는 배에 힘을 주고 버팀으로써 복압을 상승시켜 주는 코어 안정근인 횡격막, 내복사근, 복횡근을 동원할 수 있으며, 이외에도 코어 주변 대부분 근육을 운동시켜주는 등척성 운동 중에는 가장 대표적인 운동이다. 코어 운동에서는 코어 안정근들의 동원을 목표로 시행해 주기 때문에 다른 근육들은 최대한 동원이 덜 되도록 자세를 정확하게 잡고 실시해야 한다. 이 부분이 제대로 접목되지 않는다면 팔과 다리가 더 많이 운동 되고, 목표한 코어 근육들은 거의 운동이 되지 않을 수도 있음을 명심해야 한다.

플랭크

 팔꿈치를 구부려 바닥에 두고 엎드린다. 양발은 어깨너비 정도로 벌려 앞꿈치로 고정한다. 몸통은 일자로 만들어준다. 이때, 팔꿈치는 어깨의 바로 아래에 두어 팔로 과도하게 힘이 들어가지 않도록 한다. 또한, 발의 뒤꿈치를 아래쪽으로 밀어 다리가 최대한 펴지도록 한다. 복부에 힘을 주고, 호흡은 끊기지 않도록 자연스럽게 한다. 처음에는 적은 시간 동안 실시해 주고, 능력이 늘어난다면 조금씩 시간을 늘려간다.

 플랭크가 불가능한 사람들은 무릎을 꿇고 실시하는 플랭크로 시작해서 나중에 다리를 펴고 실시하는 플랭크로 발전시켜 나가는 것도 좋다. 무릎을 구부리고 실시하는 플랭크마저도 불가능한 사람들은 앞에서 소개한 '한쪽 무릎 당기고, 반대편 팔로 버티기' 동작이나 '양 무릎 당기고, 양팔로 버티기' 동작을 통해 코어 안정근들을 어느 정도 단단하게 만든 후 플랭크 동작에 도전하는 것도 바람직해 보인다.

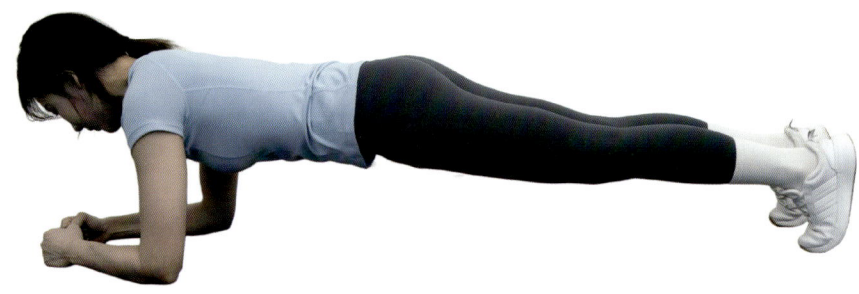

chapter 3 - 2단계 : 활성화(Activation)단계

10. 사이드 플랭크 : 사이드 플랭크는 플랭크보다 많이 실시하지 않는 경향이 있다. 플랭크로도 충분히 복압을 상승시키고, 복부 전체 운동이 가능하기 때문이기도 하겠지만 사이드 플랭크는 플랭크와는 다르게 운동 시 아래쪽 옆구리를 매우 강하게 자극해 줄 수 있다. 한쪽 팔과 한쪽 다리로 버티기 때문에 양팔과 양발로 중심을 잡는 플랭크에 비해 중심을 잡기가 힘들어서 더 어려운 운동으로 느껴진다.

사이드 플랭크

 한쪽 팔꿈치를 구부려 전완을 몸통과 수직이 되도록 몸 아래쪽에 두고, 양발은 모아서 다리를 구부린 자세로 옆으로 누워서 준비한다. 다리를 펴면서 머리에서 발까지 일자가 되도록 한다. 옆구리에 힘을 주고, 호흡은 자연스럽게 실시한다. 처음에는 적은 시간 동안 실시해 주고, 능력이 늘어난다면 조금씩 시간을 늘려간다.

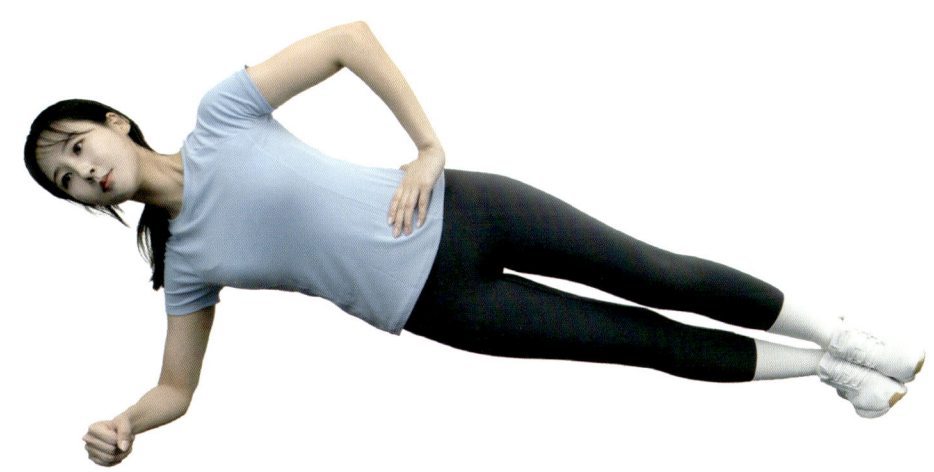

chapter 3 - 2단계 : 활성화(Activation)단계

<고유감각 수용성 트레이닝>

비활동적인 생활습관으로 인한 근육의 약화 또는 과도한 활동으로 인한 근육의 단축은 자세의 변화를 만들게 되고, 이것은 잘못된 습관을 만들게 된다. 또한, 어떤 특별한 이벤트에 의한 부상이나 움직임 변형, 관절의 형태를 무시한 잘못된 운동법 등은 우리의 몸을 변화시키게 되고, 이것과 함께 근육의 약화까지 온다면 제대로 서 있지도 못할 정도로 신체를 변화시킬 수 있다.

이런 신체의 변화에 매우 중요한 역할을 하는 감각 센서가 바로 고유감각 수용기 중에 인체의 관절부에 위치하는 관절 수용기들이다. 앞에서 말했듯이 인체의 고유감각 수용기들은 각자 특별한 기능들이 있다. 이중 고유감각 수용성 트레이닝과 관련 있는 고유감각 수용기는 관절 수용기다.

인체에는 관절의 위치를 알려주는 위치 센서 역할을 하는 여러 가지의 관절 수용기들이 존재한다. 이 수용기들은 관절의 위치를 뇌로 전달해 주는 센서 역할을 하는데, 이런 이유로 인간은 눈으로 보고 있지 않더라도 원하는 움직임을 어느 정도 만들 수 있다.

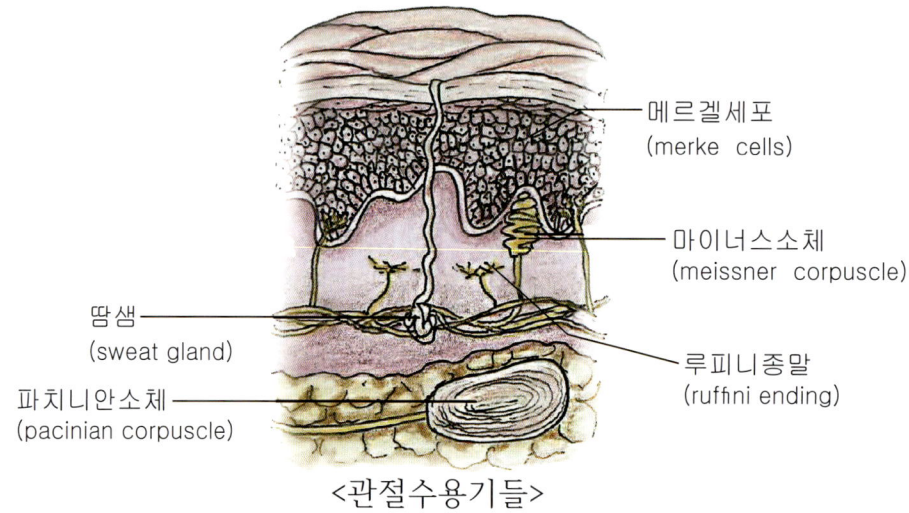

<관절수용기들>

위치 센서 역할을 하는 고유감각 수용기들은 부상이나 잘못된 움직임, 잘못된 운동 등으로 인해 변화될 수 있다. 즉, 잘못된 자세로 실시하는 운동이나 변형된 움직임이 반복되면 고유감각 수용기들은 그 잘못된 위치를 바른 위치로 인식한다는 것이다. 이런 이유로 한 번 변형된 고유감각 수용기들은 근육의 불균형을 잡는다고 하더라도 잘못된 자세의 관절 위치로 다시 관절을 움직이게 한다.

chapter 3 - 2단계 : 활성화(Activation)단계

그렇다면, 고유감각 수용기의 감각 정보는 한 번 변형되면 되돌릴 수 없다는 것인가? 그렇지 않다!

변형이 일어난다는 것은 또다시 변형이 일어날 수도 있다는 것을 암시한다. 즉, 변형된 관절을 트레이닝을 통해 바른 위치로 되돌려주는 훈련과 함께 고유감각 수용성 트레이닝이 이루어진다면 위치 센서인 관절수용기들은 관절의 바른 위치를 다시 재인식할 수 있다는 말이다.

여기서 사전 전제 조건이 있는데 그것은 바로 타이트한 근육이 한 방향으로 관절을 잡아당기고 있지 않아야 한다는 것과 그 반대쪽에 있는 근육이 과도하게 이완되어 있지 않아야 한다는 것이다. 쉽게 말하자면 단축된 근육들의 충분한 이완이 이루어진 후 이완된 반대쪽 근육의 강화와 위치가 변형된 관절에 대한 고유감각 수용성 트레이닝이 함께 이루어져야 한다는 것이다. 또한, 한 부분이 아니라 전체를 다 포함해서 통합적으로 이루어져야만 한다는 것과 개인의 자세나 습관을 바꾸려는 의지와 노력이 매우 중요한 부분을 차지한다는 것이다.

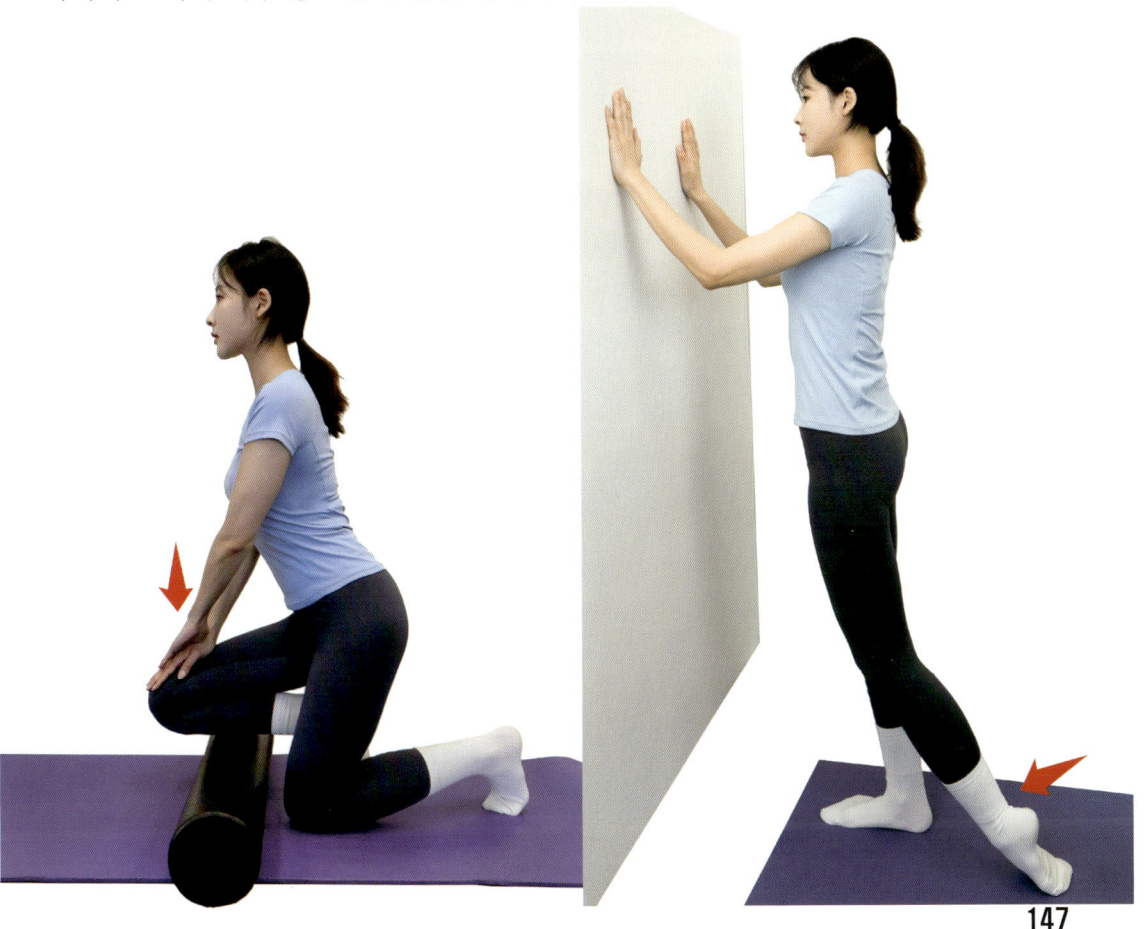

chapter 3 - 2단계 : 활성화(Activation)단계

 이런 고유감각 수용성 트레이닝을 위해서는 서 있거나, 앉아 있거나, 누워 있거나, 걷거나, 쪼그려 앉았다 일어서는 움직임 등의 자세와 움직임에 대한 교정이 필요한데 이것은 자세 및 습관의 교정 단계와 겹쳐진다고 할 수 있다. 다른 부분은 자세 및 습관의 교정 단계 부분에서 다루기로 하고, 여기서는 변형된 관절 수용기의 재정렬을 위한 트레이닝 중에 가장 중요한 도구로 사용되는 스쿼트와 걷는 자세 교정에 대해서만 알아보도록 하겠다.

 스쿼트 교정 : 일상생활이나 일을 할 때 인간은 쪼그려 앉았다가 일어나는 동작을 매우 많이 하게 된다. 이런 스쿼트 동작이 바르지 못하거나 부드럽지 못하다면 관절에 문제를 일으키고, 통증으로 발전하며, 결국에는 관절을 제대로 작동하지 못할 정도로 망가뜨리게 된다. 운동 검사 시 스쿼트의 변형에서 많은 체형 변화를 감지하게 되는데, 이것은 체형의 변화가 강력한 움직임인 스쿼트를 만났을 때 보다 강력하게 표현이 되기 때문이다. 즉, 스쿼트가 완벽하고, 자연스럽게 만들어진다는 것은 체형 변화의 많은 부분이 해결되었다는 것을 말해준다고 하겠다. 단축된 근육을 찾아내어 이완시켜 주고, 이완되어 약해진 근육들은 운동해서 강화해주는 초기 체형교정 과정을 거친 후 스쿼트 자세 교정을 통해 고유감각 수용성 트레이닝을 해 주어야만 어렵지 않게 스쿼트 자세를 교정할 수 있다. 만약, 초기 체형교정 과정을 거치지 않고 스쿼트를 교정하려고 한다면 단축된 근육들은 관절을 잡아당겨 비틀게 되고, 이완된 근육들은 약해져서 밸런스를 전혀 잡을 수가 없으므로 관절은 잘못된 길로 움직이게 되며, 이는 운동이 오히려 독이 되는 상황을 만들게 된다. 초기 체형교정 과정인 이완과 활성화가 이루어졌다는 전제하에 바른 스쿼트 자세에 관해 이야기해 보자.

 양발은 어깨너비 정도의 스탠다드 스탠스로 준비한다. 이때, 양발은 11자 형태를 만들어야 하며, 두 번째 발가락이 가운데 올 수 있도록 한다. 무릎은 관절이 잠기지 않도록 허벅지에 아주 약간의 힘을 주고 선다. 허리는 펴고, 능형근에 힘을 주어 가슴과 어깨를 펴준다.

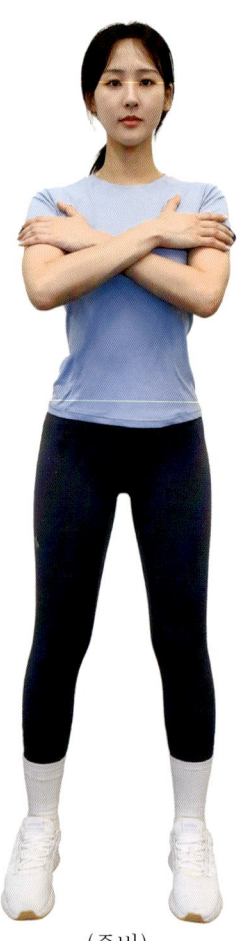

(준비)

chapter 3 - 2단계 : 활성화(Activation)단계

운동 중에 상부 승모근에 힘이 들어가지 않도록 주의해야 한다. 머리는 앞으로 나아가지 않아야 하며, 턱을 당겨 목이 일자로 펴질 수 있도록 한다. 시선은 정면의 거울을 보며 준비한다. 양팔은 팔꿈치를 90도 정도 구부려 몸통 앞쪽에 겹쳐두고 준비한다.

호흡을 들이마시면서 천천히 무릎과 고관절을 구부려 내려간다. 팔 역시 밸런스를 잡기 위해 살짝 앞으로 들어준다. 무게중심이 잘 잡혔는지를 가늠하기 위해 운동 동안 발바닥 전체에 힘이 들어가는지를 확인하고 맞춰주어야 한다. '무릎이 앞꿈치보다 나아가면 안된다!'라든지 '뒤꿈치에 힘을 주고 내려가라!'는 통용되는 법칙 같은 말들은 적용하지 않는 것이 좋다. 내려가는 동안 허리는 앞으로 휘거나 뒤로 휘지 않고 중립 상태를 유지해야 하며, 무릎은 11자인 발의 두 번째 발가락과 무릎뼈 중간을 일치시키며 움직임을 만들어야 한다. 팔을 들어 올리는 동작에서 최대한 상부 승모근이 동원되지 않도록 주의한다.

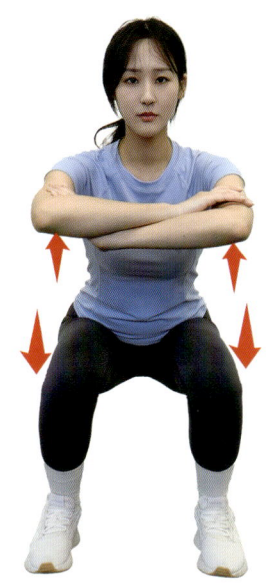
(이완)

허벅지가 바닥과 평행이 될 정도까지 내려간 후 잠깐 정지하고, 무릎의 위치와 허리 펴짐, 무게중심이 발바닥의 가운데 있는지를 확인한다. 옆에서 봤을 때 상체와 종아리가 45도 정도로 만들어지는 것이 이상적이지만 사람마다 차이가 있음은 인정해야만 한다. 허벅지 앞쪽에 힘을 주고, 천천히 일어서서 준비자세로 돌아간다. 본인의 능력에 맞추어 숫자를 반복하고, 세트를 추가한다. 너무 욕심을 내다보면 자신이 제어할 수 없는 변형이 일어날 수 있으니 욕심을 버리고, 자신의 능력에 맞춰 천천히 늘려가도록 한다.

변형된 관절들이 제 위치로 돌아오고, 약하거나 타이트한 근육들이 균형을 이룰 때까지는 꽤 많은 시간이 걸릴 수도 있다. 하지만, 스쿼트 동작을 바로 잡을 수만 있다면 그 정도의 시간과 노력의 투자가 아깝지는 않을 것이다. 이것은 체형의 변화로 인한 근골격계의 많은 변화와 병증을 예방할 수 있는 가장 현명한 방법이다.

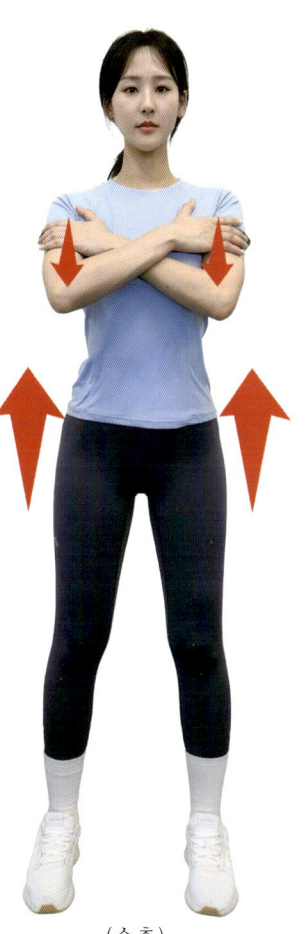
(수축)

chapter 3 - 2단계 : 활성화(Activation)단계

걷는 자세의 교정 : 사람들은 깨어 있는 동안 앉거나, 서 있거나, 걸어 다니게 되는데 활동적인 사람이라면 매우 많은 시간을 걷기도 한다. 긍정적인 변화를 목적으로 운동을 열심히 하겠지만 체형이 변형된 자세로 많은 시간을 걸어 다니는 것이 오랫동안 반복된다면 많은 문제를 일으킬 수 있다는 것을 인지하고, 건강한 삶을 위해 걷는 자세를 바르게 잡으려고 노력해야 한다.

걷는 자세는 서 있는 자세에서 만들어지는 변형들이 더 심화된다고 보는 것이 맞다. 걷는 동작은 서 있는 것보다 더 큰 노력이 필요하기 때문이라고 할 것이다. 이 부분에서는 '서 있는 자세의 교정' 부분에서 말한 교정적인 부분은 제외하고, 걷는 자세의 교정에 대해서만 집중적으로 이야기해 본다.

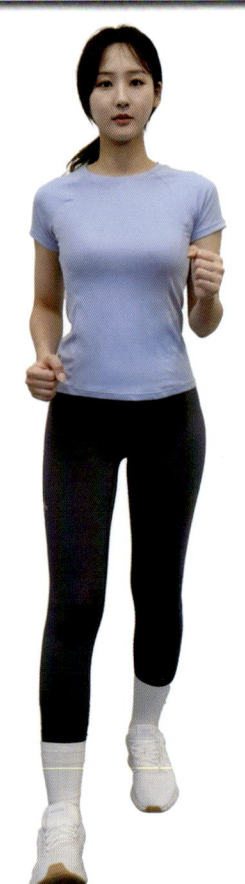

(정면)

워킹 학자들이 말하는 바르게 걷는 자세는 몸을 바르게 펴고, 자연스러운 움직임과 충격을 최소화할 수 있는 자세로 걷는 것이다. 이를 위해서 가장 먼저 필요한 것은 단축된 근육들의 이완과 이완된 근육들의 강화를 통한 기초적인 체형교정이다. 체형이 변형된 상태로 열심히 걷는 운동이나 활동을 한다면 관절의 변화와 통증으로 발전되기 마련이다. 김사부짐 운동과학센터 회원들은 근육을 이완시켜 주는 체형교정의 첫 단계만 지나도 일상생활에서 걸어 다니는 자세가 매우 부드러워졌다고 말한다. 이런 체형교정의 초기 단계가 마무리되고 나면 고유감각 수용성 트레이닝을 위해 걷는 자세도 바르게 잡아주어야 한다.

그저 "바르게 걸으면 되는 것 아닌가?"라고 묻는다면 "그게 말처럼 쉽지가 않다!"라고 답해야 할 것이다.

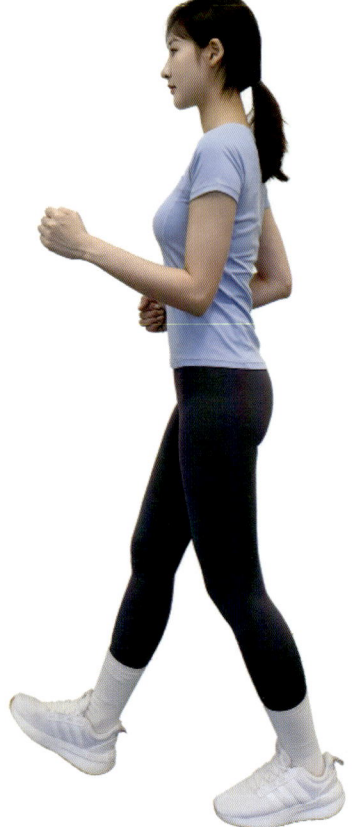

(측면)

chapter 3 - 2단계 : 활성화(Activation)단계

단축된 근육과 이완된 근육의 강화가 되지 않는다면 아무리 관절의 위치를 바로잡으려 해도 관절은 단축된 근육들이 잡아 당길 테니 그걸 이겨내고 바른 자세를 만든다는 것은 매우 힘든 일이다.

먼저 걷는 자신의 모습을 지켜볼 수 있는 전신 거울이 필요하다. 좀 더 디테일하게 잡아보려면 종이테이프를 골반 너비의 절반 정도 너비에 두 줄로 붙여놓고 걷는 연습을 해도 좋다. 전신 거울을 정면에 두고, 양발은 골반 너비의 절반 정도 넓이로 두고 준비한다. 허벅지에 힘을 약간 주어 무릎이 락킹되지 않게 하고, 허리는 편 상태로 하며, 등 가운데 있는 능형근에 힘을 주어 가슴과 어깨를 펴준다. 어깨 상부는 힘을 빼주고 목을 펴서 머리가 바로 설 수 있도록 해 준다. 양발은 두 번째 발가락이 가운데 위치하는 11자 형태를 유지해 준다. 천천히 한쪽 발을 앞으로 내밀어 발뒤꿈치가 바닥에 먼저 닿고, 자연스럽게 발가락으로 접촉 부위가 옮겨간다. 이때, 뒤쪽 다리의 무릎이 완전히 펴지는 락킹 자세를 만들면 안 되며, 발뒤꿈치가 안쪽으로 움직이지 않아야 한다.

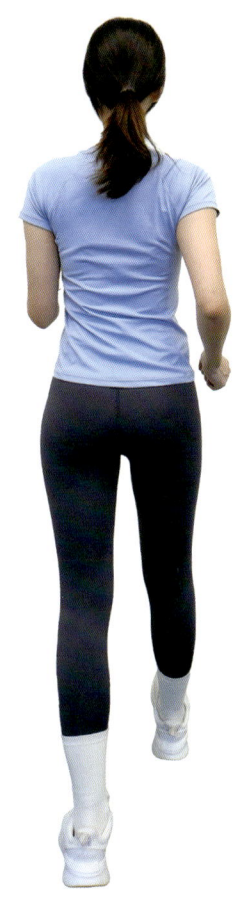

(후면)

팔자걸음으로 걷는 사람들은 앞발을 일자로 맞춘다고 해도 뒷발의 뒤꿈치가 회전하는 버릇이 남아있는 것이 보편적이다. 이것은 완벽한 교정이라 할 수 없다. 또한, 오다리와 엑스다리 체형을 가진 사람들은 걷는 자세에서 뒷다리를 완전히 펴는 버릇이 있는데 이 또한 교정의 대상이다. 이런 경우 보폭을 줄여서 무릎이 잠기지 않도록 노력하며, 발뒤꿈치가 안쪽으로 회전하지 않도록 주의해서 걷는 연습을 해 주어야 한다. 걷는 동안 몸통은 바른 자세를 유지해 주어야 하며, 거울을 보면서 변형된 자세가 있는지를 확인하고 수정해 준다. 처음에는 보폭을 좁게 하고, 아주 천천히 걸으면서 섬세하게 자세를 잡아주어야 한다. 이후에 보폭을 조금씩 늘려가면서 연습을 해 준다. 뒷발의 뒤꿈치가 바로 잡히지 않고 회전하는 경우에는 뒷발을 미는 동작만 반복해서 연습하며, 근육이 변화될 수 있도록 유도해 준다. 일상에서도 제대로 걷고 있는지 가끔 한 번씩 살펴보는 것은 매우 긍정적인 결과를 만들 수 있다.

chapter 3 - 2단계 : 활성화(Activation)단계

<부위별 활성화 및 강화 운동>

신체 부위별 운동법은 종류도, 방법도 매우 많다. 하지만, 체형교정을 목적으로 한 운동의 경우는 일반적인 운동보다 좀 더 디테일해 질 필요가 있다. 즉, 어떤 목적을 가지고, 어떤 근육에 특수적으로 운동이 이루어져야 하기 때문에 근육의 모양이나 위치, 작동 원리, 생리적 특성 등의 여러 가지 요소들이 운동에 접목되어야만 한다.

이번 파트에서는 신체의 변형을 바로 잡아주기 위해 약화되어 있는 근육들의 해부학적인 형태와 역학적인 작동 원리에 맞춰 특정 근육의 강화를 목적으로 시행하는 운동에 관해 이야기해 보도록 하겠다.

여기서 소개하는 운동들은 많이 알려진 보편적인 운동에서부터 잘 알려지지 않은 독특한 운동을 포함한다. 일부 운동은 특수한 목적을 위해 보편적인 운동을 변형해서 다루기도 했다. 또한, 장소 등에 제한을 많이 받지 않게 하려고 최소한의 도구만을 사용해서 할 수 있는 운동 위주로 구성했다.

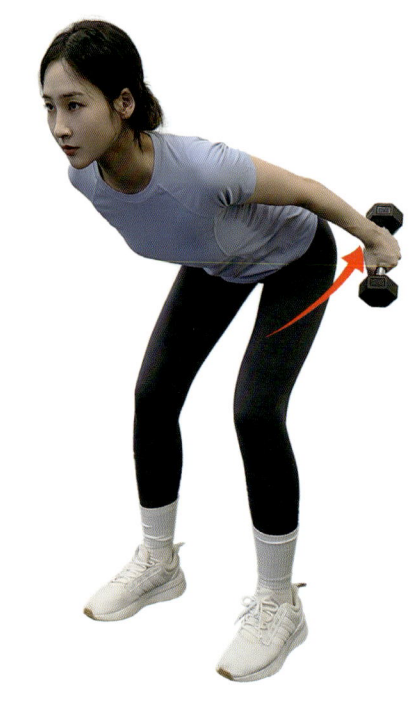

chapter 3 - 2단계 : 활성화(Activation)단계

수건 말기 : 수건 말기 운동은 수건을 바닥에 펼쳐두고, 발을 아래쪽으로 구부려 발끝으로 수건을 말면서 실시하는 운동으로 평발의 교정을 위해 사용하는 운동이다. 이 운동은 족저근과 발 전체에 있는 작은 근육들의 활성화에 목적을 두고 있다. 편평족은 근래에 들어 비활동적이고, 비만인 사람들의 증가로 인해 급속히 많이 늘어난 듯하다. 그도 그럴것이 온종일 무거운 체중으로 눌러대니 발 활을 유지하기 힘들었을 것이다. 근육을 활성화하는 것은 그리 어려운 부분은 아니겠으나 변형된 관절과 늘어난 인대를 체중으로 계속해서 눌러대는 상황에서는 원래의 위치나 형태로 쉽게 돌리기는 힘들다. 그래서, 평발이 매우 심한 경우에는 교정 운동과 함께 발활을 강제적으로 만들어주는 교정 깔창을 착용하는 것도 고려해 볼 부분이다.

　의자나 벤치에 앉아서 양발은 어깨너비 정도로 벌리고, 허리와 가슴, 어깨는 펴고, 턱을 당겨 머리를 바로 세워준다. 양손은 옆구리 옆에 두어 바른 자세가 될 수 있도록 한다. 호흡을 들이마셨다가 내쉬면서 천천히 발끝으로 수건을 잡아당겨 말아준다. 잠시 멈췄다가 호흡을 들이마시면서 발을 펴준다. 10회 정도 반복해서 실시하는 것을 3세트가량 실시해 준다.

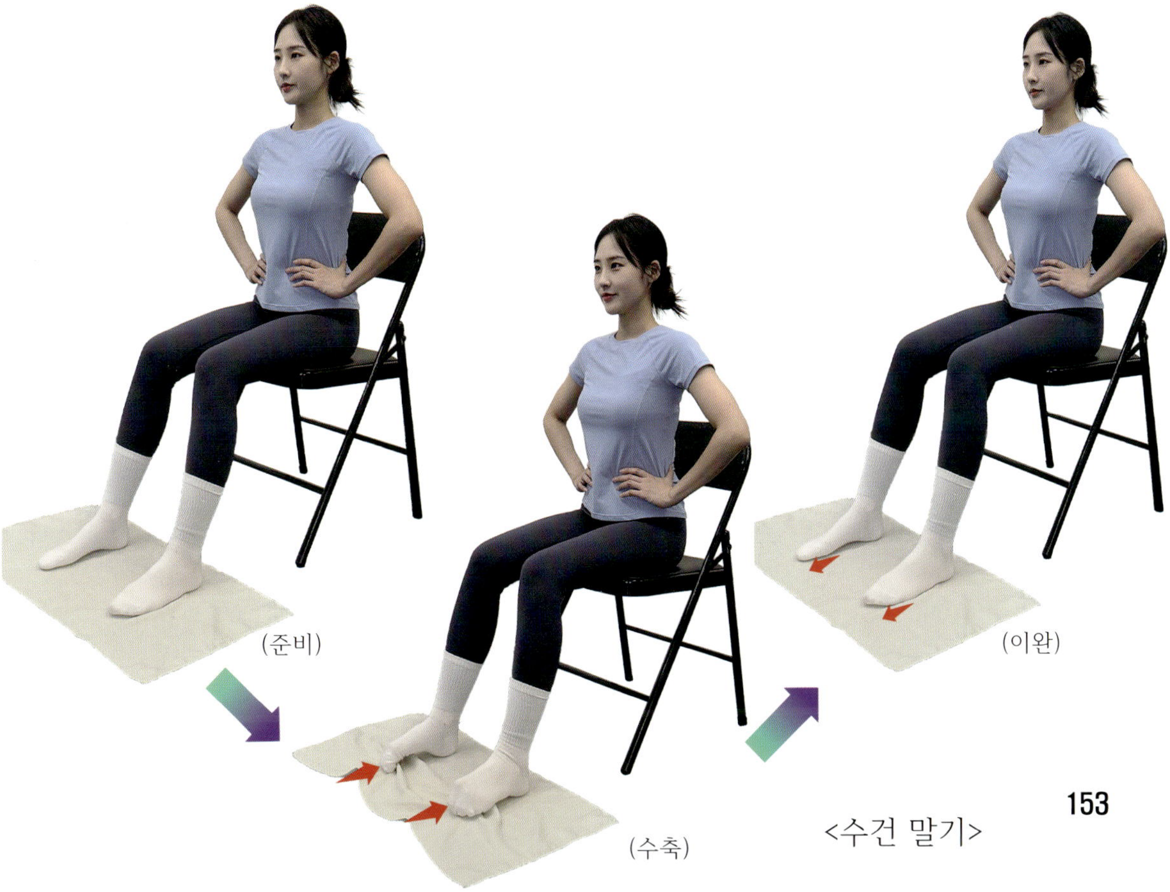

(준비)　(수축)　(이완)

<수건 말기>

chapter 3 - 2단계 : 활성화(Activation)단계

토우 레이즈 : 발끝을 위로 잡아당겨 올리면서 실시하는 토우 레이즈 운동은 평발 교정 운동 시 이완된 전경골근을 강화해 줄 목적으로 실시하는 운동이다. 전경골근의 근육 착지점은 발허리뼈 근방으로 발활을 유지시켜 줄 수 있는 중요한 근육이다. 전경골근이 타이트할 경우 발활이 높아지게 되고, 발목이 바깥쪽으로 자주 꺾이는 증상을 만들 수 있는데, 이 부분은 앞에서 다룬 부분으로 이완을 강력하게 시켜주어야 한다.

의자나 벤치에 앉아 양발은 11자의 어깨너비 정도로 벌려준다. 허리, 가슴, 어깨를 펴고, 턱은 당겨 머리가 제 위치를 잡을 수 있도록 한다. 양손은 허리에 위치시켜 바른 자세를 만들어준다. 호흡을 들이마셨다가 내쉬면서 천천히 발 앞꿈치를 당겨 올린다. 이때, 발목이 회전되지 않고, 두 번째 발가락이 중간에 있도록 노력한다. 호흡을 들이마시면서 천천히 발목을 펴서 준비자세로 돌아간다. 10회 정도 반복하는 것을 3세트가량 실시해 준다.

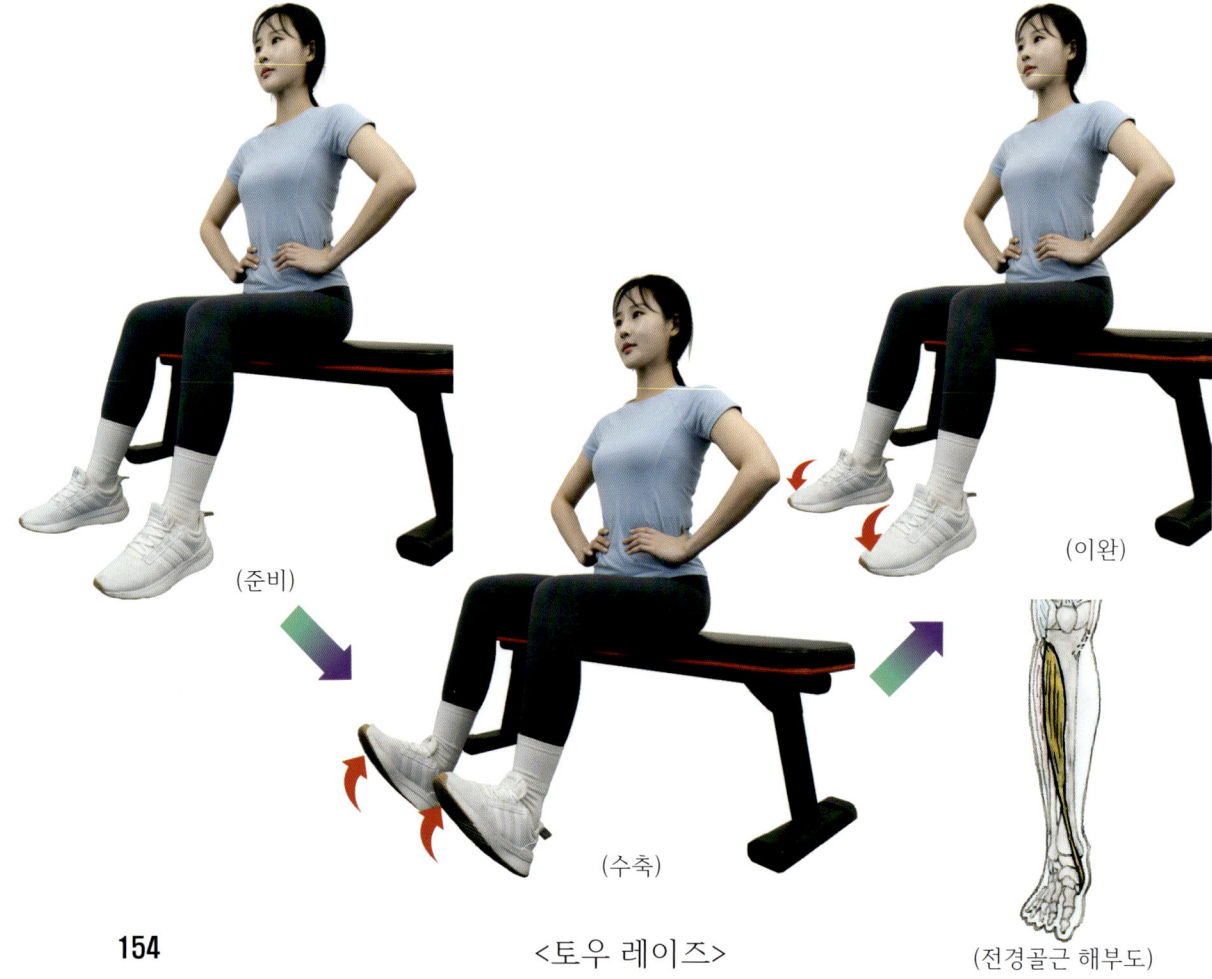

(준비) (수축) (이완)

<토우 레이즈> (전경골근 해부도)

chapter 3 - 2단계 : 활성화(Activation)단계

천천히 실시하는 카프레이즈 : 일반적인 카프레이즈 운동은 비복근을 강화하기 위해 수축 시 강하게 밀어주는 것이 보편적이다. 하지만, 목적근이 후경골근이라면 강하고 빠르게 수축하는 것보다는 천천히 가볍게 수축해 주는 것이 바람직하다. 후경골근은 비복근과 가자미근보다 안쪽에 위치하는 작은 근육으로 강하게 수축할 시 잘 반응할 수 없다. 후경골근은 전경골근과 함께 근육의 착지점이 발허리뼈 근방으로 발활을 만드는 데 중요한 역할을 할 수 있다.

　중심을 잘 잡기 위해 벽이나 기둥을 붙잡고, 반 보정도 떨어져서 양발을 11자의 골반 너비 정도로 벌리고 선다. 허리, 가슴, 어깨를 펴고, 턱은 당겨준다. 호흡을 들이마셨다가 내쉬면서 천천히 뒤꿈치를 들어 올린다. 정점에서 잠깐 멈췄다가 호흡을 들이마시면서 천천히 뒤꿈치를 내려 준비 자세로 돌아간다. 10회 반복하는 것을 3세트가량 실시해 준다.

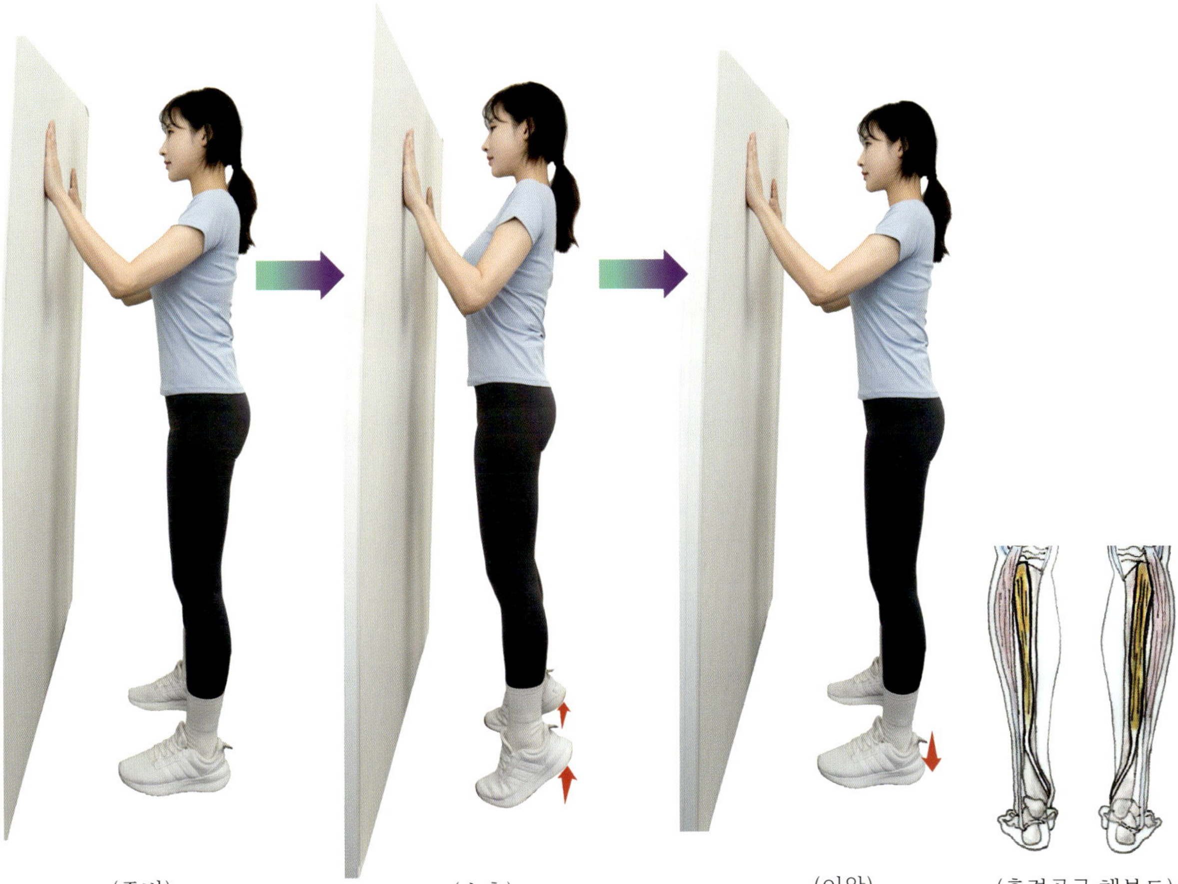

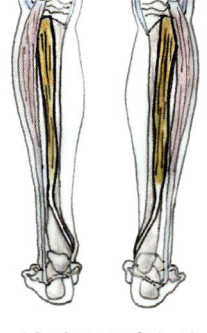

(준비)　　　(수축)　　　(이완)　　　(후경골근 해부도)

<천천히 실시하는 카프레이즈>

chapter 3 - 2단계 : 활성화(Activation)단계

외회전 카프레이즈 : 외회전 카프레이즈는 종아리 바깥쪽이 약해져 있는 경우에 그 근육들의 강화를 위해 실시해 준다. 비복근과 가자미근의 바깥쪽과 가쪽 종아리근의 강화를 목적으로 할 수 있다. 가쪽 종아리근이 이완되고 전경골근과 후경골근이 단축된 경우 발 활이 상승하고, 발목이 바깥쪽으로 잘 꺾일 수 있다. 발목을 30~45도가량 외회전시키고 실시해 주며, 밀어 올리는 동작에서 종아리의 바깥쪽에 힘이 들어갈 수 있도록 앞쪽으로 밀어주는 것이 중요하다.

외회전 카프레이즈

벽이나 기둥을 가볍게 잡고, 반걸음 정도 떨어져서 11자의 골반 너비로 서서 뒤꿈치를 45도가량 안쪽으로 회전시켜 준다. 호흡을 들이마셨다가 내쉬면서 종아리 바깥쪽을 밀어 올린다. 정점에서 잠시 정지했다가 호흡을 들이마시면서 천천히 뒤꿈치를 내려 준비자세로 돌아간다. 10회 반복하는 것을 3세트가량 실시해 준다.

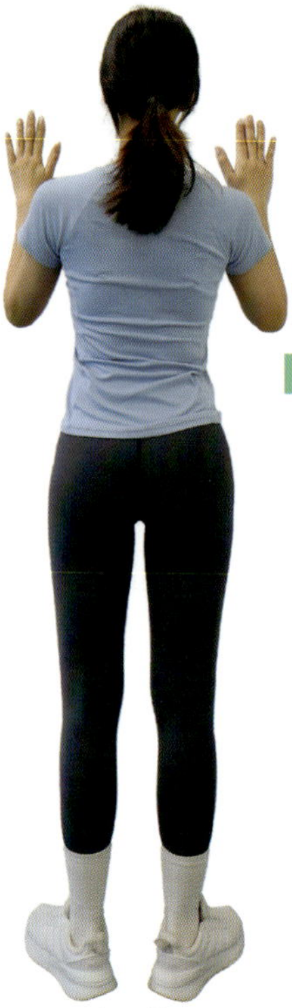

(준비) 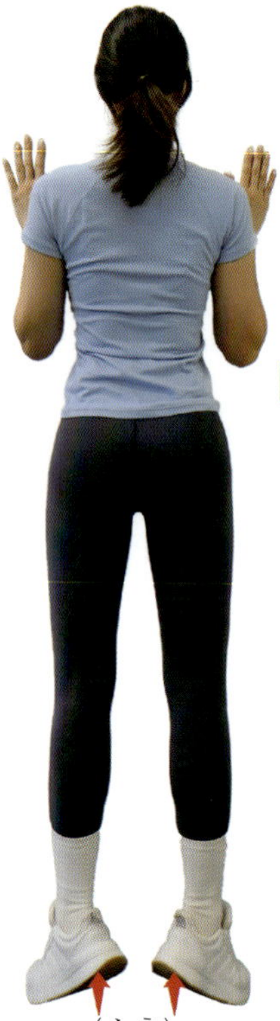　(수축) 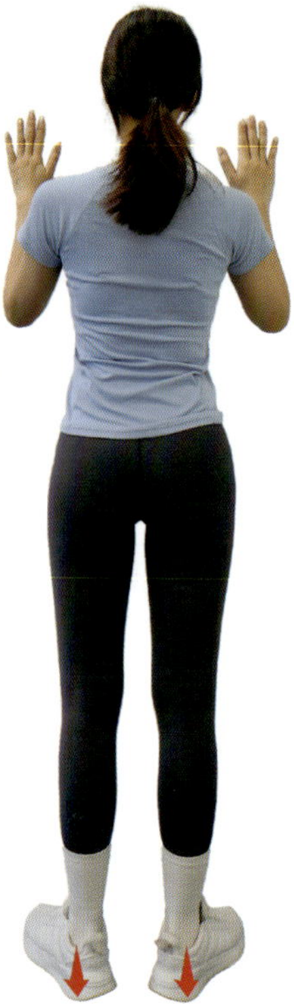　(이완) 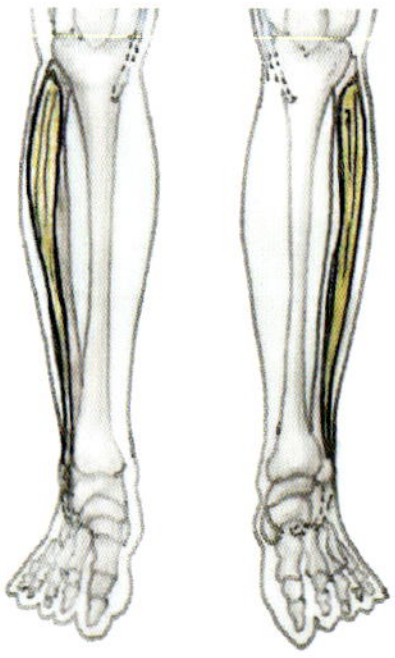　(장비골근 해부도)

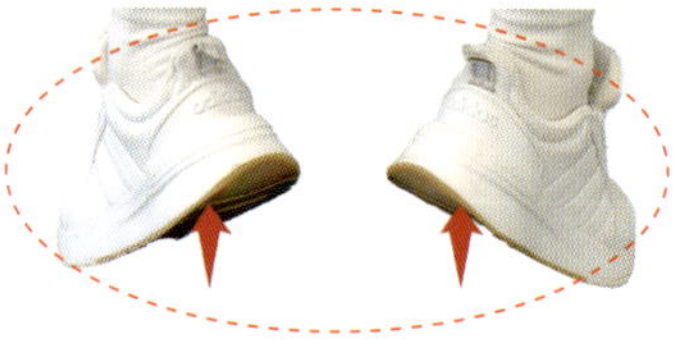

<외회전 카프레이즈>

chapter 3 - 2단계 : 활성화(Activation)단계

내회전 카프 레이즈 : 내회전 카프 레이즈는 이완된 종아리 안쪽 근육의 강화를 위해 실시해 주는 운동이다. 발목을 30~45도 내회전시키고 실시해 주며, 종아리 안쪽이 강하게 수축할 수 있도록 해 주어야 한다. 가쪽 종아리근이 단축되어 있고, 안쪽 종아리근육이 약해져 있으면 발목의 외회전과 엎침을 강화할 수 있다. 이때, 가쪽 종아리근의 이완과 함께 안쪽 종아리근의 강화를 위해 내회전 카프레이즈가 사용될 수 있다.

중심을 잘 잡기 위해 벽이나 기둥을 가볍게 잡고, 반 보정도 떨어져서 11자의 골반 너비로 양발을 만든 후 앞꿈치를 안쪽으로 30~45도가량 내회전시켜준다. 호흡을 들이마셨다가 내쉬면서 뒤꿈치를 앞쪽으로 밀어 올린다. 정점에서 잠시 정지했다가 천천히 호흡을 들이마시면서 뒤꿈치를 내려 준비자세로 돌아간다. 10회 반복하는 것을 3세트가량 실시해 준다.

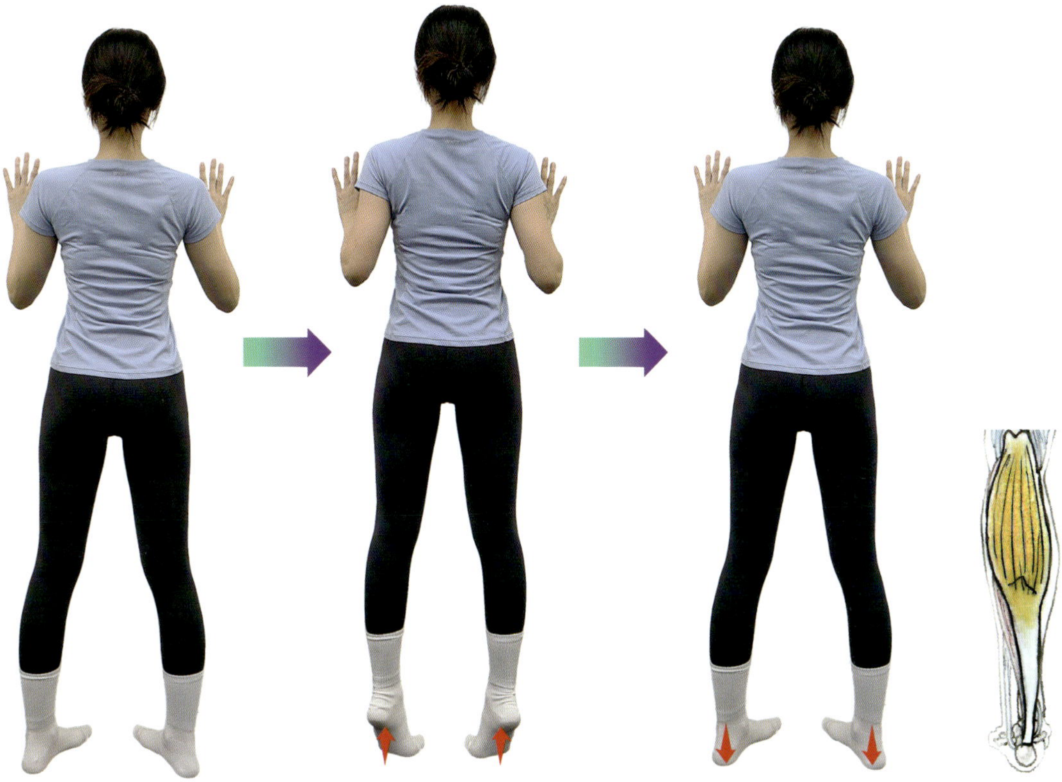

(준비)　　　(수축)　　　(이완)　　　(비복근 해부도)

<내회전 카프레이즈>

chapter 3 - 2단계 : 활성화(Activation)단계

밴드를 이용한 어덕션 : 어덕션 동작은 내전근의 강화를 위해 실시하는 운동이다. 내전근이 약해지고, 허벅지 바깥쪽이나 엉덩이 회전근들이 단축되게 되면 대퇴골이 바깥쪽으로 벌어지고, 무릎이나 발목의 외회전을 강화할 수 있다. 여기에서 무릎이 외회전되고 뒤로 밀리는 현상으로 만들어질 수 있는 불균형은 외반슬이라고 하는 엑스형 다리이다. 엑스형 다리의 교정 시 이완된 내전근의 강화를 위해 어덕션 운동이 사용될 수 있다. 어덕션 운동을 위해 기둥이나 식탁의 다리에 밴드를 고정하고 실시해 준다.

 기둥의 발목 높이 정도에 밴드를 고정하고, 기둥에서 한걸음 떨어져서 옆으로 선다. 기둥에서 멀리 있는 발을 바닥에 고정해 지지하고, 기둥에서 가까운 쪽 발을 살짝 들어 올려 준비한다. 무릎은 약간 구부리고, 허리는 펴고, 가슴과 어깨를 펴며, 턱은 당긴다. 기둥과 가까운 쪽 손으로 기둥을 잡고, 반대쪽 손은 옆구리에 고정해 준다. 호흡을 들이마시면서 다리를 벌려주고, 호흡을 내쉬면서 허벅지 안쪽에 힘을 주어 천천히 다리를 잡아당겨 준다. 정점에서 약간 정지했다가 호흡을 들이마시면서 천천히 다리를 벌려준다. 10회 반복하는 것을 3세트가량 실시해 준다.

<밴드를 이용한 어덕션>

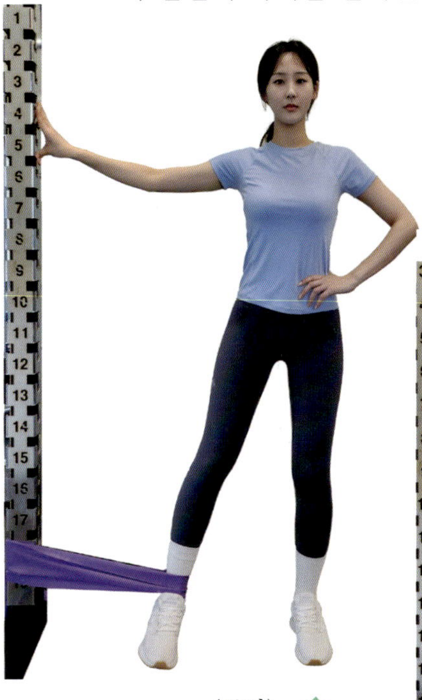

(준비) 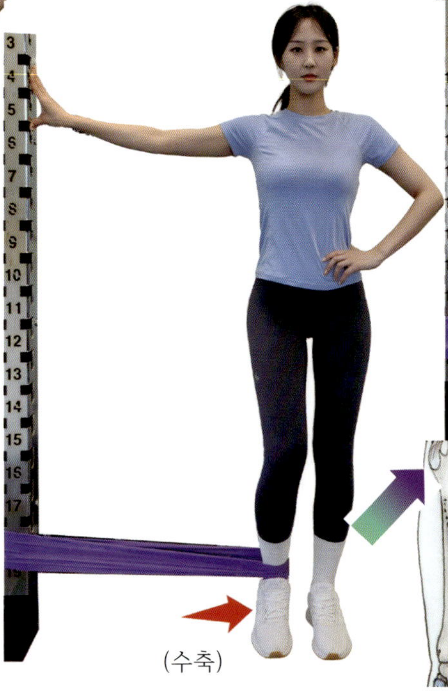 (수축) 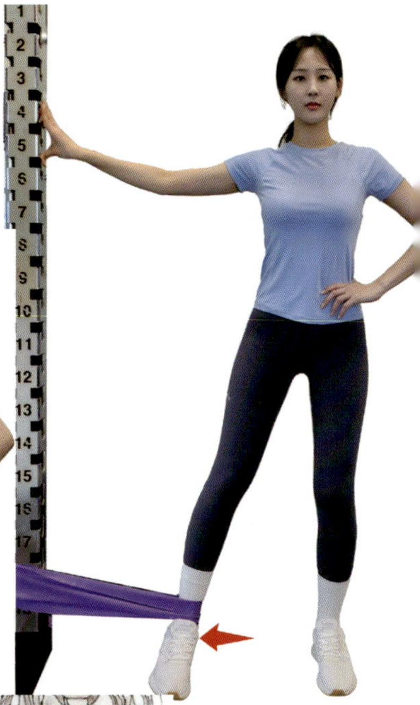 (이완) 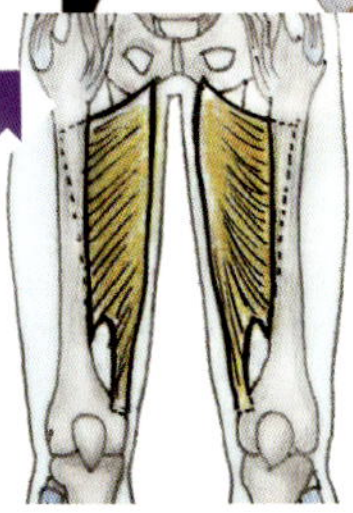 (내전근 해부도)

chapter 3 - 2단계 : 활성화(Activation)단계

밴드를 이용한 어브덕션과 로테이팅 어브덕션 : 어브덕션과 로테이팅 어브덕션은 무릎 관절이 바깥쪽으로 이동하며 내회전되는 오형 다리인 사람들의 교정을 위해 사용될 수 있는 운동으로 이완된 허벅지 바깥쪽 근육과 고관절 회전근들의 강화를 목적으로 한다. 목적근에는 대퇴근막장근, 외측광근, 소둔근, 이상근, 중둔근이 있다.

밴드어브덕션로테이팅

　기둥의 발목 높이 정도에 밴드를 고정하고, 반 보정도 떨어져서 고정 발을 위치시킨 후 운동하는 다리의 발목 부분에 밴드를 걸어준다. 무릎은 살짝 구부려 준비하고, 허리는 펴고, 가슴과 어깨는 펴며, 턱은 몸통 쪽으로 당겨준다. 기둥을 한 손으로 잡고, 반대편 손은 옆구리에 고정해 준다. 호흡을 들이마셨다가 내쉬면서 천천히 밴드를 건 다리를 옆으로 들어 올려 외전 시켜준다. 정점에서 잠깐 정지했다가 호흡을 들이마시면서 천천히 다리를 오므려 준비자세로 돌아간다. 10회 반복하는 것을 3세트가량 실시해 준다.

　로테이팅 어브덕션을 위해 밴드를 건 다리를 지지하는 다리의 앞쪽으로 이동시켜 준다. 호흡을 들이마셨다가 내쉬면서 천천히 다리를 들어 올리면서 동시에 바깥쪽으로 90도가량 외회전시켜 준다. 허벅지가 바닥과 평행이 될 정도까지 들어 올렸다가 호흡을 들이마시면서 천천히 다리를 내리면서 내회전시켜준다. 10회 반복하는 것을 3세트가량 실시해 준다.

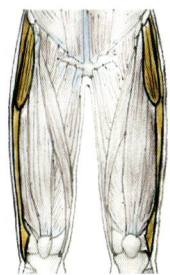 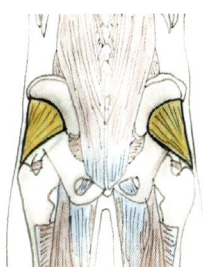 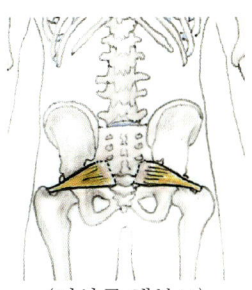 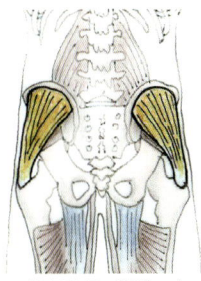

　　(대퇴근막장근)　　(소둔근 해부도)　　(이상근 해부도)　　(중둔근 해부도)

chapter 3 - 2단계 : 활성화(Activation)단계

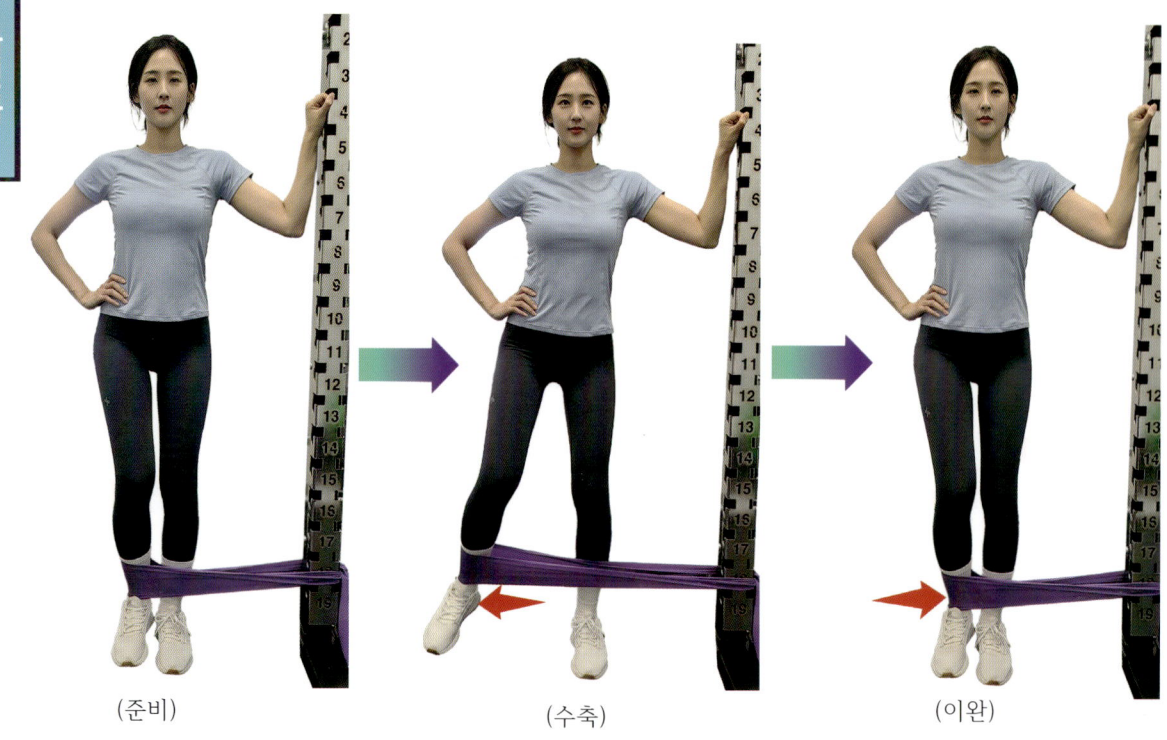

(준비)　　　　　(수축)　　　　　(이완)

<밴드를 이용한 어브덕션>

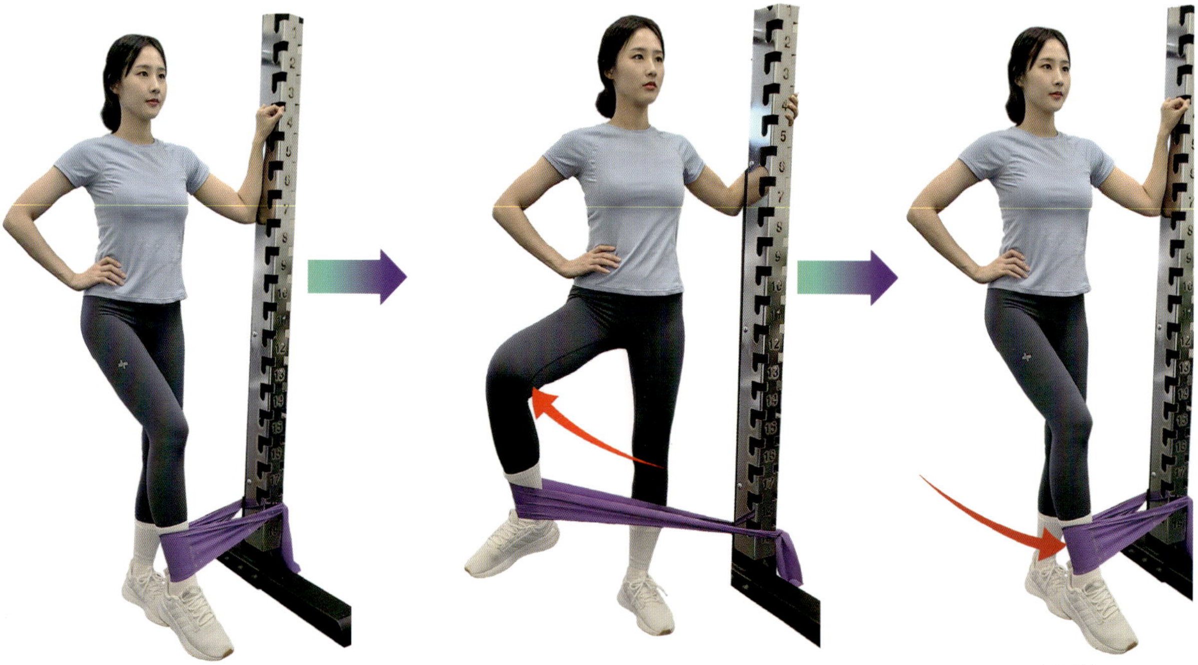

(준비)　　　　　(수축)　　　　　(이완)

<밴드를 이용한 로테이팅 어브덕션>

chapter 3 - 2단계 : 활성화(Activation)단계

스쿼트(바디웨이트) : 스쿼트는 가장 강력한 하체 운동 중의 하나이며, 종류도 다양하다. 어떤 스쿼트를 어디에 집중해서 실시하느냐에 따라 운동이 완전히 달라질 수 있다는 것을 알고 있어야 한다. 여기서는 허벅지와 엉덩이에 집중해서 실시하는 바디웨이트 스쿼트 방법에 대해 알아본다. 허벅지와 엉덩이가 함께 운동 되기는 하지만 근육의 해부학적 위치상 허벅지에 더 많은 부하가 실리기 때문에 대부분 허벅지 운동으로 분류한다.

스쿼트(바디웨이트)

교정 운동에서 스쿼트는 상체 불균형, 골반 불균형, 무릎 변형, 발목 변형 등의 매우 많은 불균형 정보를 제공해 주는 중요한 운동 검사 도구이기도 하다. 또한, 교정 운동 단계 중에 고유감각 수용성 트레이닝 부분에서도 중요한 도구로 사용되는 운동이 바디웨이트 스쿼트이다. 이런 이유로 정확한 스쿼트 동작에 대한 지식을 가지고 있는 것은 매우 중요하다고 할 수 있다.

양발은 어깨너비로 벌려 11자를 만들어준다. 이때, 11자란! 발뒤꿈치 중앙부분과 두 번째 발가락이 일자를 만들고, 양발이 평행한 상태를 말한다. 허벅지에 약간의 힘을 주어 무릎이 완전히 뒤로 밀려 락킹되지 않도록 한다. 또한, 복부에 힘을 주어 요추 전만이 되지 않도록 한다. 허리는 펴진 상태를 만들고, 등 상부의 가운데에 위치하는 능형근에 약간의 힘을 주어 견갑골이 뒤로 당겨지고, 가슴과 어깨가 펴진 자세를 만들어준다. 양손은 90도 정도씩 구부려 몸통 앞쪽에 겹쳐두고 준비한다.

머리를 뒤로 당겨주고, 턱을 당겨 바른 머리의 위치를 만들어준다. 시선은 정면을 주시한다. 전신 거울이 있다면 아래를 내려다보지 않아도 거울을 통해 자신의 자세를 가늠할 수 있을 것이다. 호흡을 들이마시면서 천천히 무릎 관절과 엉덩이 관절을 구부려 아래로 내려간

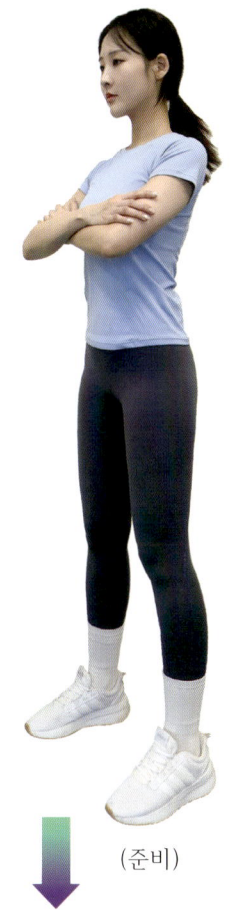
(준비)

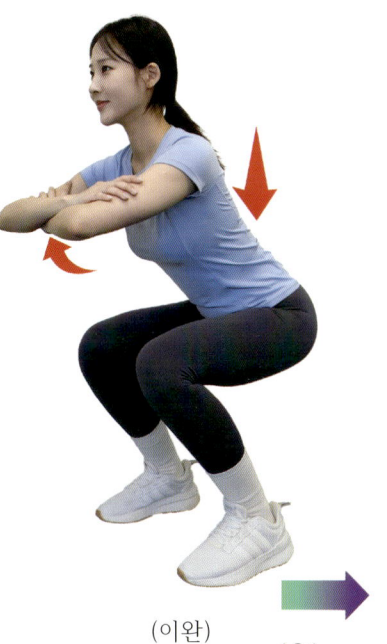
(이완)

chapter 3 - 2단계 : 활성화(Activation)단계

다. 이때, 몸통은 준비자세의 단단한 몸통 상태를 유지해야 하고, 무릎과 엉덩이 관절이 적당히 앞뒤로 움직이면서 중심을 잡아주어야 한다. 쉽게 말해, 운동 동안 발바닥 전체에 골고루 힘이 전달되는 느낌이라면 무게중심이 잘 잡혔다고 할 수 있다. 허벅지가 바닥과 평행이 될 정도까지 내려가서 잠시 멈춰줌으로써 치팅을 예방한다. 이때 상체와 종아리는 45도 각도 정도를 유지하는 것이 가장 이상적이라고 하지만 실제 회원들을 트레이닝 하다 보면 모든 사람의 체형이 다르므로 이것을 기준으로 하기보다는 발바닥 전체에 골고루 힘이 들어간 상태가 기준이 되는 것이 바람직해 보인다. 호흡을 내쉬면서 강력하게 허벅지를 수축시켜 일어선다. 완성된 자세 역시 준비자세와 동일하게 만들어질 수 있도록 노력한다. 10회 반복하는 것을 3세트가량 실시해 준다.

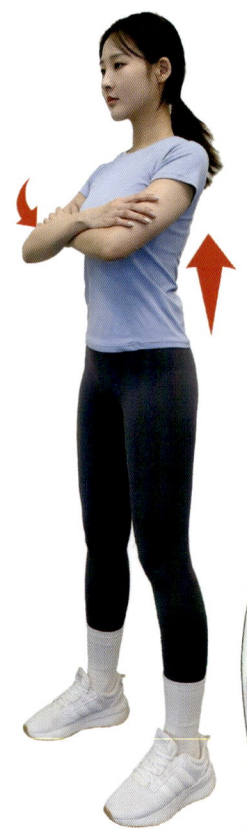

(수축)　(대퇴사두근 해부도)

<스쿼트>

덤벨 스티프 레그 데드 리프트 : 대표적인 데드 리프트가 3가지 있는데, 그중에 스티프 레그 데드 리프트는 주동근이 허벅지 뒤쪽에 있는 슬굴곡근이다. 루마니안 데드리프트처럼 척추기립근과 엉덩이 근육이 운동이 되기는 하지만 무릎을 편 자세로 인해 부하가 슬굴곡근으로 좀 더 많이 집중된다. 슬굴곡근은 단축근으로 강하게 수축하기보다는 천천히 쥐어짜듯 수축하는 게 좋다. 또한, 슬굴곡근이 단축된 경우 고관절이 제대로 구부러질 수 없으므로 스쿼트의 내려가는 동작이 제대로 만들어지지 못한다.

　양발을 골반 너비의 11자로 만들고 선다. 허벅지에 약간의 힘을 주어 무릎 관절이 펴지기는 하되 락킹되지는 않도록 한다. 운동 동안 오다리나 엑스형 다리를 가지고 있는 사람들이 무릎 관절을 락킹시키게 되면 대퇴골이 강하게 회전하면서 오다리나 엑스형 다리를 강화하거나 부상의 위험을 높일 수 있다. 복압을 약간 상승시키고, 허리와 가슴, 어깨를 편다. 턱은 당기고 시선은 정면을 주시한다. 양손에 덤벨을 들고, 팔에 약간의 힘을 주어 팔꿈치 관절이 잠기지 않도록 한다. 호흡을 들이마

chapter 3 - 2단계 : 활성화(Activation)단계

시면서 천천히 상체를 숙이고, 덤벨을 든 손은 어깨 아래에 위치하도록 한다. 엉덩이를 뒤로 밀어 무게중심이 잡힐 수 있도록 한다. 허벅지 뒤쪽의 유연성 차이에 따라 조금밖에 숙일 수 없는 사람들도 있지만 그보다 중요한 것은 허리가 구부러지면 안 된다는 것이다. 따라서 유연성이 떨어진다면 가동 범위가 작더라도 자신의 유연성에 맞는 정도만 내려가도록 한다. 정점에서 잠시 멈췄다가 호흡을 내쉬면서 천천히 상체를 일으켜서 준비자세로 돌아간다. 10회 반복하는 것을 3세트가량 실시해 준다.

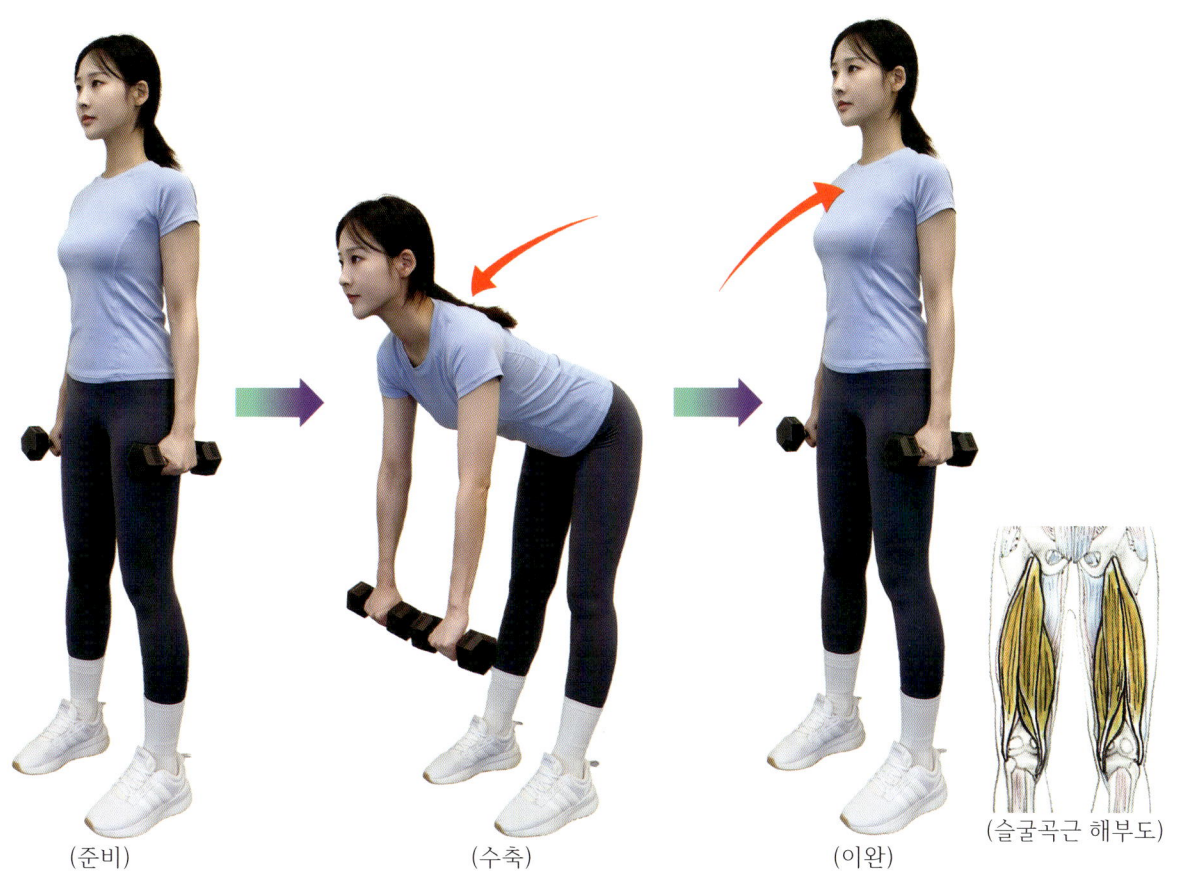

(준비)   (수축)   (이완)   (슬굴곡근 해부도)

<덤벨 스티프 레그 데드 리프트>

chapter 3 - 2단계 : 활성화(Activation)단계

라잉 레그 레이즈 : 복직근 하부를 강화해 줄 수 있는 라잉 레그 레이즈는 강력한 복직근 운동 중의 하나이다. 복부 힘이 부족한 사람들은 다리를 내리는 동작에서 허리가 들리면서 복압이 풀려 척추기립근에 통증이 발생할 수 있다. 이럴 경우 무릎을 살짝 구부려 줌으로써 역학적 부하를 줄여주고 실시하는 것이 바람직하다.

라잉 레그 레이즈

매트에 누워 양손은 머리 뒤쪽에 가볍게 두고, 양 무릎을 구부려 들어 올린 후 들어 올린 다리를 펴고 준비한다. 무릎은 완전히 펴지지 않도록 한다. 크런치 수축 자세의 반 정도만 상체를 들어 올려 운동 동안 기본적인 복압이 만들어지도록 한다. 이것 또한 복압이 풀려 허리가 들리는 것을 예방하기 위해서 만드는 기본 자세이다. 호흡을 들이마시면서 천천히 다리를 내려준다. 이때 무릎이 펴지지 않도록 주의하며, 허리가 들리지 않도록 노력한다. 허리가 들리는 경우는 가동 범위를 줄여주어야 한다. 정점에서 잠시 정지했다가 호흡을 내쉬면서 천천히 다리를 들어 올려 준비 자세로 돌아간다. 10회 반복하는 것을 3세트가량 실시해 준다.

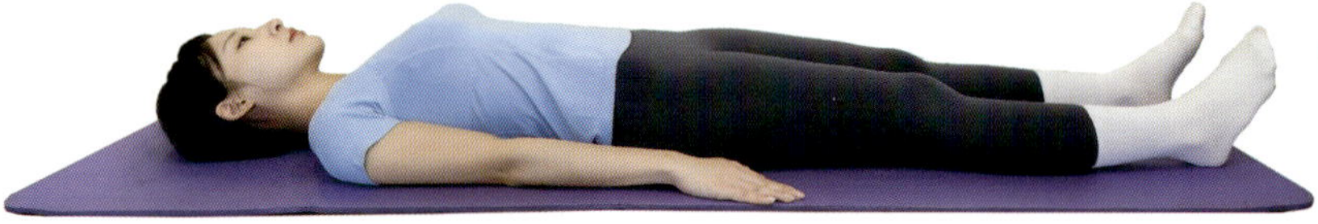

(준비)

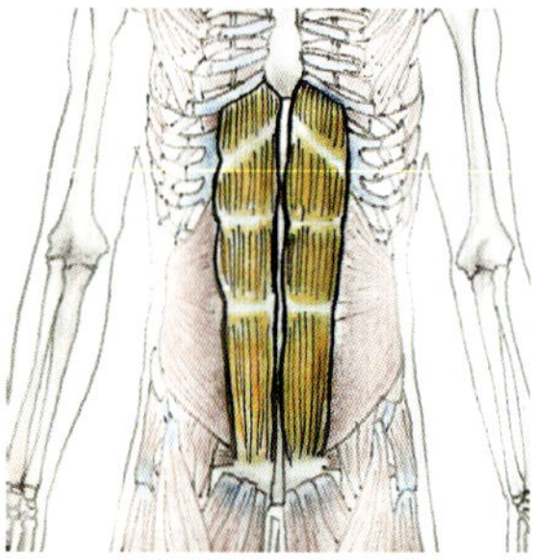

(복직근 해부도)

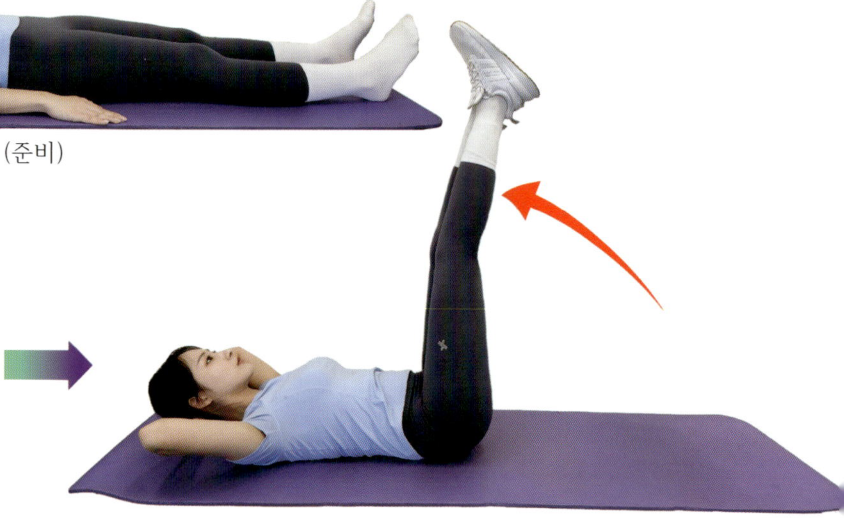

(수축)

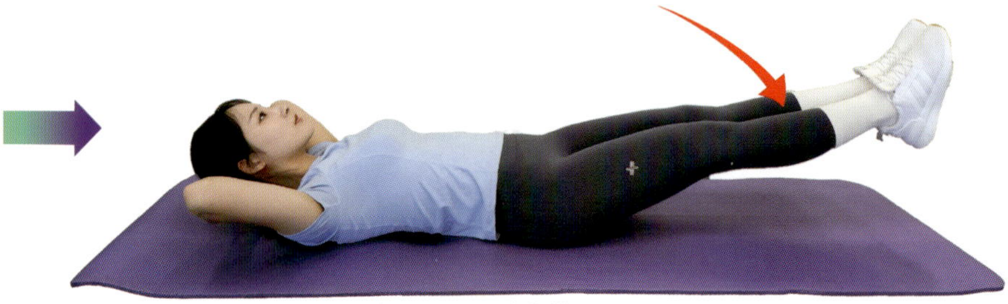

(이완)

<라잉 레그 레이즈>

chapter 3 - 2단계 : 활성화(Activation)단계

크런치 : 크런치는 복직근 상부를 단련시켜 줄 수 있는 운동이다. 척추를 구부려 당기면서 실시하는 싯 업과는 달리 척추에 무리를 주지 않으면서 복직근 상부를 강력하게 운동시켜 줄 수 있다.

크런치

매트에 누워 무릎은 90도 정도 구부리고, 양발은 어깨너비 정도로 벌려 바닥에 고정한다. 양손은 머리 뒤쪽에 포개어 고정하고, 팔꿈치는 옆쪽을 향하게 해서 고정하고 준비한다. 호흡을 들이마셨다가 내쉬면서 천천히 상체를 들어 올린다. 이때 턱이 앞으로 나아가지 않도록 주의하며, 요추가 구부러지지 않도록 등 전체를 위로 들어 올린다는 느낌으로 들어 올린다. 10~15cm 정도만 들어 올려도 충분하다. 정점에서 잠시 정지했다가 호흡을 들이마시면서 천천히 준비 자세로 돌아간다. 연속성이 있도록 하기 위해 바닥까지 완전히 내려가지는 않는 것이 좋다. 10회 반복하는 것을 3세트가량 실시해 준다.

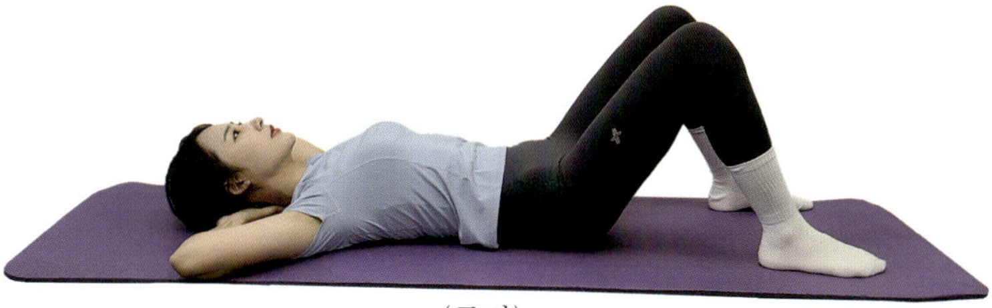

(준비)

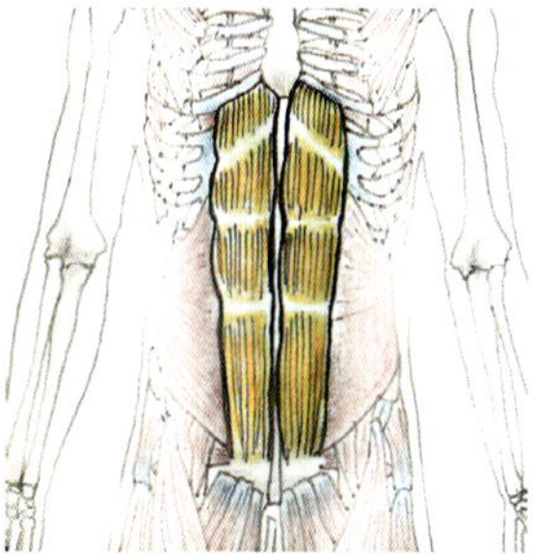

(복직근 해부도)

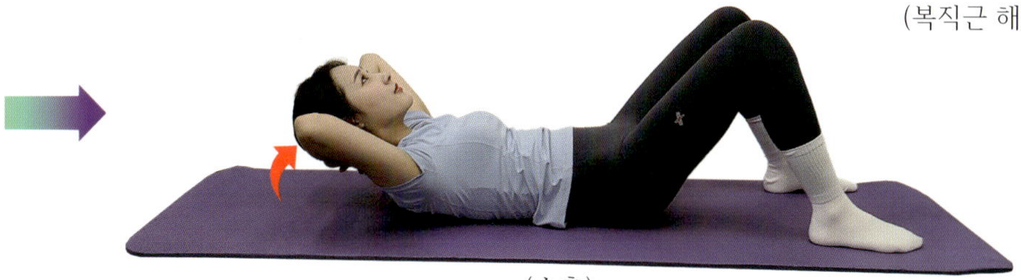

(수축)

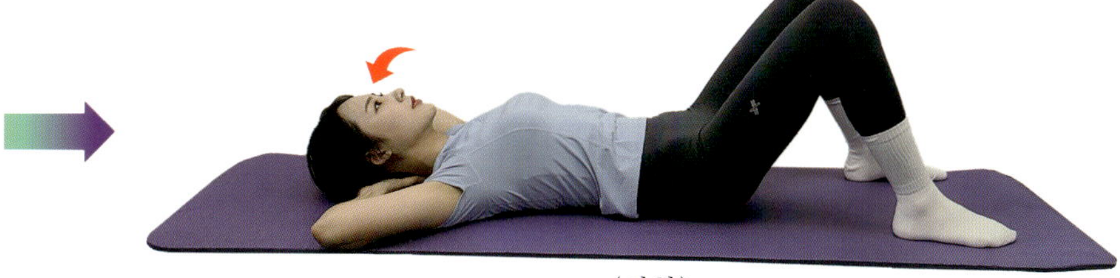

(이완)

<크런치>

chapter 3 - 2단계 : 활성화(Activation)단계

오블리크 크런치 : 오블리크 크런치는 복사근 단련을 위해 실시하는 운동이다. 바른 자세로 정확히 실시한다면 복사근을 매우 잘 단련시켜 줄 수 있다. 매트에 누워 양다리를 붙이고, 120도 정도 구부려서 한쪽으로 무릎을 회전시켜 준다. 양손은 머리 뒤쪽에 포개어 고정하고, 팔꿈치는 옆쪽을 향하게 해서 고정하고 준비한다. 크런치와 똑같이 호흡을 들이마셨다가 내쉬면서 등 전체를 10~15cm가량 들어 올린다. 정점에서 잠시 정지했다가 호흡을 들이마시면서 천천히 상체를 바닥으로 내린다. 연속성을 위해 바닥에 완전히 내려가지 않는다. 10회 반복하는 것을 3세트가량 실시해 준다.

오블리크 크런치

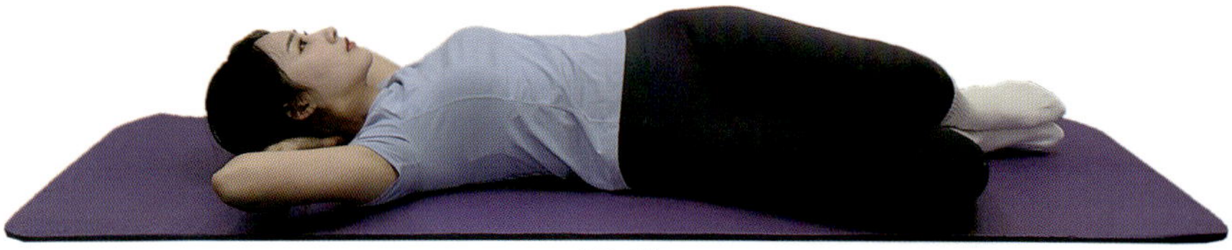

(준비)

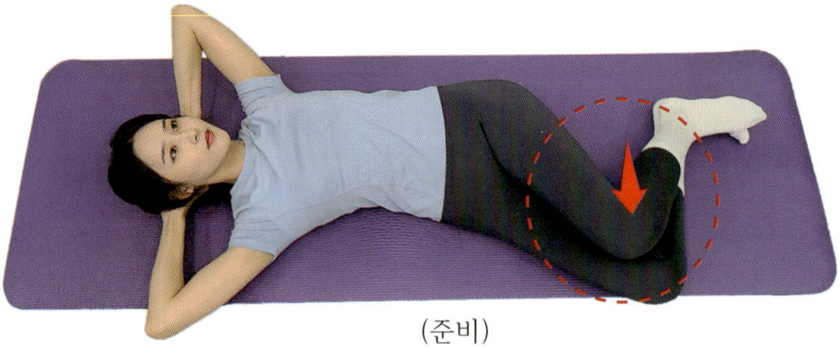

(준비)

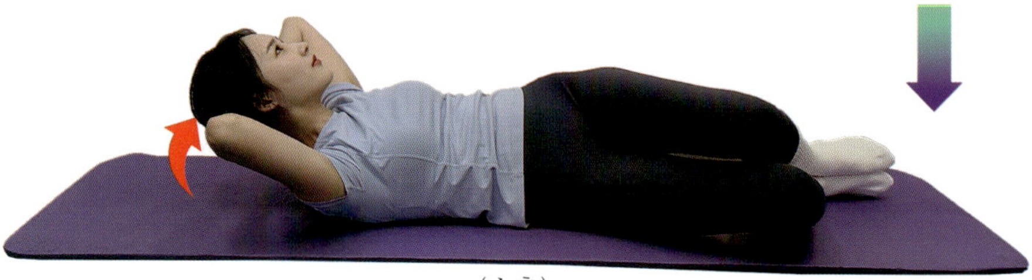

(수축)

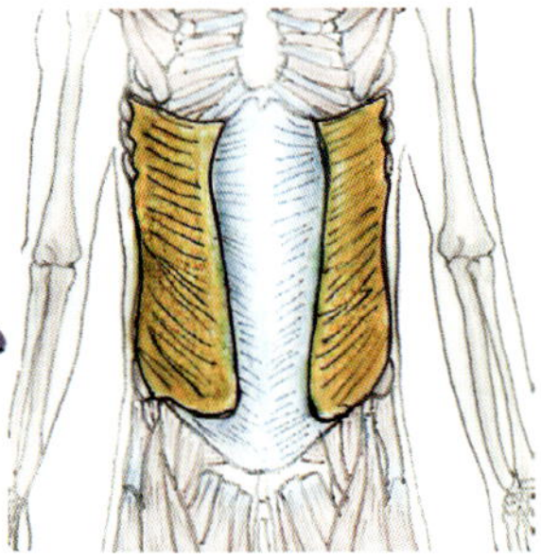

(복사근 해부도)

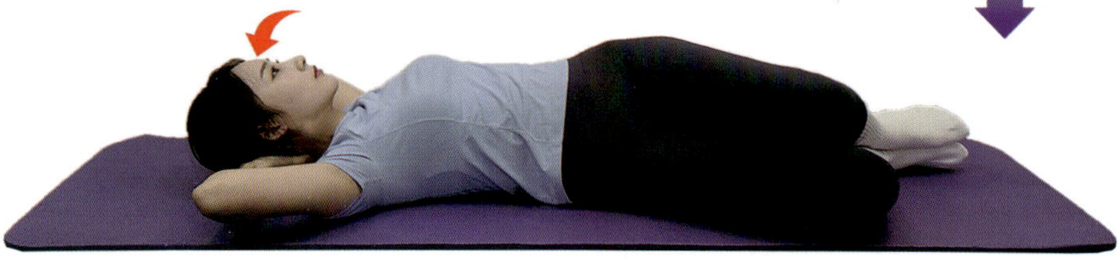

(이완)　　＜오블리크 크런치＞

chapter 3 - 2단계 : 활성화(Activation)단계

힙 브릿지 : 엉덩이 운동은 많이 있지만 여기서는 바디웨이트로 쉽게 실시할 수 있는 힙 브릿지에 대해 알아본다. 천천히 수축하며 실시하는 플로어 브릿지와는 달리 목적근이 대둔근인 힙 브릿지는 밀어 올리는 동작에서 강하게 밀어 올리는 것이 효율적이다.

매트에 누워 양 무릎은 90도 정도 구부리고, 양발은 어깨너비 정도로 벌려준다. 허벅지로 가는 힘을 최소화해 주기 위해 뒤꿈치를 엉덩이 쪽으로 당겨준다. 양손은 중심을 잡기 위해 엉덩이 옆에 30도 정도 벌려 바닥에 고정해 둔다. 몸통은 펴고, 턱은 당겨주며, 시선은 천장을 주시한다. 호흡을 들이마셨다가 내쉬면서 강하게 엉덩이를 밀어 올려준다. 정점에서 잠시 정지했다가 호흡을 들이마시면서 천천히 내려간다. 연속성을 위해 바닥에 닿을 듯 말 듯할 때까지만 내려갔다가 다시 수축한다. 10회 반복하는 것을 3세트가량 실시해 준다.

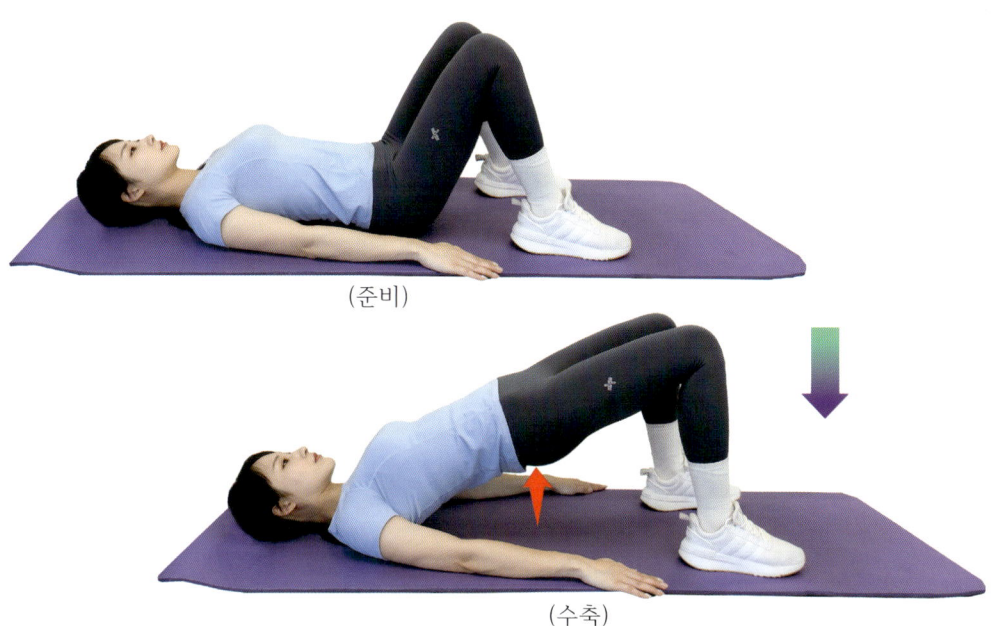

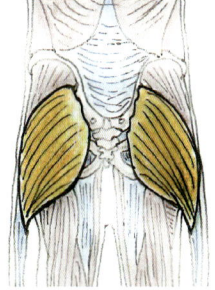
(대둔근 해부도)

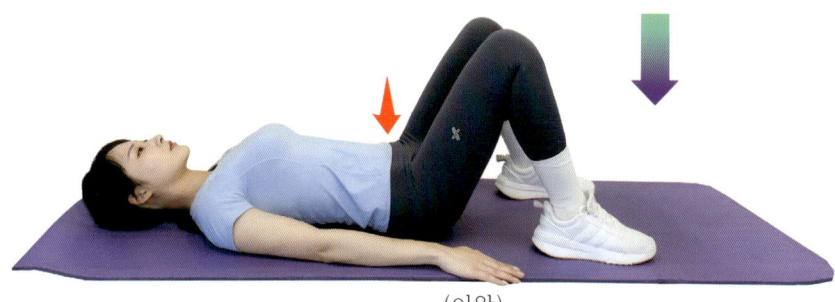

<힙 브릿지>

chapter 3 - 2단계 : 활성화(Activation)단계

와이드 스쿼트 : 와이드 스쿼트는 중둔근과 내전근 후면 근육을 단련시켜 줄 수 있는 운동이다. 중둔근의 강화가 힙 업을 만들어줄 수 있으므로 힙 업을 위해 여성들이 많이 실시하는 운동이기도 하다. 하지만, 너무 과하게 실시할 경우 중둔근의 단축으로 인해 팔자걸음이 만들어지거나 요추부 통증을 만들 수도 있음을 인지하고, 적당히 조절해서 실시할 수 있어야 한다. 대부분 중둔근에만 집중하지만 와이드 스쿼트의 내려가는 동작은 역학적인 이유로 내전근 후면 근육에 상당한 부하를 제공하게 된다.

와이드 스쿼트

양발을 어깨 너비의 두 배 정도 넓이의 11자로 벌려준 후 앞꿈치를 45도 정도 바깥쪽으로 외회전시켜 준다. 무릎은 잠기지 않게 하고, 복압을 상승시키며, 허리는 편다. 가슴과 어깨를 펴고, 턱은 당긴다. 호흡을 들이마시면서 천천히 무릎을 구부린다. 이때, 무릎은 45도 방향의 두 번째 발가락 방향으로 구부려 준다. 상체는 세운 자세를 유지하며 내려간다. 내전근 후면 근육이나 슬굴곡근의 유연성에 따라 사람마다 가동 범위의 차이가 있음을 인지하고, 상체를 세운 상태로 내려갈 수 있는 최저점까지만 내려가도록 한다. 정점에서 잠시 정지했다가 호흡을 내쉬면서 중둔근을 수축하며 힘차게 일어선다. 무릎이 완전히 펴지지 않는 정도까지만 일어선다. 10회 반복하는 것을 3세트가량 실시해 준다.

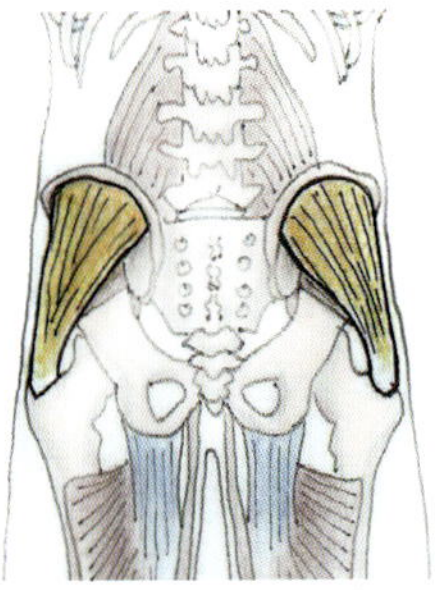

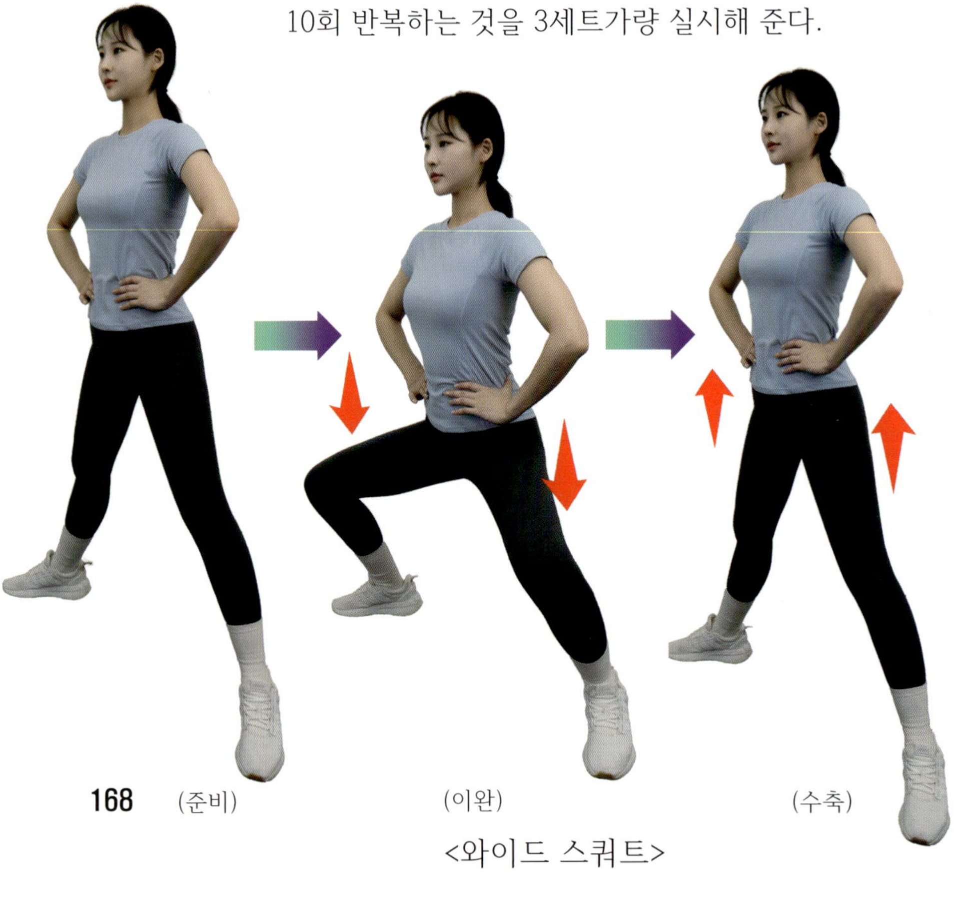

(준비)   (이완)   (수축)   (중둔근 해부도)

<와이드 스쿼트>

chapter 3 – 2단계 : 활성화(Activation)단계

백 익스텐션 : 백 익스텐션은 척추기립근 운동으로 운동의 가동 범위와 방법에 따라 요추부에 운동이 집중될 수도 있고, 흉추부와 경추부까지도 동원할 수 있는 운동이다. 팔과 다리를 모두 들어 올리면서 실시하기도 하고, 양팔을 위로 뻗고 실시하기도 한다. 여기서는 양손을 허리 뒤에 두고, 바닥에 엎드려서 상체를 들어 올리는 백 익스텐션 운동을 이야기해 본다.

매트에 엎드려 양발은 어깨너비로 벌려 앞꿈치로 바닥에 고정한다. 양손은 허리 뒤에 겹쳐두고 준비한다. 호흡을 들이마셨다가 내쉬면서 힘차게 상체를 들어 올린다. 이때, 척추기립근 전체에 집중해서 실시하며, 하체 쪽으로 힘이 많이 분산되지 않도록 주의한다. 정점에서 잠시 정지했다가 호흡을 들이마시면서 천천히 상체를 내린다. 바닥에 완전히 닿지 않을 정도까지만 내렸다가 다시 수축한다. 10회 반복하는 것을 3세트가량 실시해 준다.

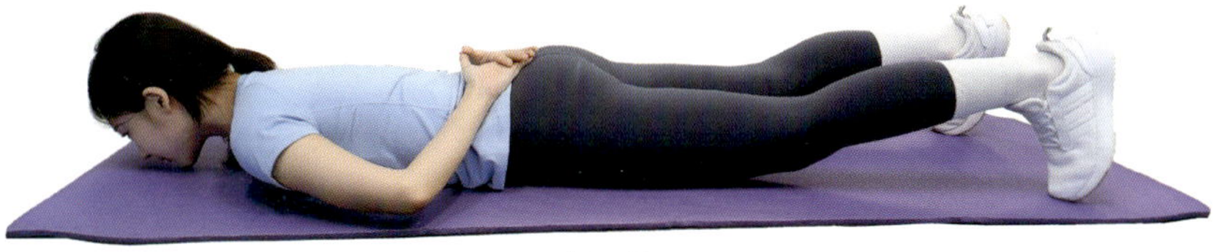

(준비)

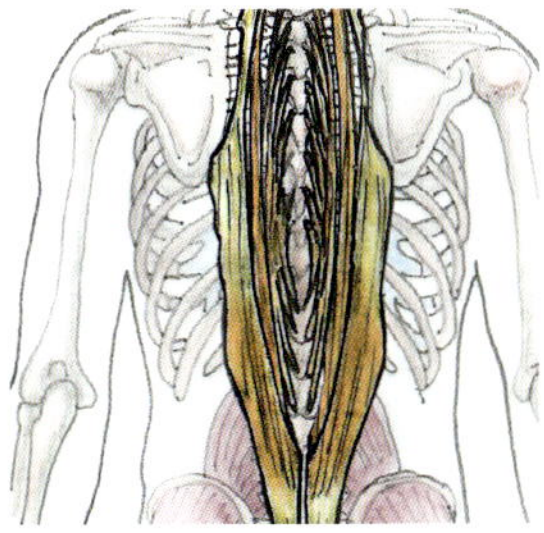

(수축)

(척추기립근 해부도)

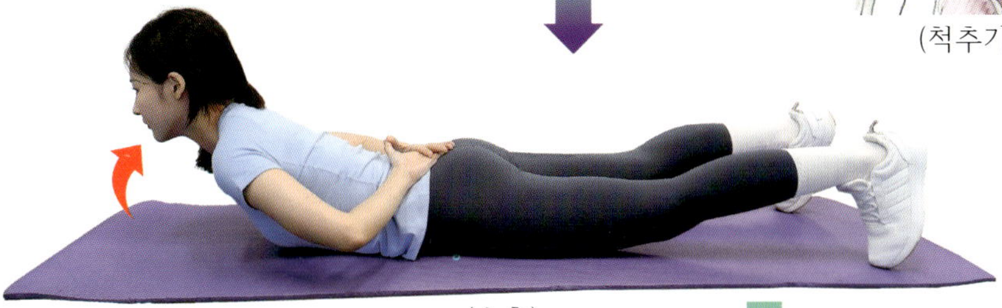

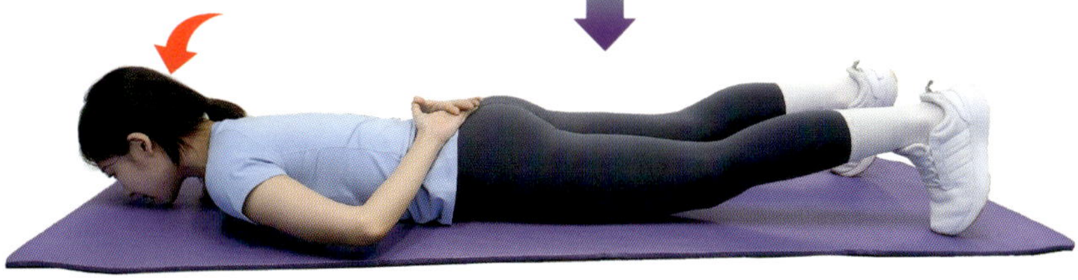

(이완)

<백 익스텐션>

chapter 3 - 2단계 : 활성화(Activation)단계

푸시 업 : 푸시 업은 바디웨이트로 실시하는 강력한 가슴 운동이다. 바닥에 손을 펴고 엎드려서 실시할 경우 손목이 눌려서 아픈 상황이 발생하게 되는데, 각진 덤벨의 손잡이를 잡고 실시하거나 푸시 업 바를 이용해서 실시한다면 손목 통증을 예방할 수 있고, 덤벨이나 푸시 업 바의 위치를 바꿔줌으로써 가슴을 부위별로 나누어서 강력한 운동이 가능하다. 보조 근육인 어깨 근육과 상완삼두근도 대부분 잘 운동된다. 길항근인 광배근도 상당히 운동이 되기 때문에 푸시 업 운동은 상체 전신 운동으로 분류하기도 한다. 주의해야 할 부분은 푸시 업의 밀어 올리는 동작의 끝부분에서 강하게 수축하며 어깨를 내밀게 되면 소흉근이 과도하게 동원이 될 수 있으므로 라운드 숄더가 있는 사람들은 주의해서 실시해 주는 것이 좋겠다. 덤벨로 실시하는 푸시 업의 단점은 둥근 형태가 아닌 각진 덤벨을 가지고 있어야 가능하다는 것이다. 손목이 좋지 않은 사람은 푸시 업 바가 있다면 푸시 업 바를 이용하는 것을 권장한다.

푸시 업

바닥에 양손을 어깨너비의 한 배 반 정도로 벌려 엎드리고, 양발은 어깨 너비로 벌려주며, 몸통 전체가 일자로 펴진 상태를 유지하도록 한다. 호흡을 들이마시면서 팔꿈치를 옆쪽으로 구부려 몸통을 아래로 내린다. 팔꿈치가 90도 정도가 될 때까지 내려간 후, 잠시 정지했다가 호흡을 내쉬면서 팔을 펴서 힘차게 몸통을 밀어 올린다. 10회 반복하는 것을 3세트가량 실시해 준다. 양손의 위치를 바꿔 다양하게 변형시켜 주면 여러 부위를 다양하게 운동해 줄 수 있다.

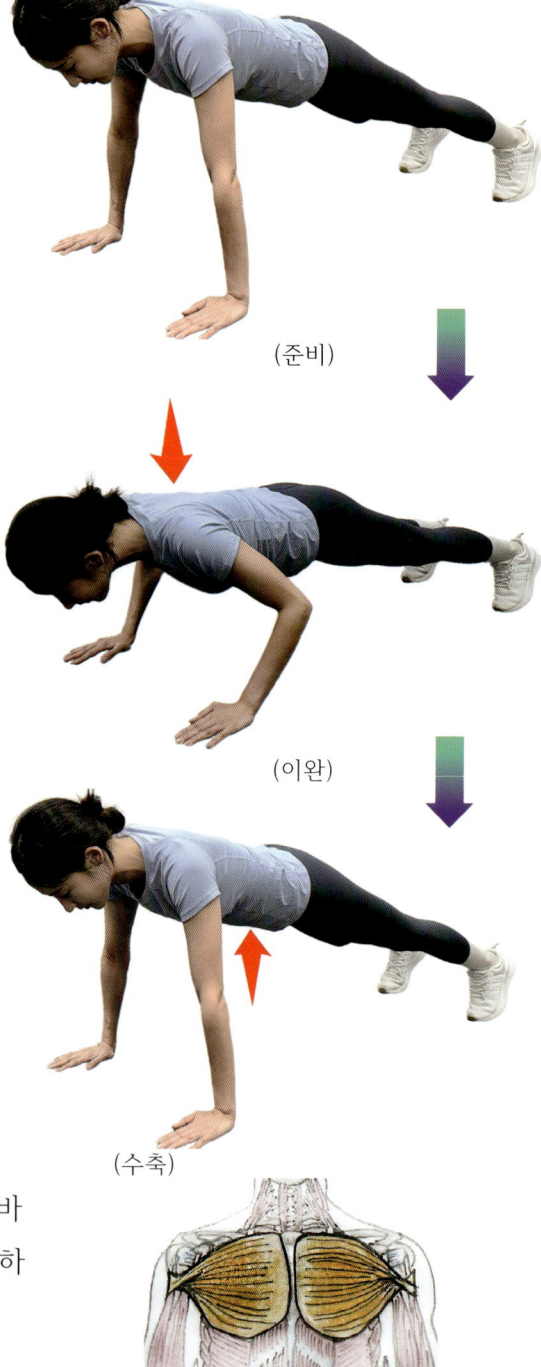

(준비)

(이완)

(수축)

(대흉근 해부도) <푸시 업>

chapter 3 - 2단계 : 활성화(Activation)단계

시티드 밴드 로우 : 시티드 밴드 로우는 시티드 케이블 로우와 같은 운동으로 밴드를 이용해서 실시하는 등 운동이다. 운동 능력이 좋은 사람들에게는 매우 약한 운동이겠지만 저체력자들에게는 이것도 강력한 등 운동이 될 수 있다. 여기서는 광배근보다는 상체 교정을 위한 능형근에 집중해서 실시해 본다. 능형근은 등 상부의 척추 뼈와 견갑골을 이어주는 근육으로 교정에서는 매우 중요한 근육이다. 즉, 능형근이 약할수록 라운드 숄더와 터틀넥이 강화되고, 이로 인해 흉추 후만으로 이어지게 되기도 한다. 라운드 숄더와 터틀넥으로 인해 단축된 근육들을 이완시켜 준 후에는 반드시 능형근을 강화해 상체를 일으켜 세워줘야 한다. 능형근은 작은 근육으로 무거운 부하로 실시하는 것보다는 가벼운 부하로 정확하게 실시해 주는 것이 더 효과적이다.

시티드 밴드 로우

기둥이나 식탁의 다리 하나에 밴드를 걸고, 한걸음 정도 떨어진 곳에 양반다리를 하고 앉는다. 허리와 가슴, 어깨는 펴고, 턱은 당겨주며, 시선은 정면을 주시한다. 양팔을 앞으로 들어 밴드에 텐션이 잡힐 정도까지 밴드를 손에 감아준다. 호흡을 들이마시면서 천천히 밴드를 당겨준다. 이때, 등에 있는 견갑골이 척추의 중앙으로 최대한 모일 수 있도록 해 주면서 능형근을 강하게 수축해 준다. 터틀넥과 라운드 숄더가 있는 사람들은 대부분 당기는 동작에서 머리를 앞으로 밀고, 어깨 관절을 앞쪽으로 회전시켜 라운드시키는 버릇을 가지고 있다. 따라서, 당기는 동작에서 턱을 잡아당기고, 상부 승모근이 동원되지 않도록 노력하며, 어깨가 앞으로 말리지 않도록 단단히

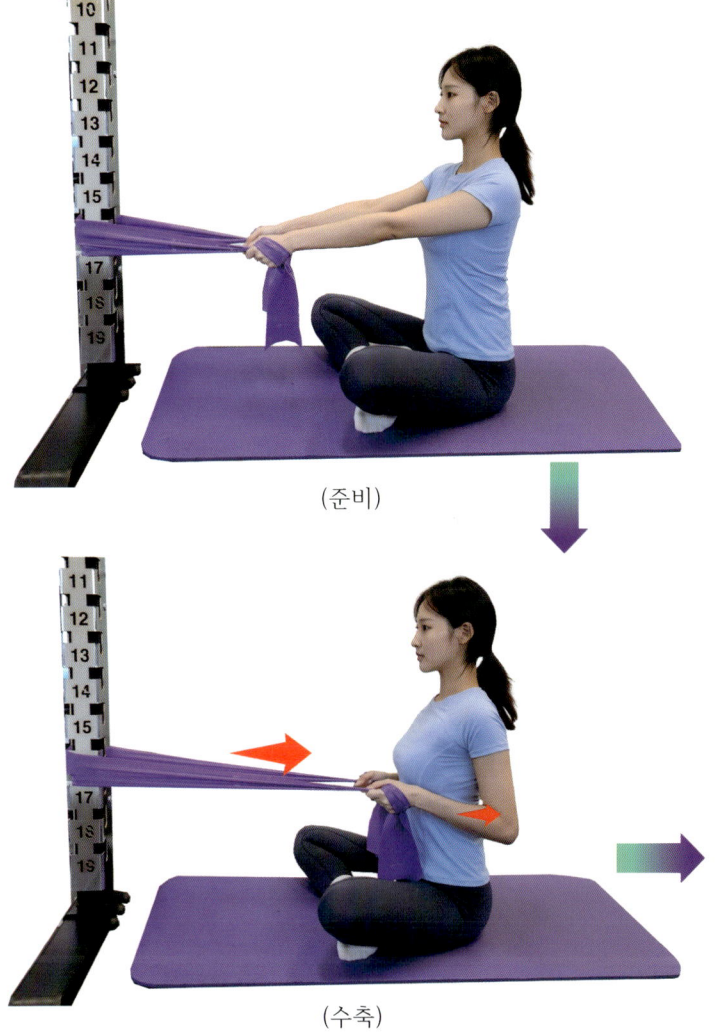

(준비)

(수축)

171

chapter 3 - 2단계 : 활성화(Activation)단계

편 상태를 유지해 주어야 한다. 이것은 고유감각 수용기의 재정렬을 위해 상체 운동 시 적용하는 교정 운동의 일환이라 할 수 있다. 잡아당기는 동작에서 팔꿈치가 옆으로 벌어지지 않고, 옆구리를 스치듯이 움직여 주는 것이 좋은데 이것은 팔로 분산되는 힘을 줄여주고, 견갑골이 잘 모일 수 있도록 도와주는 역할을 한다. 정점에서 잠시 정지했다가 호흡을 들이마시면서 천천히 팔을 펴서 준비자세로 돌아간다. 10회 반복하는 것을 3세트가량 실시해 준다.

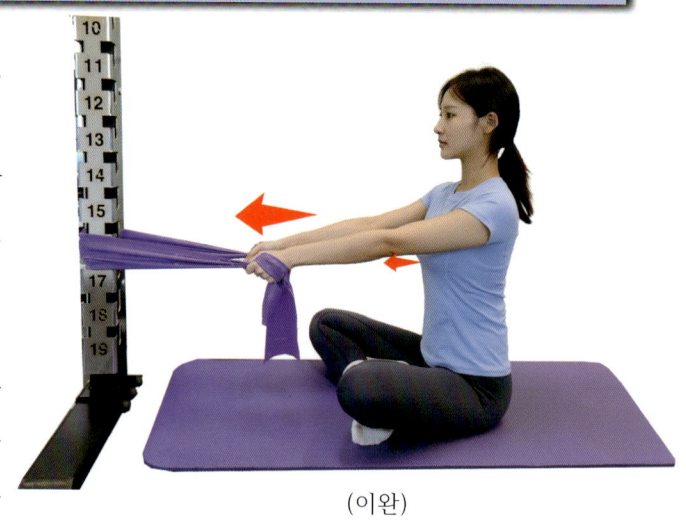

(이완)

(능형근 해부도)

<시티드 밴드 로우>

밴드 랫 풀 다운  : 랫 풀 다운 운동은 머신으로 실시하는 것이 보편적이다. 기구가 없는 상황에서는 밴드를 이용해서 실시해 줄 수 있는데, 저체력자들에게는 이것도 쉽지 않은 운동이 될 수 있다. 광배근은 등의 바깥쪽 아랫부분에 위치하는 근육으로 등을 펴는 데 많은 역할을 하는 운동이라고 할 수 있다. 하지만, 광배근 운동이 잘못되면 척추기립근의 단축을 가져올 수 있으며, 흉추 후만의 주요 원인이 되기도 한다.

기둥의 위쪽에 밴드를 묶어주고, 한걸음

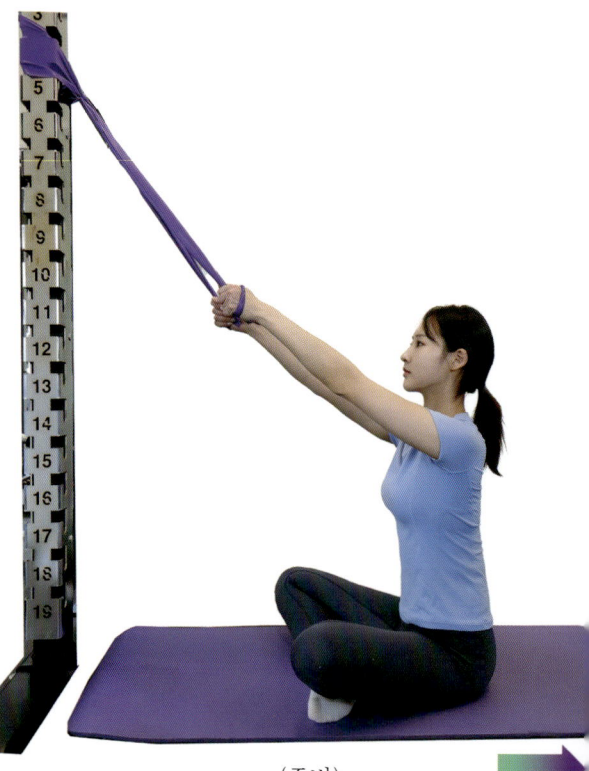

(준비)

chapter 3 - 2단계 : 활성화(Activation)단계

정도 떨어져 의자나 바닥에 앉아서 준비한다. 허리와 가슴, 어깨는 펴고, 턱은 당긴다. 밴드를 양손에 감아쥐고, 상체를 약간만 앞으로 숙여 준비자세를 만든다. 시선은 위쪽을 향하도록 밴드를 묶은 부위를 주시한다. 호흡을 내쉬면서 광배근을 수축시켜 잡아당겨 준다. 이때, 양손은 가슴 옆쪽까지만 당겨주어 팔 근육이 적게 동원될 수 있도록 해 주며, 상부 승모근이 많이 동원되거나 어깨가 앞으로 말리지 않도록 주의한다. 정점에서 잠시 정지했다가 호흡을 들이마시면서 천천히 팔을 펴서 준비자세로 돌아간다. 이때, 상체가 따라가거나 어깨 관절이 과도하게 앞쪽으로 딸려가지 않도록 팔이나 몸통의 힘을 모두 빼지 않아야 한다. 10회 반복하는 것을 3세트가량 실시해 준다.

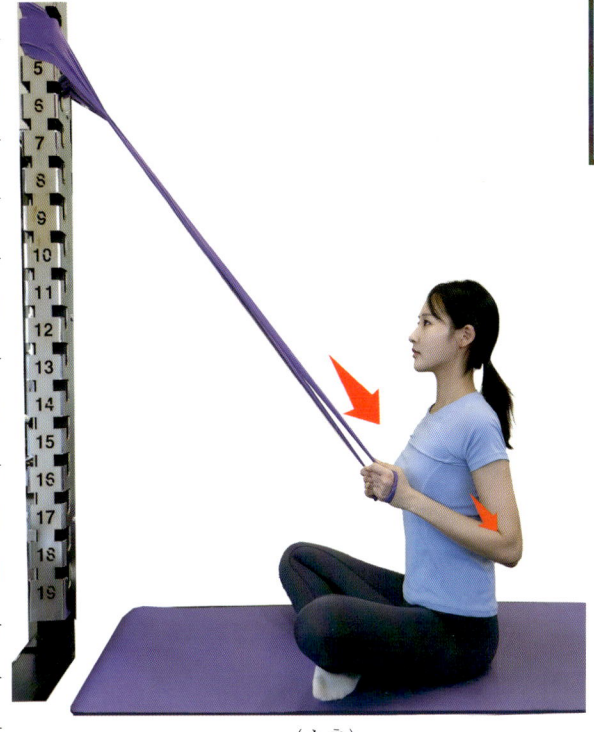
(수축)

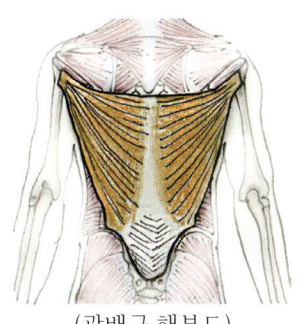
(광배근 해부도)

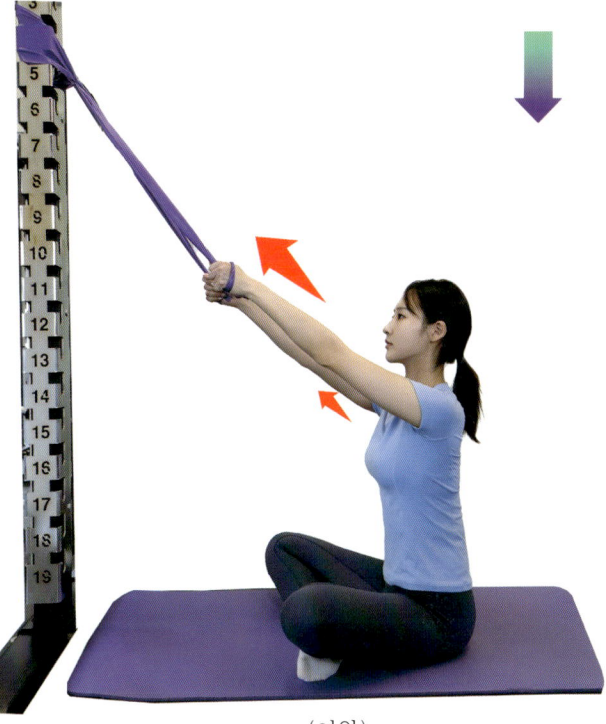
(이완)

<밴드 랫 풀 다운>

chapter 3 - 2단계 : 활성화(Activation)단계

덤벨 프론트 레이즈/ 덤벨 래터럴 레이즈/ 덤벨 밴트오버 래터럴 레이즈 :

레이즈 3종세트

레이즈 3종 세트는 어깨 삼각근을 전면, 측면, 후면으로 나누어 집중적인 운동을 해 줄 수 있는데, 저항이 몸에서 멀어지기 때문에 약간 가벼운 무게로 정확하게 실시하는 것을 권장한다. 덤벨로 실시하는 것이 보편적이며, 밴드를 이용해서 양발로 밟고 실시하는 것도 좋은 운동 방법이다. 여기서는 덤벨을 이용한 레이즈 3종 세트를 설명한다.

 양발을 어깨너비의 11자로 만든다. 허벅지에 약간의 힘을 주고, 무릎을 약간 구부려 준다. 복부에 힘을 약간 주고, 허리와 가슴, 어깨를 편 상태를 유지한다. 턱은 당기고, 시선은 정면을 주시한다. 양팔은 옆쪽으로 팔꿈치를 약간 구부리고, 덤벨을 허벅지 앞쪽에 두고 준비한다. 호흡을 들이마셨다가 내쉬면서 전면 삼각근을 수축해서 덤벨을 어깨높이 정도까지 들어 올린다. 이때, 팔이 더 많이 구부러지지 않도록 하며, 팔꿈치가 아래로 쳐지지 않도록 주의한다. 또한, 상부 승모근이 동원되거나 턱이 앞으로 나아가지 않도록 주의한다. 정점에서 잠시 멈췄다가 호흡을 들이마시면서 천천히 팔을 내려 준비자세로 돌아간다. 10회 반복해서 실시한다.

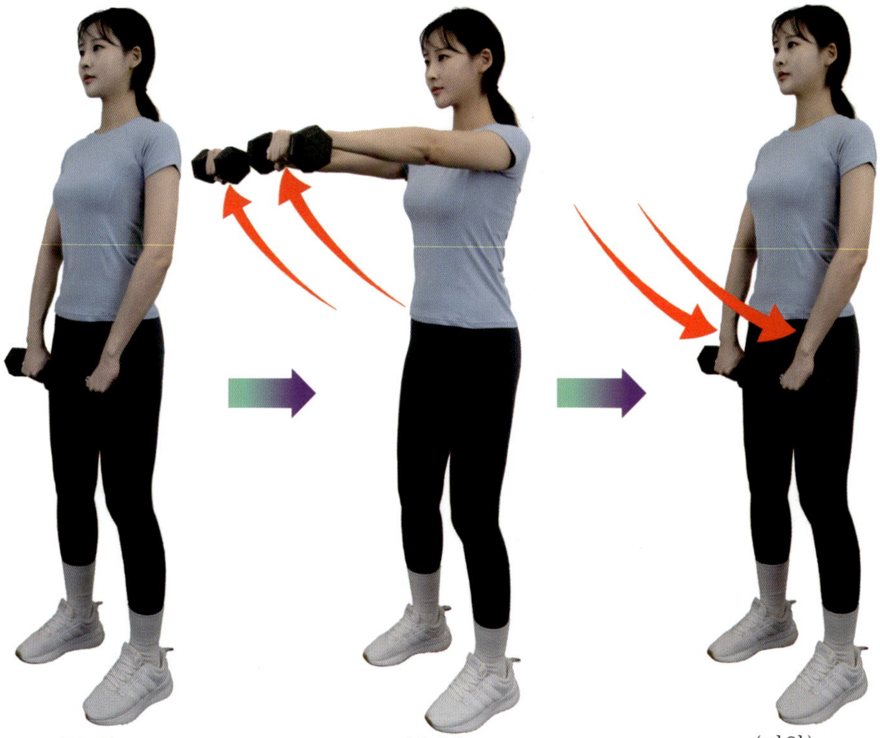

(준비)　　　　(수축)　　　　(이완) 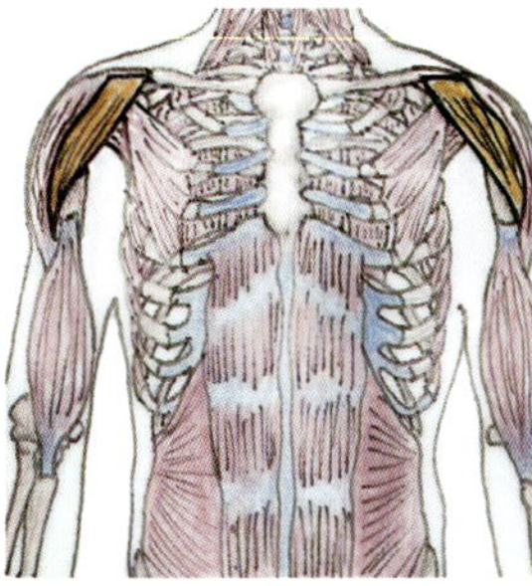　　(전면삼각근 해부도)

<덤벨 프론트 레이즈>

chapter 3 - 2단계 : 활성화(Activation)단계

덤벨을 든 팔을 허벅지 옆으로 옮겨주고, 호흡을 들이마셨다가 내쉬면서 옆으로 들어 올린다. 이때에도 팔꿈치가 아래로 떨어지지 않고, 덤벨 높이와 비슷한 높이를 유지해 준다. 상부 승모근이 동원되지 않아야 하며, 턱이 앞으로 나아가지 않아야 한다. 정점에서 잠시 정지했다가 호흡을 들이마시면서 천천히 팔을 내려 준비자세로 돌아간다. 10회 반복해서 실시해 준다.

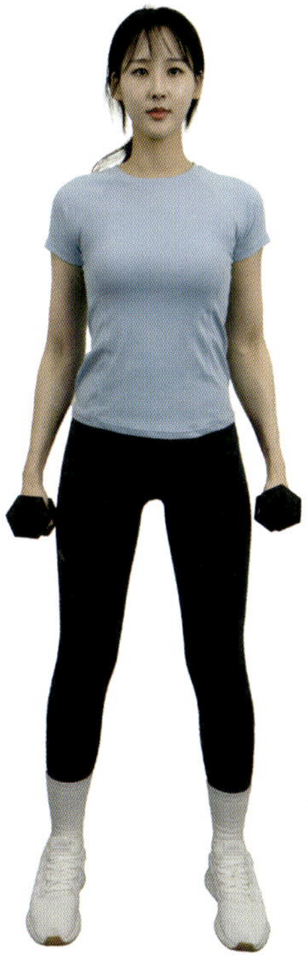

(준비)

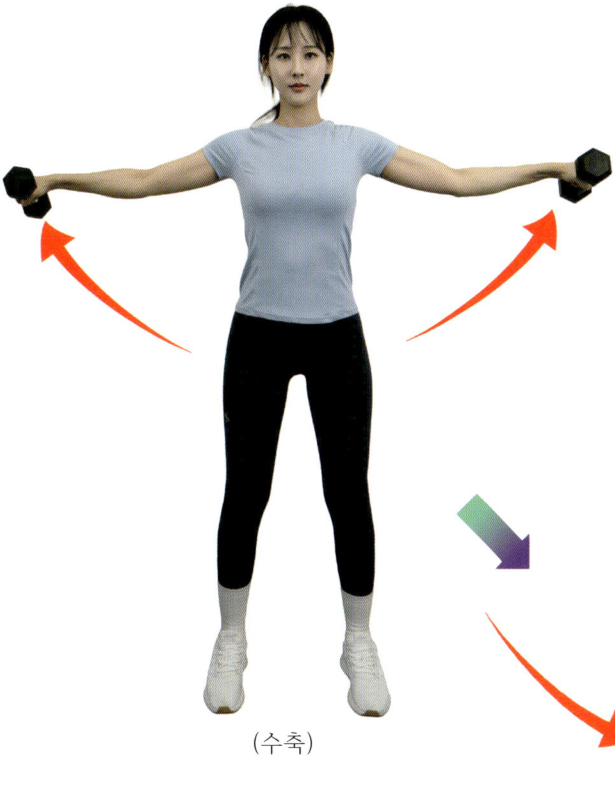

(수축)

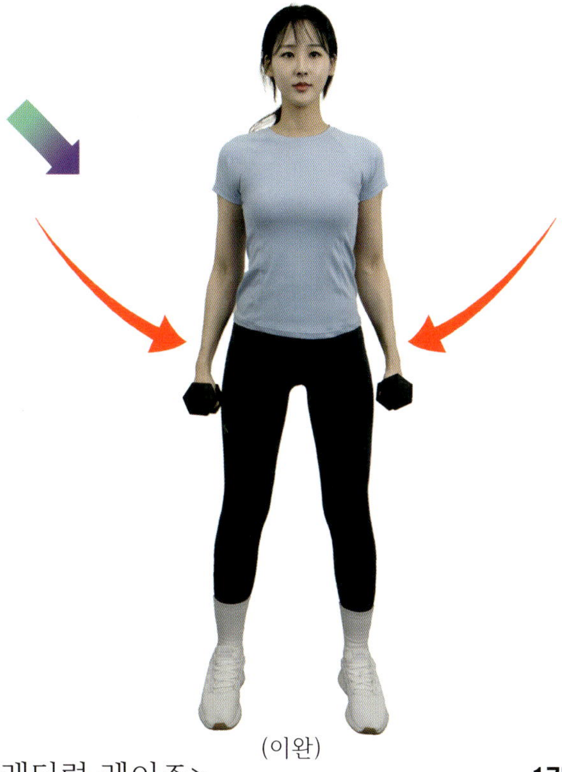

(이완)

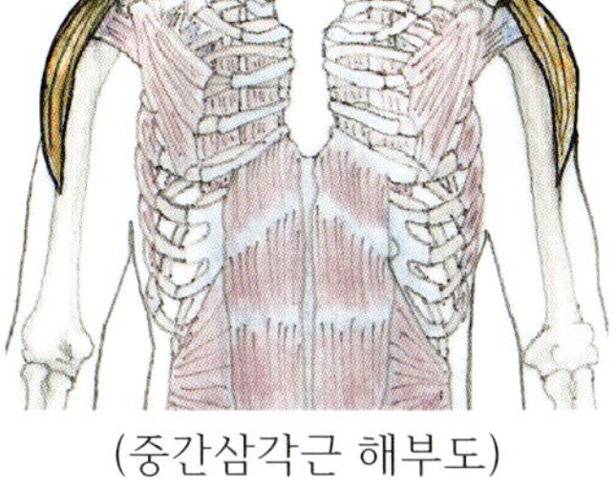

(중간삼각근 해부도)

<덤벨 래터럴 레이즈>

chapter 3 - 2단계 : 활성화(Activation)단계

몸통을 편 자세를 유지하며, 상체를 앞으로 45도가량 숙여준다. 덤벨은 자연스럽게 뉴트럴 그립으로 잡고, 몸의 앞쪽에 둔다. 무릎은 살짝 구부려 준다. 호흡을 들이마셨다가 내쉬면서 60도 정도 옆으로 들어 올린다. 이때, 덤벨이 몸통 쪽으로 당겨지거나 어깨나 팔꿈치 관절이 외회전 되지 않도록 주의한다. 호흡을 들이마시면서 천천히 내려 준비자세로 돌아간다. 10회 반복해서 실시한 후, 허리를 편 상태를 유지하며 일어선다.

 프론트 레이즈, 래터럴 레이즈, 밴트오버 래터럴 레이즈를 10회씩 연속으로 실시해 주는 것을 3세트가량 실시해 준다. 물론 체력이 되지 않는다면 무게를 낮춰 한가지씩 나눠서 실시해 주는 것이 좋다.

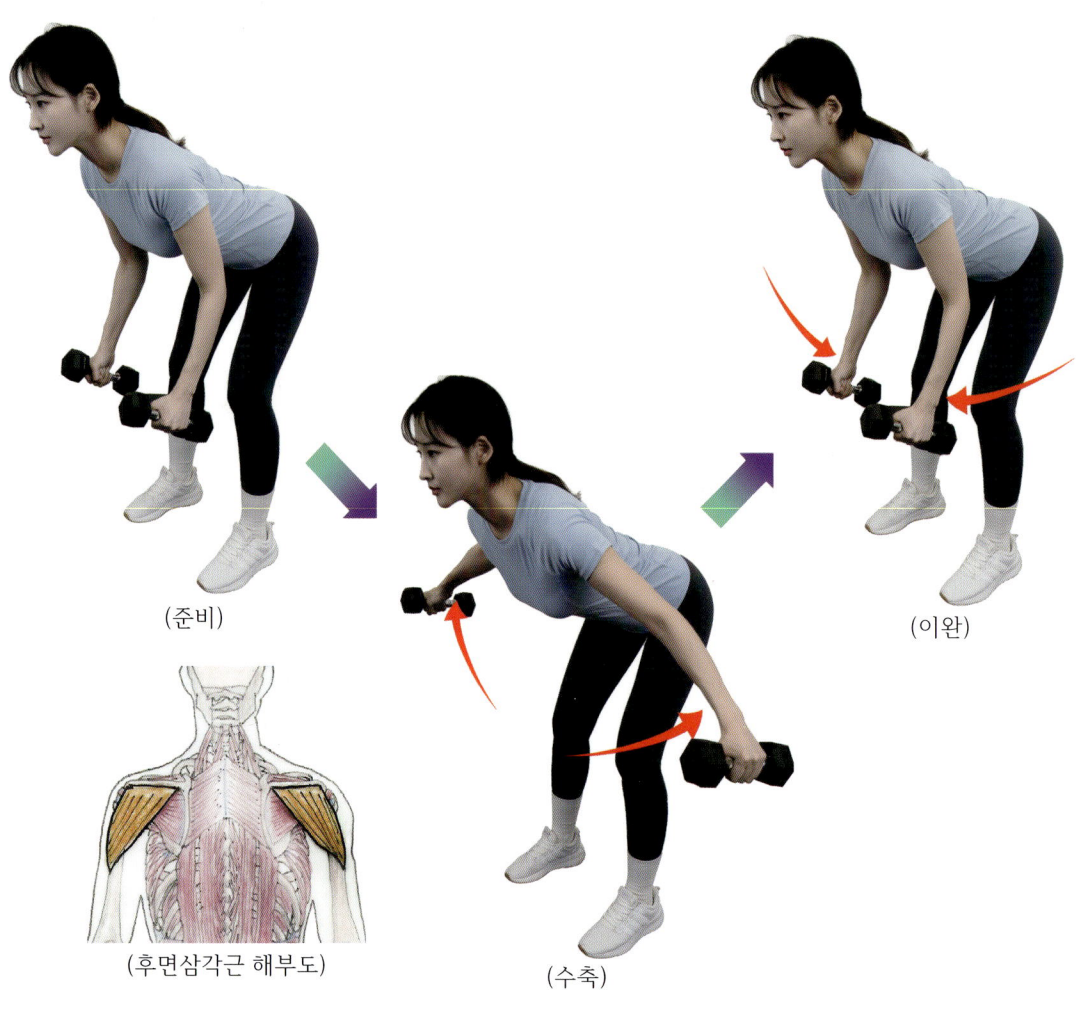

(준비)　(수축)　(이완)

(후면삼각근 해부도)

<덤벨 밴트오버 래터럴 레이즈>

chapter 3 - 2단계 : 활성화(Activation)단계

극상근 래터럴 레이즈 : 극상근 래터럴 레이즈는 래터럴 레이즈의 변형된 운동법이다. 극상근은 회전근개 중에 부상이 가장 많이 발생하는 근육이다. 운동과학자들의 연구에서 극상근은 팔을 옆으로 들어 올리는 15도까지의 범위에서 주동근으로 작동한다고 한다. 하지만, 극상근의 작동이 느껴진다거나 극상근에 집중해서 운동하는 것은 쉬운 얘기가 아니다. 팔을 옆으로 들어 올리는 래터럴 레이즈 동작에서 작동할 것이며, 무거운 무게보다는 가벼운 무게로 실시했을 때 잘 작동할 것이라는 추측은 해 볼 수 있다.

극상근 래터럴 레이즈

양발을 어깨너비의 11자로 만들고, 허벅지에 힘을 약간 주어 무릎이 잠기지 않도록 하며, 복압을 약간 상승시키고, 허리, 가슴, 어깨를 펴준다. 턱은 당기고, 시선은 정면을 주시한다. 팔꿈치는 약간 구부린 상태로 덤벨은 아주 가벼운 무게를 들고 준비한다. 저체력자의 경우는 빈손으로 실시하는 것도 좋다. 호흡을 들이마셨다가 내쉬면서 15도에서 30도가량 천천히 옆으로 들어 올린다. 이때, 극상근이 느껴지지는 않겠지만 견갑골의 윗부분 수축에 집중하며 동작을 실시한다. 정점에서 잠시 멈췄다가 호흡을 들이마시면서 천천히 팔을 내려 준비자세로 돌아간다. 10회 반복하는 것을 3세트가량 실시해 준다.

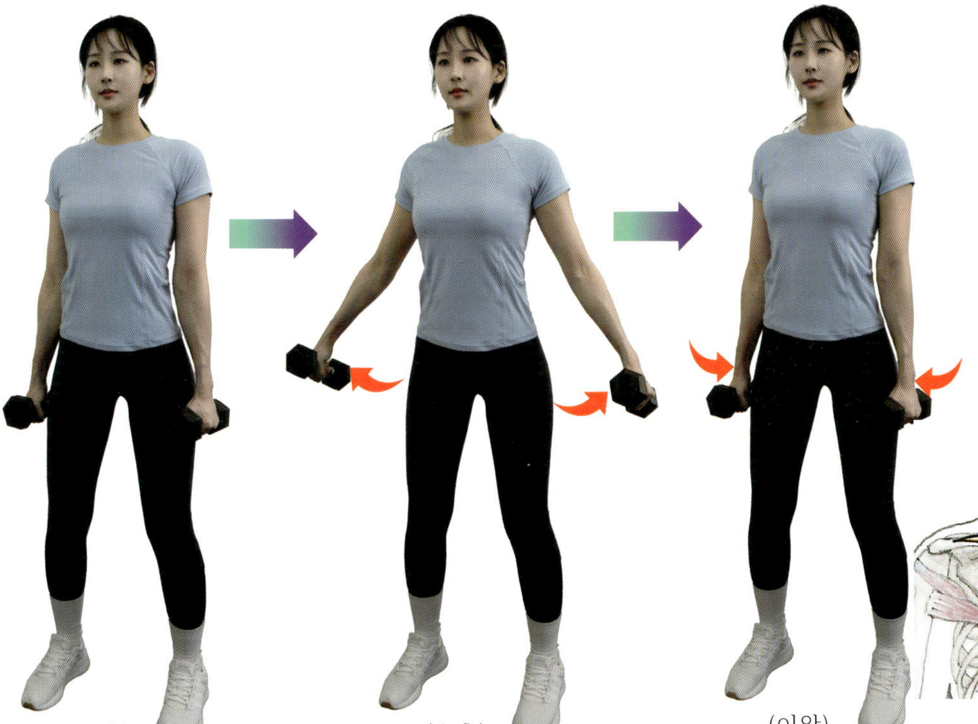

(준비)　　(수축)　　(이완) 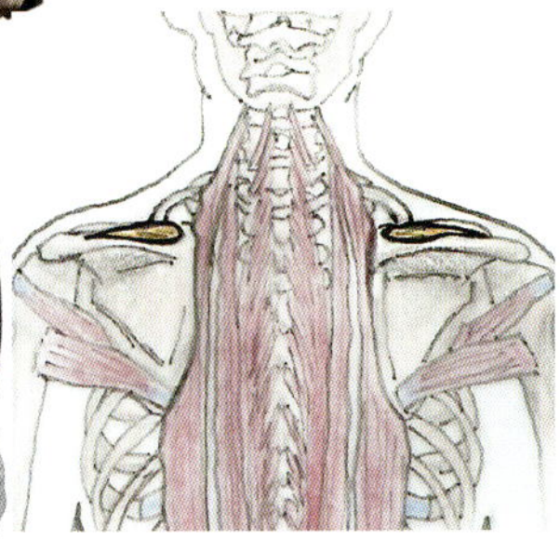　　(극상근 해부도)

<극상근 래터럴 레이즈>

chapter 3 - 2단계 : 활성화(Activation)단계

밴드 인터널 로테이션 : 인터널 로테이션 운동은 견갑골의 안쪽에 있는 견갑하근을 단련시켜 줄 수 있는 회전근개 운동이다. 덤벨을 들고 실시해 주는 것보다는 밴드로 실시해 주는 것이 훨씬 더 효과적이다. 견갑하근은 큰 근육이 아니므로 천천히 실시해 주는 것이 좋고, 운동 시 상완이두근과 전완근이 많이 동원될 수 있으므로 이를 최소화할 수 있도록 회전에 더 집중해서 실시해 주어야 한다.

밴드를 허리 높이 정도의 기둥에 묶고 준비한다. 기둥을 옆으로 두고, 한걸음 반 정도 떨어져서 양발을 어깨너비의 11자로 두고 준비한다. 무릎이 잠기지 않도록 하며, 복압을 약간 상승시키고, 허리와 가슴, 어깨를 펴며, 턱은 당기고, 시선은 정면을 바라본다. 기둥과 가까운 쪽 손으로 밴드를 잡고, 팔꿈치를 90도가량 구부려 팔꿈치를 옆구리 옆에 고정하고 준비한다. 호흡을 들이마셨다가 내쉬면서 천천히 팔꿈치를 중심으로 아래팔을 내회전시켜준다. 팔꿈치가 움직이지 않는 정점까지 당겨서 잠시 정지했다가 호흡을 들이마시면서 다시 외회전시켜 준비자세로 돌아간다. 10회 반복하는 것을 3세트가량 실시해 준다. 반대편도 같은 방법으로 실시해 준다.

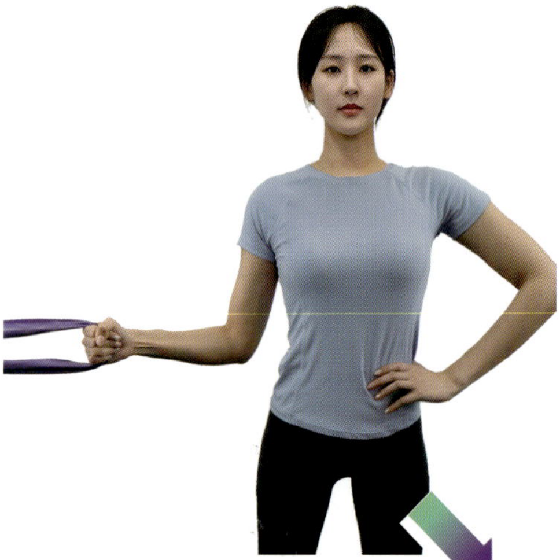

(준비) 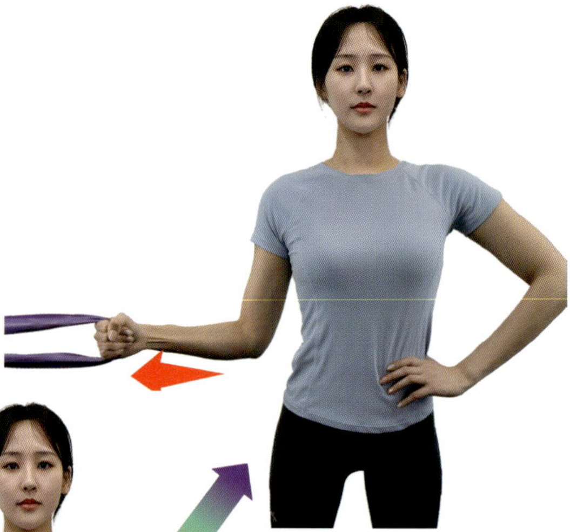 (이완)

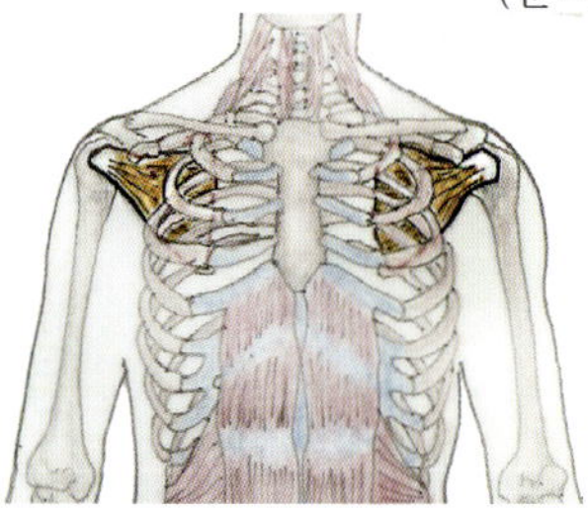

(견갑하근 해부도)

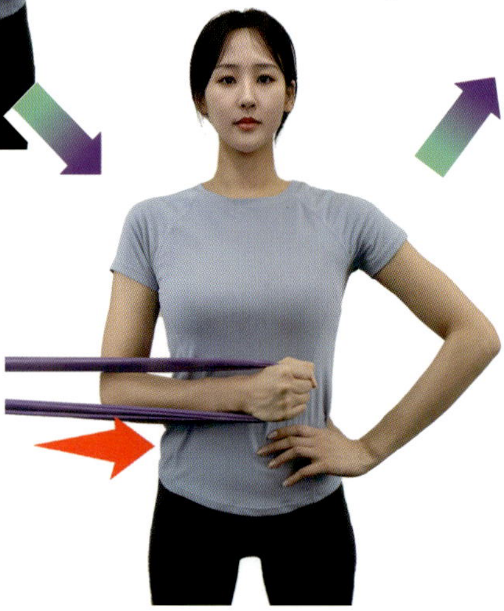

(수축)

<밴드 인터널 로테이션>

chapter 3 - 2단계 : 활성화(Activation)단계

덤벨 리스트 컬 : 덤벨 리스트 컬은 전완 굴근을 집중적으로 단련할 수 있는 운동이다. 전완 굴근은 손목을 안쪽으로 구부릴 때 작동하는 근육이다. 덤벨 리스트 컬 운동을 위해 의자에 엉덩이를 대고 앉는다. 양발은 어깨 너비의 11자로 만들고, 무릎은 90도가량 구부린다. 허리와 가슴, 어깨는 펴고, 시선은 정면을 주시하며, 팔꿈치를 구부려 전완의 바깥쪽을 허벅지 위에 올리고, 손바닥이 위를 향한 언더그립으로 덤벨을 잡고 준비한다. 호흡을 들이마셨다가 내쉬면서 천천히 팔목을 구부려 전완 굴근을 수축한다. 정점에서 잠시 정지했다가 호흡을 들이마시면서 천천히 팔목을 펴서 준비자세로 돌아간다. 운동 동안 팔꿈치와 전완의 바깥쪽이 허벅지에서 떨어지지 않도록 주의한다. 10회 반복하는 것을 3세트가량 실시해 준다.

덤벨 리스트 컬

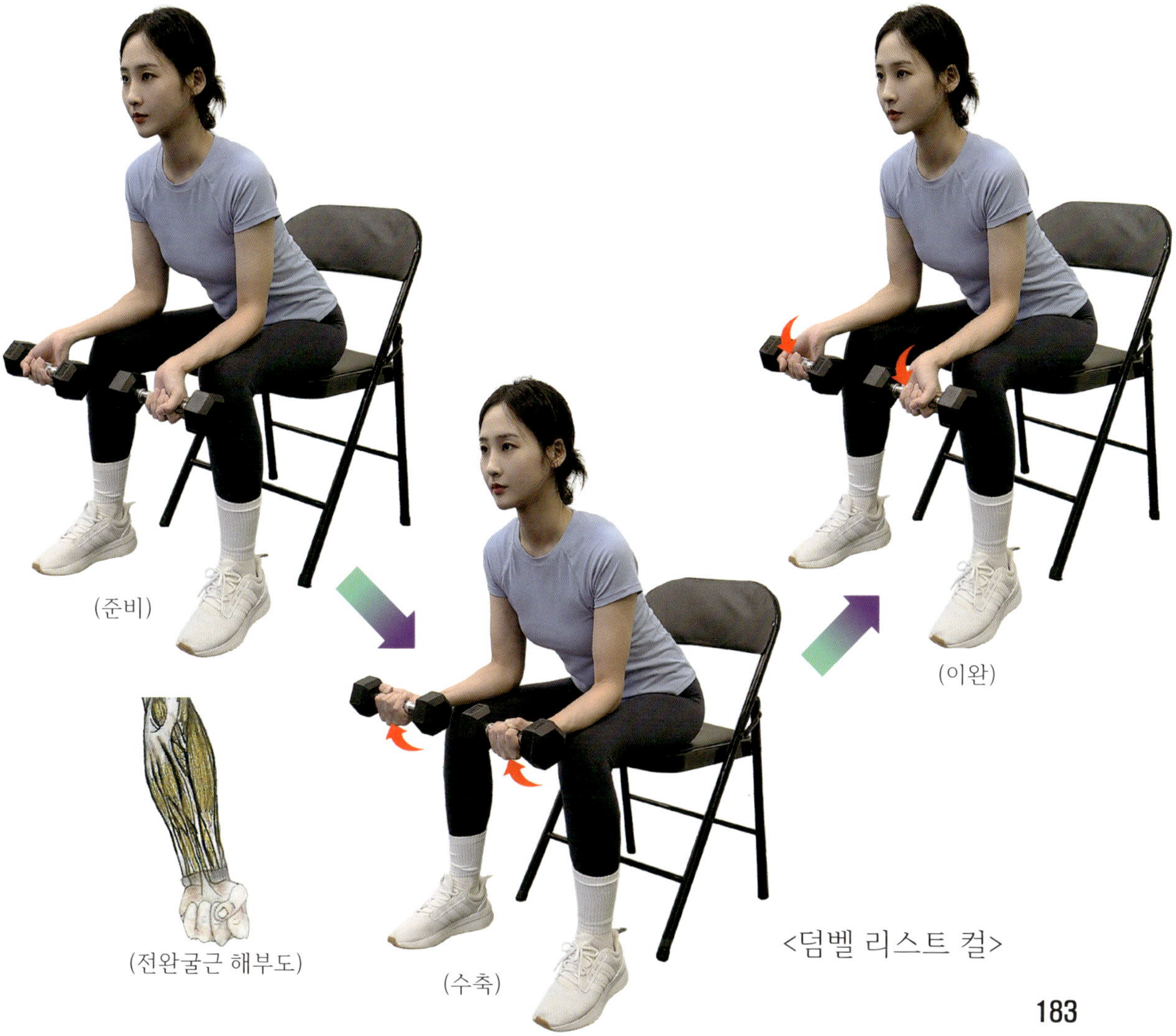

(준비)

(전완굴근 해부도)

(수축)

(이완)

<덤벨 리스트 컬>

chapter 3 - 2단계 : 활성화(Activation)단계

뉴트럴 그립 덤벨 리스트 컬 : 뉴트럴 그립 덤벨 리스트 컬은 상완 요골근의 아래 팔 부분을 집중적으로 단련시켜 줄 수 있는 운동이다. 팔꿈치가 구부러지기 때문에 상완 요골근의 팔꿈치 위쪽 부위는 잘 동원되지 않고, 아래쪽 부분만 집중적으로 동원된다.

뉴트럴 그립 덤벨 리스트 컬 운동을 위해 의자에 엉덩이를 대고 앉는다. 양발은 어깨너비의 11자로 만들고, 무릎은 90도가량 구부린다. 허리와 가슴, 어깨는 펴고, 시선은 정면을 주시하며, 팔꿈치를 구부려 전완의 바깥쪽을 허벅지 위에 올리고, 손등이 옆을 향하는 뉴트럴 그립으로 덤벨을 잡고 준비한다. 호흡을 들이마셨다가 내쉬면서 천천히 팔목을 위쪽으로 구부려 상완 요골근을 수축한다. 정점에서 잠시 정지했다가 호흡을 들이마시면서 천천히 팔목을 펴서 준비자세로 돌아간다. 운동 동안 팔꿈치와 전완의 바깥쪽이 허벅지에서 떨어지지 않도록 주의한다. 10회 반복하는 것을 3세트가량 실시해 준다.

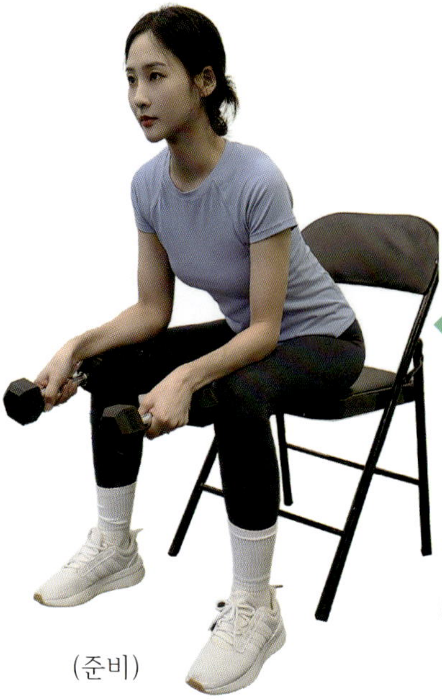

(준비) 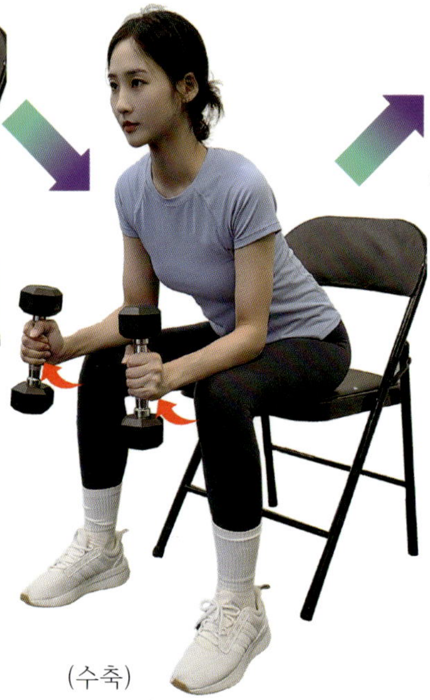 (수축) 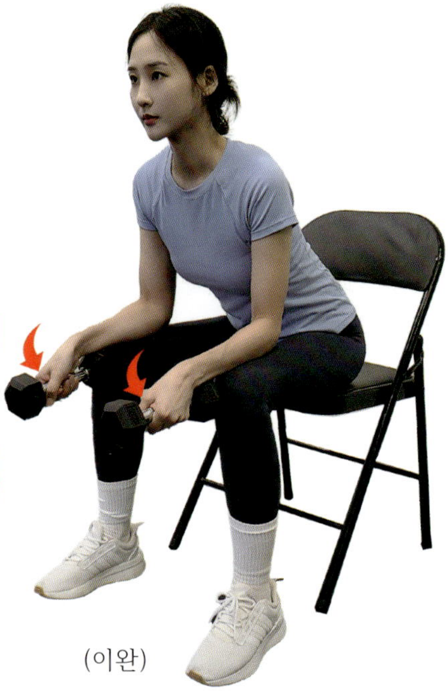 (이완)

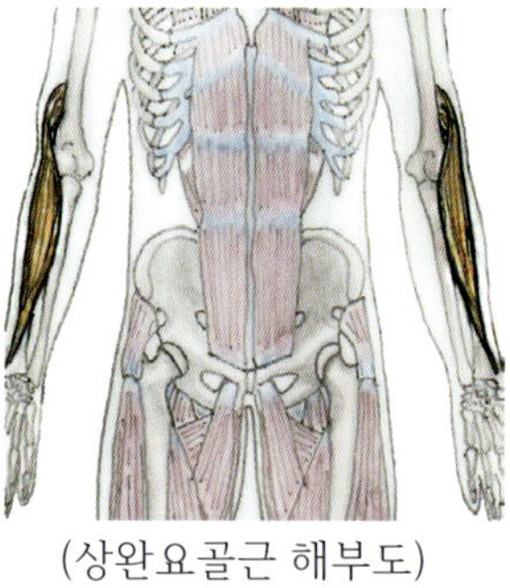

<뉴트럴 그립 덤벨 리스트 컬>

(상완요골근 해부도)

chapter 3 - 2단계 : 활성화(Activation)단계

리버스 그립 덤벨 리스트 컬 : 리버스 그립 덤벨 리스트 컬은 전완 신근을 집중적으로 단련시켜 줄 수 있는 운동이다. 전완신근은 손목을 바깥쪽으로 펼 때 작동하는 근육이다.

의자에 엉덩이를 대고 앉는다. 양발은 어깨 너비의 11자로 만들고, 무릎은 90도가량 구부린다. 허리와 가슴, 어깨는 펴고, 시선은 정면을 주시하며, 팔꿈치를 구부려 전완의 안쪽을 허벅지 위에 올리고, 손바닥이 아래를 향한 오버 그립으로 덤벨을 잡고 준비한다. 호흡을 들이마셨다가 내쉬면서 천천히 팔목을 위로 펴서 전완 신근을 수축한다. 정점에서 잠시 정지했다가 호흡을 들이마시면서 천천히 팔목을 구부려 준비자세로 돌아간다. 운동 동안 팔꿈치와 전완의 안쪽이 허벅지에서 떨어지지 않도록 주의한다. 10회 반복하는 것을 3세트가량 실시해 준다. 덤벨을 들고 전완 신근 운동을 할 경우, 손목이 약간은 바깥쪽으로 외회전 될 수 있다.

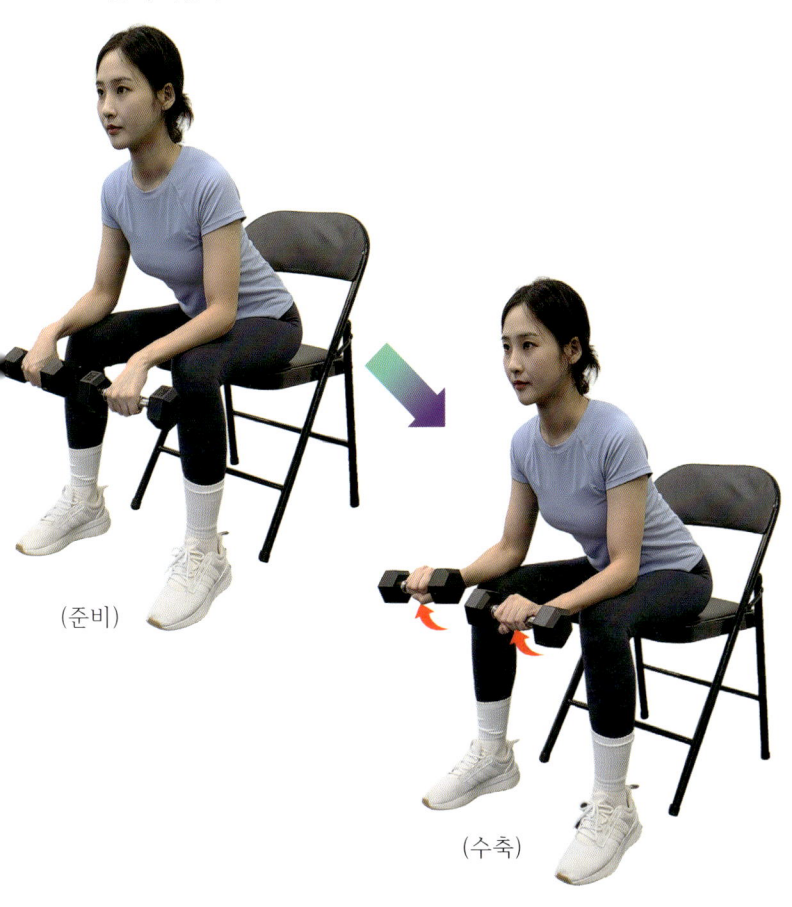

<리버스 그립 덤벨 리스트 컬>

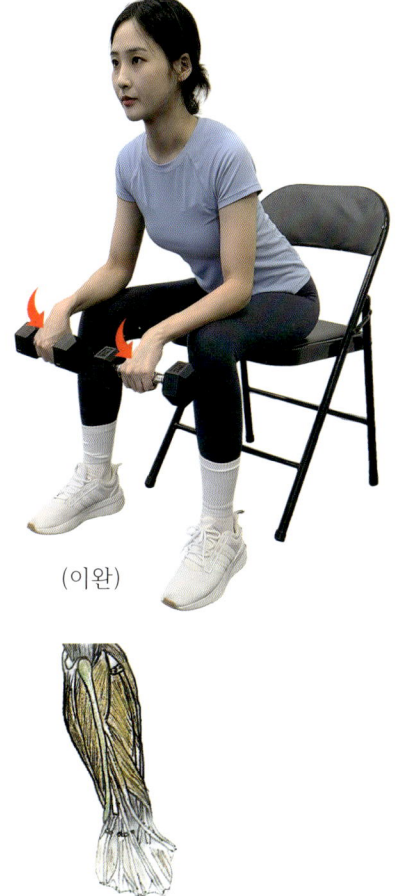

(전완신근 해부도)

chapter 3 - 2단계 : 활성화(Activation)단계

덤벨 리스트 인터널/ 익스터널 로테이션 : 덤벨 리스트 인터널 로테이션은 주관절 내회전 근육들을 집중적으로 단련시켜 줄 수 있는 운동이며, 덤벨 리스트 익스터널 로테이션은 주관절 외회전근을 집중적으로 단련시켜 줄 수 있다.

의자에 엉덩이를 대고 앉는다. 양발은 어깨 너비의 11자로 만들고 무릎은 90도가량 구부린다. 허리와 가슴, 어깨는 펴고, 시선은 정면을 주시하며, 팔꿈치를 구부려 전완의 바깥쪽을 허벅지 위에 올리고, 손등이 옆을 향한 뉴트럴 그립으로 덤벨을 잡고 준비한다. 호흡을 들이마셨다가 내쉬면서 천천히 팔목을 안쪽으로 내회전시켜 주관절 내회전근을 수축한다. 정점에서 잠시 정지했다가 호흡을 들이마시면서 천천히 팔목을 외회전시켜 준비자세로 돌아간다. 운동 동안 팔꿈치와 전완의 바깥쪽이 허벅지에서 떨어지지 않도록 주의한다. 10회 반복하는 것을 3세트가량 실시해 준다.

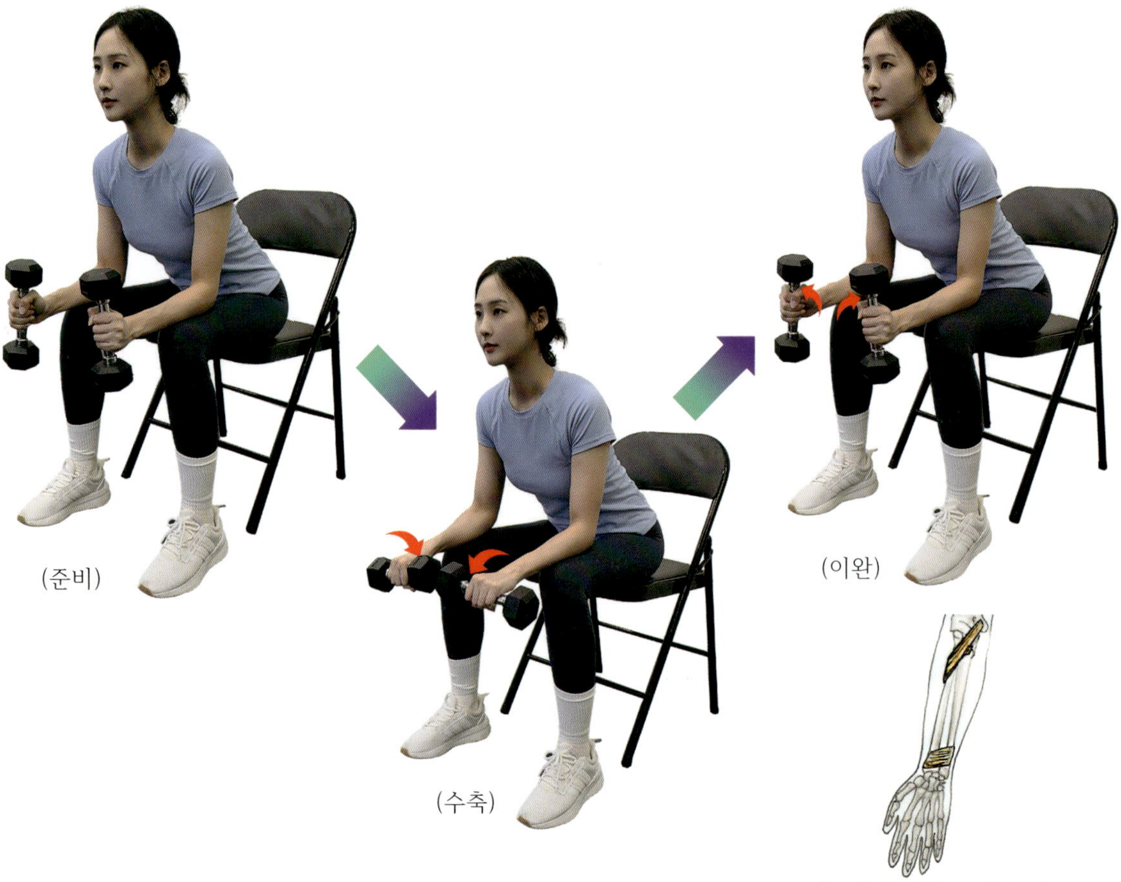

(준비) (수축) (이완)

<덤벨 리스트 인터널 로테이션> (주관절 회내근 해부도)

chapter 3 - 2단계 : 활성화(Activation)단계

같은 준비자세에서 호흡을 들이마셨다가 내쉬면서 천천히 팔목을 바깥쪽으로 외회전시켜 주관절 외회전근을 수축한다. 정점에서 잠시 정지했다가 호흡을 들이마시면서 천천히 팔목을 내회전시켜 준비자세로 돌아간다. 10회 반복하는 것을 3세트 가량 실시해 준다. 덤벨 리스트 익스터널 로테이션 운동은 주관절 회외근 뿐만아니라 상완 이두근도 많이 동원한다.

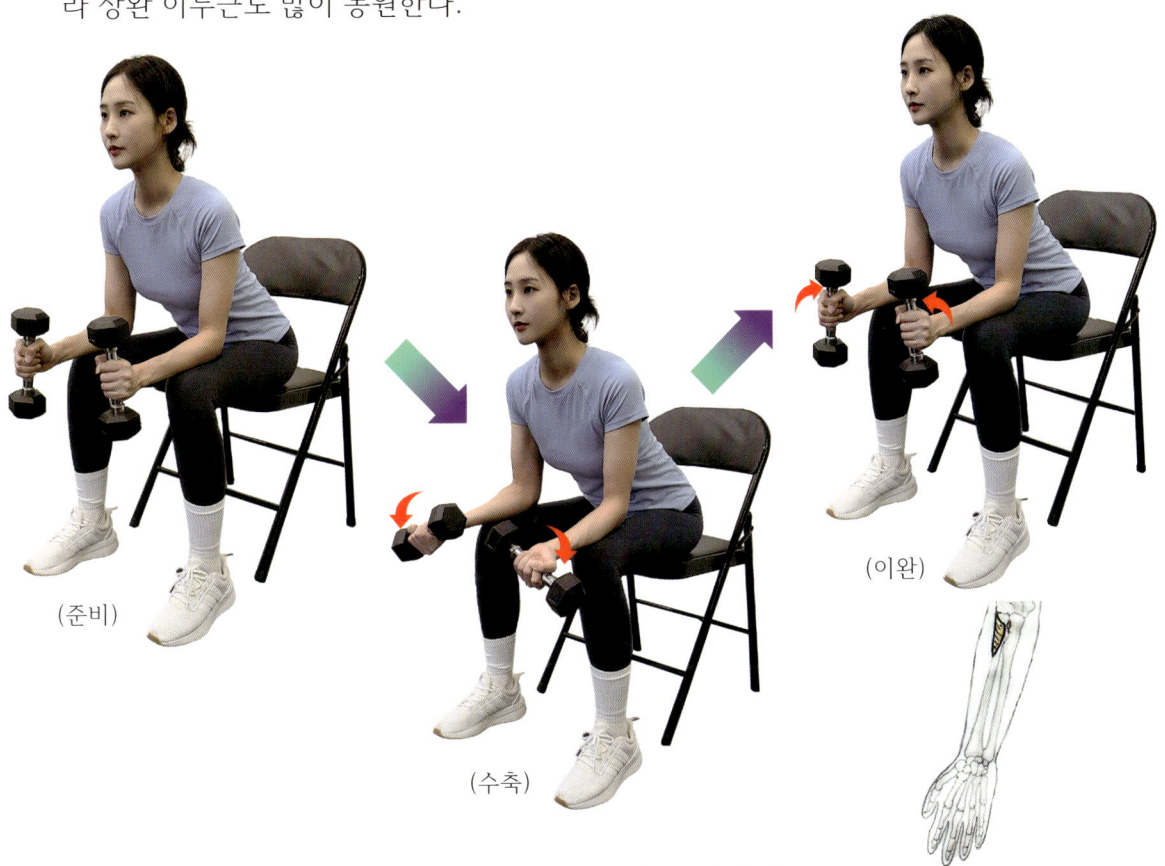

(준비) (수축) (이완)

<덤벨 리스트 익스터널 로테이션> (주관절 회외근 해부도)

chapter 3 - 2단계 : 활성화(Activation)단계

누워서 머리 들어 올리기 : 누워서 머리 들어 올리기 동작은 목 부위 깊은 부분에 존재하는 깊은 목 굽힘근군의 강화를 목적으로 한다. 목의 옆쪽에 있는 흉쇄유돌근과 사각근이 많이 동원되기는 하지만, 목적근은 깊은 목 굽힘근군이다. 작은 근육들의 조합인 근육군이 목적이기 때문에 천천히 수축하는 것이 바람직하다. 깊은 목 굽힘근군의 활성화는 터틀넥 교정을 위해 사용된다.

매트에 누워 무릎은 90도가량 구부려 주고, 양발은 어깨너비의 11자로 바닥에 고정해 준다. 양손은 엉덩이 옆쪽에 두고, 가슴과 어깨는 단단히 펴서 등 전체가 바닥에 고정되도록 해 준다. 턱은 당기고, 시선은 천장을 주시한다. 호흡을 들이마셨다가 내쉬면서 천천히 머리를 몸통 쪽으로 회전시키면서 들어 올린다. 정점에서 잠시 정지했다가 호흡을 들이마시면서 천천히 머리를 내려 바닥까지 내려간다. 바닥에 완전히 내려놓았다가 다시 들어 올린다. 10회 반복하는 것을 3세트가량 실시해 준다.

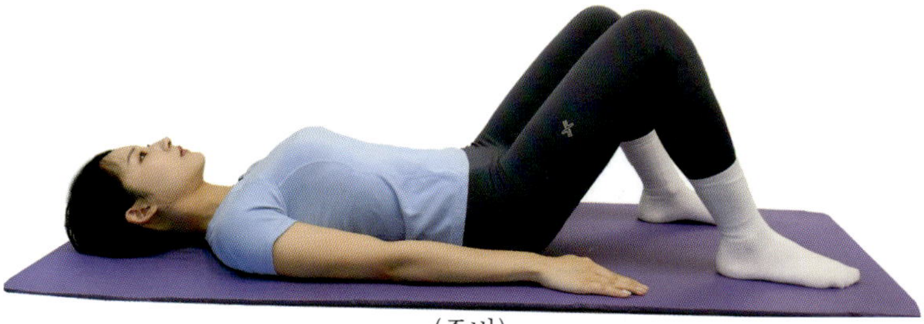

(준비)

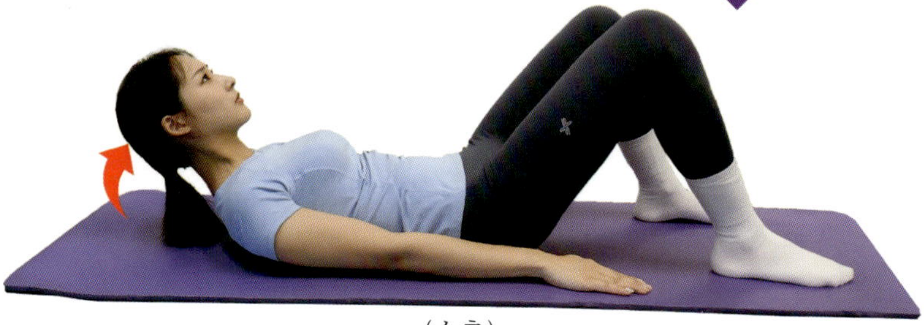

(수축)

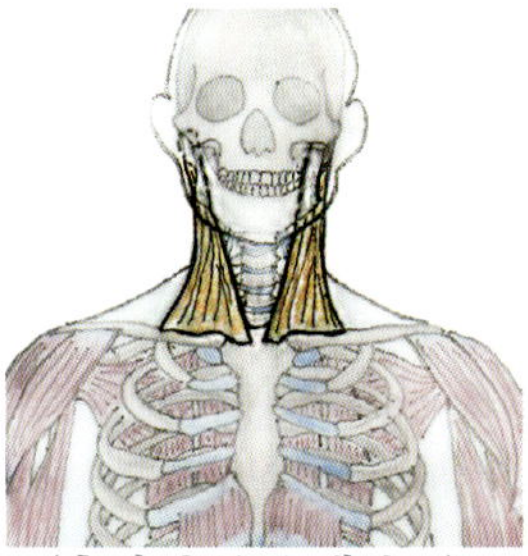

(흉쇄 유돌근 해부도) 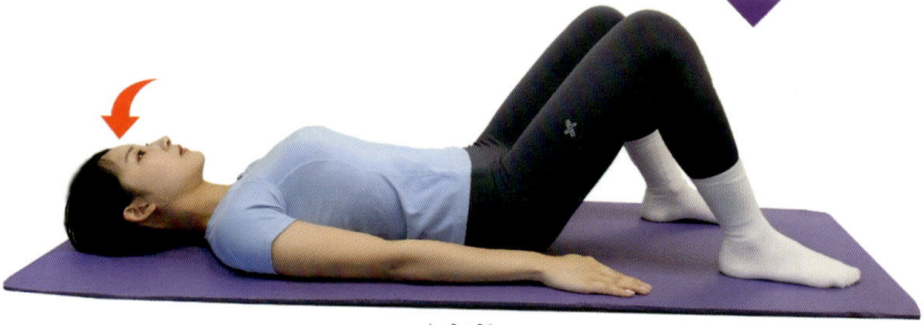   (이완)

<누워서 머리 들어 올리기>

chapter 3 - 2단계 : 활성화(Activation)단계

누워서 머리 밀고, 턱 당기기 : 누워서 머리 밀고, 턱 당기기 운동 역시 깊은 목 굽힘근군의 강화를 목적으로 한다. 누워서 머리 들어 올리기와는 반대의 운동이지만 둘 다 목적근은 깊은 목 굽힘근군이다. 깊은 목 굽힘근군은 작은 근육들로 너무 강하게 수축하지 않는 것이 좋다. 누워서 머리 밀고, 턱 당기기 운동 역시 터틀넥 교정에 사용된다.

머리 밀고 턱 당기기

매트에 누워 무릎은 90도가량 구부려 주고, 양발은 어깨너비의 11자로 바닥에 고정해 준다. 양손은 엉덩이 옆쪽에 두고, 가슴과 어깨는 단단히 펴서 등 전체가 바닥에 고정되도록 해 준다. 턱을 당기고, 시선은 천장을 주시한다. 호흡을 들이마시면서 턱을 약간 들고, 머리로 바닥을 지긋이 눌러준다. 잠시 멈췄다가 호흡을 내쉬면서 턱을 아래쪽으로 지긋이 당겨준다. 10회 반복하는 것을 3세트가량 실시해 준다.

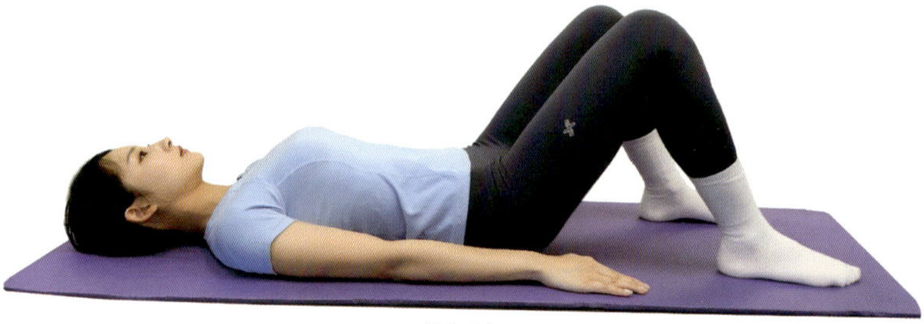

(준비)

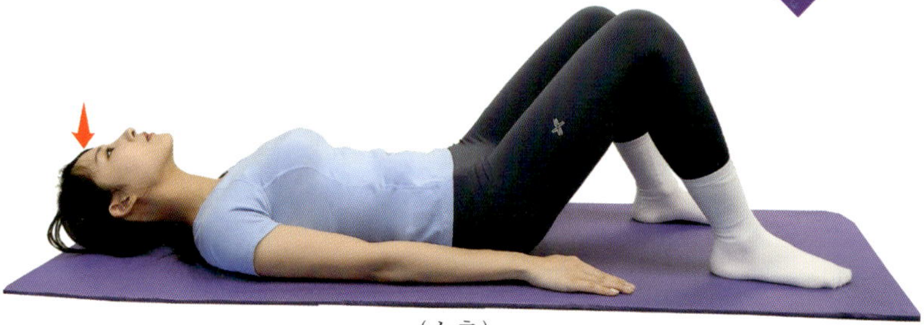

(수축)

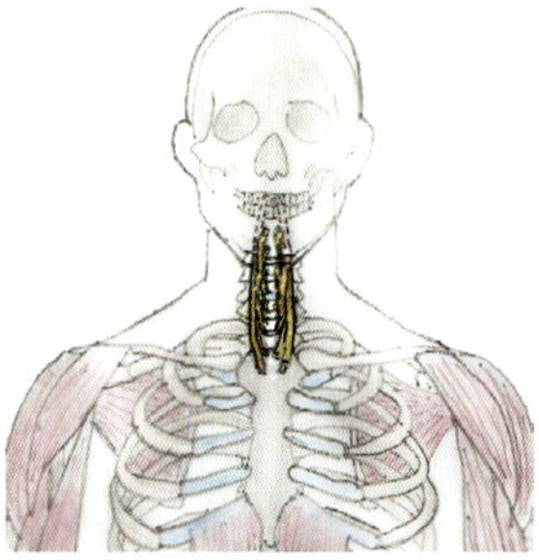

(경장근)

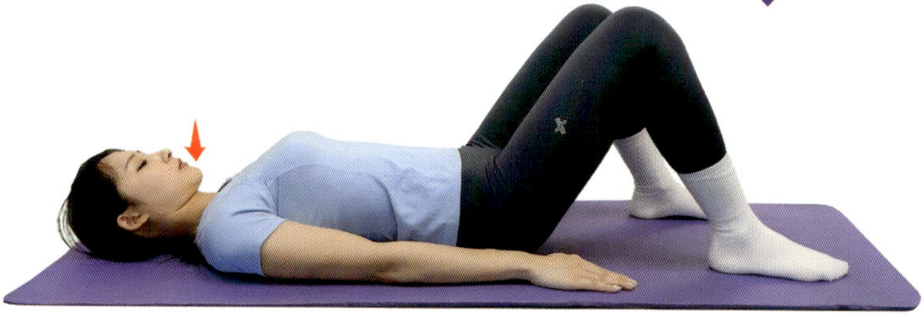

(수축)

<누워서 머리 밀고 턱 당기기>

chapter 3 - 2단계 : 활성화(Activation)단계

누워서 턱 당기면서 머리 밀고 버티기 : 누워서 턱 당기면서 머리 밀고 버티기 운동은 동작을 취하고, 버티면서 실시하는 등척성 운동으로 역시 깊은 목 굽힘근군의 강화를 목적으로 하는 터틀넥 교정 운동 중의 하나이다. 등척성 운동은 근육의 증가보다는 근육의 장력 증가에 목적이 있으며, 호흡이 멈춰지지 않도록 주의해서 실시하는 것이 바람직하다.

매트에 누워 무릎은 90도가량 구부려 주고, 양발은 어깨너비의 11자로 바닥에 고정해 준다. 양손은 엉덩이 옆쪽에 두고, 가슴과 어깨는 단단히 펴서 등 전체가 바닥에 고정되도록 해 준다. 턱을 당기고, 시선은 천장을 주시한다. 턱을 아래쪽으로 당기는 동시에 머리로 바닥을 눌러준다. 호흡은 멈추지 않고 자연스럽게 이루어질 수 있도록 한다. 5초 정도 유지했다가 자세를 풀어준다. 10회 반복하는 것을 3세트가량 실시해 준다.

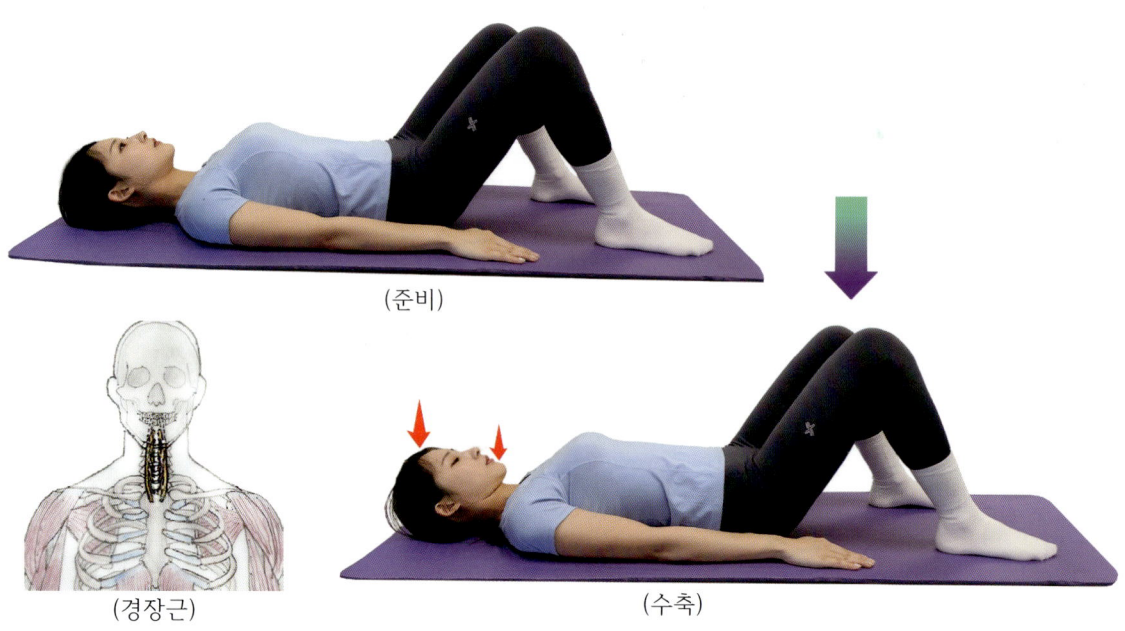

<누워서 턱 당기면서 머리 밀고 버티기>

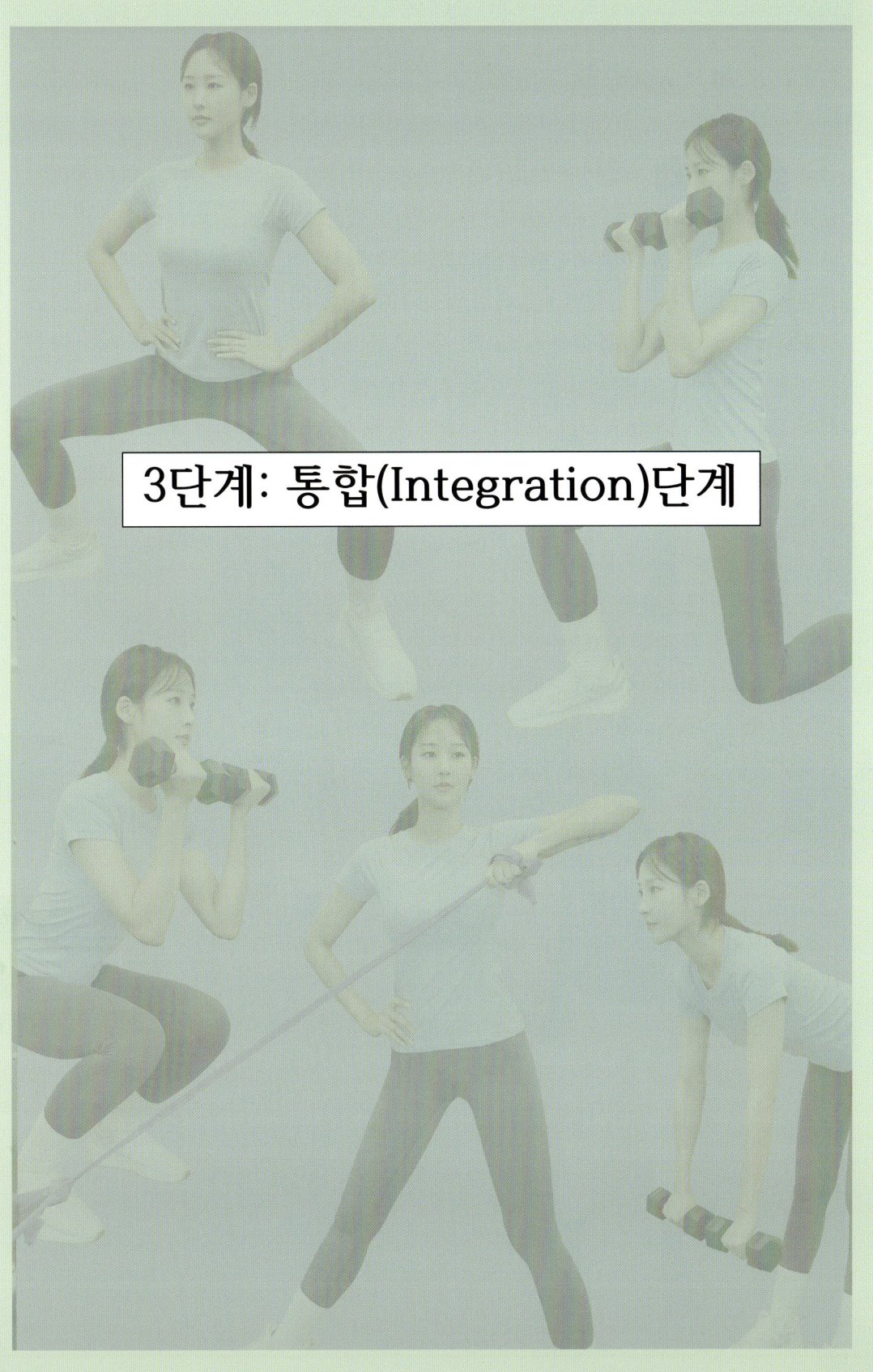

3단계: 통합(Integration)단계

chapter 3 - 3단계 : 통합(Integration)단계

3단계 : 통합(Integration) 단계

이완을 통해 변형된 체형의 원인이 되는 단축된 근육들의 길이를 늘려 관절의 가동 범위를 정상으로 돌려주고, 코어 운동을 통해 인체가 잘 움직일 수 있는 기초 체력을 만들어주며, 부위별 강화 운동을 통해 단축된 근육의 반대쪽에서 제대로 작동하지 않고 이완되어 있는 근육들을 운동시켜 밸런스를 잡아주고, 체형 변화로 인해 변형된 관절의 위치를 본래의 위치로 돌려주는 고유감각 수용성 트레에닝을 실시하며, 그 이후에는 건강한 일상생활과 운동을 위해 그런 여러 조각의 운동들을 통합하는 통합 운동이 반드시 필요하다. 이런 통합 운동에는 근래에 많이 유행했던 기능성 트레이닝도 포함된다고 할 수 있다.

통합 운동이란! 부위별로 이루어진 트레이닝을 통합해서 실시하는 전신 운동이라 할 수 있다. 부위별 고립된 운동을 통해 특정 부위의 근육을 강화할 수 있지만 이런 고립된 운동이나 동작들은 인간의 일상적인 움직임을 표현하기에는 매우 한정된 움직임이라 하겠다. 일상에서 인체는 하나의 근육이나 하나의 관절을 이용해서 움직임을 만들지 않고, 대부분 여러 개의 관절과 많은 근육군을 동시에 동원해서 움직임을 만든다. 이런 움직임들을 연습해 주는 것은 일상생활에서의 제한을 해결해 줄 수 있으며, 일상생활 자체를 편하게 해 준다. 이것을 기능적인 움직임이라고 하며, 이런 기능적 움직임을 연습하는 운동을 기능성 트레이닝이라고 한다. 이런 기능적인 움직임을 만들기 위해 인체는 여러 개의 연결된 인체의 움직임 체인이 조합된 시스템을 사용하게 된다.

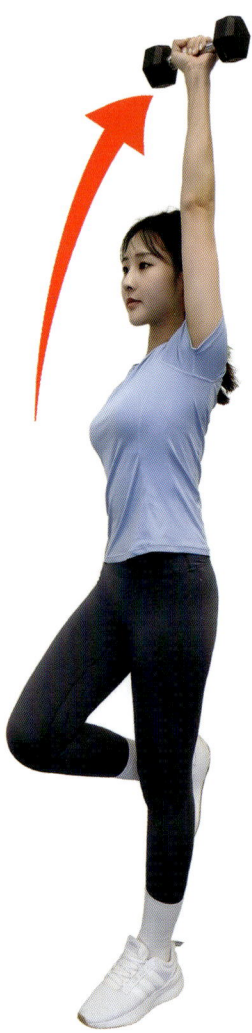

chapter 3 - 3단계 : 통합(Integration)단계

　기능성 움직임에 사용되는 대표적인 인체의 움직임 체인에는 앞쪽 사선 시스템과 후면 사선 시스템, 후면 가쪽 시스템이 있다. 앞쪽 사선 시스템은 한쪽 다리에서 시작해서 몸통의 사선을 통해 반대편 팔로 이어져서 만들어지는 시스템으로 야구의 투수가 공을 던지는 자세에서의 움직임을 생각할 수 있다. 후면 사선 시스템은 한쪽 다리에서 몸통의 사선을 통해 반대편 팔로 이어지면서 만들어지는 시스템을 말하며, 후면 가쪽 시스템은 한쪽 다리에서 시작해서 몸통의 바깥쪽을 통해 같은 쪽 팔로 이어져서 움직임을 만드는 시스템을 말한다.

　이런 기능적이고 통합적인 운동은 어떤 특정 도구를 사용해야만 가능한 운동이 아니며, 도구와는 상관없이 그 시스템이 동원되고, 연습이 되는지가 중요하다고 할 수 있다. 여기서는 저자가 직접 개발한 맨몸이나 덤벨 등의 간단한 도구를 이용해서 실시하는 통합 운동과 기능성 운동 몇 가지에 관해서 이야기해 보겠다.

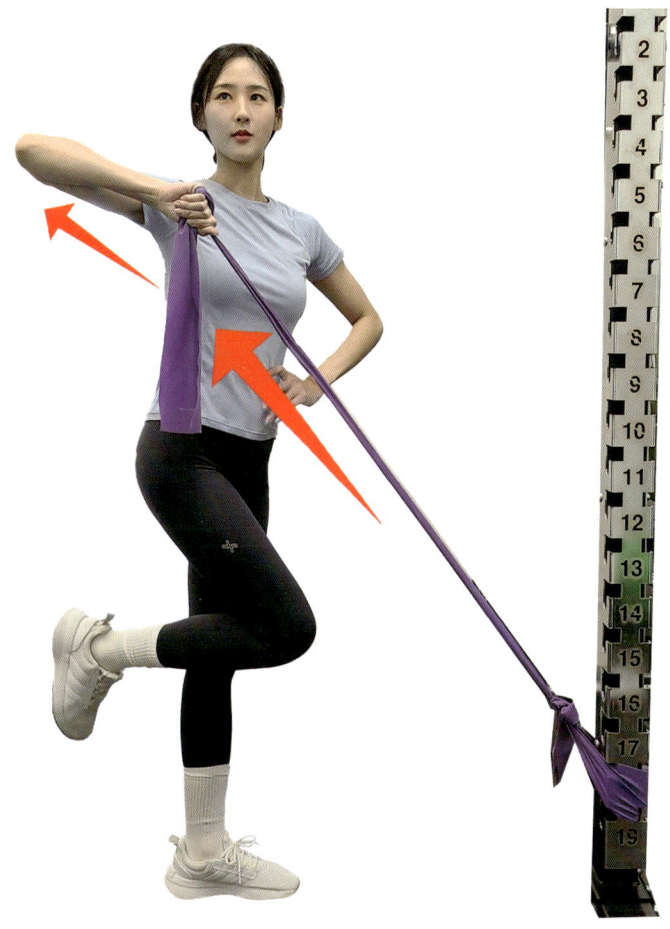

chapter 3 - 3단계 : 통합(Integration)단계

스쿼트와 함께하는 바이셉스 컬 : 스쿼트와 함께하는 바이셉스 컬은 바이셉스 컬을 준비한 자세에서 스쿼트를 실시하고, 이어서 바이셉스 컬을 실시하는 동작이다. 양발은 어깨너비 정도의 11자로 벌리고 서서 허리와 가슴, 어깨는 편 상태를 만들고, 턱은 몸쪽으로 당기며, 시선은 정면을 바라본다. 양손은 허벅지 옆쪽에 맨손이나 가벼운 덤벨을 언더그립(손 바닥이 정면을 향하는 그립)으로 잡고 준비한다. 이때 관절의 락킹을 방지하기 위해 무릎과 팔꿈치는 아주 약간만 구부려 준비한다. 호흡을 들이마시면서 무릎을 구부려 내려간다. 이때, 무릎의 중간 부분이 양발의 두 번째 발가락 방향과 일치하도록 움직인다. 허벅지가 바닥과 평행이 될 정도까지 내려갔다가 잠시 멈춰주고, 호흡을 내쉬면서 일어선다. 일어선 후 팔꿈치를 구부려 바이셉스 컬을 실시한다. 이때 팔꿈치는 옆구리 옆쪽에 고정되어 있도록 한다. 최고점까지 상완이두근을 수축했다가 팔을 펴서 준비자세로 돌아간다. 10회 반복하는 것을 3세트가량 실시해 준다. 처음에는 덤벨 없이 맨손으로 실시해도 되며, 진전을 위해 가벼운 덤벨로 바꿔주고, 무게를 점진적으로 올려주어 운동 강도가 올라가도록 한다. 반복 횟수 역시 조금씩 늘려주어 무리가 가지 않는 선에서 운동 강도를 증가시켜 나간다.

스쿼트와 바이셉스 컬

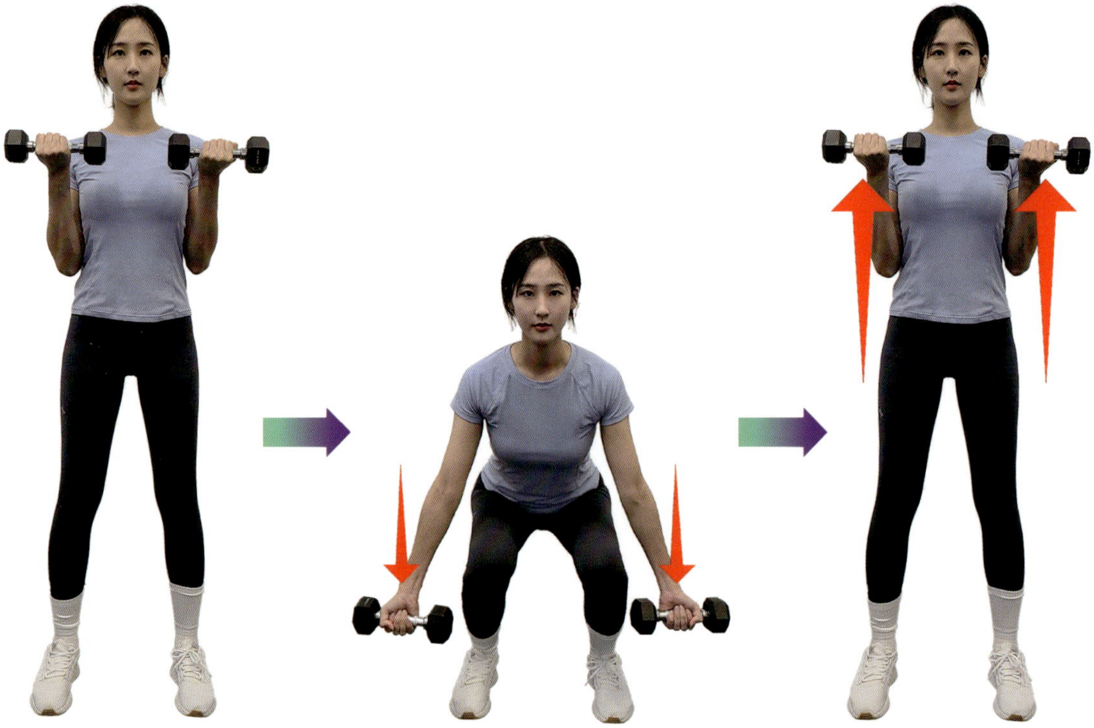

(준비) (이완) (수축)

<스쿼트와 함께하는 바이셉스 컬>

chapter 3 - 3단계 : 통합(Integration)단계

스쿼트와 함께하는 아놀드 프레스 : 스쿼트와 함께하는 아놀드 프레스는 아놀드 프레스 준비자세로 스쿼트를 실시하고, 이어서 아놀드 프레스를 실시하는 동작이다. 양발을 어깨너비의 11자로 두고, 허리와 가슴, 어깨는 펴고, 턱은 몸통쪽으로 당기며, 시선은 정면을 주시하고 준비한다. 양손은 맨손이나 가벼운 덤벨을 들고, 팔꿈치를 아래쪽으로 구부려 몸통의 앞쪽에 손등이 정면을 향할 수 있도록 하고 준비한다. 호흡을 들이마시면서 천천히 무릎을 구부려 내려간다. 허벅지가 바닥과 평행이 될 정도까지 내려갔다가 잠시 정지한다. 호흡을 내쉬면서 무릎을 펴서 준비자세로 돌아온 후 바로 이어서 팔꿈치를 펴며, 동시에 그립을 외회전시키면서 머리 위로 밀어 올린다. 팔꿈치가 완전히 펴지고, 손바닥이 정면을 완전히 향하는 자세까지 외회전시켜 준다. 천천히 팔을 구부리고, 덤벨을 내회전시켜 준비 자세로 돌아간다. 10회 반복하는 것을 3세트가량 실시해 준다. 맨손으로 시작해서 가벼운 덤벨로 발전시키고, 덤벨의 무게를 조금씩 늘려가거나 반복 횟수를 서서히 늘리는 방식으로 운동 강도를 조금씩 늘려나간다.

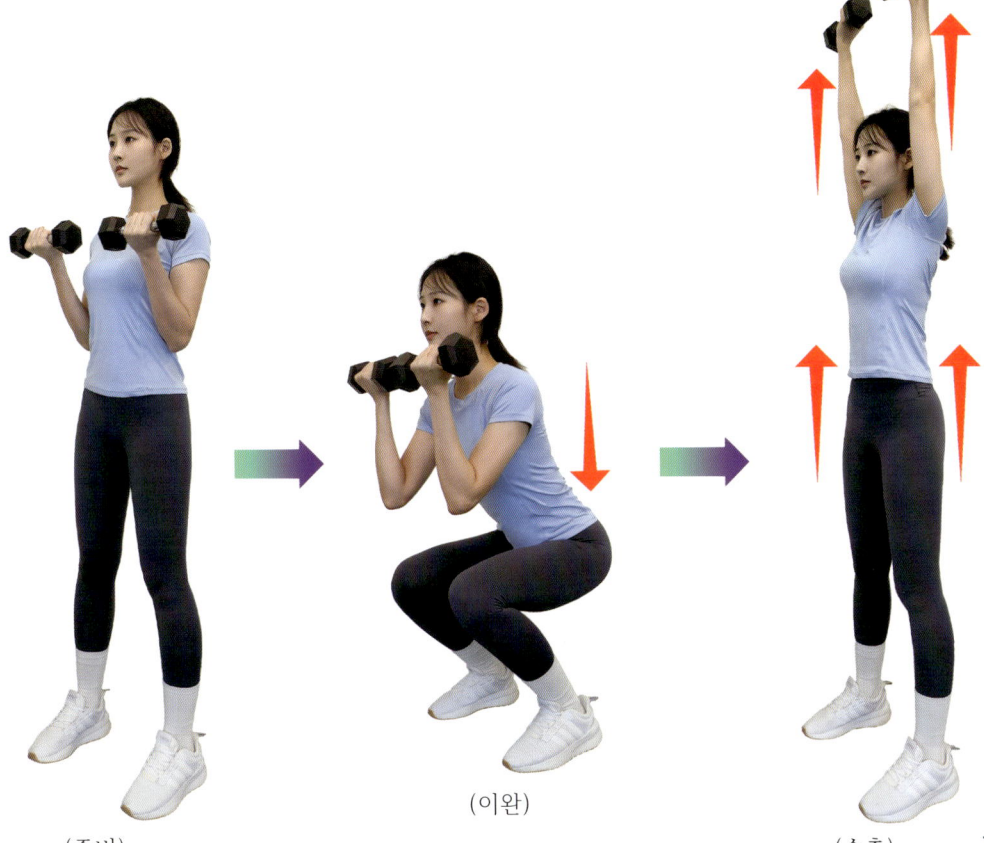

(준비) (이완) (수축)

<스쿼트와 함께하는 아놀드 프레스>

chapter 3 - 3단계 : 통합(Integration)단계

와이드 스쿼트와 프론트 레이즈/ 머리 위로 들어 올리기 : 와이드 스쿼트와 프론트 레이즈는 와이드 스쿼트를 실시하고, 이어서 프론트 레이즈를 실시하는 것을 말한다. 양발을 어깨너비의 두 배 정도로 벌린 상태에서 앞꿈치를 45도 외회전시켜 준다. 허리와 가슴, 어깨는 펴고, 턱은 몸쪽으로 당기며, 시선은 정면을 주시한다. 양손은 손등이 정면을 향하게 해서 덤벨의 손잡이를 잡는다. 호흡을 들이마시면서 무릎을 45도로 벌린 양발의 두 번째 발가락 방향으로 구부린다. 상체는 세운 상태를 유지한 채 자신의 유연성이 허락하는 만큼만 내려간다. 가능하면 허벅지가 바닥과 평행이 될 정도까지 내려간다. 호흡을 내쉬면서 무릎을 펴서 일어선다. 완전히 일어선 후 덤벨을 앞쪽으로 어깨높이 정도까지 들어 올린다. 잠시 멈췄다가 팔을 내려 준비 자세로 돌아간다. 10회 반복하는 것을 3세트가량 실시해 준다.

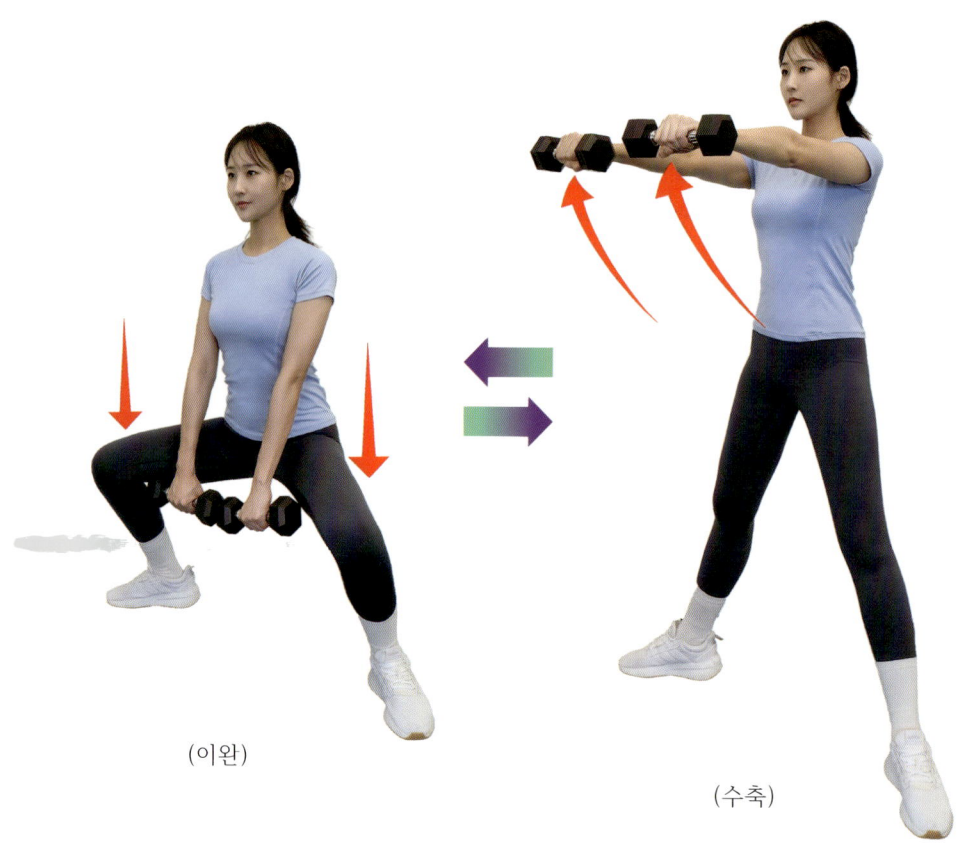

(이완) (수축)

<와이드 스쿼트와 프론트 레이즈>

chapter 3 - 3단계 : 통합(Integration)단계

 맨손으로 시작해서 가벼운 덤벨로 발전시키고, 덤벨의 무게를 조금씩 늘려가거나 반복 횟수를 서서히 늘리는 방식으로 운동 강도를 조금씩 늘려나간다.
 덤벨을 들어 올리는 프론트 레이즈 동작에서 더 많이 들어 올려 머리 위까지 들어 올리는 동작으로 발전시킬 수 있다.

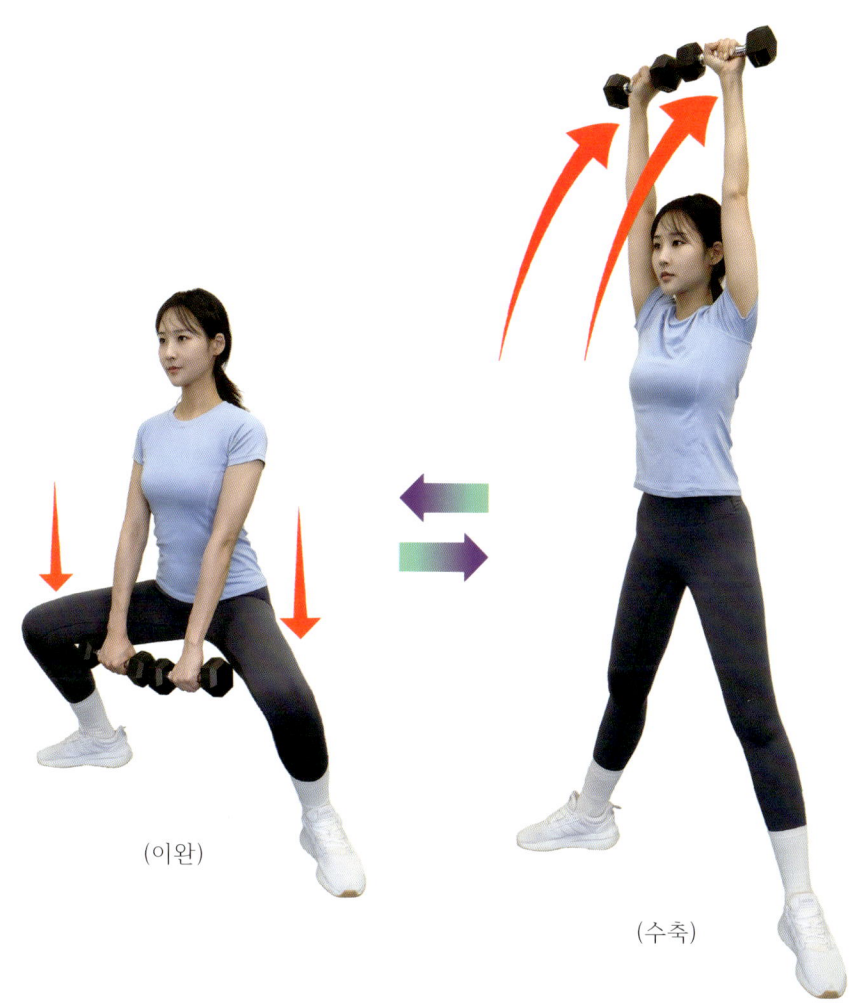

<와이드 스쿼트와 머리 위로 들어 올리기>

chapter 3 - 3단계 : 통합(Integration)단계

루마니안 데드 리프트와 덤벨 앞에서 옆으로 사선 방향 들기 : 루마니안 데드 리프트와 덤벨 앞에서 옆으로 사선 방향 들기 동작은 덤벨을 앞쪽에 들고 루마니안 데드리프트를 실시한 후 이어서 덤벨을 외회전시키면서 옆쪽으로 들어 올리는 동작이다. 양발은 어깨너비의 11자로 벌리고 준비한다. 허리와 가슴, 어깨는 펴고, 턱은 당기며, 시선은 정면을 주시한다. 덤벨은 허벅지 앞쪽에 손등이 앞쪽을 향하도록 들고 준비한다. 호흡을 들이마시면서 허리를 편 상태로 유지한 채 상체를 앞쪽으로 숙인다. 이때, 무릎은 자연스럽게 구부러진 정도를 유지하며, 덤벨을 든 양손은 어깨 아래쪽에 자연스럽게 든 상태를 유지한다. 몸통이 바닥과 평행이 될 정도까지 내려간 후 잠시 멈췄다가 호흡을 내쉬면서 상체를 일으키고, 이어서 덤벨을 외회전시키면서 사선 방향의 옆으로 어깨높이까지 들어 올린다. 최종 동작에서 팔은 어깨높이의 옆으로 180도 벌린 상태로 손바닥이 앞쪽을 향하게 덤벨을 잡은 자세를 취한다. 다시 덤벨을 든 손을 내회전시키면서 허벅지 앞쪽을 향해 사선으로 내린다. 10회 반복하는 것을 3세트가량 실시해 준다. 맨손으로 시작해서 가벼운 덤벨로 발전시키고, 덤벨의 무게를 조금씩 늘려가거나 반복 횟수를 서서히 늘리는 방식으로 운동 강도를 조금씩 늘려나간다.

데드리프트, 덤벨사선

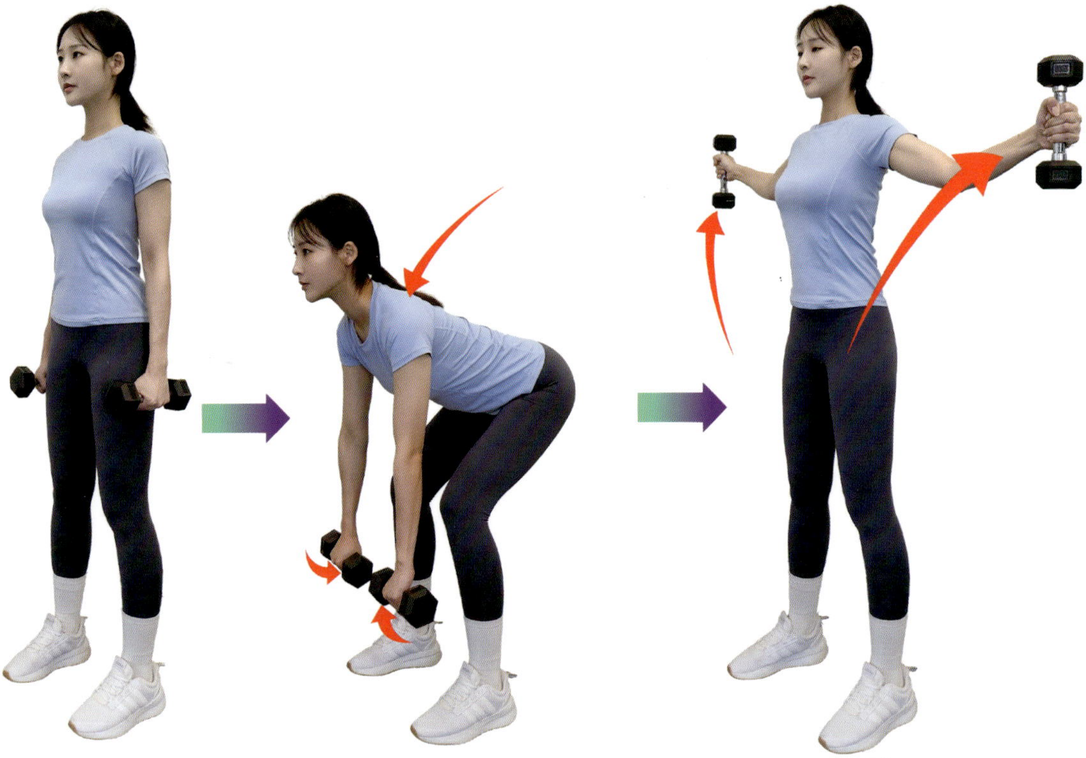

(준비)   (이완)   (수축)

<루마니안 데드 리프트와 덤벨 앞에서 옆으로 사선 방향 들기>

chapter 3 - 3단계 : 통합(Integration)단계

스플릿 스쿼트와 바이셉스 컬 : 스플릿 스쿼트와 바이셉스 컬은 스플릿 스쿼트를 실시한 후 이어서 바이셉스 컬을 실시해 주는 동작이다. 양발을 골반 너비의 절반 정도로 벌린 상태에서 양발의 너비를 유지한 상태로 한 걸음 반 큰 걸음으로 한쪽 발을 앞으로 이동시켜 준다. 뒷발은 뒤꿈치를 들어 앞꿈치로 고정하고 준비한다. 몸통은 펴고, 턱은 당기며, 시선은 정면을 본다. 양손에 덤벨을 들고, 몸통의 옆쪽에 팔꿈치를 아주 약간만 구부려 손바닥이 정면을 향하도록 자세를 취하고 준비한다. 호흡을 들이마시면서 무릎을 구부려 아래로 내려간다. 이때, 앞쪽 무릎보다는 뒤쪽 무릎이 구부러지는 것에 집중해서 실시한다. 몸통은 앞으로 숙여지지 않고, 세워진 상태로 아래로 수직으로 내려간다. 뒤쪽 무릎이 바닥에 닿을 듯 말 듯할 때까지 내려갔다가 잠시 멈추고, 호흡을 내쉬면서 무릎을 펴면서 일어선다. 이어서 양손의 덤벨을 들어 올려 바이셉스 컬을 실시해 준다. 팔꿈치가 고정된 정점까지 들어 올렸다가 팔을 펴서 준비자세로 돌아간다. 10회 반복해서 실시하며, 발을 바꿔서도 실시해 준다. 3세트가량 실시해 준다. 맨손으로 시작해서 가벼운 덤벨로 발전시키고, 덤벨의 무게를 조금씩 늘려가거나 반복 횟수를 서서히 늘리는 방식으로 운동 강도를 조금씩 늘려나간다.

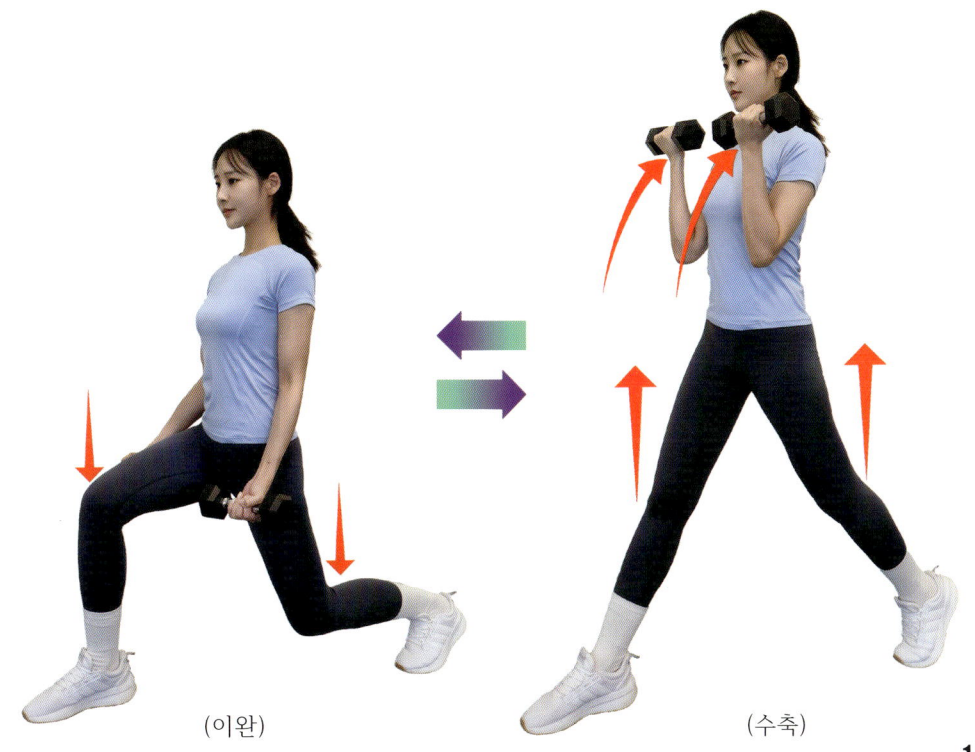

<스플릿 스쿼트와 바이셉스 컬>

chapter 3 - 3단계 : 통합(Integration)단계

런지와 아놀드 프레스 : 런지와 아놀드 프레스는 앞으로 뛰어나갔다가 돌아오는 런지 동작을 실시하고, 이어서 아놀드 프레스를 실시해 주는 동작이다. 손등이 앞쪽을 향하는 자세로 덤벨을 가슴 앞쪽에 들고 준비한다. 양발은 골반 너비 절반 정도의 11자로 서서 준비한다. 호흡을 들이마시면서 한걸음 반 크게 앞으로 뛰어나가면서 뒷무릎을 구부려 스플릿 스쿼트의 내려가는 동작을 만들어준다. 이때, 상체가 앞으로 쏠리지 않도록 주의하며, 골반 너비의 좌·우 기저면을 잘 유지하도록 한다. 잠시 정지했다가 앞다리를 뒤쪽 사선 방향으로 힘껏 밀어서 준비 자세로 돌아온다. 이어서 덤벨을 든 양손을 바깥쪽으로 외회전시키며, 머리 위로 밀어 올린다. 팔이 완전히 펴지고, 덤벨을 든 양손의 손바닥이 정면을 향할 때까지 회전시킨다. 양손을 내회전시켜 준비 자세로 돌아와서 가슴 앞쪽에 둔다. 10회 반복해서 실시하며, 발을 바꿔서도 실시해 준다. 3세트가량 실시해 준다. 맨손으로 시작해서 가벼운 덤벨로 발전시키고, 덤벨의 무게를 조금씩 늘려가거나 반복 횟수를 서서히 늘리는 방식으로 운동 강도를 조금씩 늘려나간다. 연습이 많이 되고 나면 앞으로 뛰어나가면서 아놀드 프레스의 이완 자세를 만들고, 뒤로 돌아오는 동시에 아놀드 프레스의 수축 자세를 만드는 것으로 발전시켜 나간다.

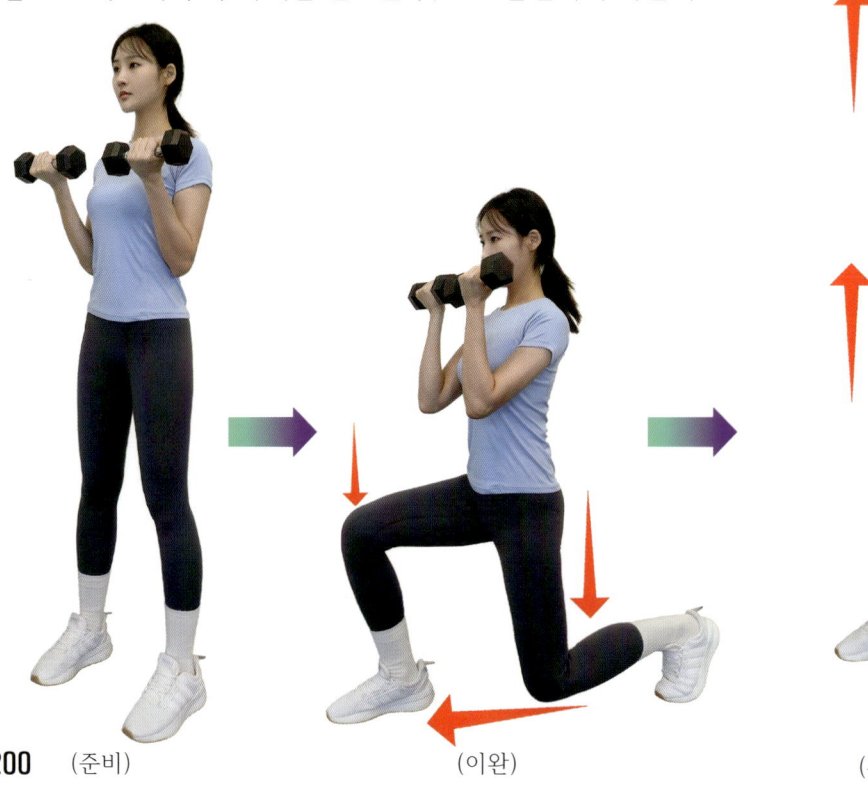

(준비)　　　　(이완)　　　　(수축)

<런지와 아놀드 프레스>

chapter 3 - 3단계 : 통합(Integration)단계

싱글 레그 스쿼트와 프론트 레이즈/ 머리 위로 들어 올리기 : 싱글 레그 스쿼트와 프론트 레이즈는 한 다리로 스쿼트를 실시하고, 이어서 같은 쪽 팔로 프론트레이즈를 실시하는 동작이다. 덤벨을 한쪽 팔로 들고, 같은 쪽 다리로 한 발로 서서 준비한다. 반대편 팔은 옆구리에 두고 허리와 가슴, 어깨를 펴고, 턱은 몸통 쪽으로 당기며, 시선은 정면을 주시한다. 호흡을 들이마시면서 천천히 상체를 숙이고, 덤벨을 든 팔은 편 상태로 자연스럽게 앞쪽에 위치시킨다. 허리를 편 상태를 잘 유지하며, 최대한 무릎과 엉덩이를 구부렸다가 호흡을 내쉬면서 무릎과 엉덩이를 펴고, 동시에 덤벨을 든 팔을 앞쪽으로 들어 올린다. 무릎과 허리가 잠기지 않을 정도까지 펴주고, 덤벨을 든 팔은 어깨높이 정도까지만 들어 올린다. 10회 반복해서 실시하며, 발을 바꿔서도 실시해 준다. 3세트가량 실시해 준다. 맨손으로 시작해서 가벼운 덤벨로 발전시키고, 덤벨의 무게를 조금씩 늘려가거나 반복 횟수를 서서히 늘리는 방식으로 운동 강도를 조금씩 늘려나간다. 또한, 싱글 레그 스쿼트를 실시하며, 반대편 손에 덤벨을 들고 하는 방식으로 바꿔서도 실시해 준다.

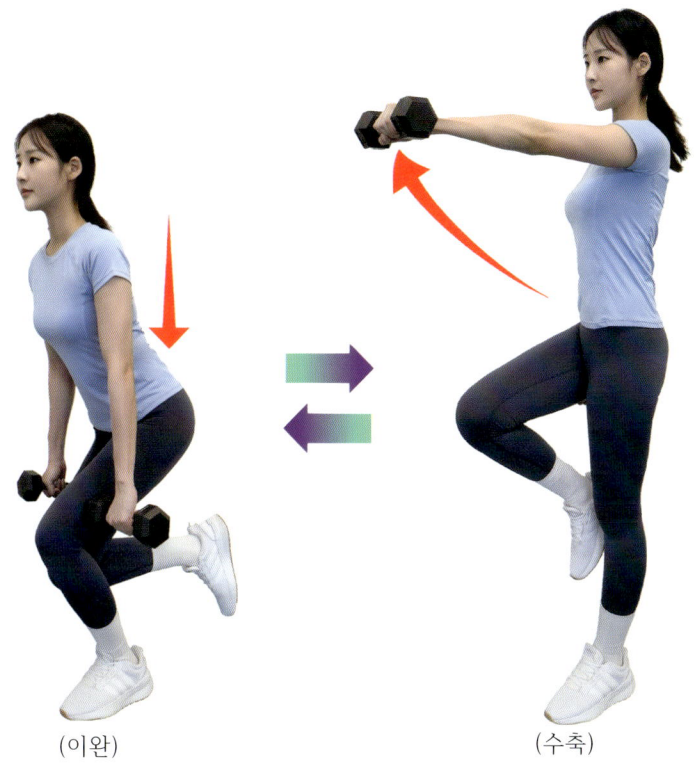

(이완)　　　　　　　　　　(수축)

<싱글 레그 스쿼트와 프론트 레이즈>

201

chapter 3 – 3단계 : 통합(Integration)단계

연습이 많이 되고 나면 팔을 들어 올리는 동작에서 어깨까지만 들어 올리는 것이 아니라 머리 위까지 들어 올리는 방식으로도 발전시켜 준다. 머리 위로 들어 올릴 때는 무거운 덤벨로 실시하는 것은 어깨 부상의 위험이 있으니 맨손으로 실시하거나 될 수 있으면 조금 가벼운 무게의 덤벨을 선택해서 실시하는 것이 바람직하다.

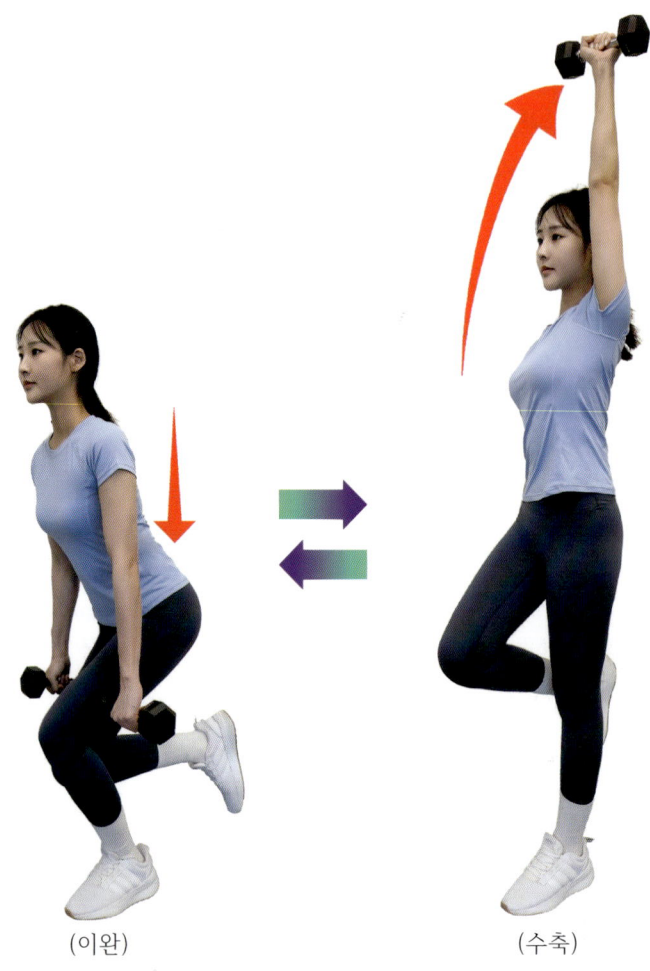

(이완)　　　　　(수축)

<싱글 레그 스쿼트와 머리 위로 들어 올리기>

chapter 3 - 3단계 : 통합(Integration)단계

서서 싱글 레그 레이즈와 프론트 레이즈/ 머리 위로 들어 올리기 :

서서 싱글 레그 레이즈와 프론트 레이즈는 선 자세에서 한쪽 다리를 앞으로 들어 올리는 싱글 레그 레이즈와 반대쪽 팔을 앞으로 들어 올리는 프론트 레이즈를 동시에 실시하는 동작이다. 양발을 골반 너비의 절반 정도로 벌리고 서서 양손에는 덤벨을 뉴트럴 그립으로 허벅지 옆쪽에 들고 준비한다. 허리와 가슴, 어깨는 펴고, 턱은 당기며, 시선은 정면을 주시한다.

  호흡을 들이마셨다가 내쉬면서 천천히 한쪽 다리를 살짝 구부린 상태로 앞쪽으로 들어 올린다. 동시에 반대쪽 팔을 팔꿈치를 약간 구부린 상태로 몸 앞쪽으로 들어 올리면서 회전시켜 손등이 천장을 향하도록 틀어준다. 다리가 바닥과 평행이 될 정도까지 들어 올리고, 팔은 어깨보다 약간 낮은 위치까지만 들어 올린다. 반대쪽 팔과 다리로 바꿔서 교대로 실시해 준다. 10회씩 반복해서 실시해 주는 것을 3세트가량 실시해 준다. 맨손으로 시작해서 가벼운 덤벨로 발전시키고, 덤벨의 무게를 조금씩 늘려가거나 반복 횟수를 서서히 늘리는 방식으로 운동 강도를 조금씩 늘려나간다. 또한, 같은 쪽 팔과 다리로 실시하는 방식으로 바꿔서도 실시해 준다.

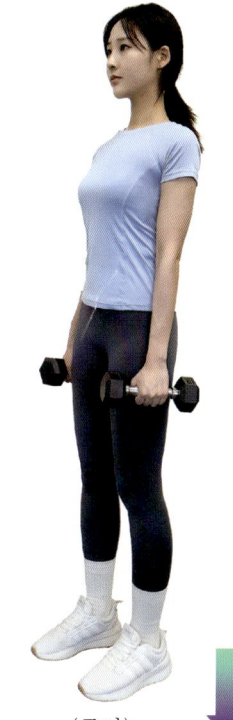

(준비)

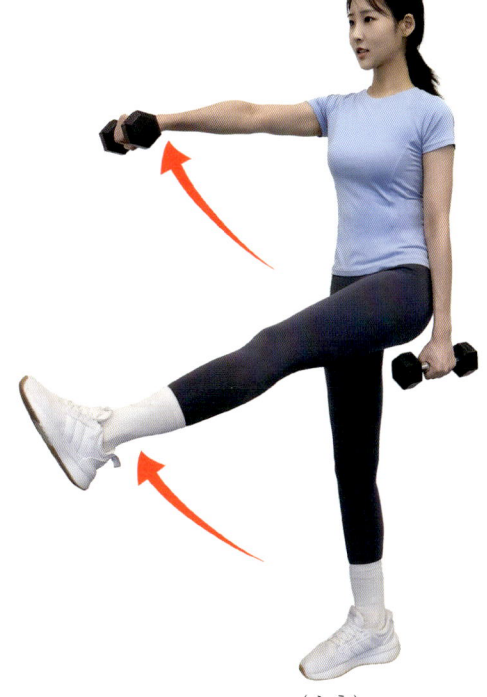

<서서 싱글 레그 레이즈와 프론트 레이즈> (수축)

chapter 3 - 3단계 : 통합(Integration)단계

연습이 많이 되고 나면 팔을 들어 올리는 동작에서 어깨까지만 들어 올리는 것이 아니라 머리 위까지 들어 올리는 방식으로도 발전시켜 준다. 머리 위로 들어 올릴 때는 무거운 덤벨로 실시하는 것은 어깨 부상의 위험이 있으니 맨손으로 실시하거나 될 수 있으면 조금 가벼운 무게의 덤벨을 선택해서 실시하는 것이 바람직하다.

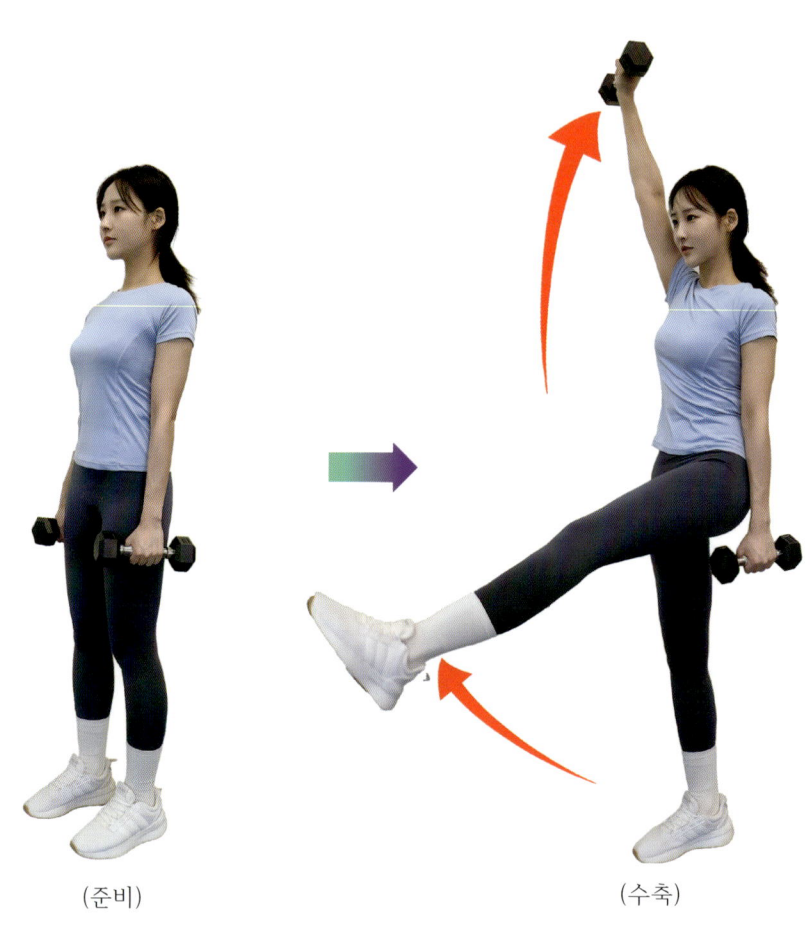

(준비)   (수축)

<서서 싱글 레그 레이즈와 머리 위로 들어 올리기>

chapter 3 – 3단계 : 통합(Integration)단계

앞뒤로 서서(인라인 스탠스) 밴드 사선으로 당기기/ 한 발로 서서 밴드 사선으로 당기기 : 앞뒤로 서서 밴드 사선으로 당기기 운동은 인라인 스탠스로 서서 밴드를 사선으로 당기면서 실시하는 운동이다. 밴드를 기둥이나 식탁의 아래쪽에 걸어서 고정해 주고, 기둥을 기준으로 한걸음 정도 떨어져서 앞뒤로 한걸음 반 정도 벌리고 선 인라인 스탠스로 선다. 왼발이 앞쪽에 있는 자세에서는 오른손으로 밴드를 잡고 준비한다. 오른쪽 어깨를 앞쪽으로 이동시키고 팔을 앞으로 폈다가 호흡을 내쉬면서 팔을 당김과 동시에 어깨도 함께 뒤쪽으로 회전시켜 준다. 최대한 가동 범위를 크게 만든다는 느낌으로 실시해 준다. 이 운동의 목적은 고립에 의한 특정 부위의 단련이 목적이 아니고, 후면 사선 시스템의 강화를 목적으로 하므로 전신을 이용한다는 느낌으로 실시되어야 한다. 10회씩 반복해서 실시해 주는 것을 3세트가량 좌·우로 자세를 바꿔가며 실시해 준다. 케이블 머신을 이용해서 실시하는 경우는 무게를 조금씩 늘려가면서 실시해 준다.

인라인스탠스밴드사선

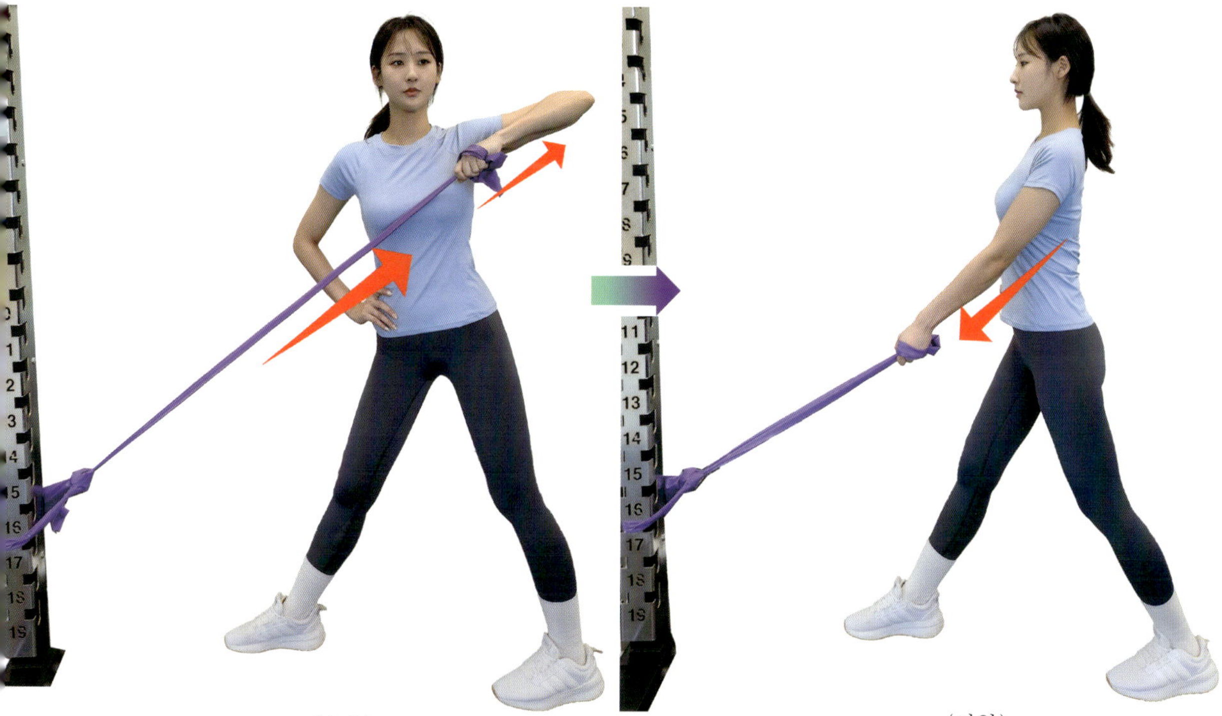

(수축)　　　　　　　　　　(이완)

<앞뒤로 서서(인라인 스탠스) 밴드 사선으로 당기기>

chapter 3 - 3단계 : 통합(Integration)단계

어느 정도 인라인 스탠스로 실시하는 동작이 익숙해지고 나면 한 발로 서서 실시하는 동작으로 발전시켜 실시해 준다. 이럴 경우 중심을 잡기가 쉽지 않기 때문에 무게를 약간 낮추고, 움직임에 따른 밸런스 능력 향상에 초점을 맞춰 실시해 주는 것이 좋다.

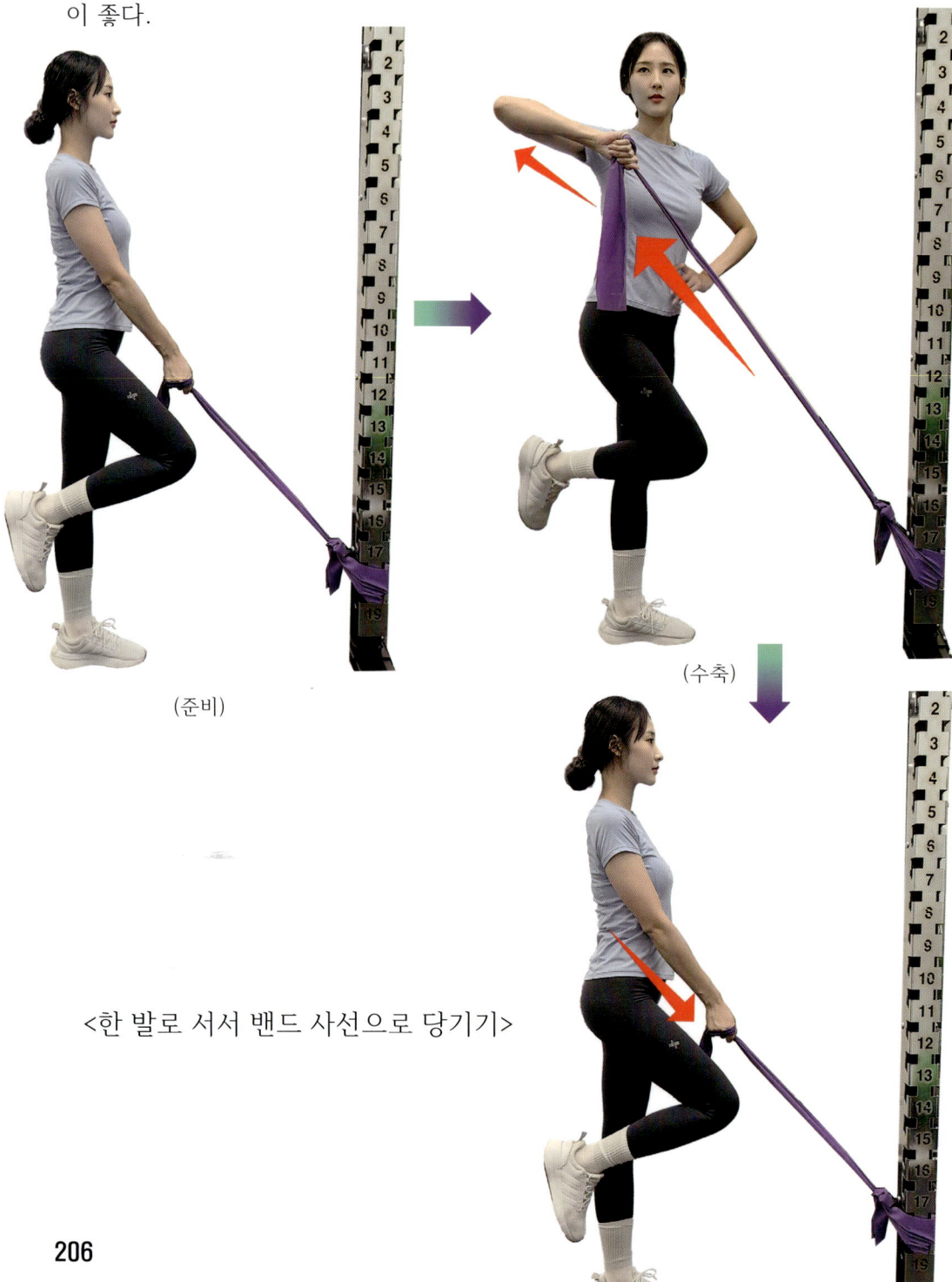

(준비)

(수축)

<한 발로 서서 밴드 사선으로 당기기>

(이완)

chapter 3 – 3단계 : 통합(Integration)단계

한쪽 다리로 서서 다면 뻗기 : 한쪽 다리로 서서 다면 뻗기 동작은 한쪽 다리로 서서 들고 있는 반대편 다리를 앞, 옆, 뒤쪽으로 뻗으면서 실시해 주는 동작이다. 바디웨이트로 실시하는 밸런스 트레이닝으로 불안한 기저면에서의 무게중심 이동을 통해 협응성 향상, 밸런스 향상, 기능적 능력 향상을 위해 사용되는 기초적인 운동이다. 한 발로 서서 다른 쪽 발은 가볍게 들고 준비한다. 양손은 옆구리에 두고, 허리와 가슴, 어깨는 펴고, 턱은 당기고, 시선은 정면을 보고 준비한다. 호흡을 들이마셨다가 내쉬면서 들고 있는 다리를 앞쪽으로 뻗어준다. 몸은 중심을 잡기 위해 자연스럽게 움직여 준다. 호흡을 들이마시면서 뻗었던 다리를 당겨 준비 자세로 돌아온다. 다시 호흡을 내쉬면서 옆쪽으로 뻗어준다. 호흡을 들이마시면서 뻗었던 다리를 당겨 준비 자세로 돌아온다. 같은 방법으로 다리를 뒤쪽으로 뻗었다가 돌아온다. 다리를 바꿔 같은 방법으로 앞, 옆, 뒤로 뻗었다가 돌아오는 동작을 연속으로 실시한다. 10회 반복해서 실시하는 것을 3세트가량 실시해 준다. 약한 밴드를 발목에 걸고 실시해 주거나, 모래주머니를 발목에 걸고 실시해 주는 것으로 발전시켜 나갈 수 있다.

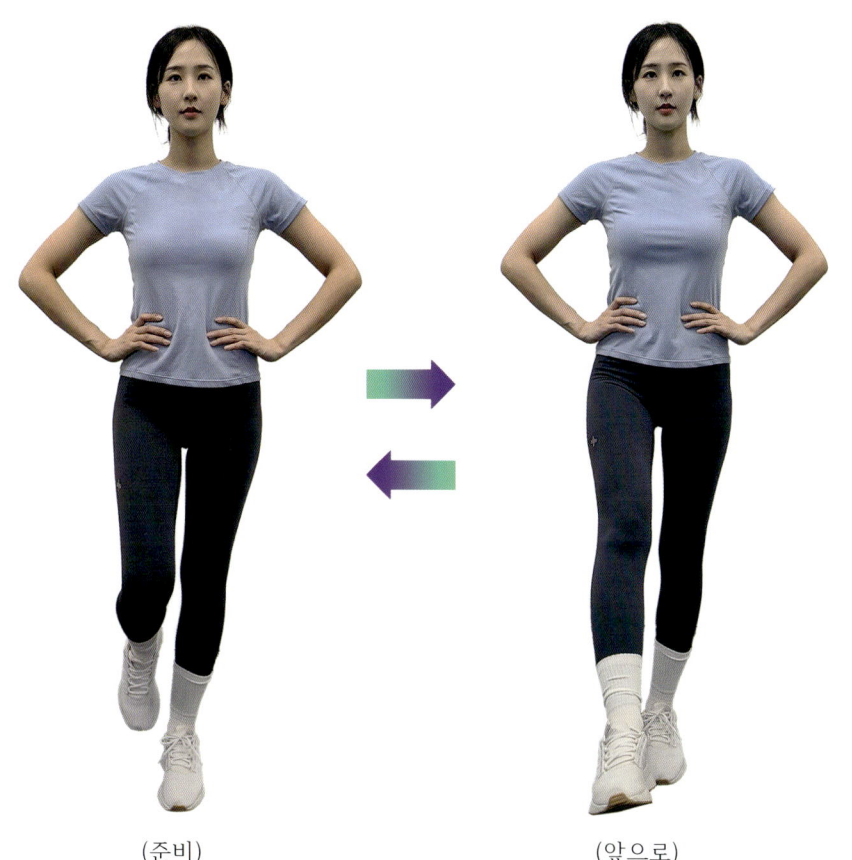

(준비) (앞으로)

<한쪽 다리로 서서 다면 뻗기>

chapter 3 - 3단계 : 통합(Integration)단계

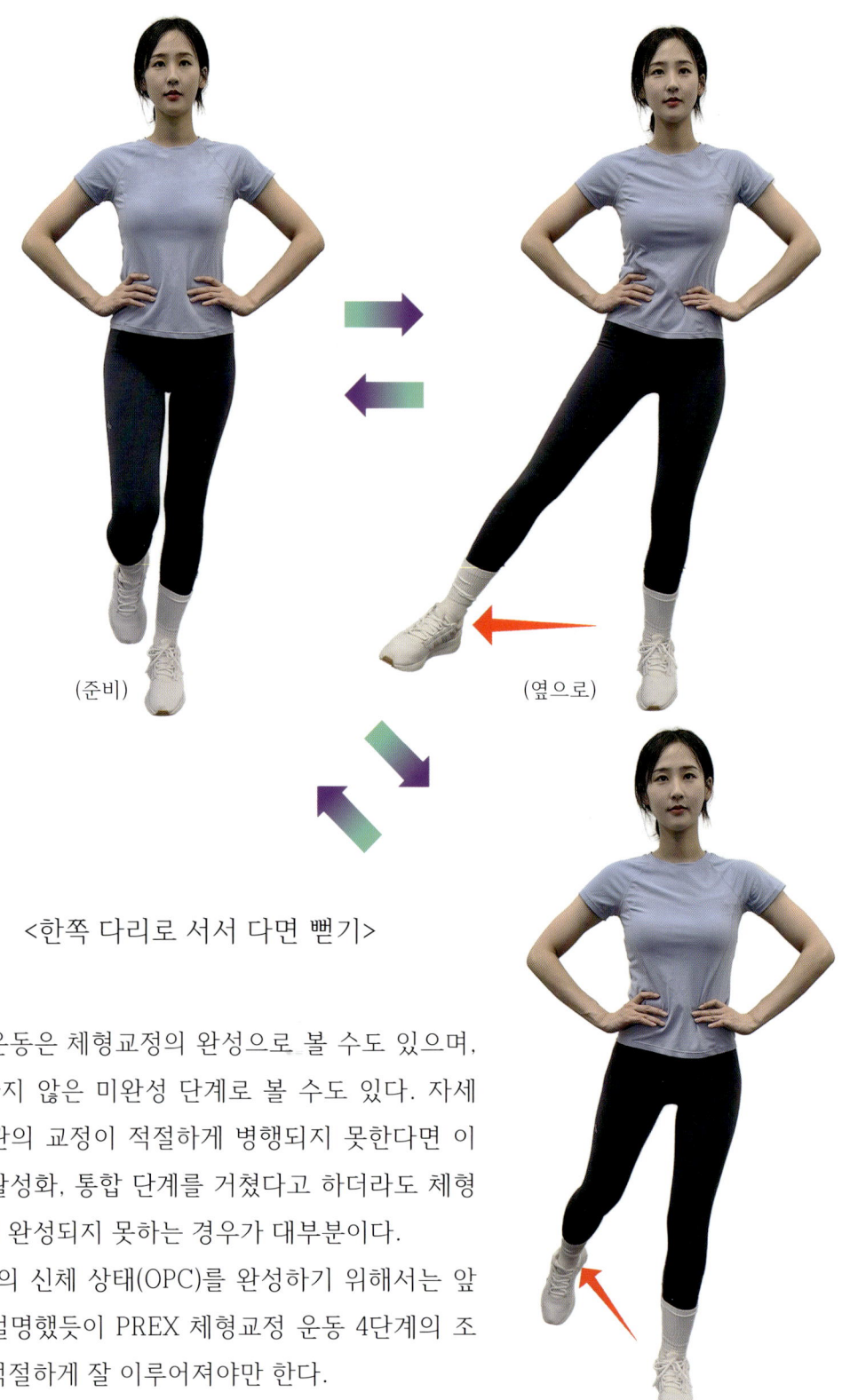

<한쪽 다리로 서서 다면 뻗기>

통합 운동은 체형교정의 완성으로 볼 수도 있으며, 완벽하지 않은 미완성 단계로 볼 수도 있다. 자세 및 습관의 교정이 적절하게 병행되지 못한다면 이완과 활성화, 통합 단계를 거쳤다고 하더라도 체형 교정이 완성되지 못하는 경우가 대부분이다.

최상의 신체 상태(OPC)를 완성하기 위해서는 앞에서 설명했듯이 PREX 체형교정 운동 4단계의 조합이 적절하게 잘 이루어져야만 한다.

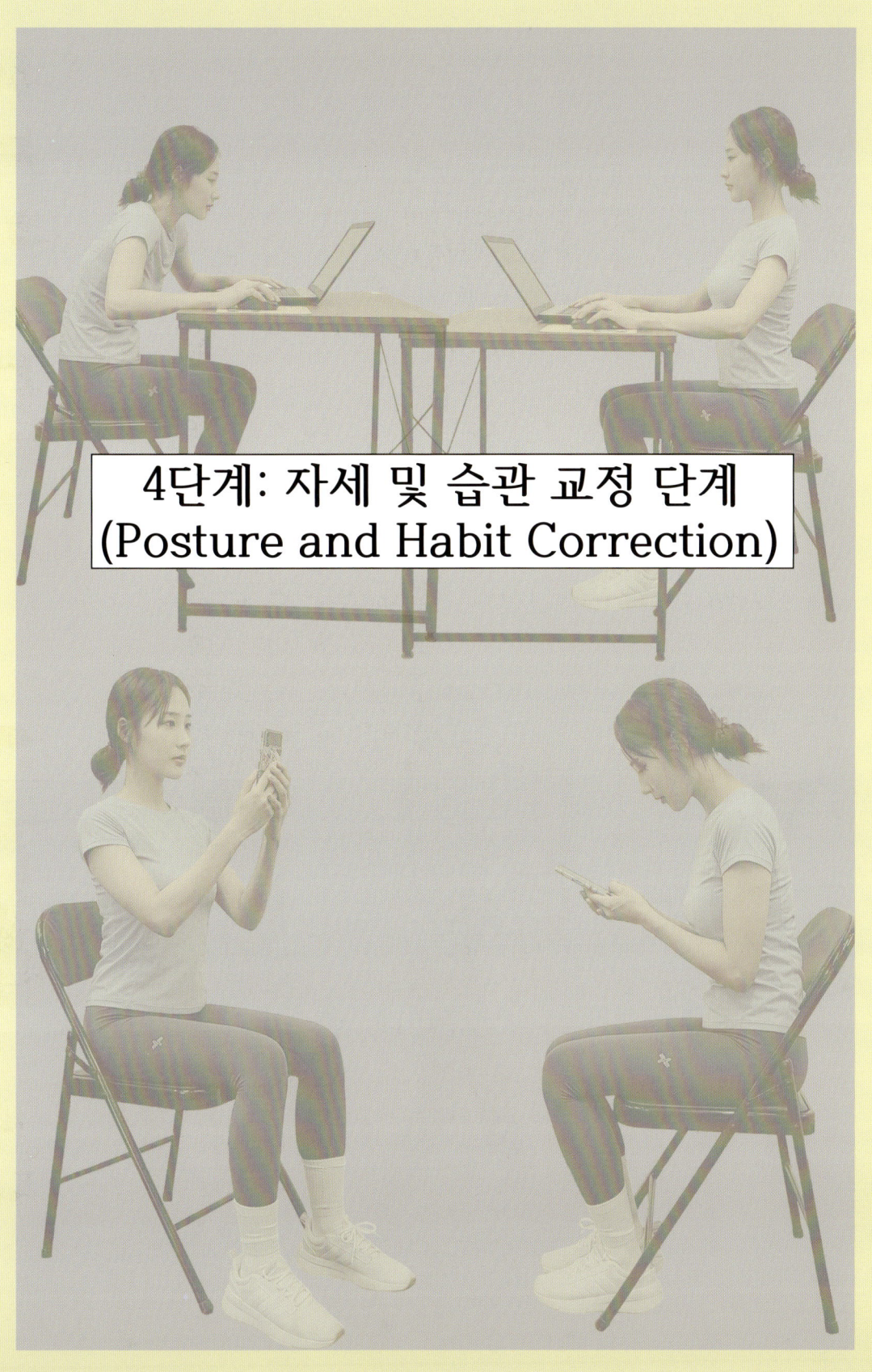

4단계: 자세 및 습관 교정 단계
(Posture and Habit Correction)

chapter 3 - 4단계 : 자세 및 습관 교정(Posture and Habit Correction)단계

4단계 : 자세 및 습관 교정(Posture and Habit Correction) 단계

 교정 운동 중이나 교정 운동 후에는 체형 변화의 원인이 되는 각자의 자세나 습관에 대한 이해와 적극적인 수정 노력이 필요한데, 이 단계를 자세 및 습관 교정 단계라고 한다. 자세 및 습관 교정 단계는 체형교정의 시작인 이완 단계 이후부터 마지막 완성 단계까지 동시에 함께 진행되는 것이 가장 이상적이다.

 자세 교정 부분은 2단계에 포함된 고유감각 수용성 트레이닝과 겹치는 부분이 있는데, 자세 및 습관의 교정은 고유감각 수용성 트레이닝에서 좀 더 확장되어 좋지 않은 습관의 교정까지 포함한다는 차이가 있겠다. 자세 및 습관의 교정은 4단계 과정으로 되어 있지만 1단계인 이완 단계 이후부터 모든 단계에서 교정 운동과 함께 이루어져야 하며, 4단계 부분에서 더욱 부각 되어야 한다.

 여기서는 2단계 고유감각 수용성 트레이닝 부분에서 소개한 스쿼트 교정과 걷기 교정은 제외하고, 나머지 부분에 관해서만 이야기해 보겠다.

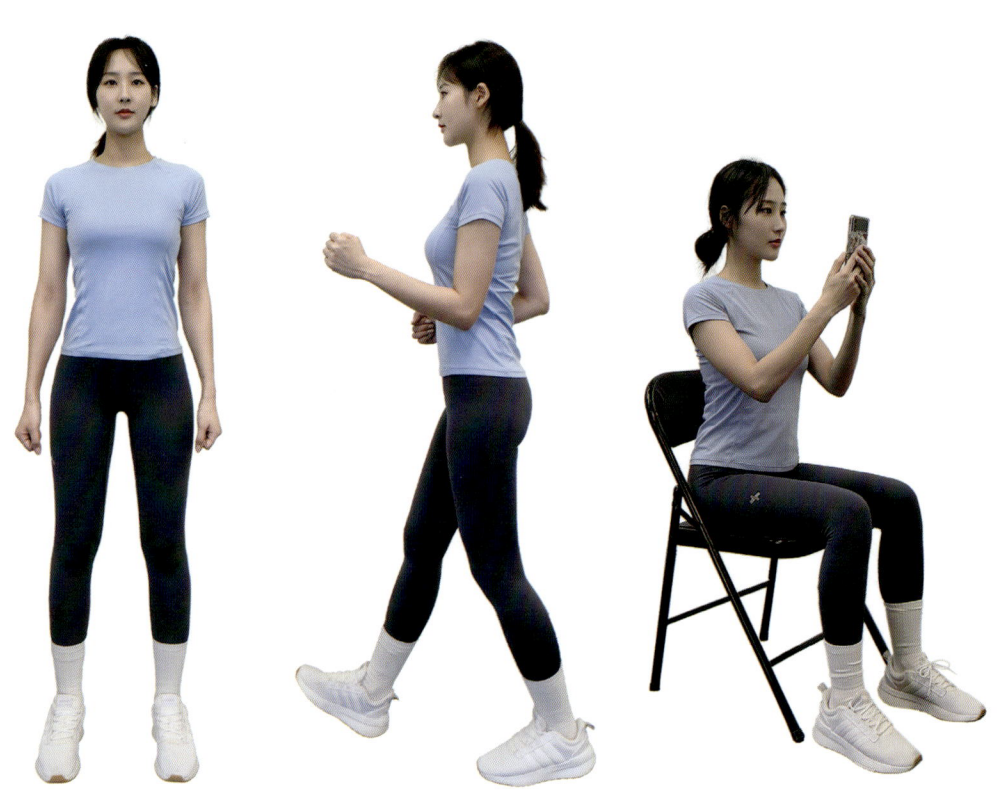

chapter 3 - 4단계 : 자세 및 습관 교정(Posture and Habit Correction)단계

서 있는 자세의 교정 : 우리는 잠에서 깨어있는 시간 중에 상당히 많은 시간을 서 있게 된다. 그런 이유로 서 있는 자세가 좋지 않으면 많은 신체의 변형을 감수해야만 한다.

서 있는 자세에서의 주요 변형이나 좋지 않은 습관에는 상체의 경우 머리를 앞으로 내미는 터틀넥과 어깨 관절을 앞으로 회전시키는 라운드 숄더, 등 상부를 뒤로 미는 흉추 후만 등이 있다. 터틀넥과 라운드 숄더가 오랫동안 유지될 경우 목이나 어깨 통증을 유발하게 되고, 심해지면 경추부 등에 정형외과적 변형을 가져오게 된다. 이 부분에서의 자세 및 습관 교정은 앞서 언급한 PREX 체형교정 운동 단계의 이완 이후 모든 단계에서 반드시 함께 이루어져야만 하는 부분이라 하겠다. 즉, 목이나 어깨 부위 주요 단축 근육들의 이완과 목 부위나 등 주변의 이완된 근육들의 강화와 함께 반드시 변형된 관절 수용기들의 바른 위치 변화를 위한 자세의 재정렬을 해 주어야 한다. 자세를 바로잡는 데 방해를 했던 근육들은 이미 해결이 되었기 때문에 이 시점에서는 머리를 뒤로 밀고, 어깨를 펴려는 약간의 노력이 필요하다.

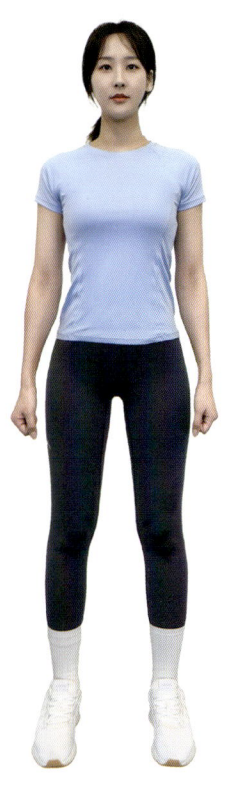

이것은 체형교정의 완성에 다가갈 수 있는 매우 중요한 부분이다. 이후에 이루어지는 통합 운동과 기능성 운동을 통해 체형교정의 완성을 이룰 수 있다.

흉추부의 경우는 터틀넥 및 라운드 숄더와 함께 만들어질 수 있는 흉추 후만이 대표적인 체형 변화이다. 터틀넥 및 라운드 숄더와 함께 흉추 후만이 만들어진다면 상체는 심하게 앞으로 굽게 되며, 이것은 돌이키기 힘든 정형외과적 변형을 가져올 수 있다. 흉추가 후만 되면 휘어진 정점의 약간 아랫부분에서 압통점이 발생하는 것이 주요 특징이며, 그 부분을 중심으로 척추기립근이 비대해지거나 근육의 유착이 만들어지게 된다. 이런 부분들의 해결은 앞에서 다루었으며, 이완 및 강화 이후 등을 펴고 서려는 약간의 노력과 통합 및 기능성 운동은 흉추 후만 교정을 완성해 줄 것이다.

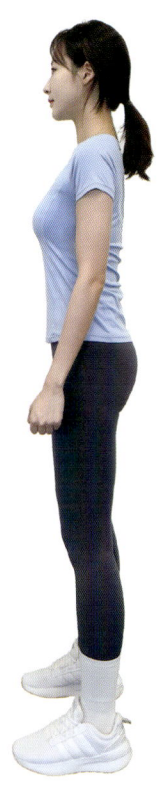

chapter 3 - 4단계 : 자세 및 습관 교정(Posture and Habit Correction)단계

자세 및 습관 교정 4단계

많은 사례는 아니지만, 척추가 일자 형태로 만들어진 경우를 가끔 접하게 된다.
이 경우는 흉추의 후만과 요추의 전만을 함께 만들어 줄 수 있는 특수적인 운동을 통해 바로잡아 줄 수 있다.

하체의 경우 주요 변형이나 좋지 않은 습관에는 허리가 앞으로 나아가는 요추 전만과 무릎이 안으로 회전하는 내반슬(오다리), 무릎이 바깥으로 회전하는 외반슬(엑스형 다리), 발목 외회전, 평발, 무지외반증 등이 있다.

요추 전만의 경우 복부가 이완되고, 척추기립근과 중둔근 등이 단축되는 경향이 있으며, 골반의 전방 경사가 함께 나타난다. 이 경우 허리 통증을 유발할 수 있으며, 교정을 위해서는 척추기립근, 중둔근 등의 이완과 복압을 상승시켜주는 코어 안정근들의 강화가 함께 이루어져야 한다. 골반 전방 경사의 경우 좌·우 골반이 함께 전방 경사가 되는 경우가 있고, 한쪽 골반만 전방 경사가 되는 경우가 있는데 한쪽 골반만 전방 경사가 되면 스쿼트 시 한쪽 골반이 아래로 떨어지는 현상을 만들 수 있다. 이 경우 무거운 물건을 들거나 웨이트 운동을 할 때 한쪽 허리가 아프게 되는 결과를 만들 수 있다. 체형 교정과 함께 서 있는 자세의 교정이 함께 이루어져야 하는데 배에 단단히 힘을 주어 복부를 집어넣어주고, 허리를 편 자세를 만들면서 서 있으려고 노력해야 한다.

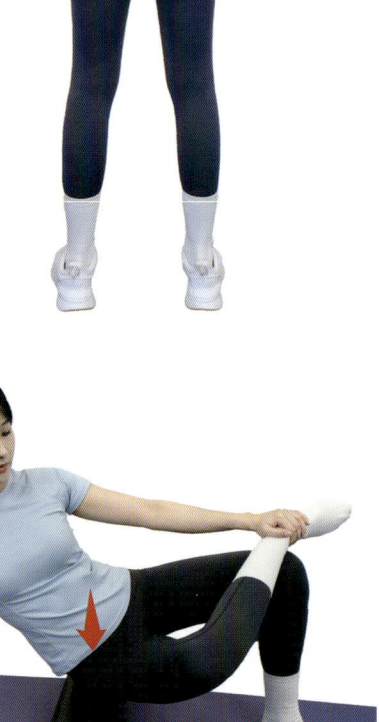

무릎 주위의 대표적인 체형 변형은 무릎 관절이 안쪽으로 회전하는 내반슬과 무릎이 바깥쪽으로 회전하는 외반슬이 있다. 허벅지에 힘을 빼고, 무릎 뒤쪽 인대의 힘으로 버티고 서는 버릇이 있는 사람들은 오랫동안 이 자세를 유지하게 되면 인대가 늘어나서 무릎 관절이 안쪽이나 바깥쪽으로 회전하게 된다. 무릎이 안쪽으로 회전하는 내반슬과 무릎이 바깥쪽으로 회전하는 외반슬이 너무 심해지면 관절이 돌이킬 수 없이 너무 많이 변형되기 때문에 정형외과적인 병증으로 발전하게 된다. 하지만, 심하지 않은 내반슬과 외반슬의 경우 체형 교정과 함께 서 있는 자세에서

chapter 3 - 4단계 : 자세 및 습관 교정(Posture and Habit Correction)단계

허벅지에 힘을 주고, 무릎 관절이 뒤로 잠기는 자세를 만드는 버릇을 고친다면 시간이 꽤 많이 걸리기는 하겠지만 정상적인 무릎으로 되돌릴 수 있다.

 발목이 바깥쪽으로 회전하는 발목 외회전의 경우 무릎이 같이 회전하는 경우는 고관절의 회전으로 볼 수 있으며, 무릎이 회전하지 않은 경우는 종아리 바깥쪽 근육의 단축과 발목 엎침이 합쳐져서 만들어질 수 있다. 이런 팔자걸음으로 활동을 많이 하거나 운동을 하면 무릎이 아플 확률을 높이게 되며, 무지외반증을 유발할 수도 있다. 스쿼트 시 무릎과 발목을 외회전시키고 실시할 경우 스쿼트가 부드럽게 잘 되는 것은 그 자세에 맞게 근육과 관절이 변해있기 때문이다. 아프지만 않는다면 큰 문제가 없겠지만 운동 시 이런 자

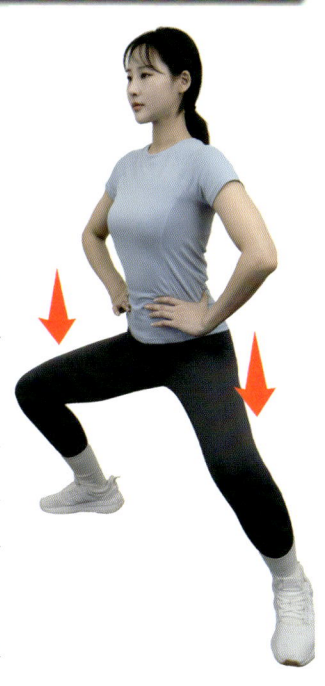

세를 강화하게 되면 고관절 회전근들의 단축을 유발하게 되고, 걷는 자세에서도 팔자걸음이 만들어지게 되며, 이는 무릎 관절에 치명적인 자극을 주어 변형과 통증을 유발하게 된다. 이런 변형이 심해질 경우 정형외과적 병증으로 발전할 가능성이 크다. 이중 고관절이 회전한 경우는 고관절의 회전을 만드는 근육들의 이완과 이완된 근육들의 강화를 통해 체형교정을 해 주어야 하며, 이와 함께 서 있는 자세나 걷는 자세, 또는 스쿼트나 런지 동작 시 발목이 외회전 되는 습관을 고쳐주어야 한다. 이

완과 강화 운동은 하지 않고, 습관만 고치려 한다면 단축된 근육들로 인해 체형교정이 잘 안 될 확률이 높지만 이완 및 강화 운동과 함께 습관적인 자세를 바꾸려고 노력한다면 쉽게 교정이 가능한 부분이다.

평발인 발목 엎침의 경우 발목 외회전과 병행되어 오는 경우가 많은데, 매일 서서 무거운 체중을 발에 싣고 걸어 다니는 사람에 있어 평발의 교정은 쉬운 일이 아니다. 평발의 교정을 위한 특별한 트레이닝은 다른 부분에서 다루었으며, 이와 함께 필요하다면 교정 깔창의 착용도 생각해 보는 것이 좋다. 발목

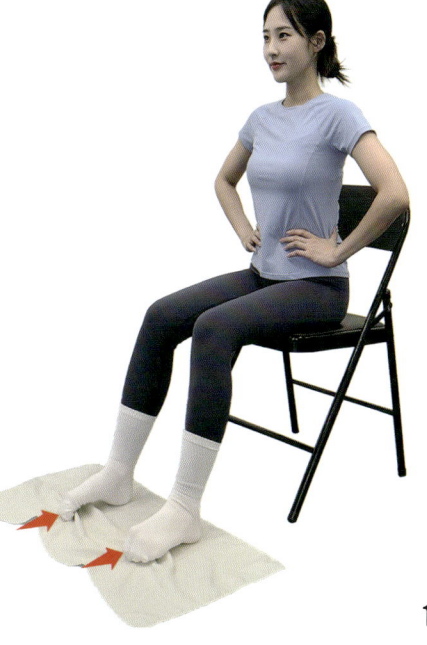

chapter 3 - 4단계 : 자세 및 습관 교정(Posture and Habit Correction)단계

외회전과 평발이 병행된 경우는 평발의 교정과 발목 외회전 교정을 함께 해 주는 것이 좋고, 외회전된 발목만 있는 경우는 발목 외회전 교정 운동과 함께 자세나 습관의 교정을 해 주면 된다.

무지외반증의 경우는 힐을 오랫동안 신었던 여성들, 발목을 외회전시키고 오랫동안 생활한 사람들, 신발 끝이 뾰족하고 꽉 끼는 작은 신발을 오랫동안 신고 생활한 사람들 등에서 주로 발생하는 엄지발가락쪽 관절의 변형을 말하는 것으로 발목 외회전이나 평발 등의 체형 교정과 함께 원인이 되는 자세나 습관의 교정이 반드시 필요하다. 필요에 의해 교정을 위한 적당한 신발의

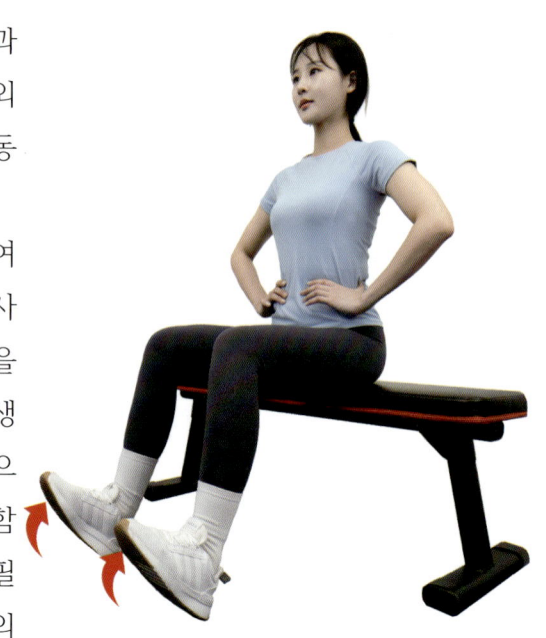

교체와 발가락 사이에 끼워주는 무지외반증 교정기 착용 등의 추가적 조치를 해 주는 것은 매우 긍정적인 결과를 만들어 줄 수 있다. 하지만, 너무 심한 변형은 반드시 정형외과적 치료가 필요할 수 있으며, 이후에 교정을 해 주는 것이 바람직하다.

앉아 있는 자세의 교정 : 사회나 문화적인 수많은 이유로 인해 현대를 살아가고 있는 사람들은 삶의 많은 시간을 앉아서 생활하게 된다. 이런 좌식 위주의 생활은 많은 자세의 변형을 만들고, 이로 인한 체형의 변화를 가져오게 된다. 좌식 생활을 하는 사람들의 대표적인 체형 변화에는 터틀넥, 라운드 숄더, 흉추 후만 등의 직접적인 요인과 요근의 단축으로 인한 서 있는 자세에서의 골반 전방경사 등이 있다. 손목과 팔꿈치 주변에서 발생하는 여러 가지 통증이나 변형도 좌식 생활자들이 가지고 있는 대표적인 증상이다.

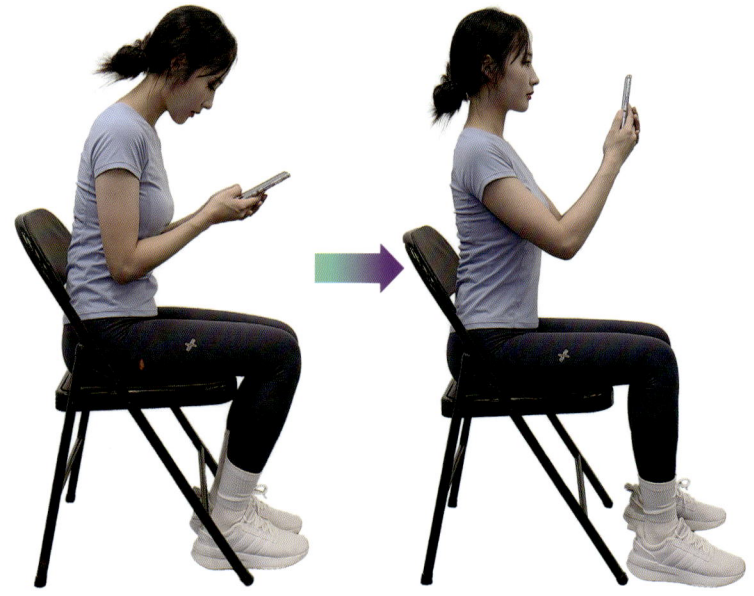

chapter 3 - 4단계 : 자세 및 습관 교정(Posture and Habit Correction)단계

터틀넥의 경우는 다른 자세에서도 많이 만들어지지만 대부분이 휴대폰의 사용이나 컴퓨터 사용 자세에서 만들어지는 경우가 대부분일 것이다. 터틀넥의 경우 교정이 필요한 특별한 근육들이 있다. 이런 근육들의 관리를 통한 교정과 함께 원인이 되는 자세의 교정이 함께 이루어져야만 한다. 컴퓨터 사용이 주요 원인이라면 컴퓨터의 위치를 바른 자세에서의 눈의 초점과 맞는 거리와 높이로 옮겨주는 것이 좋다. 휴대폰의 경우는 사용을 줄이는 것이 좋겠지만 그럴 수 없다면 휴대폰 사용 시 들고 있는 휴대폰과의 적정 거리 유지와 눈높이 정도로 높이를 조정해 주는 것이 좋다. 사무직의 경우는 책상과 의자를 맞춰주는 것이 좋다. 책상의 경우 너무 낮거나 높지 않은 적당한 높이로 만들어주는 것이 좋은데 책상이 높으면 상부 승모근의 단축을 가져올 수 있다. 의자의 경우는 오랫동안 앉아있다 보니 편안하기만 한 의자를 선호하는 경향이 있지만 오랜 시간 동안 상체가 단단히 잘 서 있을 수 있도록 등을 잘 받쳐주는 의자를 선택하는 것도 좋을 것이다. 또한, 교정 운동과 함께 머리가 앞으로 나아가지 않도록 자꾸 뒤로 당겨주는 버릇을 들인다면 터틀넥으로 인한 목과 어깨의 통증은 쉽게 제거될 수 있을 것이다.

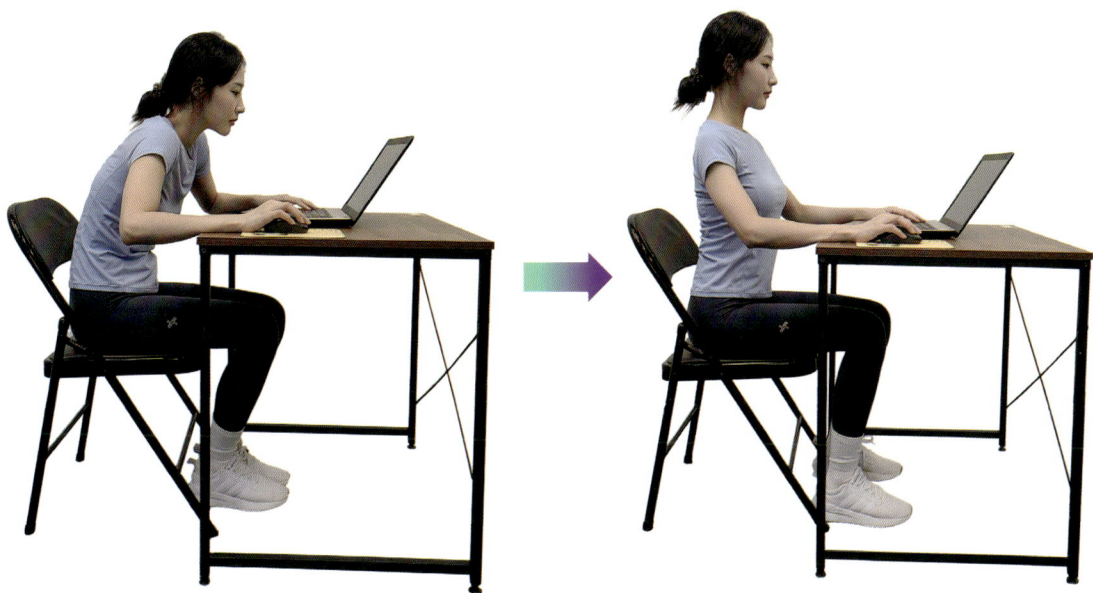

라운드 숄더의 경우 터틀넥과 함께 만들어지는 것이 보편적인데 터틀넥과 분리해서 보자면 어깨 관절을 앞쪽으로 회전시키는 원인 근육은 단축된 소흉근과 이완된 회전근개 후면 근육들과 능형근을 들 수 있다. 이런 근육들의 관리가 될 수 있는 체형교정 운동과 함께 자세나 습관에서도 변화가 필요한데 소흉근이 짧아져서 어깨

chapter 3 - 4단계 : 자세 및 습관 교정(Posture and Habit Correction)단계

가 앞쪽으로 말리는 동작을 고치는 것이 좋을 것이다. 평소 자세나 휴대폰 사용, 컴퓨터 사용 동작 등에서 가슴을 펴고, 능형근에 힘을 주며, 어깨를 외회전시키는 습관을 들이는 것이 좋다. 자는 자세에서도 옆으로 누워 자는 사람의 경우 라운드 숄더가 잘 교정되지 않기 때문에 바꿀 수만 있다면 바르게 누워 자는 습관을 만들어 보는 것도 좋을 것이다.

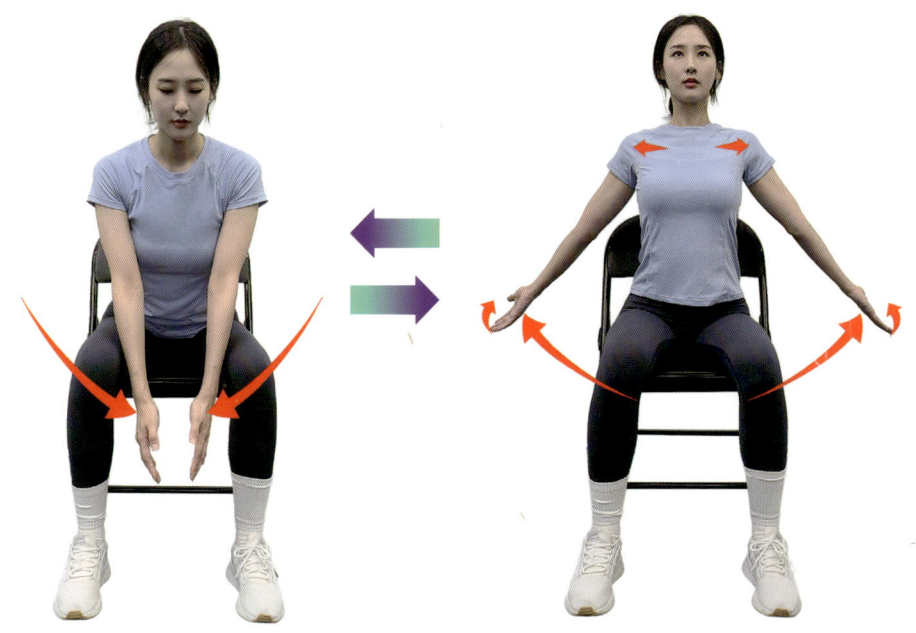

흉추 후만의 경우 터틀넥과 라운드 숄더가 있는 사람들은 대부분 머리의 무게가 앞으로 이동하기 때문에 무게중심을 잡기 위해 흉추를 후만 시키고, 요추를 전만 시키게 된다. 흉추 후만 시 척추기립근 흉추부의 단축으로 인해 휘어진 정점 약간 아랫부분에서 통증을 일으킬 수 있다. 흉추부 척추기립근군의 관리와 함께 앞에서 말한 라운드 숄더나 터틀넥 교정 운동, 그리고 상체를 바르게 펴려는 노력이 필요하다. 앉아 있거나 서 있는 자세에서의 교정 이후 좀 더 나아가 바른 운동 자세를 통한 상체 근육의 조화로운 발달은 바르고 튼튼한 자세를 만드는 마지막 굳히기 과정이 된다.

 오랜 시간 동안 앉아서 생활하는 사람들 대부분은 요근이 짧아지게 되는데 이로 인해 선 자세에서 골반이 전방 경사가 되고, 복부의 복압이 풀리면서 요추부가 단축되어 허리가 아픈 상황을 만들게 된다. 이 경우는 복압을 상승시켜주기 위한 코어 안정근 운동과 척추기립근의 이완, 앉아 있는 생활 중간중간에 책상을 짚고 실시하는 코브라 동작을 통해 요근을 이완시켜주는 것이 매우 바람직하다. 물론, 근육의 약화가 병행되기 때문에 바른 자세의 근육 강화가 함께 실시된다면 매우 좋은

chapter 3 - 4단계 : 자세 및 습관 교정(Posture and Habit Correction)단계

결과를 만들 수 있다.

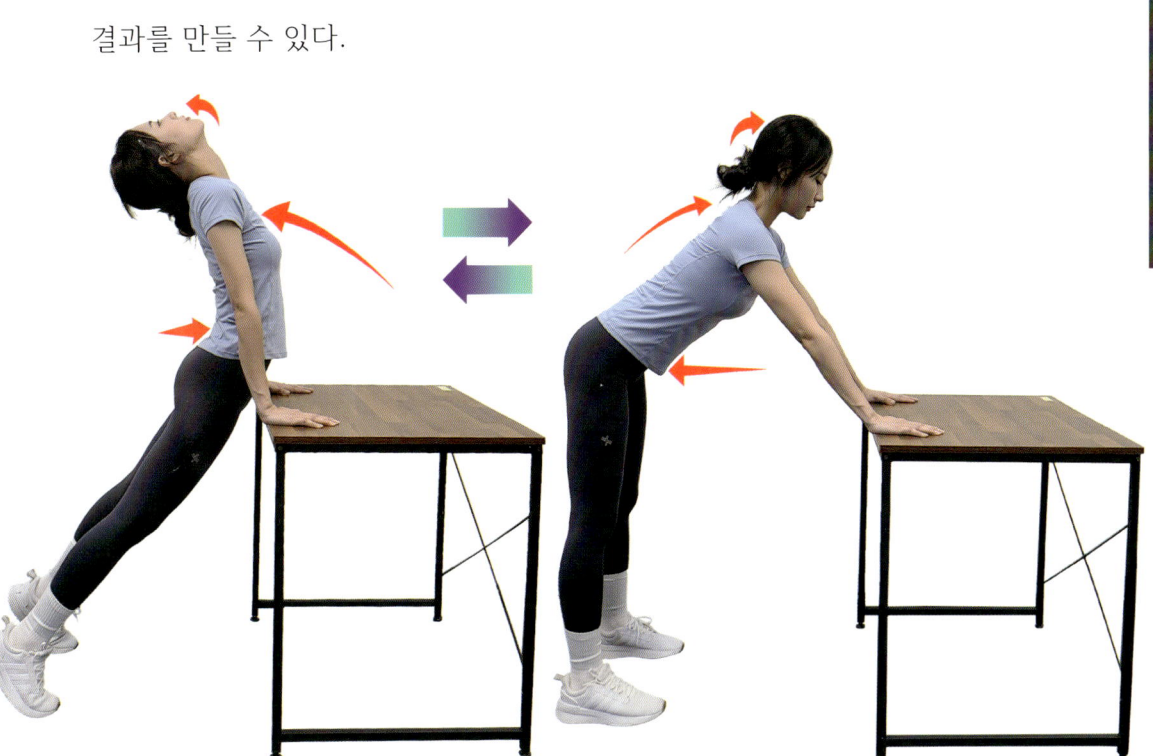

오랜 시간 동안 컴퓨터를 사용하는 직업을 가진 사람들은 손목이나 팔꿈치 통증을 호소하는 경우가 많은데, 염증이나 관절의 변형이 만들어지지 않은 경우라면 손가락을 움직이는 수지 굴근군의 단축과 손목을 위로 젖힐 때 작동하는 전완 신근이나 수지 신근들의 단축이 원인일 수 있다. 이런 근육들의 단축은 통증으로 이어질 수 있으며, 손목과 팔꿈치 부위의 염증과 관절 변형으로 이어질 수 있다. 컴퓨터를 사용하는 중간중간에 수지 굴근과 수지 신근, 전완신근의 근막이완술과 스트레칭을 해 주는 습관은 이런 증상의 예방을 위해 매우 좋은 해결책이 될 것이다.

누워 있는 자세의 교정 : 인간은 인생의 매우 많은 시간 동안 회복과 재충전을 위해 잠을 자야만 한다. 한 자세를 오랫동안 지속하면서 잠을 자는 습관 때문에 체형 교정이 잘 안 되는 경우가 많이 있다. 체형 변화를 일으키는 많은 자세가 있지만 여기서는 자는 동안 옆으로 누워서 자거나 엎드려서 자는 습관과 만세를 부르면서 자는 습관 정도에 관해서만 이야기해 본다.

 옆으로 누워서 자는 습관의 경우 가장 문제가 되는 것은 라운드 숄더가 강화된다는 것이다. 머리보다 어깨가 넓으므로 옆으로 누우면 대부분 어깨 관절이 앞쪽으로

chapter 3 - 4단계 : 자세 및 습관 교정(Posture and Habit Correction)단계

회전하면서 눌리게 된다. 오랜 시간 동안 이 자세를 유지한다면 라운드 숄더의 원인이 되는 소흉근은 매우 단축될 것이고, 반대쪽의 회전근개 후면 근육들과 능형근은 심하게 이완될 것이다. 옆으로 누워서 자는 자세를 바꿀 수만 있다면 좋겠지만 무의식중에 일어나는 자세 변화를 감지하기가 쉽지 않을 것이다. 그렇다고 한다면 최소한 한쪽 옆으로 자기보다는 자꾸 자세를 바꾸어 준다든지 옆으로만 잘 때는 베개를 높은 것으로 바꿔주는 것이 도움이 될 수 있을 것이다. 효과를 보장할 수는 없지만 바로 누웠을 때는 낮고, 옆으로 누웠을 때는 높은 기능성 베개를 사용해 보는 것도 생각해 볼 수 있을 듯하다.

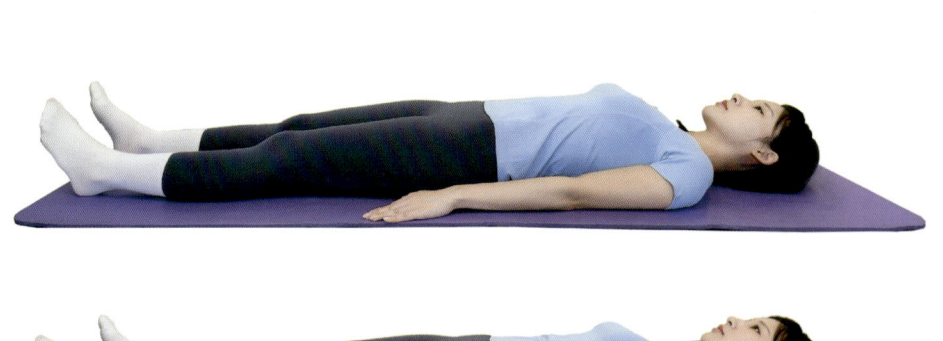

엎드려서 잠을 자야 편안한 사람들이 있다. 이 경우는 목의 회전으로 인한 목 부위와 어깨 부위의 특정 근육이 한 방향으로 심하게 단축되고, 반대쪽은 심하게 이완되는 결과를 만들게 된다. 개인적으로 엎드려서 자는 자세는 바로 누워서 자는 자세로 바꾸려는 노력을 해 주는 것이 좋지 않을까 생각한다. 가슴이나 복부에 압력이 필요하다면 무게가 있는 이불을 선택해 보는 것도 좋을 듯하다.

만세를 부르면서 자는 사람들의 경우 심하게 상부 승모근이 단축되는 경향이 있다. 체형교정을 위해 많은 노력을 했던 회원이 아무리 노력을 해도 교정이 잘 안 돼서 자세나 습관에 대해서 많은 질문을 했었는데, 잘 때 만세 자세로 잔다는 답을 찾았고, 이후에 본인의 노력으로 만세 자세를 고쳤으며, 상승모근의 단축은 해결됐던 경험이 있다.

chapter 3 - 4단계 : 자세 및 습관 교정(Posture and Habit Correction)단계

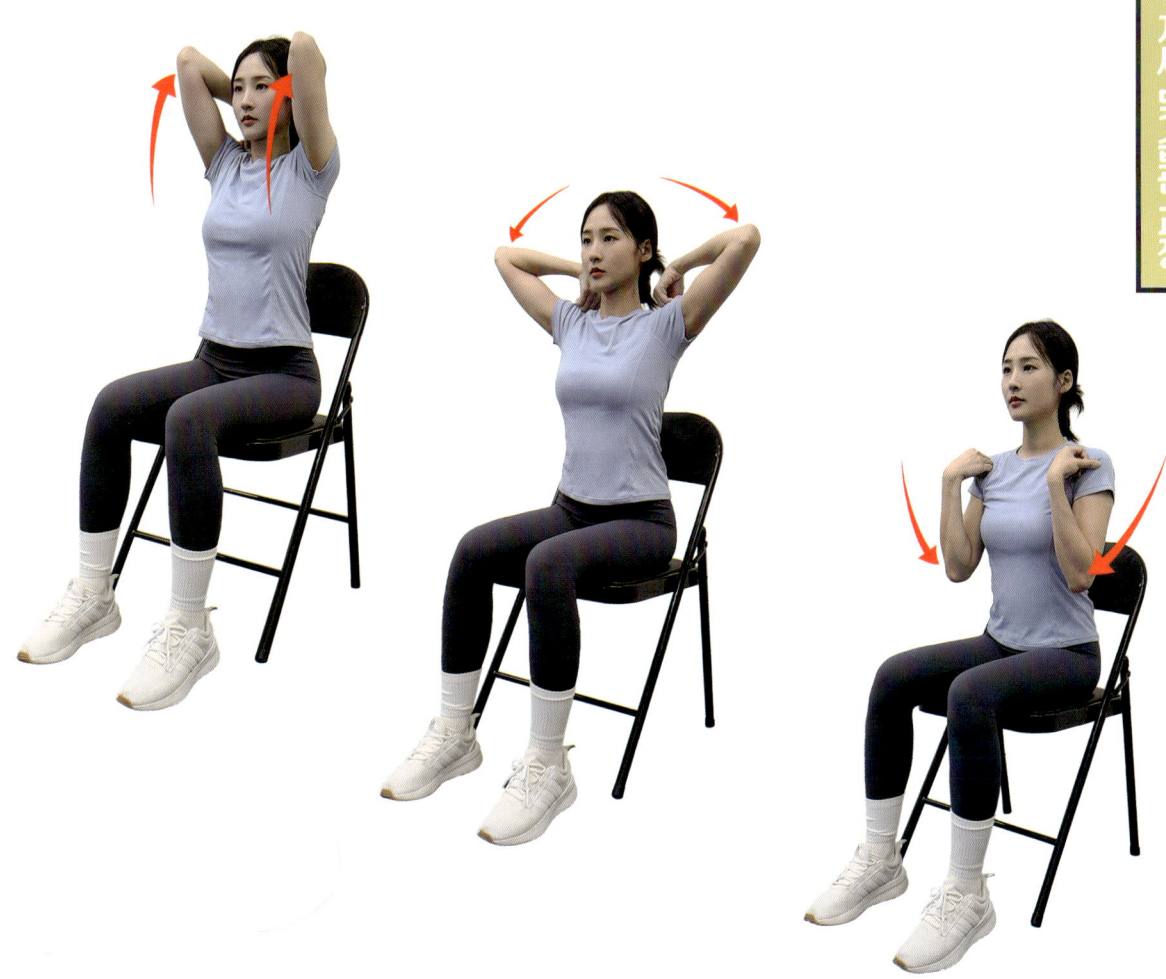

 이런 자세의 교정을 위한 특수적인 운동뿐만 아니라 일상에서도 바르지 못한 자세가 만들어지는 것을 계속 신경 써서 살펴보고, 수정하려고 노력하는 것은 가장 빠르게 바른 체형을 만드는 방법이며, 그것은 반드시 건강과 직결된다.

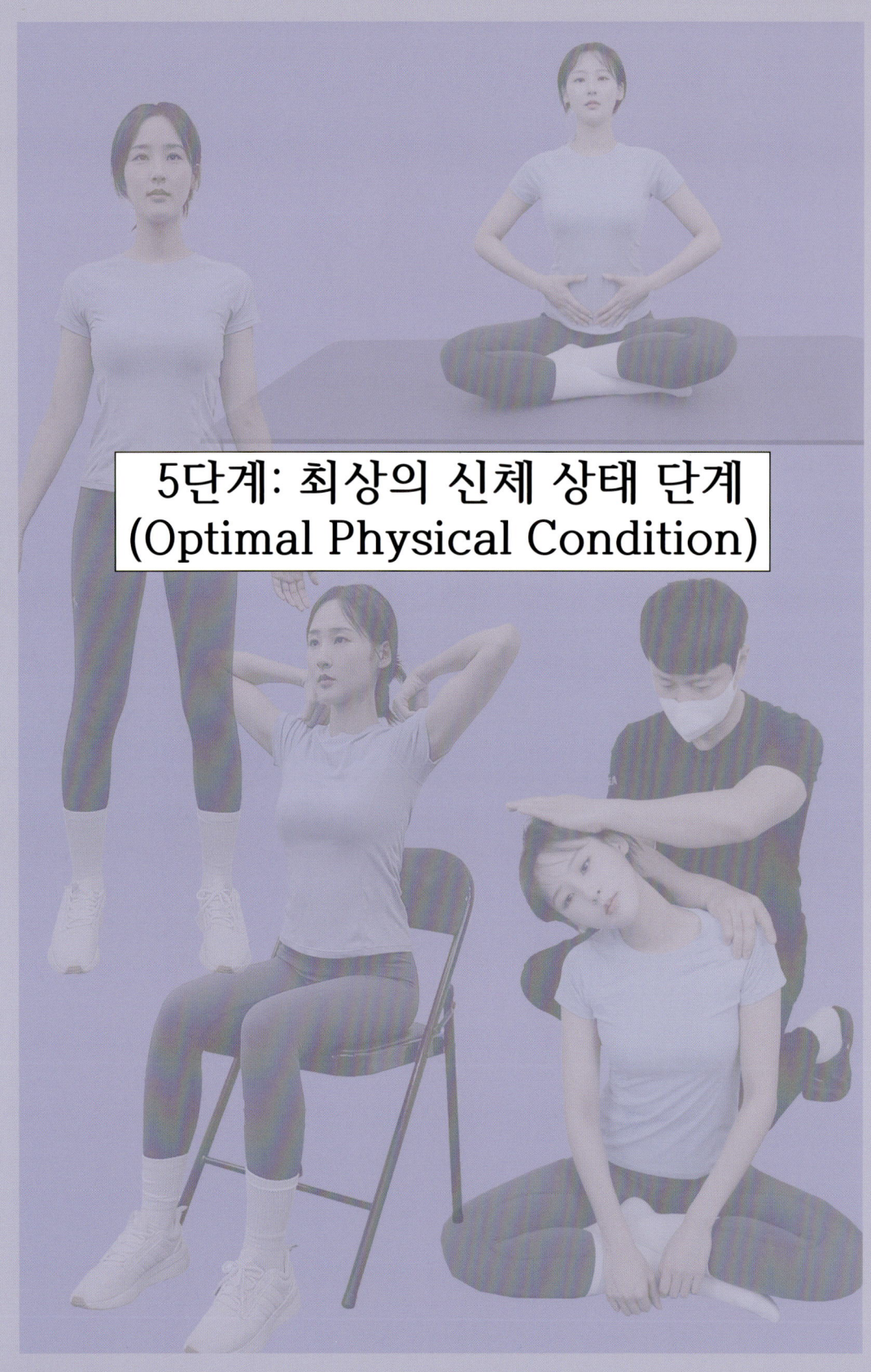

5단계: 최상의 신체 상태 단계
(Optimal Physical Condition)

chapter 3 - 5단계 : 최상의 신체 상태(Optimal Physical Condition)단계

5단계 : 최상의 신체 상태(Optimal Physical Condition) 단계

최상의 신체 상태란 근골격계에 특별한 변형이나 그로 인한 통증이 없는 바른 자세와 체형을 가진 최상의 신체 상태를 말하는 것으로 PREX 체형교정 운동의 가장 중요한 목표라고 할 수 있다. 또한, 최상의 신체 상태는 PREX 체형교정 운동의 완성 단계로 볼 수 있으며, 완성 후의 유지 단계로 볼 수도 있다. 건강을 위해 또는 통증을 이겨내기 위해 아주 많은 노력을 하고 있다고 하더라도 최상의 신체 상태를 만들거나 유지한다는 것은 매우 힘든 일일 것이다. 하지만, 체계적이고 과학적인 PREX 체형교정 운동 4단계를 완벽하게 마무리했다면 인체는 통증 없는 바른 자세와 체형을 가진 가장 이상적인 신체 상태를 이룰 수 있을 것이며, PREX 체형교정 운동 5단계를 잘 지키면서 살아간다면 최상의 신체 상태를 유지하면서 오랜 시간 동안 건강하고 행복한 삶을 유지할 수 있을 것이다.

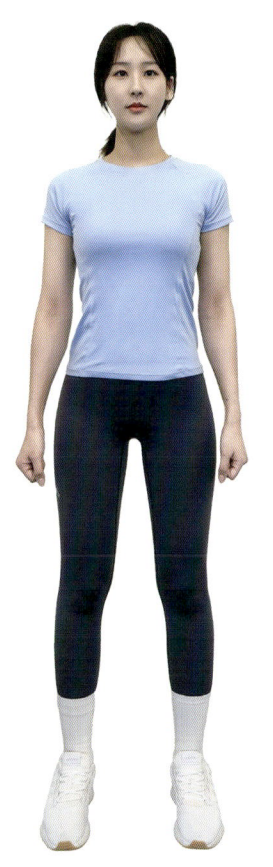
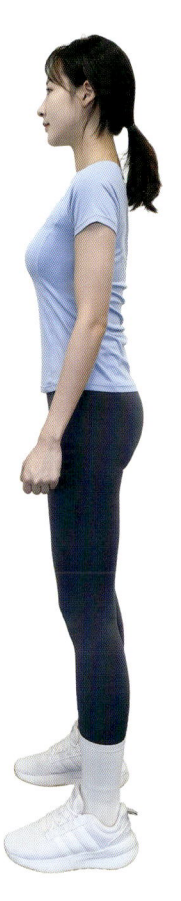
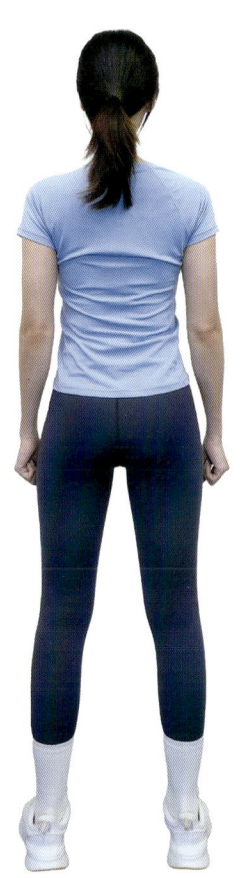

chapter 3 - 5단계 : 최상의 신체 상태(Optimal Physical Condition)단계

체형 변화 예방을 위한 적당한 근육 길이 유지하기 : 단축되어 짧아진 근육들은 관절을 압박하거나 변형시킨다. 이런 압박이나 변형을 예방하기 위해서는 근육의 길이가 짧거나 길지 않아야 하는데, 이 부분은 앞의 1단계와 2단계 부분에서 다루어진 부분이다. 이런 단계를 거치면서 관절이 제 위치에 바르게 위치할 수 있도록 균형이 잡혔다면 완성 단계에서는 그것이 잘 유지될 수 있도록 해야만 한다.

체형교정이 잘 이루어졌다고 하더라도 일이나 운동 등의 신체 활동을 하다 보면 한 방향으로 근육이 단축될 수 있다. 이때, 약간의 단축을 제거하기 위해 실시되는 가벼운 스트레칭은 크게 힘들지 않으면서 근육의 상태를 유지할 수 있는 가장 현명한 방법이다. 한 부위의 스트레칭을 8초가량씩만 실시해 주는 것으로도 충분한데, 이것은 전신 스트레칭을 한다고 해도 고작 20~30분만 투자하면 된다. '하루 20~30분의 투자만으로 평생 건강하게 살 수 있다면, 열 일을 제치고 우선으로 해야 하지 않을까!'. 이것은 PREX 체형교정 운동 1~4단계를 완성한 사람들에게 해당한다는 것도 잊지 않아야 한다. 스트레칭으로는 잘 이완이 되지 않는 근육 상태가 만들어졌다면 그 부위에 대해서는 근막이완술과 함께 특수적인 스트레칭을 해 줄 필요가 있다. 이런 아주 작은 노력은 최상의 신체 상태가 계속해서 잘 유지될 수 있도록 해 줄 것이다.

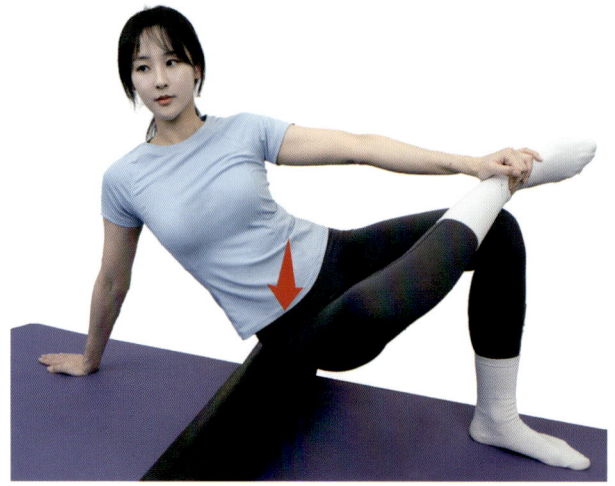

(근막이완술)

(스트레칭)

chapter 3 - 5단계 : 최상의 신체 상태(Optimal Physical Condition)단계

바른 자세와 체형 유지를 위한 꾸준한 근육 관리하기 : 인체가 바른 자세를 유지하기 위해서는 관절들이 바른 위치를 유지해야 하는데, 그것을 유지해 주는 것은 바로 근육이다. 우리는 PREX 체형교정 운동 1~4단계를 통해 이런 관절의 바른 위치를 잡아주기 위해 근육의 길이를 적절하게 만들고, 관절의 바른 위치를 잡아주었으며, 그런 바른 자세가 유지될 수 있도록 통합적인 운동들을 통해 근육들을 강화해주었다. 이것을 평생 잘 유지하기 위해서는 앞에서 얘기한 근육의 길이를 잘 유지하는 것, 그리고 꾸준한 웨이트 트레이닝을 통한 기본적인 근육의 유지가 필요하다. 이런 유지 단계의 운동은 운동 능력 향상을 위한 트레이닝 수준의 운동이 필요한 것은 아니지만 근육의 양을 유지하기 위해서는 매일매일 일어나는 근 손실의 양만큼에 해당하는 근 비대가 이루어져야만 한다. 이 부분은 젊은 사람들에게는 아주 쉬운 일일 수 있겠지만 나이가 많은 사람들에게는 굉장히 힘든 부분일 수도 있을 것이다. 하지만, PREX 체형교정 운동 4단계를 통해 우리는 이미 근육의 불균형 해소와 함께 바른 관절의 위치를 잡아주었고, 바른 자세로 운동하는 법을 익혔으며, 적절한 전신 근육을 만들어주었다. 이런 베이스 위에 유지를 위한 운동은 통합 운동과 기능성 운동, 각 부위별 약간의 웨이트 트레이닝만으로도 최상의 신체 상태를 유지할 수 있다.

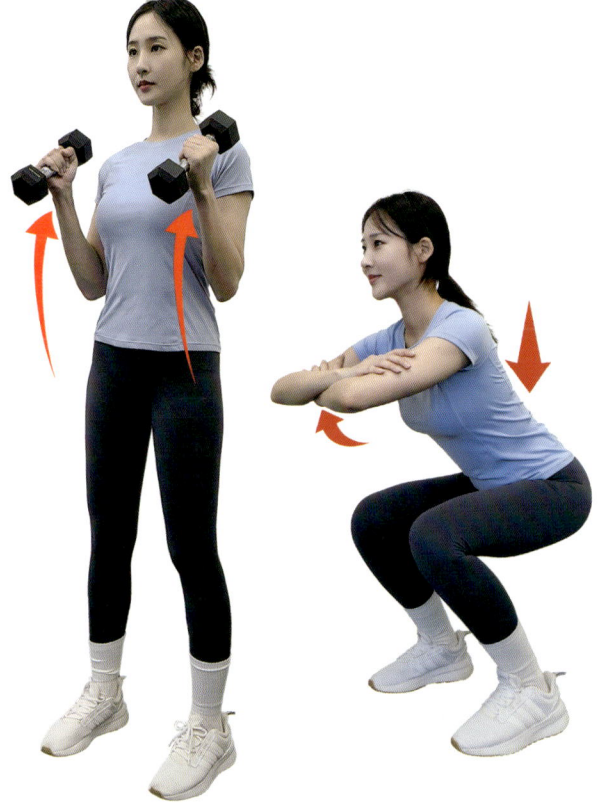
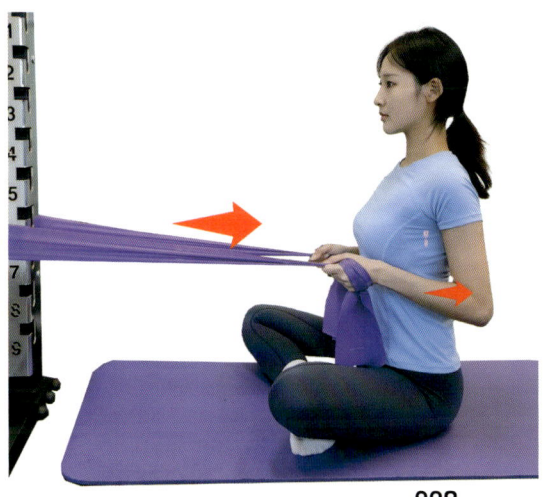

chapter 3 - 5단계 : 최상의 신체 상태(Optimal Physical Condition)단계

 이런 최상의 신체 상태(OPC) 유지를 위한 유지 운동의 경우 일주일에 1~2회 정도의 운동 정도가 필요할 수 있으며, 운동 시간은 20분~1시간 정도면 충분할 수 있다. 진전을 위한 운동이라고 하더라도 일주일에 3번, 1시간 정도의 투자 정도면 충분하다. 이 부분은 나중에 출판될 PREX 과학적인 웨이트 운동 부분에서 가장 과학적이고 체계적인 웨이트 트레이닝에 대해 아주 자세하게 다룰 계획을 가지고 있다.

변형된 자세나 체형으로 돌아가지 않기 위해 바른 자세나 습관 유지하기 :

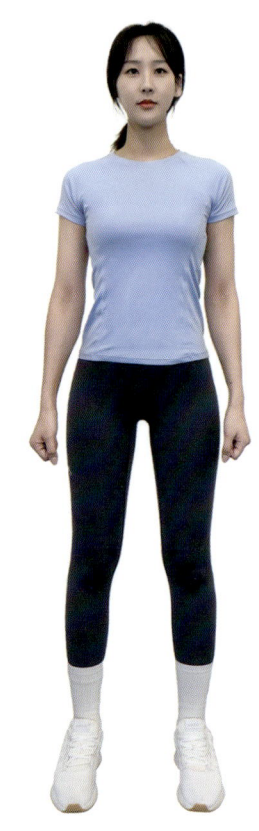

 사람이 삶을 살아가기 위해서는 24시간 움직이게 되는데, 깨어 있는 동안의 활동 외에 잠을 자는 동안에도 꽤 많은 활동을 하게 된다. 이런 활동들은 신경 쓰고 살지 않는다면 변형된 자세나 체형을 만들 수밖에 없다. 이런 변형들이 심해지면 근골격계 통증이나 질환으로 발전하게 된다.

 사고와 같은 이벤트에 의한 질환도 있겠지만 특별한 이벤트가 없음에도 불구하고, 자연스럽게 만들어지는 통증이나 질환이 있다. 이런 통증이나 질환의 원인은 관절의 변화라고 할 수 있겠지만 그보다 더 이전의 원인은 바로 근육의 불균형이라고 할 수 있다. 통증이 발생하고, 병증이 심하게 발현되고 나서 병원에 다니게 된다면 병증을 해결하기 위해 의사의 치료를 당연히 받아야 한다. 분명히 병원 치료를 받기 이전에 인체는 어떤 신호들을 주고 있었을 것인데, 대부분 그 신호는 무시되었을 것이다. 그 신호가 캐치 되었다면 그 부분에서 PREX 체형교정 운동을 통한 변화를 만들어갈 수 있다. 또한, 근골격계 병증으로 병원에서의 치료가 끝난 상황에서는 재활 운동과 PREX 체형교정 운동의 병행을 통해 건강한 일상으로 다시 돌아갈 수 있다.

 PREX 체형교정 운동을 통해 최상의 신체 상태(OPC)를 만들었다면 이것을 평생 잘 유지하기 위해 앞에서 얘기한 여러 가지 요소들이 필요하며, 거기에 더해 바른 자세나 습관을 유지하려는 노력도 지속해서 필요하다.

 우리는 PREX 체형교정 운동 4단계를 통해 바른 자세와 습관을 만들었다. 최상의 신체 상태(OPC)를 만든 이후에는 앞에서 학습된 바른 자세나 습관을 유지하기 위한 약간의 노력이 필요하다. 이런 약간의 노력만으로도 우리는 평생 동안 최상의

chapter 3 - 5단계 : 최상의 신체 상태(Optimal Physical Condition)단계

신체 상태를 유지할 수 있다.

예를 들어 길을 무심히 걸어가다가 '발목이 회전되지는 않는지! 무릎이 잠기지는 않는지! 몸통은 잘 펴져 있는지! 머리는 제 위치에 있는지!' 등을 잠시 살펴보는 것 등이 필요할 수 있다. 운동을 할 때는 운동 전에 바른 자세로 실시하는 가벼운 특수적인 준비 운동을 한 후 본운동에 들어감으로써 웨이트 트레이닝동안 바른 자세를 유지할 수 있을 것이다. 앉아 있거나 누워 있거나 하는 상황에서도 가끔 한 번씩은 변형된 자세를 만들고 있지는 않은지 한 번씩은 살펴보는 것이 좋다.

이런 약간의 불편한 루틴은 PREX 체형교정 운동을 통한 최상의 신체 상태(OPC)를 평생 잘 유지할 수 있도록 해 줄 것이며, 근골격계 통증이나 질환을 상당 부분 예방해 줄 수 있다.

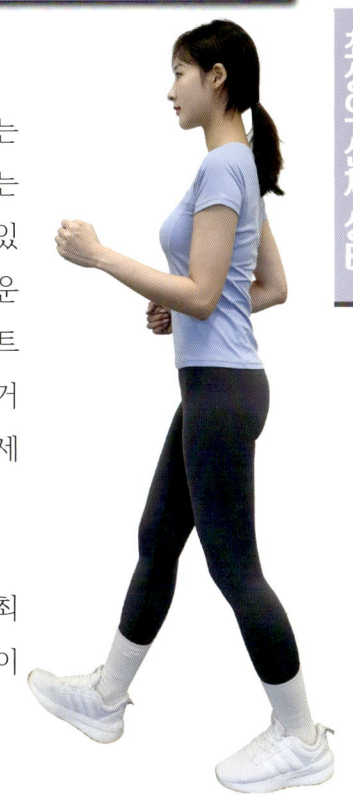

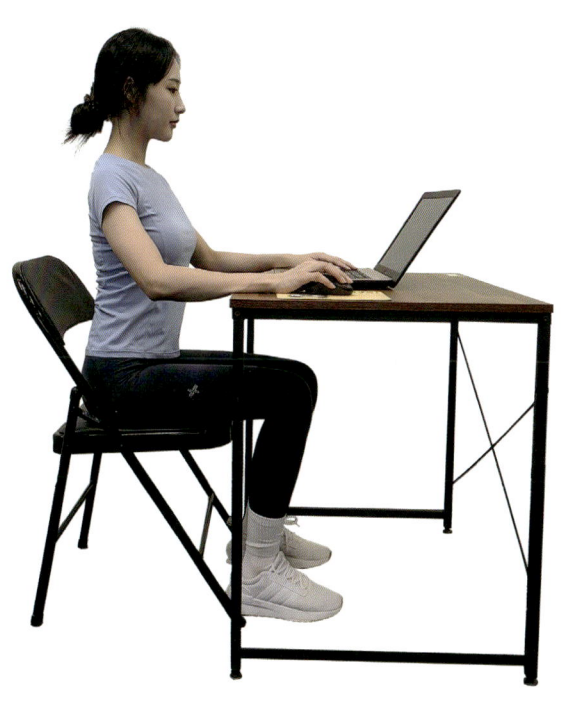

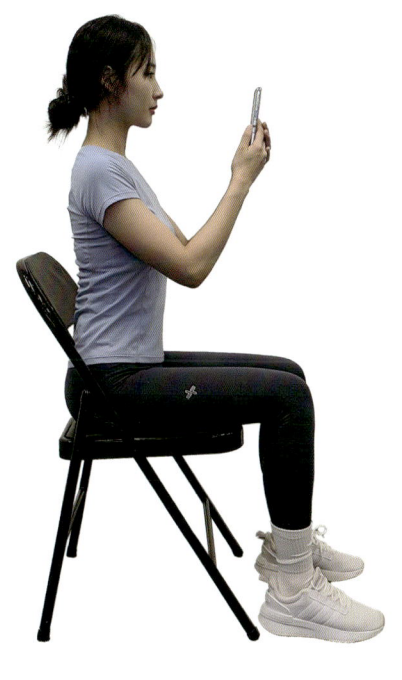

PREX 체형교정 운동 적용 방법
(Applying Policy Of Physical Reformation Exercise)

chapter 4- PREX 체형교정운동 적용 방법

PREX 체형교정 운동을 어떤 방법으로 어떻게 접근해야만 성공적인 체형교정을 완성할 수 있는지 알아보도록 하자. 여기서는 모든 체형 변형에 대해 다룬 것이 아니라 많은 체형 변화 중에 보편적인 변형 몇 가지에 대한 원인과 해결법을 알아보도록 한다. 이것을 통해 어떻게 PREX 체형교정 운동에 접근해야 하는지에 대해 충분히 이해할 수 있을 것이다. 같은 부위의 체형 변화라 하더라도 원인 근육이 완전히 다른 경우가 있을 수 있으므로 여기서는 보편적인 체형 변화의 원인이 되는 근육과 그것을 해결하는 방법만을 다루도록 하겠다.

목이나 어깨 통증을 일으킬 수 있는 [거북목 교정 운동]

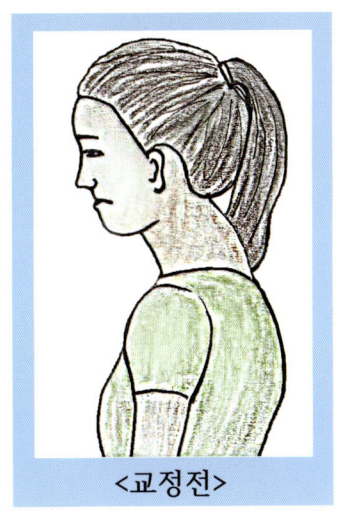
<교정전>

거북목 교정

보편적으로 머리가 앞으로 나아가고 목이 일자 형태로 만들어진 변형을 일자목, 증상이 더 심해서 목이 뒤쪽으로 휘어진 경우를 거북목으로 구분한다. 대부분의 사람이 잘 알고 있듯이 거북목은 잘못된 자세나 습관에 의해서 만들어지게 되는데 컴퓨터나 스마트폰을 많이 사용하면 거북목이 발생할 수 있다. 특히, 코로나 팬데믹 이후에 집에 있는 시간이 더 많아짐에 따라 앉아서 하거나 누워서 하는 여가활동이 많이 늘어나고, 이로 인해 목이 뻐근하다고 느끼는 사람들이 많이 늘어났다. 이렇게 머리가 앞으로 나아가는 자세가 만들어지게 되면 어깨의 상부에 위치하는 근육들이 단축된다. 대표적인 근육에는 견갑골을 위로 잡아당기는 견갑거근과 어깨를 으쓱할 때 사용되는 상승모근이 있다. 머리가 앞으로 나아가게 되면 인체는 앞으로 나아가는 머리의 무게를 버티기 위해 상승모근과 견갑거근을 동원하게 된다.

chapter 4- PREX 체형교정운동 적용 방법

장시간에 걸쳐서 힘이 들어간 상태를 유지하기 때문에 이 작은 근육들은 단축되기 마련이다. 이런 상황이 오랫동안 지속되면 이 근육들은 심하게 단축되서 통증을 유발하기 시작한다. 만약, 인체에서 보내는 이런 위험신호를 무시하게 된다면 돌이킬 수 없는 체형으로 몸이 굳어지게 될 수도 있다. 이런 경우 바로 경추 후만 상태인 역 C 커브를 만들게 되는데 이것은 경추부 추간판에 과도한 압박을 주게 되어 경추부 추간판탈출증 등의 정형외과적 병증을 유발하기도 한다.

그럼 터틀넥은 어떻게 교정해야 할까? 터틀넥을 교정하려면 바른 자세를 취해야 한다고 많이들 얘기한다. 하지만, 그렇게 자세를 몇 번 취해본다고 해서 터틀넥이 교정된다면 세상에 터틀넥 증상을 가진 사람은 아마도 없지 않을까? 일단 터틀넥 교정을 위해서는 단축된 근육들을 이완시켜주고, 반대쪽에서 작용하지 않고 있는 근육들을 운동시켜 주어야 한다.

먼저, 어깨와 목의 중간 부분에 있는 상승모근을 반대쪽 팔의 두 번째와 세 번째 손가락을 이용해서 지그시 눌러준다. 통증이 느껴지는 부위를 찾았다면 그 부분을 누른 상태로 10초가량 유지해 준다. 좀 더 뒤쪽의 견갑골 안쪽 끝부분 약간 위쪽에 있는 견갑거근의 접합부 근처를 손가락으로 눌러준다. 통증이 느껴지는 부위를 찾았다면 그 부분을 누른 상태로 역시 10초가량 유지해 준다.

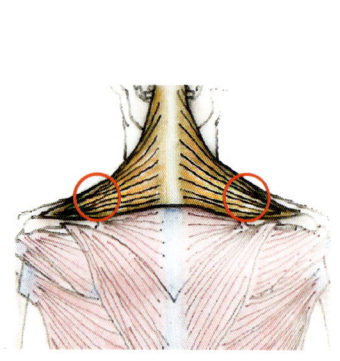
<상승모근 주요 압통점>

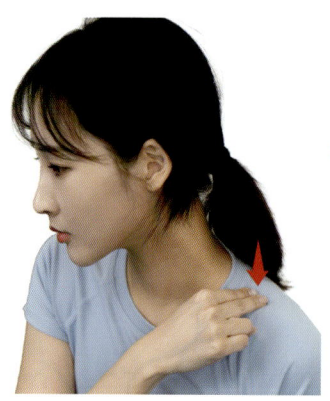
<상승모근 근막이완술>

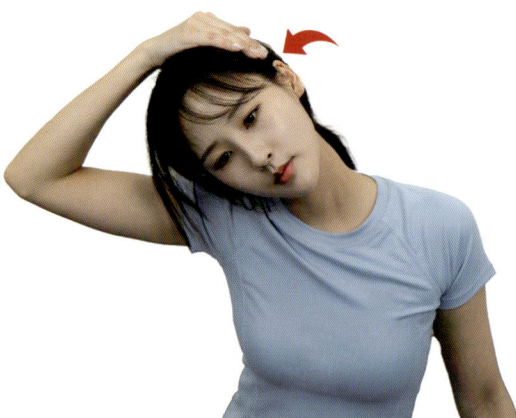
<상승모근 스트레칭>

chapter 4- PREX 체형교정운동 적용 방법

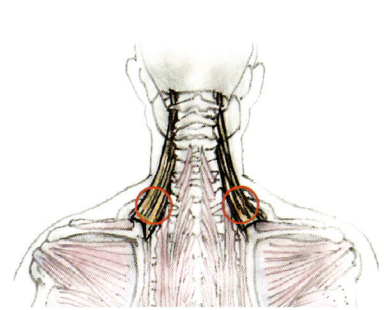
<견갑거근 주요 압통점>

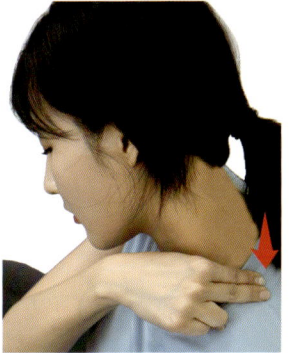
<견갑거근 근막이완술>

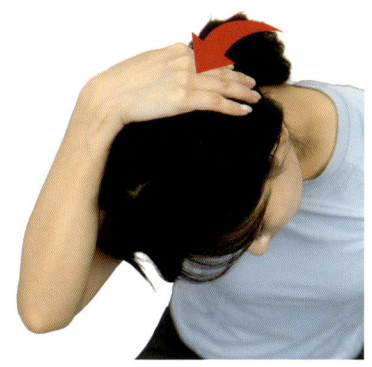
<견갑거근 스트레칭>

　이렇게 근막이완술을 실시한 후에는 반드시 스트레칭을 해 주어야 한다. 한쪽 손으로 반대쪽 머리의 옆쪽을 잡고, 그 반대쪽 방향으로 머리를 잡아당겨 상승모근을 스트레칭한다. 통증이 느껴지는 부분에서 호흡을 내쉬면서 힘을 빼고, 약간만 더 도전해 주는 것이 좋다. 반대쪽도 같은 방법으로 실시해 준다. 견갑거근의 경우는 한쪽 손으로 반대쪽 머리의 45도 뒤쪽을 잡고, 그 반대편 45도 앞쪽으로 잡아당겨 준다. 이때, 머리를 살짝만 외회전시켜 준다. 견갑거근은 작은 근육이기 때문에 각도를 잘 잡아주어야 한다.

　이렇게 단축된 근육들이 이완되었다면 이제는 반대편에서 이완되어 작동하지 않고 있는 근육들을 운동시켜 주어야 한다. 터틀넥의 경우 다시는 터틀넥이 만들어지지 않게 하기 위해 반대 작용을 하는 능형근과 깊은 목 굽힘근들을 운동시켜 주어야 한다.

　여러 가지 운동 방법들이 있지만 여기서는 맨몸으로 바닥에 엎드려서 실시할 수 있는 플로어 프론 코브라 자세와 누운 자세에서 실시하는 머리 밀기 운동을 해보도록 한다. 바닥에 엎드려서 양발은 어깨너비로 벌려 앞꿈치를 바닥에 대고 준비한다. 양손은 몸통에서 30도 정도 벌려서 손등이 천장을 향하도록 한다. 호흡을 들이마셨다가 내쉬면서 양손을 바깥쪽으로 뒤집으며 천천히 들어 올린다. 이때, 척추기립근의 힘으로 강하게 들어 올리면 안 되고, 능형근에 집중해 주는 것이 매우 중요하며, 턱은 몸쪽으로 당겨 준다. 호흡을 들이마시면서 천천히 처음 자세로 돌아가고, 이 동작을 10회 반복하는 것을 3세트가량 실시해 준다.

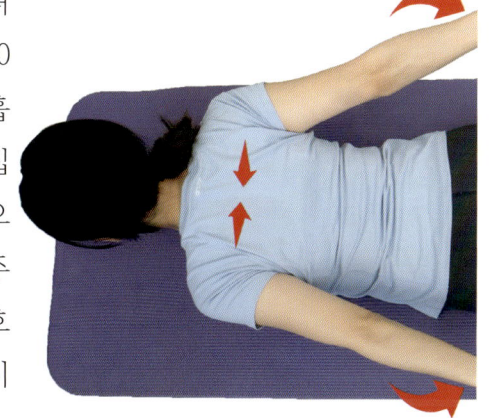

chapter 4- PREX 체형교정운동 적용 방법

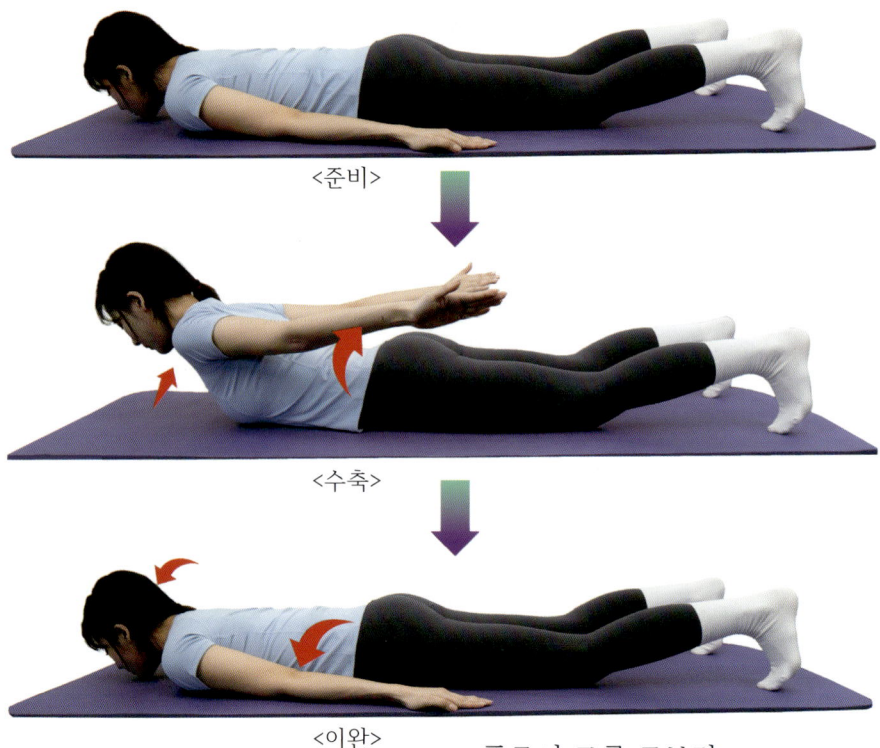

<플로어 프론 코브라>

다음으로 깊은 목 굽힘근의 운동을 위해 양 무릎은 90도가량 구부린 상태로 누워서 양손은 몸통의 옆쪽에 두고 준비한다. 머리를 바닥 쪽으로 밀면서 동시에 턱을 아래쪽으로 당겨준다. 이 자세를 5초 정도 유지했다가 힘을 빼서 원래 상태로 돌아온다. 10회 정도 반복하는 것을 3세트가량 실시해 준다.

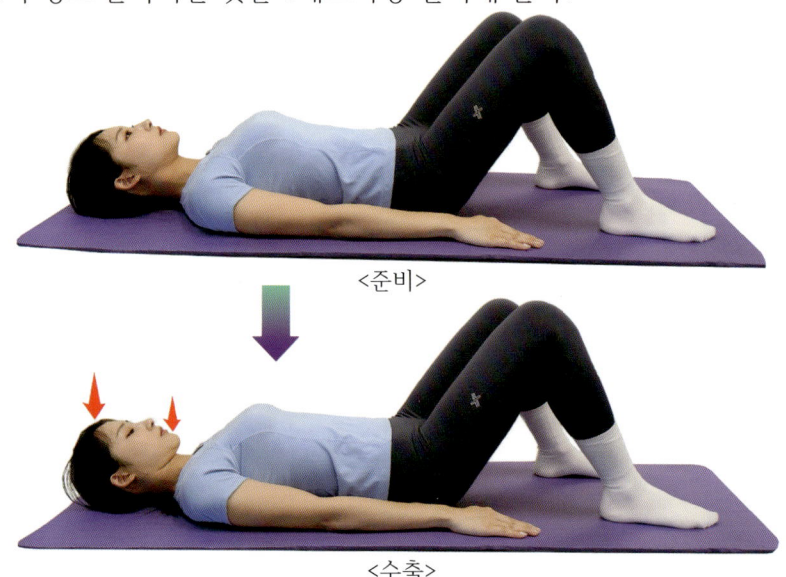

<누워서 턱 당기면서 머리밀고 버티기>

chapter 4- PREX 체형교정운동 적용 방법

단축된 근육들을 이완시켜주고, 이완된 근육들을 운동시켜 주었다면 고유 감각 수용기들이 바른 위치를 찾을 수 있도록 바른 자세를 만들어주고, 나쁜 자세를 만드는 습관이나 환경을 개선해 주어야 한다. 변형된 자세를 바로잡기 위해 관절에 존재하는 위치 센서인 고유 감각 수용기의 변형을 바로잡아주어야 하는데 이것은 바른 자세를 만들기 위해 지속해서 신경 쓰는 것이다. 이완과 강화 운동이 이루어지기 전에는 바른 자세를 잡는다고 해도 곧바로 원래대로 돌아가겠지만 이완과 강화 운동이 이루어진 후에 바른 자세를 잡으려고 꾸준히 노력하면 변형된 고유 감각 수용기들이 제자리를 인식하게 되어 자세가 바로잡히기 시작한다.

이 부분에서 통합 운동과 기능성 운동이 함께 이루어짐으로써 강력한 운동이 이루어질 때도 바른 자세를 유지할 수 있게 된다. 통합 운동과 기능성 운동이 어느 정도 완성된다면 평소에 거북목은 만들어지지 않을 것이다.

이후에는 변형을 만드는 원인이 되는 습관이나 환경을 찾아보고, 수정해 나가야 한다. 터틀넥의 경우 스마트폰이나 컴퓨터를 안 한다면 매우 좋겠지만 그럴 수는 없을테니 사용하

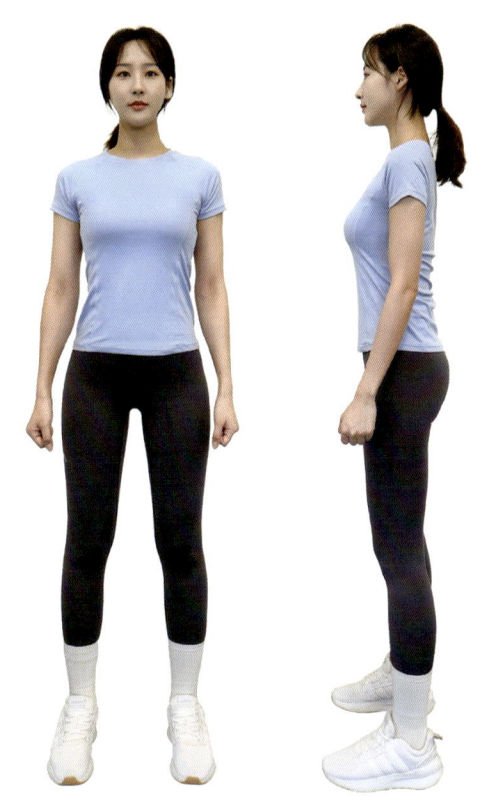

<바른 자세>

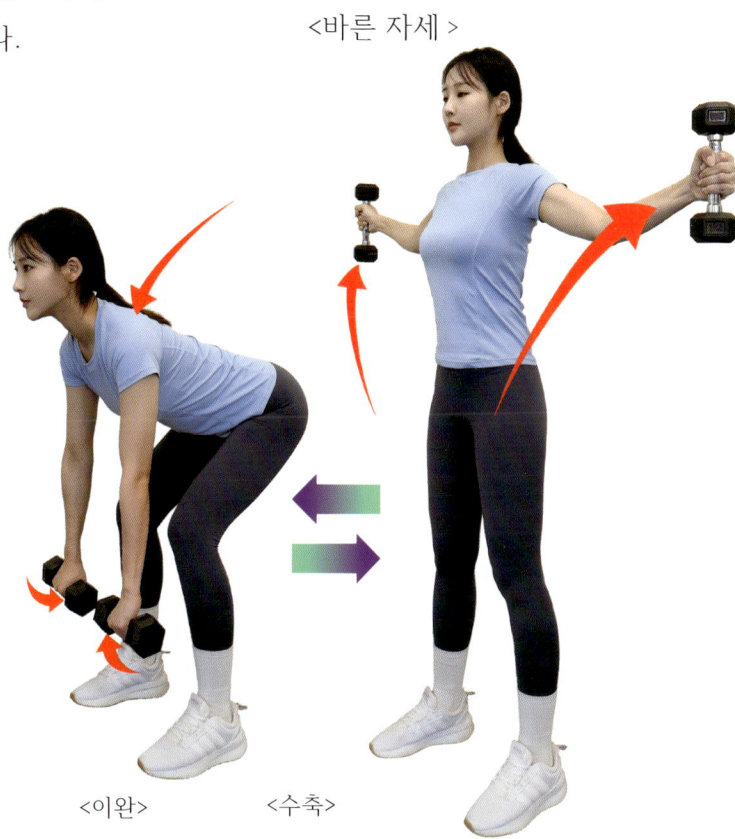

<이완>   <수축>

<루마니안 데드리프트와 덤벨 사선들기>

chapter 4- PREX 체형교정운동 적용 방법

는 시간을 줄일 수 있다면 그것만으로도 좋을 것이고, 컴퓨터 사용 시 적어도 50~60분에 한 번씩은 스트레칭을 해 주는 습관을 만들어 보는 것도 좋을 것이다. 이와 함께 스마트폰이나 컴퓨터를 사용할 때 머리가 앞으로 나아가지 않도록 턱을 당기고, 가슴을 펴며, 어깨가 상승하지 않도록 하는 것이 좋다. 걸어 다닐 때도 스마트폰 사용은 피하는 게 좋고, 역시 턱을 당기고, 가슴을 펴며, 어깨를 아래로 낮춘 자세를 유지하려고 노력해 주는 것이 좋다. 간혹 직장인들이 오픈 사무실에서 근무할 때 컴퓨터를 너무 멀리할 경우 작거나 중요한 글씨를 확인하기 위해 머리가 앞으로 나아가게 되는데 이런 경우는 컴퓨터를 자신의 몸쪽으로 잡아당겨 주는 것이 좋다. 그래도 안 보인다면 안경을 다시 맞추는 것도 고려해 볼 일이다. 그러지 않는다면 근육은 근육대로 망가지고, 눈까지 안 좋아질 수도 있을 것이다. 또, 어떤 사람들은 앉을 때 의자를 최대한 낮춰서 앉는 경우가 있는데 책상에 팔을 올리고 일을 한다면 당연히 상승모근이 단축되는 자세를 만들게 될 것이다.

 이 경우는 의자의 높이를 올려서 상승모근에 힘이 들어가지 않는 자세를 만들어 주거나 높낮이가 조절되는 테이블로 바꿔보는 것도 좋다.

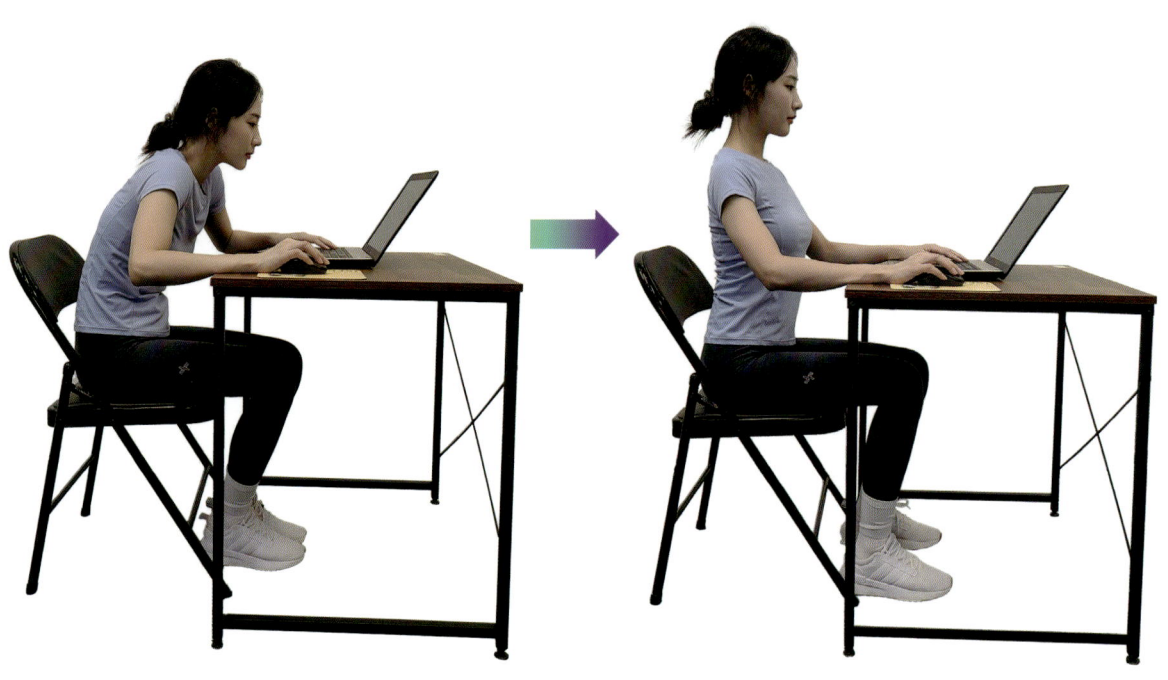

chapter 4- PREX 체형교정운동 적용 방법

　꾸준한 운동과 바른 자세를 만들려는 노력은 다시는 터틀넥이 만들어지지 않도록 할 것이며, 이로 인한 목과 어깨의 통증은 특별한 이벤트가 없다면 만들어지지 않을 것이다.

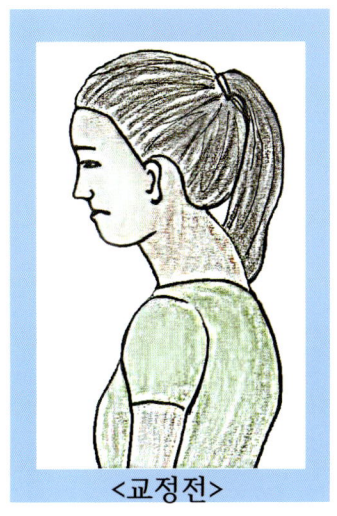
<교정전>

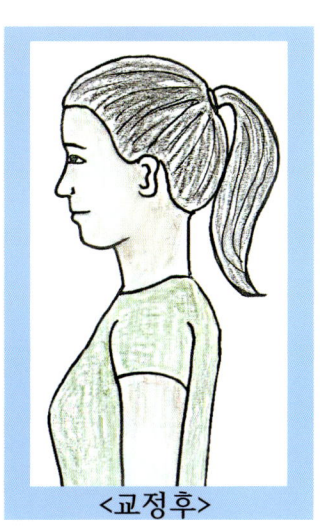
<교정후>

chapter 4- PREX 체형교정운동 적용 방법

어깨가 너무 좁아서 자신감이 많이 떨어진 분들을 위한 [라운드 숄더 교정 운동]

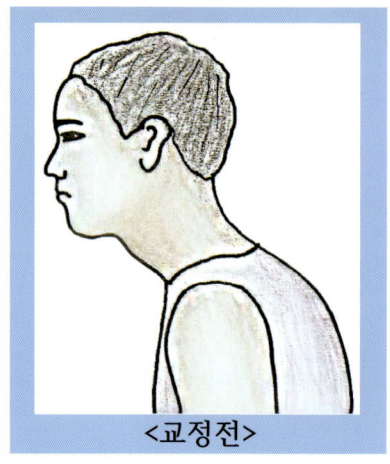

<교정전>

라운드 숄더 교정

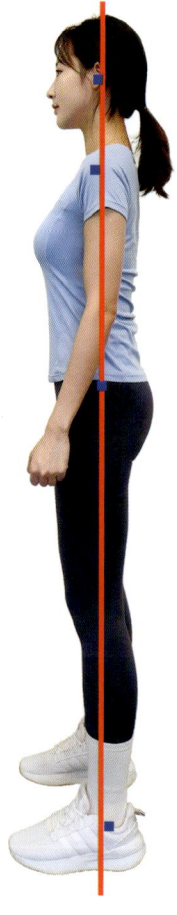

　어깨가 좁은 경우 옷을 입었을 때 왠지 빈약해 보이고, 자신감도 없어 보인다. 특히, 남성들은 어깨가 좁고 말려있는 경우 심한 콤플렉스를 느낄 수도 있다. 평소 자세가 좋지 못하거나 잠을 잘 때 옆으로 누워서 자는 습관을 지닌 경우 어깨가 앞으로 말리면서 어깨가 좁아 보이게 된다. 이걸 라운드 숄더라고 하는데 거북목이나 흉추 후만과 함께 만들어지는 것이 보편적이기는 하지만 라운드 숄더 단독으로 만들어지는 예도 있다. 라운드 숄더가 있는 경우 어깨 관절이 앞쪽으로 당겨지면서 견갑골도 함께 회전하게 된다. 거북목의 주요 원인이라고 할 수 있는 스마트폰과 컴퓨터의 장시간 사용이 동일하게 라운드 숄더의 주요 원인이 될 수 있다. 하지만, 두 가지 증상을 병행해서 얘기할 때는 맞는 말이지만 라운드 숄더만을 따로 보았을 때는 조금 다른 부분을 확인할 수 있다. 상완골(위팔뼈)의 골두가 앞으로 회전하고, 견갑골이 바깥쪽으로 전인하는 부분에 집중해서 살펴본다면 옆으로 누워서 잔다든지 가슴 근육을 과도하게 많이 사용하는 경우에도 라운드 숄더가 심하게 만들어질 수 있다는 것이다. 옆으로 자는 사람들은

chapter 4- PREX 체형교정운동 적용 방법

대부분 상완골두와 견갑골이 앞쪽으로 회전된 자세를 만들고 자게 되는데 오랜 시간 동안 옆으로 누운 자세로 잠을 자다 보면 라운드 숄더가 만들어질 수 있다. 또한, 권투선수들처럼 가슴 근육을 사용해서 미는 동작을 많이 하면 소흉근의 단축으로 인해 역시 어깨가 앞쪽으로 말리는 라운드 숄더가 만들어질 수 있다. 정리하자면, 오랜 시간 동안 어깨가 앞쪽으로 회전된 자세를 취해서 소흉근이 짧아지게 만들거나 가슴 근육을 많이 사용해서 소흉근이 단축되게 만들 경우, 둘 다 라운드 숄더를 만들게 된다. 이런 여러 가지 이유로 소흉근이 단축되게 되고, 소흉근의 단축은 라운드 숄더를 만드는 주요 원인이 된다.

소흉근은 대흉근의 안쪽에 있는 근육으로 3~5번 갈비뼈에서 견갑골 부리돌기까지 이어진 근육이며, 대흉근과는 다르게 어깨를 앞으로 내밀 때 주로 작동한다. 벤치프레스를 한다고 하면 미는 동작에서는 주로 대흉근이 작동하지만 마지막 부분에서 어깨를 조금 더 내미는 동작을 취한다면 이때는 소흉근이 주로 작동하게 되는 것이다. 거북목과 라운드 숄더, 흉추 후만은 잘못된 자세로 인해 올바르게 작동해야 하는 근육이 단축되면서 반대쪽에서 작용하는 근육들은 이완되고 약해지게 되는데 앞으로 나아가는 머리와 어깨의 부하를 이겨내지 못하는 흉추 부위는 뒤쪽으로 휘어지게 된다. 근육이 있다면 그래도 버텨낼 수 있겠지만 거북목과 라운드 숄더가 있는 대부분의 사람은 근육량이 적어서 만성적으로 어깨나 목이 뻐근한 상태가 만들어진다. 이 상태가 오랫동안 지속되면 경추부와 흉추부에 통증이 발생하게 되고, 척추의 구조적인 변형으로 인한 추간판 탈출증, 척추관 협착증, 척추 전위증 등의 다양한 정형외과적인 병증을 일으키게 될 수도 있다.

그럼 라운드 숄더의 교정을 위한 PREX 체형교정 운동 방법에 대해 알아보자. 라운드 숄더의 교정을 위해서는 주요 원인인 소흉근의 단축을 이완시켜주는 것이 가장 중요하다. 어깨를 편 바른 자세를 취하면 당연히 라운드 숄더가 교정된다고들 말하지만 억지로 가슴을 한 번 펴 본다고 해서 라운드 숄더가 교정이 되지도 않을

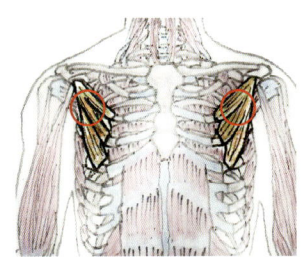

<소흉근 주요 압통점>

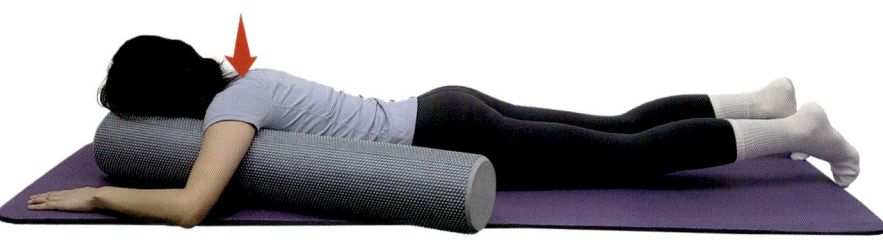

<소흉근 근막이완술>

chapter 4- PREX 체형교정운동 적용 방법

뿐더러 단축된 소흉근은 계속해서 어깨를 앞으로 말리게 할 것이다. 이런 단축된 소흉근을 이완시켜주는 방법은 정확한 압통점을 찾아 근막이완술과 스트레칭을 해 주는 것이다. 먼저 바닥에 엎드린 자세에서 폼롤러를 어깨와 가슴의 사이에 사선으로 받쳐준다. 상체를 움직여 통증이 나오는 부위를 찾아본다. 통증이 나오는 부위를 찾았다면 그 부분에서 정지하고, 10초가량 자세를 유지해 준다. 이때, 체중이 폼롤러에 실릴 수 있도록 반대편 어깨를 들어주는 자세를 만들어주면 좋다. 이렇게 근막이완술이 끝났다면 반드시 스트레칭을 해 주어야 한다. 팔을 90도 정도 구부려 전완을 문틀이나 기둥에 대고 준비한다. 이때, 어깨 관절과 팔꿈치 관절의 높이가 같아야만 한다. 그 자세에서 몸통을 앞쪽으로 밀어주고, 머리를 반대편으로 돌려줌으로써 소흉근이 잘 스트레칭 될 수 있는 자세를 만들어준다. 통증이 느껴질 정도의 자세에서 좀 더 밀어 도전적인 스트레칭을 해 준다. 이때, 정말 주의해야 할 부분은 앞으로 몸통을 미는 동작에서 어깨 관절이 절대로 위로 올라가서는 안 된다는 것이다. 이런 자세로 강하게 앞쪽으로 미는 경우 어깨 탈골의 원인이 될 수 있기 때문이다.

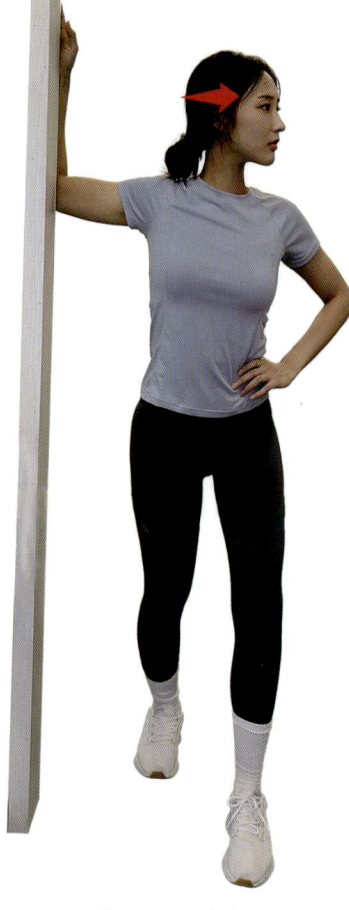

<소흉근 스트레칭>

소흉근의 이완 후에는 반대쪽에서 편하게 이완되어 있는 능형근을 운동시켜 주어 옆으로 벌어진 견갑골을 모아주어야 하는데 여러 가지 능형근 운동이 있지만 여기서는 밴드로 쉽게 실시할 수 있는 시티드 로우 운동에 대해 알아보자. 의자에 앉아서 밴드를 기둥이나 식탁 다리에 걸어 양손으로 잡고 준비한다. 양발은 어깨너비로 벌리고, 허리와 가슴을 편 상태로 앉는다. 턱은 당긴 상태를 유지하고, 호흡을 들이마셨다가 내쉬면서 양손을 당겨준다. 이때, 양쪽 견갑골이 등의 가운데로 모일 수 있도록 등 중간에 집중하면

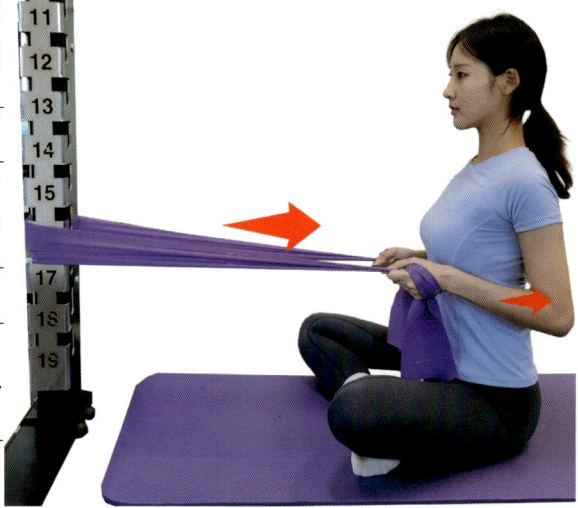

<밴드 시티드 로우 수축>

chapter 4- PREX 체형교정운동 적용 방법

서 당겨준다. 호흡을 들이마시면서 처음 자세로 돌아간다. 10회 정도 반복하는 것을 3세트가량 실시해 준다.

이후에는 변형된 고유 감각 수용기들의 교정을 위해 바른 자세를 만들기 위한 노력이 필요하다. 처음에는 신경 쓰는 것 자체가 힘들겠지만 이완과 교정 운동이 이루어진 후에는 약간의 노력만 주어진다면 어깨 관절의 고유 감각 수용기들은 원래의 바른 자리를 금방 재인식할 수 있다.

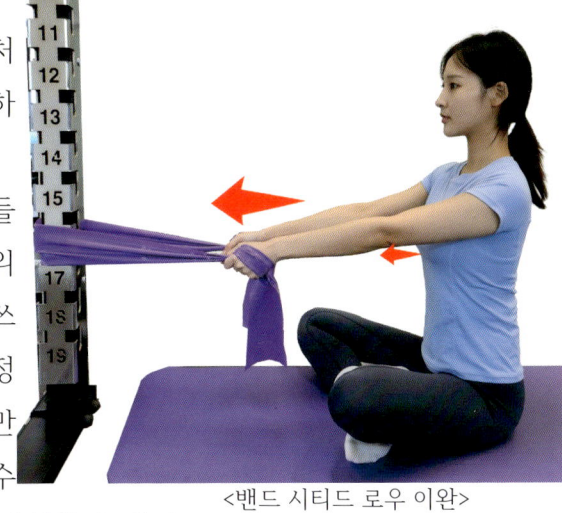

<밴드 시티드 로우 이완>

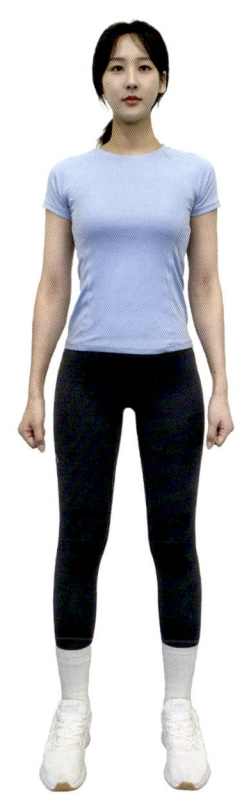
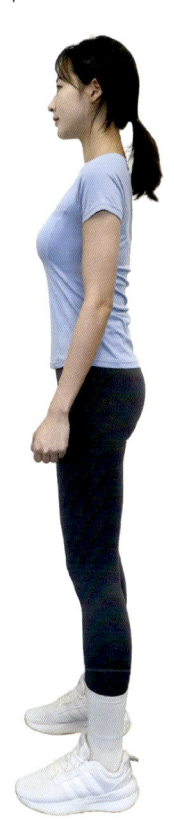

<바른 자세>

이후에는 통합 운동과 기능성 운동이 바른 자세로 이루어짐으로써 바른 체형이 고정될 수 있도록 해 주어야 한다. 강하게 힘을 쓸 때 안 좋은 자세가 만들어지지 않는다면 체형은 이미 바르게 교정되어 있을 것이다.

chapter 4- PREX 체형교정운동 적용 방법

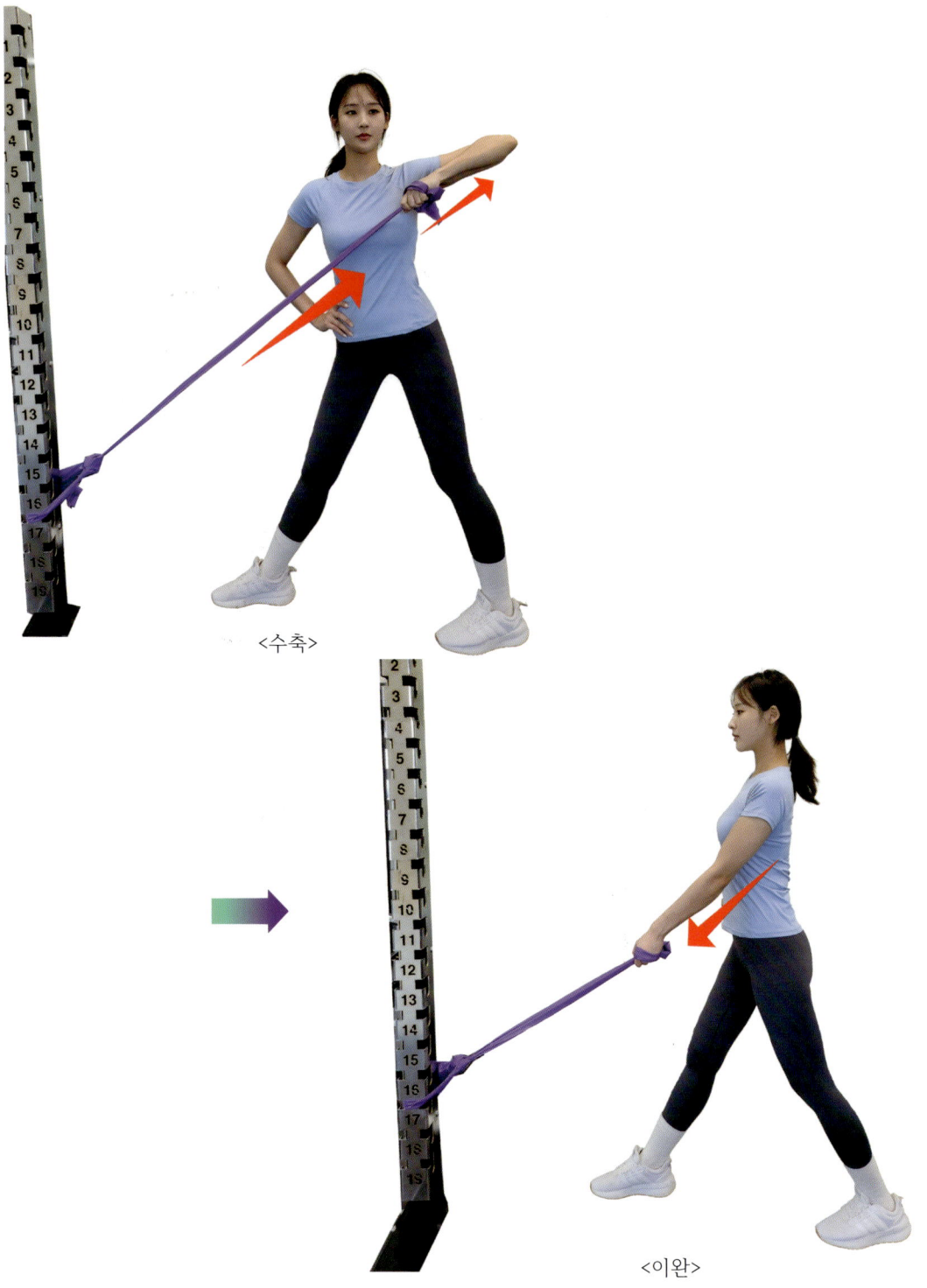

<인라인 스탠스 밴드 사선으로당기기>

chapter 4- PREX 체형교정운동 적용 방법

교정의 완성을 위해서는 평소의 자세를 교정해 주고, 습관을 변화시켜주는 것이 바람직하다. 평소에 앉아 있거나 서 있을 때 어깨를 편 상태를 유지하려는 노력을 지속해서 해 주는 것이 좋다. 또한, 소흉근이 단축될 수 있는 운동이나 일을 한 경우에는 반드시 스트레칭을 통해 단축된 소흉근을 이완시켜주는 습관을 갖는 것이 바람직하다. 잠을 잘 때 옆으로 누워서 자는 경우에는 될 수 있으면 바로 누운 자세로 바꾸려는 노력이 필요한데 이것이 잘 안되고 옆으로 누워서 자야만 하는 경우는 어깨가 덜 눌릴 수 있도록 조금 높은 베개를 사용해 보는 것도 좋다.

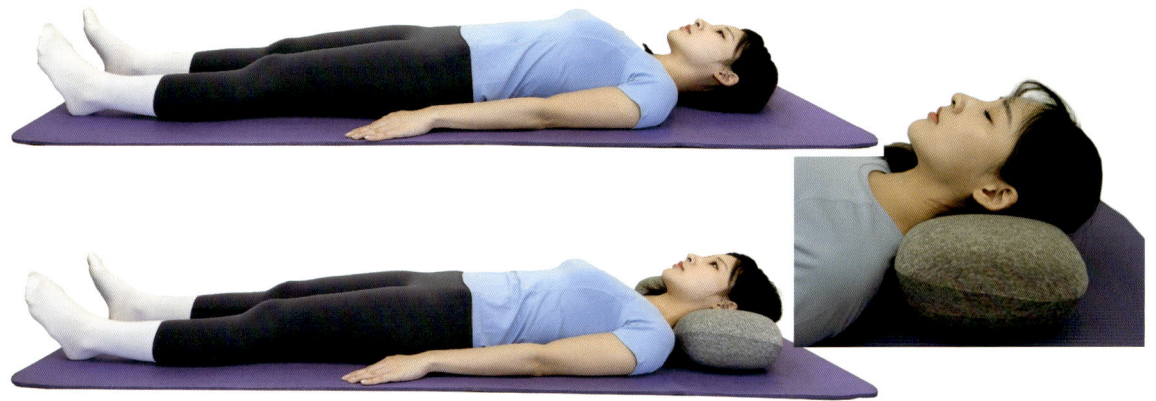

<바르게 누운 자세>

꾸준한 바른 자세 유지와 함께 바른 자세로 실시하는 운동이 지속해서 이루어진다면 좁고 볼품없는 어깨가 다시는 만들어지지 않을 것이다.

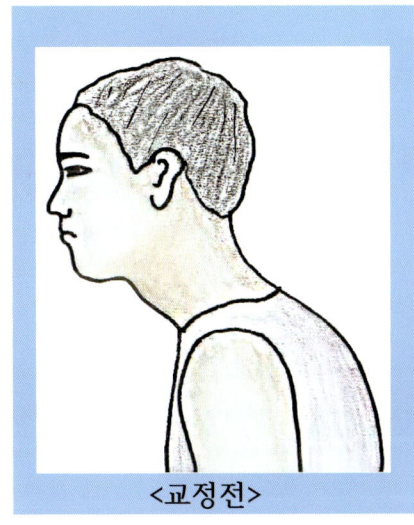

<교정전>

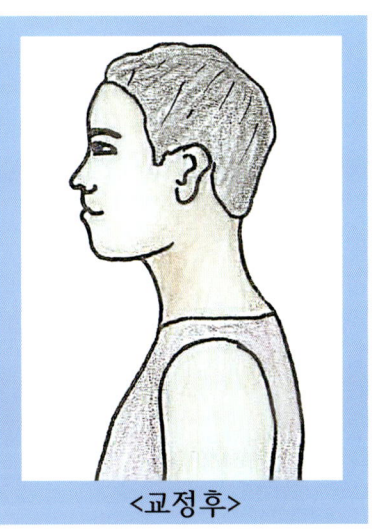

<교정후>

chapter 4- PREX 체형교정운동 적용 방법

등이 뒤로 휘어지는 [흉추 후만 교정 운동]

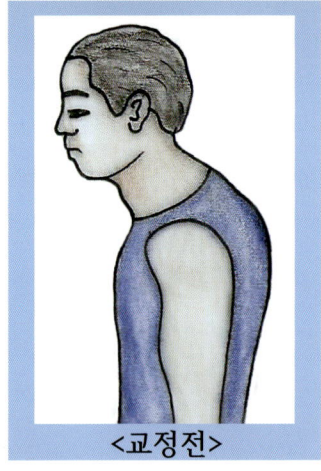
<교정전>

흉추후만 교정

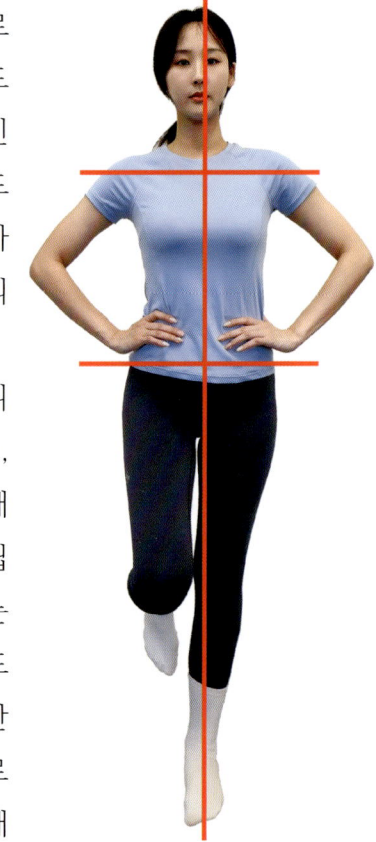

장거리 운전을 많이 하거나 머리를 앞으로 내밀고 등 상부를 뒤로 미는 좋지 않은 자세를 오랫동안 유지하는 사람들은 등이 뒤로 휘어지는 흉추 후만이 될 수 있다. 오랫동안 흉추 후만 자세를 유지하게 되면 등이 뒤쪽으로 심하게 꺾이게 되고, 정형외과적인 질병으로 진전되기도 한다. 이런 흉추 후만의 원인은 다양하지만 그 중 대표적인 원인으로는 터틀넥과 라운드 숄더가 있다. 터틀넥과 라운드 숄더가 있는 사람들이 오랫동안 이런 잘못된 자세를 유지하게 되면 점점 더 터틀넥과 라운드 숄더가 강화되면서 머리의 무게를 이겨내기 위해 등이 뒤쪽으로 휘어지게 된다.

이것이 흉추 후만인데 흉추가 후만되면 중력을 이기기 위한 근육의 노력이 흉추가 후만된 아래쪽에 집중되게 되고, 그 부분에 전단력이 발생하게 된다. 이것을 이겨내기 위해 인체는 전단력이 발생하는 부분의 주변에 있는 척추기립근을 비대하게 만들게 된다. 하지만, 그것만으로는 꺾이는 등을 오랫동안 이겨내기는 힘들다. 흉추 후만을 만드는 또 다른 원인 중의 하나는 허리가 앞으로 나아가는 요추 전만을 들 수 있는데, 요추가 전만 되면 인체는 요추가 앞으로 나아간 만큼 흉추를 뒤로 밀어 밸런스를 잡으려고 하기 때문에 흉추 후만이 강화된다. 흉추 후만의 원인은 다양하므로 주변에 있는 다른 부위의 변형에 대한 체형 교정과 함께 진행하는 것이 바람직하다. 여기서는 복합적

chapter 4- PREX 체형교정운동 적용 방법

체형 변화에 대한 부분은 제외하고, 흉추 후만에 대해서만 이야기해 본다.

흉추 후만을 교정하기 위해서는 먼저 단축된 근육들을 근막이완술과 스트레칭을 통해 이완시켜주어야 한다. 무릎을 90도 정도 구부리고 바닥에 눕는다. 휘어진 흉추의 하부에 땅콩볼을 받쳐주고, 천천히 롤링해서 통증이 느껴지는 압통점을 찾아 본다. 이때, 등 가운데 있는 척추의 극돌기가 땅콩볼에 눌리지 않도록 주의해서 실시해 주어야 한다. 압통점을 찾았다면 그 부분에서 정지하고, 10초가량 자세를 유지해 준다. 이렇게 근막이완술을 해주었다면 이후에는 반드시 스트레칭을 해 주어야 한다. 바닥에 누워 한쪽 팔을 옆으로 벌려 버티고, 같은 쪽 무릎을 90도 정도 구부려 반대쪽 손으로 무릎의 바깥쪽을 잡고, 그 반대편 방향으로 당겨준다. 이때, 머리는 반대쪽의 편 팔 방향으로 틀어준다. 척추기립근이 충분히 이완될 수 있도록 10초 이상 유지해 준다. 반대쪽으로도 실시해 준다.

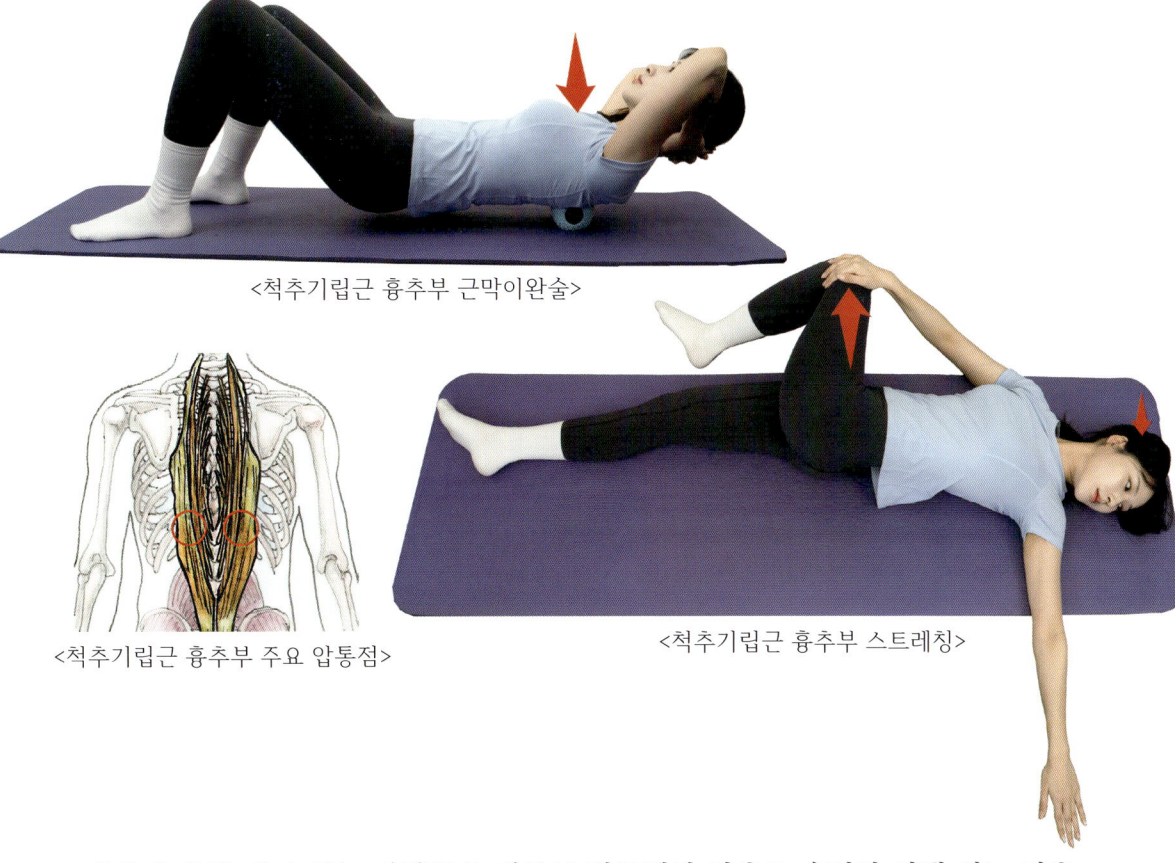

<척추기립근 흉추부 근막이완술>

<척추기립근 흉추부 주요 압통점>

<척추기립근 흉추부 스트레칭>

흉추가 후만 되어 있는 사람들은 대부분 터틀넥과 라운드 숄더가 함께 있는 경우가 대부분이다. 터틀넥과 라운드 숄더가 있으면 심하게 단축이 되는 상승모근과 견갑거근, 소흉근의 단축을 확인해 보고, 이 근육들이 단축되었을 때는 그 부위의 근

chapter 4- PREX 체형교정운동 적용 방법

막이완술과 스트레칭을 함께 해 준다. 또한, 요추 전만이 함께 있는 사람들은 허리 하부의 척추기립근을 확인해 주는 게 좋다.

　단축된 부분이 이완되었다면 이완된 부분들을 운동시켜 주어야 한다. 흉추 후만의 교정을 위해서는 등 부분이 전체적으로 운동이 되어 주는 것이 바람직한데, 그중 등 상부의 중간 및 하부 승모근과 능형근, 광배근이 대표적인 근육이다. 이 부분을 단련시켜 줄 수 있는 웨이트 트레이닝 운동이 매우 많이 있지만 여기서는 앉아 있는 그 자리에서 맨몸으로 간단하게 실시할 수 있는 팔꿈치 돌리기 운동을 해보도록 하겠다. 먼저 의자에 앉아서 허리를 펴고, 턱을 당긴 자세로 팔꿈치를 앞쪽으로 구부려 양손을 어깨 부분에 대고 준비한다. 팔꿈치를 머리 위쪽으로 최대한 들어 올리면서 호흡을 들이마신다. 이때, 위팔이 귀에 붙는다는 느낌으로 들어 올린다. 호흡을 내쉬면서 팔꿈치를 바깥쪽으로 최대한 돌려서 준비자세로 돌아온다. 이때, 능형근이 최대한 수축할 수 있도록 해 주는 것이 좋다. 주의해야 할 부분은 팔꿈치를 뒤쪽으로 돌리는 부분에서 턱이 앞으로 나아가지 않도록 하는 것이 중요하고, 회전 시 어깨 충돌이 일어나는 경우는 회전의 범위를 축소해서 실시해 주는 것이 바람직하다. 바른 자세로 10회 이상 실시해 주는 것을 3세트 이상 반복해서 실시해 준다. 팔꿈치 돌리기 이외에 플로어 프론 코브라나 앉아서 밴드 당기기 운동도 흉추 후만 교정에 매우 좋은 운동이다.

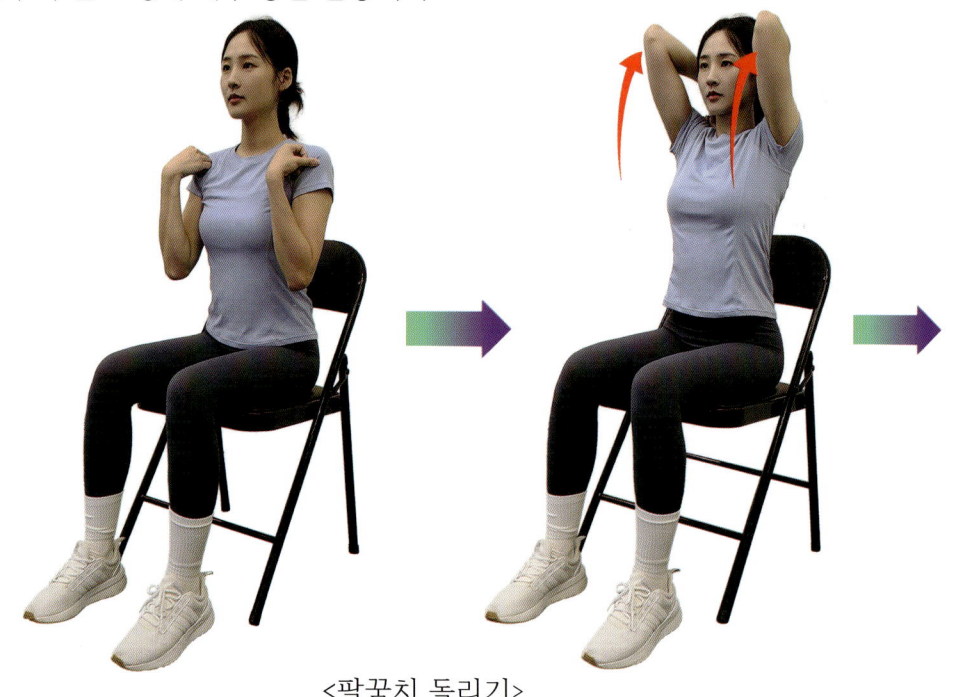

<팔꿈치 돌리기>

chapter 4- PREX 체형교정운동 적용 방법

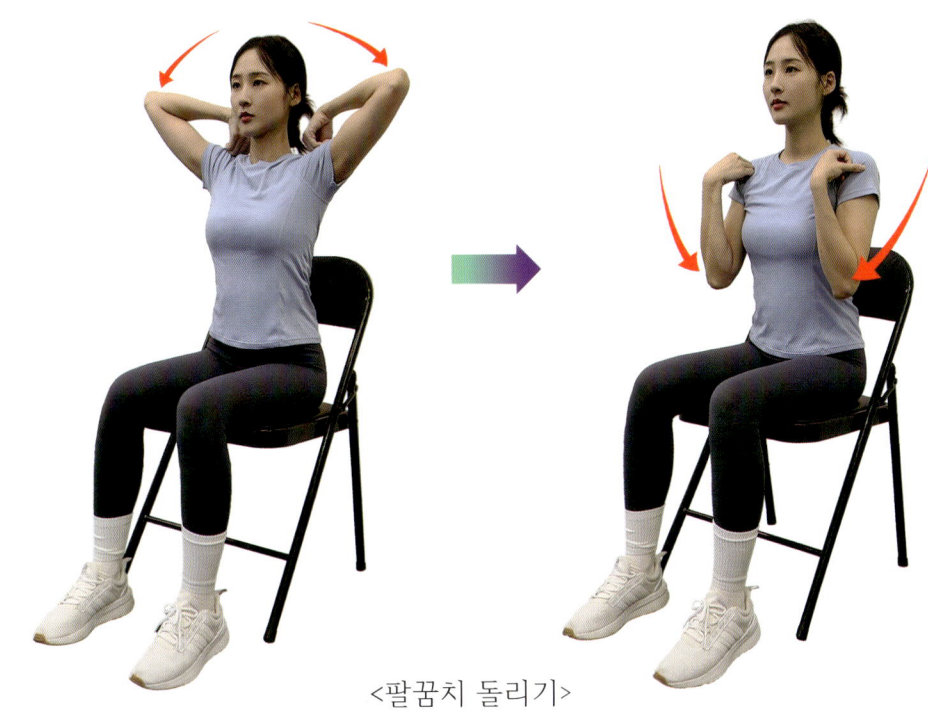

<팔꿈치 돌리기>

 단축된 근육의 이완과 이완된 근육의 운동이 잘 이루어졌다면 이후에 고유감각 수용성 트레이닝이 필요한데, 바른 자세로 실시하는 상·하체 운동을 통해 고유감각 수용기들을 바로 잡을 수 있을 것이다. 이후에는 통합 운동과 기능성 트레이닝을 통해 교정된 체형과 자세가 바르게 유지될 수 있도록 단단히 고정해 주어야 한다.

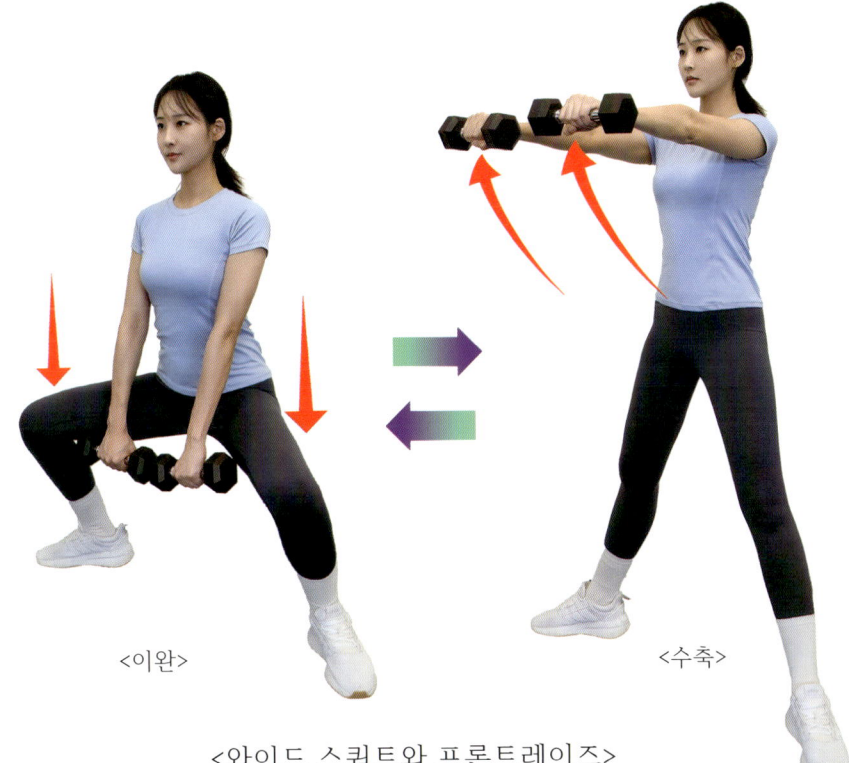

<이완>   <수축>

<와이드 스쿼트와 프론트레이즈>

chapter 4- PREX 체형교정운동 적용 방법

완벽한 교정을 위해 평소 좋지 못한 습관과 잘못된 자세의 교정도 이루어져야 하는데, 평소 오랜 시간 동안 운전을 하는 사람들은 운전 중간에 휴게소나 졸음 쉼터에 들러서 상승모근과 견갑거근, 소흉근, 척추기립근을 스트레칭시켜 주고, 서서 실시하는 스탠딩 코브라나 팔꿈치 돌리기 운동 등을 실시해 주면 매우 좋을 것이다.

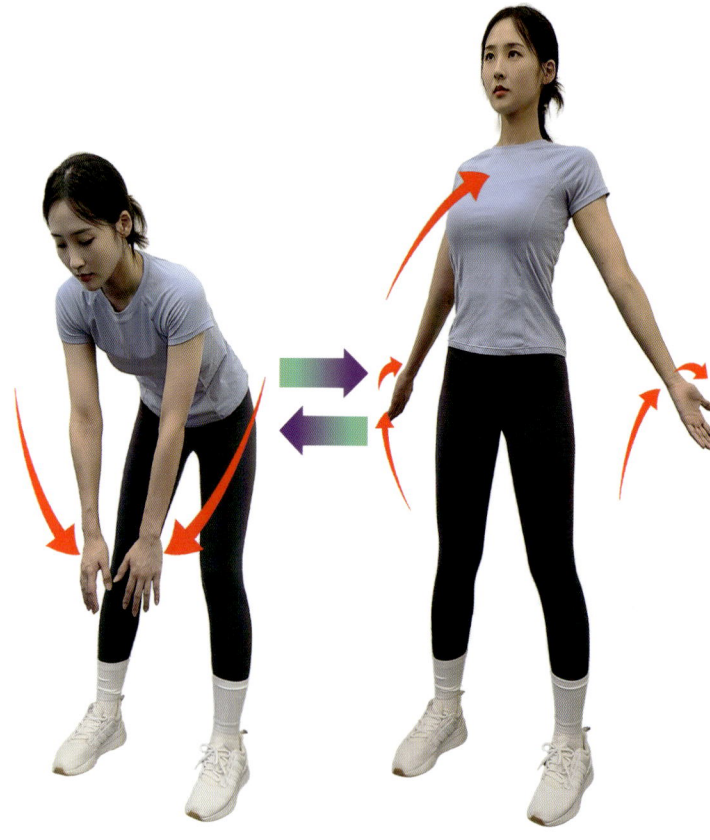

<스탠딩 코브라 자세>

앉아서 오랫동안 컴퓨터나 스마트폰을 사용하는 사람들도 마찬가지로 중간중간 일어서서 앞에서 말한 스트레칭이나 운동들을 해 주는 것이 좋다. 평소 서 있는 자세도 교정해 주는 게 좋다. 힘을 빼고 서 있을 경우 터틀넥과 라운드 숄더, 흉추 후만과 요추 전만이 강화될 수 있는데, 평소 서 있을 때 턱을 당기고, 가슴을 펴며, 배에 힘을 주고, 허벅지에 힘을 준 상태로 서 있으려는 노력을 해 주는 것이 바람직하다.

꾸준하게 질 관리하고 운동한다면 흉추 후만은 교정이 가장 잘되는 체형 변화 중의 하나이다. 하지만, 아무 생각 없이 내버려 둔다면 언젠가는 꼬부랑 할머니가 될지도 모른다.

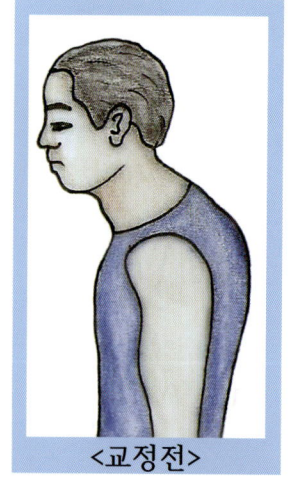

<교정전>

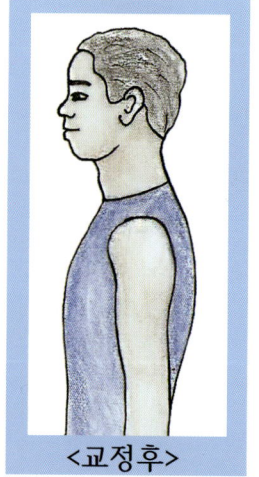

<교정후>

chapter 4- PREX 체형교정운동 적용 방법

좌식 생활자의 요통 개선을 위한 [요추 전만 교정 운동]

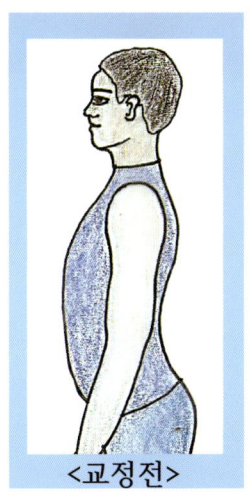
<교정전>

요추전만 교정

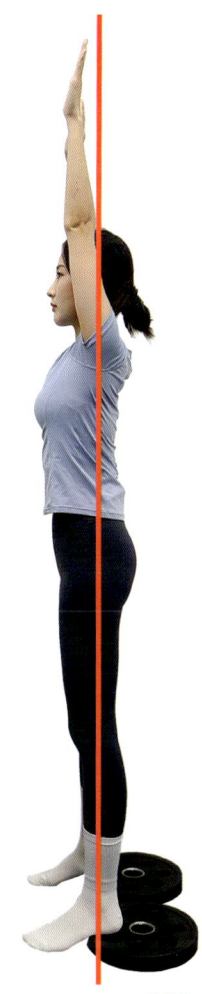

좌식 생활을 하는 사람들은 대부분 비활동으로 인해 근육이 매우 약한 경우가 대부분이다. 그뿐만 아니라, 근육이 안 좋은 방향으로 단축이 일어나면서 거북목이나 라운드숄더가 발생하기도 한다. 또, 어깨나 목, 등 쪽의 근육이 약해지고, 단축이 일어나면서 이와 함께 허리에 통증이 발생할 수 있다. 고관절을 구부리고 오랫동안 앉아 있으면 골반과 척추를 이어주는 코어 근력근들의 길이가 짧아지게 되는데, 이 근육들이 짧아지게 되면 의자에서 일어날 때 고관절이 다 펴지지 않게 되고, 안 펴지는 만큼 척추를 앞으로 잡아당겨서 일어섰을 때 요추 전만을 일으키게 된다. 그럼, 이런 사람들을 위한 운동은 어떻게 해야 할까? 당연히 단축된 근육들을 늘려주고, 반대로 늘어나 있는 근육들을 운동시켜 준 뒤 고유감각 수용성 트레이닝과 통합 운동, 자세 및 습관의 교정이 이루어져야 한다.

먼저, 요추가 전만 되면 단축되는 근육은 척추기립근 요추부, 중둔근, 코어 근력근 등이 대표적이다. 척추기립근 요추부 근막이완술을 위해 바닥에 누워 무릎을 90도 정도 구부려 허리를 들어 올리고, 그 아래에 땅콩볼을 척추뼈의 극돌기가 눌리지 않도록 받치고 준비한다. 천천히 롤링해서 압통점을 찾아본다. 압통점을 찾았다면 그 부분에서 정지하고, 10초가량 정지해 준

chapter 4- PREX 체형교정운동 적용 방법

다. 척추기립근 요추부의 스트레칭을 위해 바닥에 앉아서 한쪽 다리는 펴고, 반대쪽 다리는 90도가량 구부려 편 다리의 반대편 옆쪽 바닥에 발을 둔 자세를 만든다. 몸통을 구부린 다리 방향으로 돌리고, 반대편 팔꿈치로 구부린 다리의 무릎 옆 부분을 편 다리 방향으로 밀어주면서 몸통과 머리는 반대편 방향으로 돌려주며 스트레칭을 한다. 10초가량 자세를 유지했다가 풀어준다.

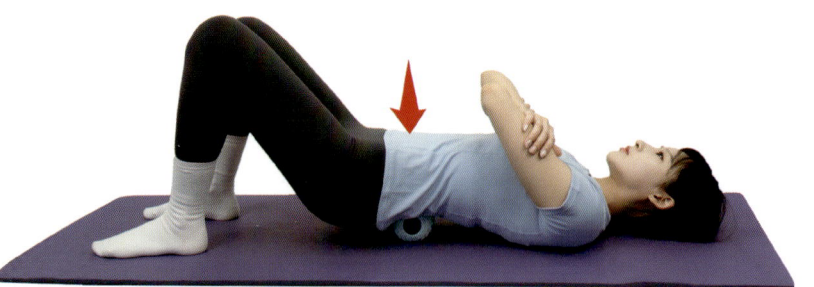

<척추기립근 요추부 근막이완술>

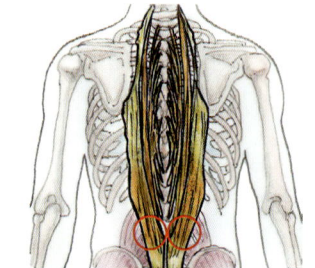

<척추기립근 요추부 주요 압통점>

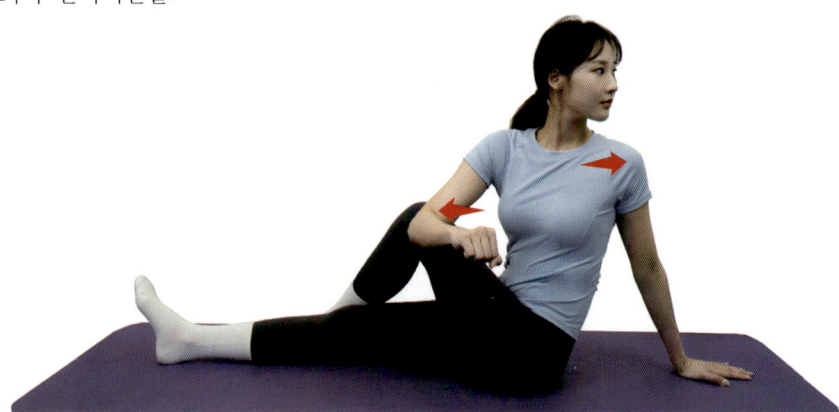

<척추기립근 요추부 스트레칭>

중둔근의 근막이완술을 위해 엉덩이의 위쪽 골반뼈 바로 아랫부분의 사선부에 마사지 볼을 대고 준비한다. 골반을 30도가량 회전시켜 주는 것이 좋으며, 약간의 롤링을 통해 압통점을 찾아본다. 압통점을 찾았다면 그 부분에서 정지하고, 10초가량 정지해 준다. 중둔근의 스트레칭을 위해 바닥에 누워 한쪽 무릎을 90도 구부리고, 다른 쪽 발목을 무릎 위에 올려놓는다. 아래쪽 다리의 허벅지 뒤쪽에 양손을 깍지 껴서 잡고, 가슴 방향으로 당겨주며, 10초가량 유지했다가 펴준다. 추간판탈출증이 있거나 요추에 압박을 받는 사람들은 무릎 위에 올려놓은 다리의 발목만 잡고 잡아당겨 요추가 말리지 않도록 한 상태에서 스트레칭을 한다. 스트레칭 효과는 약간 떨어지지만 요추의 압박은 피할 수 있다.

chapter 4- PREX 체형교정운동 적용 방법

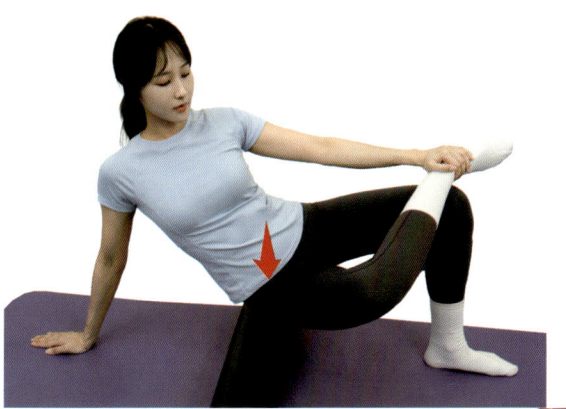
<중둔근 근막이완술>

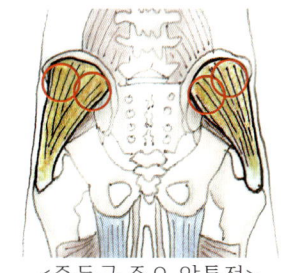
<중둔근 주요 압통점>

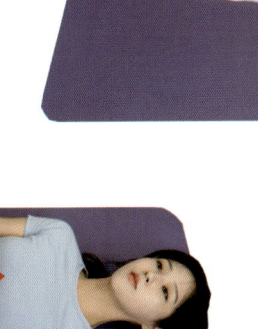
<중둔근 스트레칭>

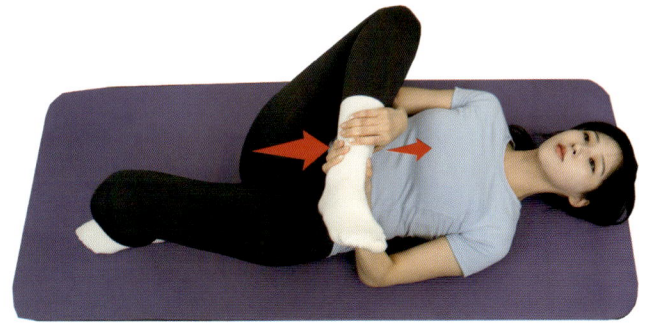
<중둔근 스트레칭 변형>

    이마저도 힘든 경우는 근막이완술과 마사지 정도만 실시해 주도록 한다. 코어 근력근들은 뱃속 깊이 있는 근육들로 근막이완술은 불가하고, 스트레칭만 해 주는 것이 좋다. 코어 근력근의 스트레칭을 위해 바닥에 엎드려 양손을 어깨 아래쪽에 두고, 천천히 상체를 들어 올려 스트레칭한다. 복부가 늘어나는 느낌에 집중해서 실시한다. 주의해야 할 점은 어깨가 상승하면서 승모근에 힘이 들어가는 자세를 만들지 말아야 한다는 것과 입을 다문 상태에서 머리를 뒤로 젖히면 목 앞쪽 근육들도 추가적으로 스트레칭을 할 수 있다는 것이다.

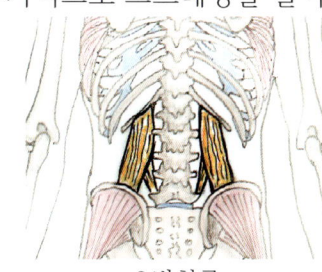
<요방형근>

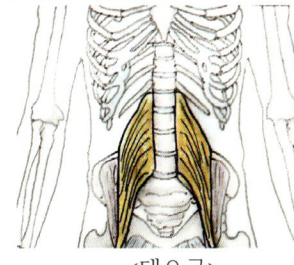
<대요근>

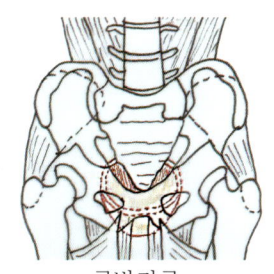
<골반저근>

<코어 근력근>

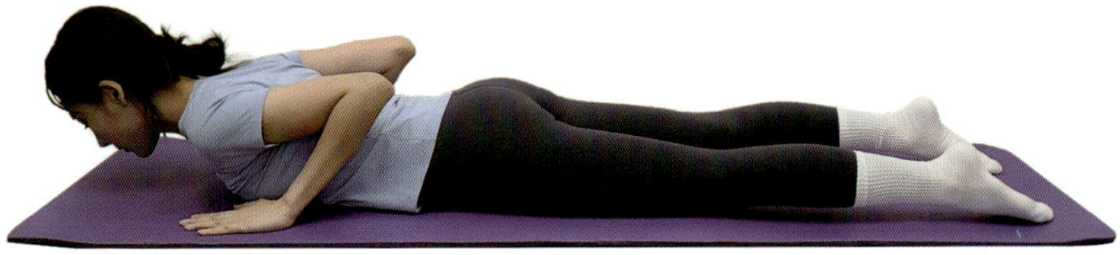

chapter 4- PREX 체형교정운동 적용 방법

<준비>

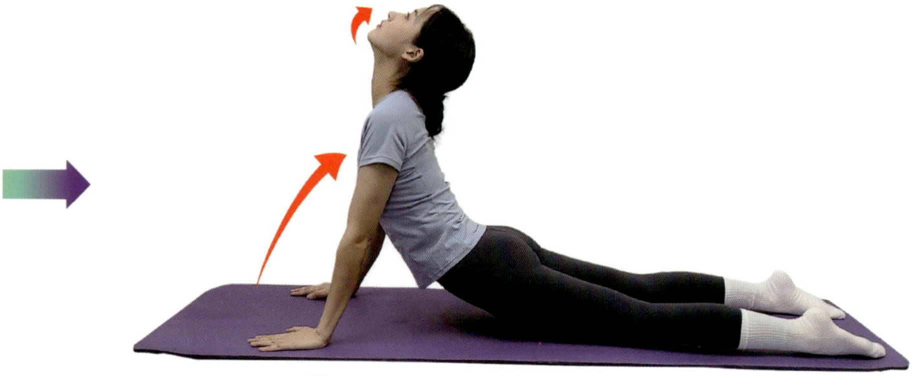

<수축>

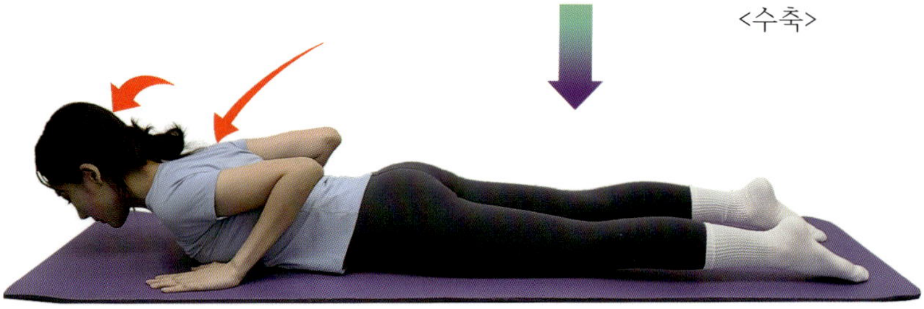

<이완>

<엎드려서 코브라>

요추가 전만 되면 이완되는 근육은 복압을 상승시키는 코어 안정근들이다. 코어 안정근에는 허파와 내장을 분리해 주는 횡격막, 복부의 안쪽에 위치하는 복횡근과 내복사근이 있다. 이런 코어 안정근들의 강화를 위해서는 플랭크처럼 복압을 상승시킨 상태에서 버티는 동작과 복식호흡이 대표적이다.

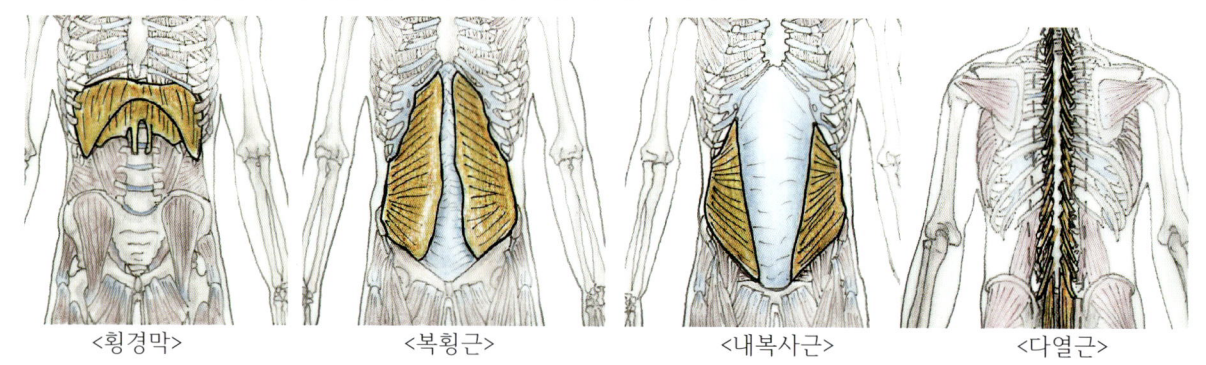

<횡경막> <복횡근> <내복사근> <다열근>

<코어 안정근>

chapter 4- PREX 체형교정운동 적용 방법

복식호흡을 위해 바닥에 누워 양 무릎은 90도가량 구부려주고, 복부의 호흡을 느끼기 위해 양손을 복부 위에 두거나 엉덩이 옆쪽에 두고 준비한다. 호흡을 들이마시면서 복부에 타이트한 감각이 느껴질 때까지 배를 내밀어준다. 잠시 멈췄다가 호흡을 내쉬면서 천천히 복부를 최대한 깊게 집어넣는다. 배가 척추에 닿는다는 느낌이 들 때까지 들이민다. 이완과 수축이 잘 이루어질 수 있도록 동작은 최대한 천천히 하고, 이완과 수축 지점이 최대한 큰 차이가 나도록 노력한다.

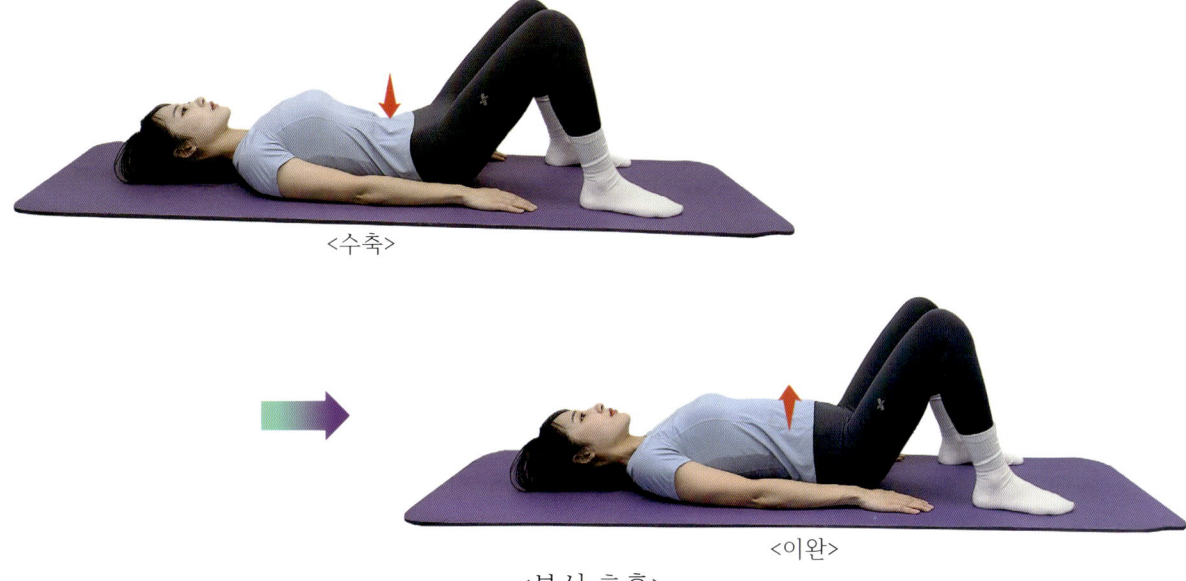

<수축>

<복식 호흡> <이완>

이렇게 단축된 근육들을 이완시켜주고, 이완된 복부의 코어 안정근들을 운동시켜 줌으로써 허리의 후면으로 집중되던 힘은 몸통 전체로 분산되고, 요추부의 압박이 줄어들게 됨으로써 이로 인한 단축과 통증을 완화시켜줄 수 있다. 여기서 끝이 아니다. 다른 관절들과 마찬가지로 골반부에 있는 관절들도 고유감각 수용기들의 변형으로 인해 교정 운동이 이루어졌다고 하더라도 변형된 위치로 돌아가려는 성향이 남아있다. 이런 고유감각 수용기가 원래의 바른 위치로 돌아가서 다시 변형되지 않도록 하기 위해서는 바른 위치로 고유감각 수용기가 자리를 잡을 수 있도록 약간의 노력이 더 필요하다.

이후에는 통합 운동과 기능성 운동을 해 줌으로써 바른 자세와 체형을 단단하게 고정해 준다.

chapter 4- PREX 체형교정운동 적용 방법

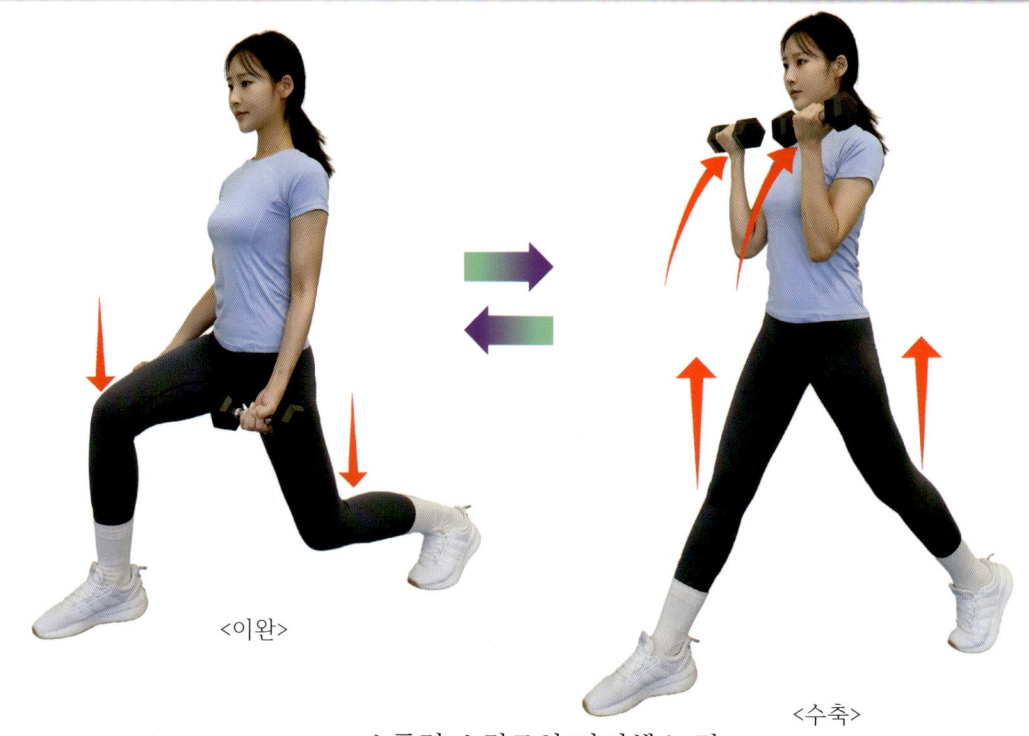

<스플릿 스쿼트와 바이셉스 컬>

자세와 습관 변화를 위해서는 앉아서 일하는 중간중간에 자주 일어서서 책상을 짚고 실시하는 코브라 자세 등을 이용한 스트레칭을 하는 습관이 만들어지도록 노력한다. 또한, 일어서거나 서 있을 때 배를 내밀고, 허리에 힘을 주어 요추 전만 자세가 만들어지지 않도록 배에 힘을 주고, 골반이 전방회전되지 않도록 해 주는 것이 좋다.

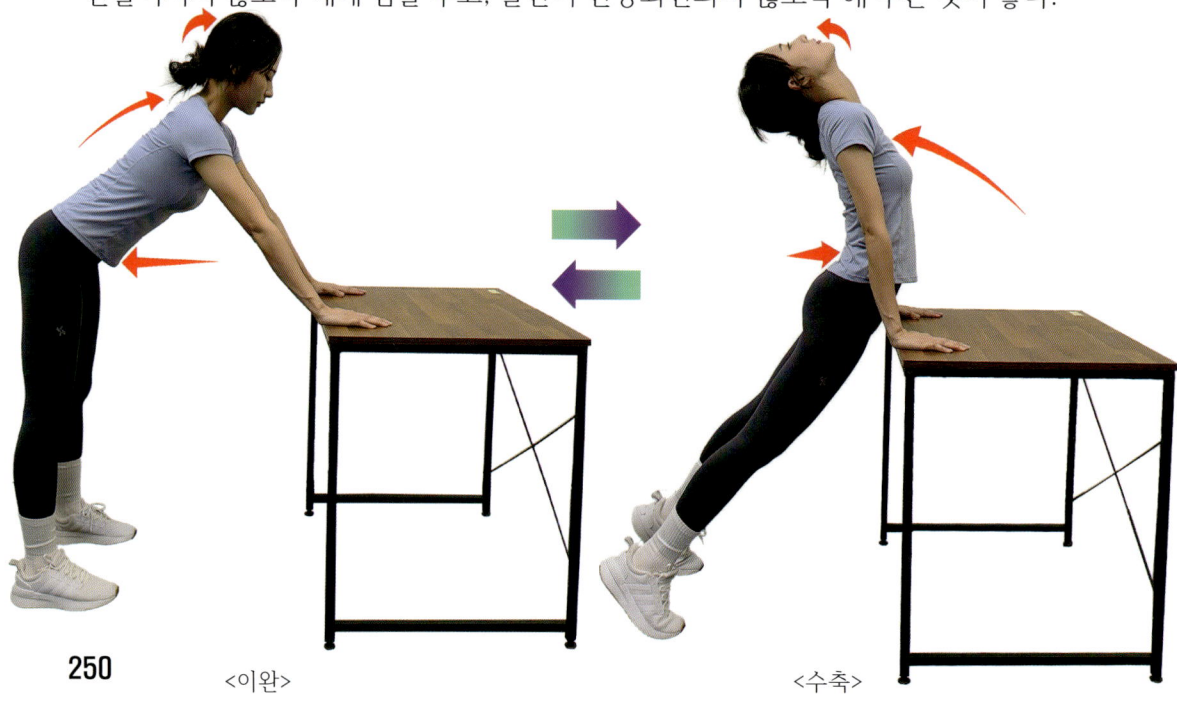

<책상 코브라 자세>

chapter 4- PREX 체형교정운동 적용 방법

요추 전만을 내버려 두면, 척추기립근 요추부에 과도한 압박과 단축을 만들게 되고, 이것은 요추부의 척추관 협착증과 추간판탈출증을 만들 수 있음을 명심하는 것이 좋다. 많은 사람이 꿈꾸는 것이 애플 힙, 오리 궁둥이일지는 모르지만 허리가 아프다면 그 모양이 소중하지는 않을 것이다. 요추 전만이 엉덩이 근육이 많은 것으로 오인돼서는 안 된다.

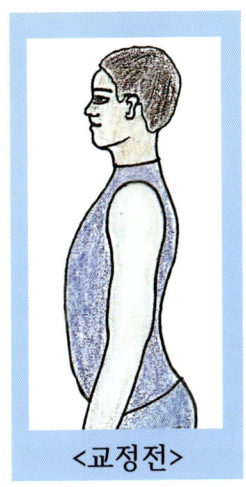
<교정전>

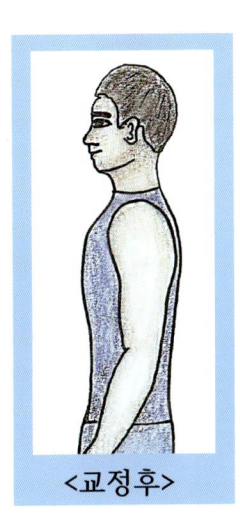
<교정후>

chapter 4- PREX 체형교정운동 적용 방법

척추가 좌·우로 휘어진 [척추 측만 교정 운동]

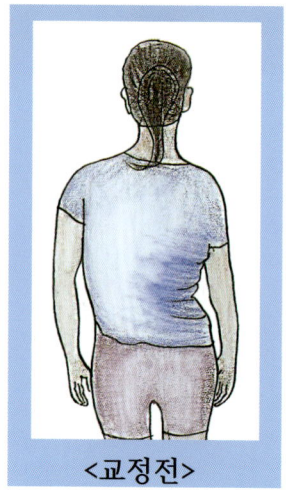
<교정전>

척추측만

척추가 좌·우로 휘어진 체형 변형을 척추 측만이라고 하는데 좌식 생활과 좋지 않은 자세나 습관으로 인해 현대인들에게 굉장히 많이 발생하는 체형 변화 중의 하나이다. 오랫동안 신체를 좌·우로 비틀고 서 있거나 앉아 있는 습관을 가지고 있으며, 이런 습관이 오랫동안 지속된 경우 몸 전체를 좌우로 비트는 변형이 만들어진다. 약간의 측만은 대수롭지 않게 생각할 수도 있지만 측만이 심각해진다면 몸속 내부 장기를 눌러 굉장히 위험한 상황으로 발전할 수도 있다. 이럴 때 정형외과적인 수술이 필요하다고 하는데 척추를 바로 세워 척추 전체에 핀을 박아 고정한다고 한다. 그도 그럴 것이 앞·뒤도 아니고 좌·우로 휘었으니 이것을 바로 잡으려면 일체화시키는 것이 맞을 것이다. 어쨌든 척추 측만이 심하면 정형외과적 수술이 꼭 필요할 수 있겠지만 심하지 않은 척추 측만은 체형교정 운동을 통해 바로잡을 수 있다.

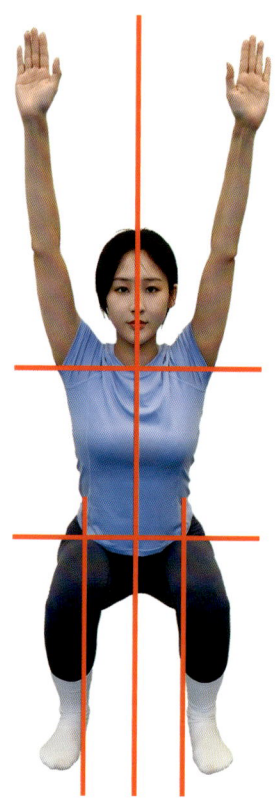

척추 측만의 경우 어깨나 목에서 시작했을 수도 있고, 골반이나 하체 쪽에서 시작했을 수도 있는데, 골반이 우측으로 밀렸다면 대부분 어깨는 좌측으로 밀리고, 머리는 우측으로 숙여지며, 우측 하체가 발달하는 경우가 많다. 즉, 앞에서 다룬 흉추 후만과 요추 전만처럼 인체가 한쪽으로 기울면 무게 중심을 잡기 위해 자연스럽게 다른 부

chapter 4- PREX 체형교정운동 적용 방법

위를 반대쪽으로 기울이게 되는데 이런 이유로 인체가 지그재그로 만들어진다. 이것은 인체가 전체적으로 연결되어 변형된 것이기 때문에 어느 한 부분만 생각한다면 절대로 바로 잡을 수 없다. 예를 들어, 골반이 우측으로 밀려 있고, 어깨는 좌측으로, 머리는 우측으로 기울어져 있으며, 우측 하체를 많이 사용한다는 전제하에 변형을 만드는 근육들에 관해서 얘기해 보자. 우측 스쿼트를 하고, 골반이 우측으로 밀려 있는 경우는 대부분 우측 종아리부터 고관절 회전근까지 전체적으로 우측 하체가 단축되어 있을 것이고, 좌측 하체에 좋지 않은 부분이 있을 수 있다. 즉, 골반이 우측으로 밀렸기 때문에 좌측에 뭔가 불편한 부분이 있어서 골반을 우측으로 밀었을 것이고, 골반이 우측으로 밀렸기 때문에 우측만 주로 사용되게 되므로 우측 하체들은 대부분 단축될 수 있다. 이 상황에서는 우측 척추기립근이 주로 동원되기 때문에 단축되고, 비대해질 수 있다. 또한, 이런 경우 대부분 좌측 어깨가 상승하고, 견갑거근 등이 심하게 단축될 수 있으며, 머리가 우측으로 이동했기 때문에 우측 상부 승모근과 회전근개 근육들이 많이 단축될 수 있다. 이런 이유로 척추 측만의 경우는 한 부분만을 꼬집어 생각할 수 없다.

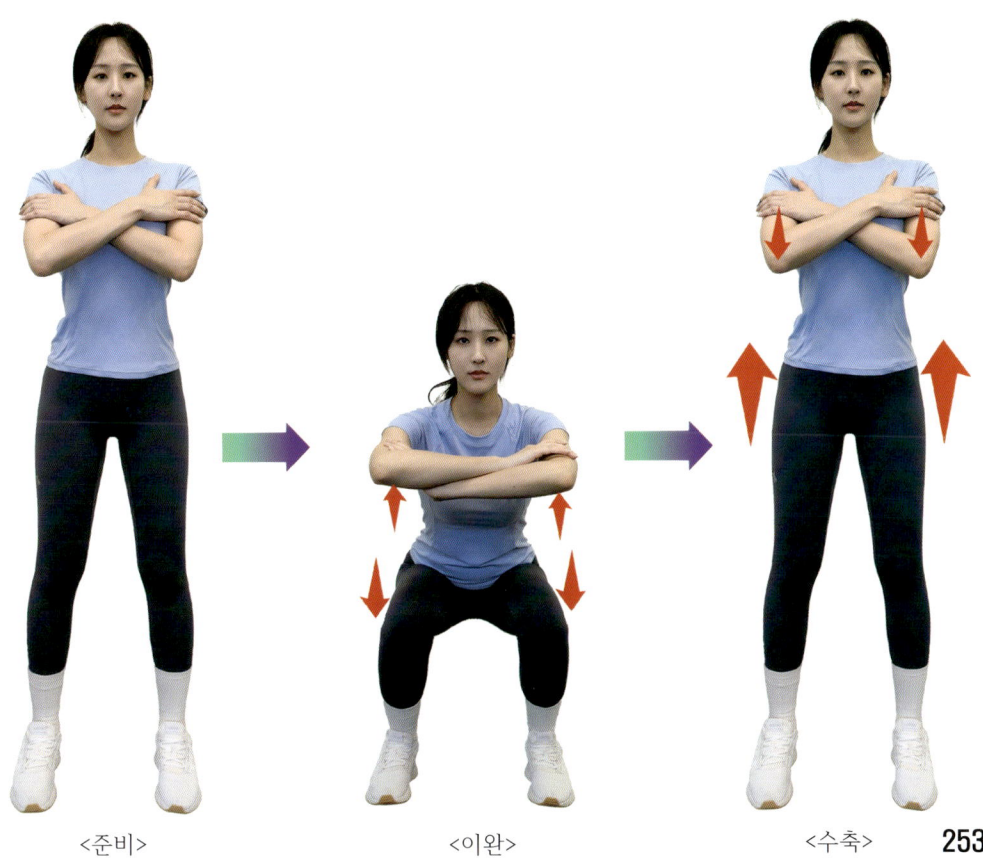

<준비>   <이완>   <수축>

<스쿼트>

chapter 4- PREX 체형교정운동 적용 방법

굉장히 복잡하기는 하지만 머리가 우측으로 기울었다면 우측에서 과사용 되는 상승모근, 회전근개, 소흉근 등을 이완시켜 주어야 하고, 좌측 어깨가 상승했다면 견갑거근 등의 근육들을 이완시켜 주어야 한다. 또한, 척추기립근과 중둔근, 소둔근, 이상근, 대퇴근막장근 등등의 단축된 우측 하체 근육들을 이완시켜 주어야 한다. 좌측 하체에 수술이나 부상 이력이 있다면 이로 인한 약화나 단축이 있는지도 확인해 보아야 한다. 이런 주요 근육들의 이완법은 앞에서 대부분 다루었기 때문에 여기서는 생략하도록 한다.

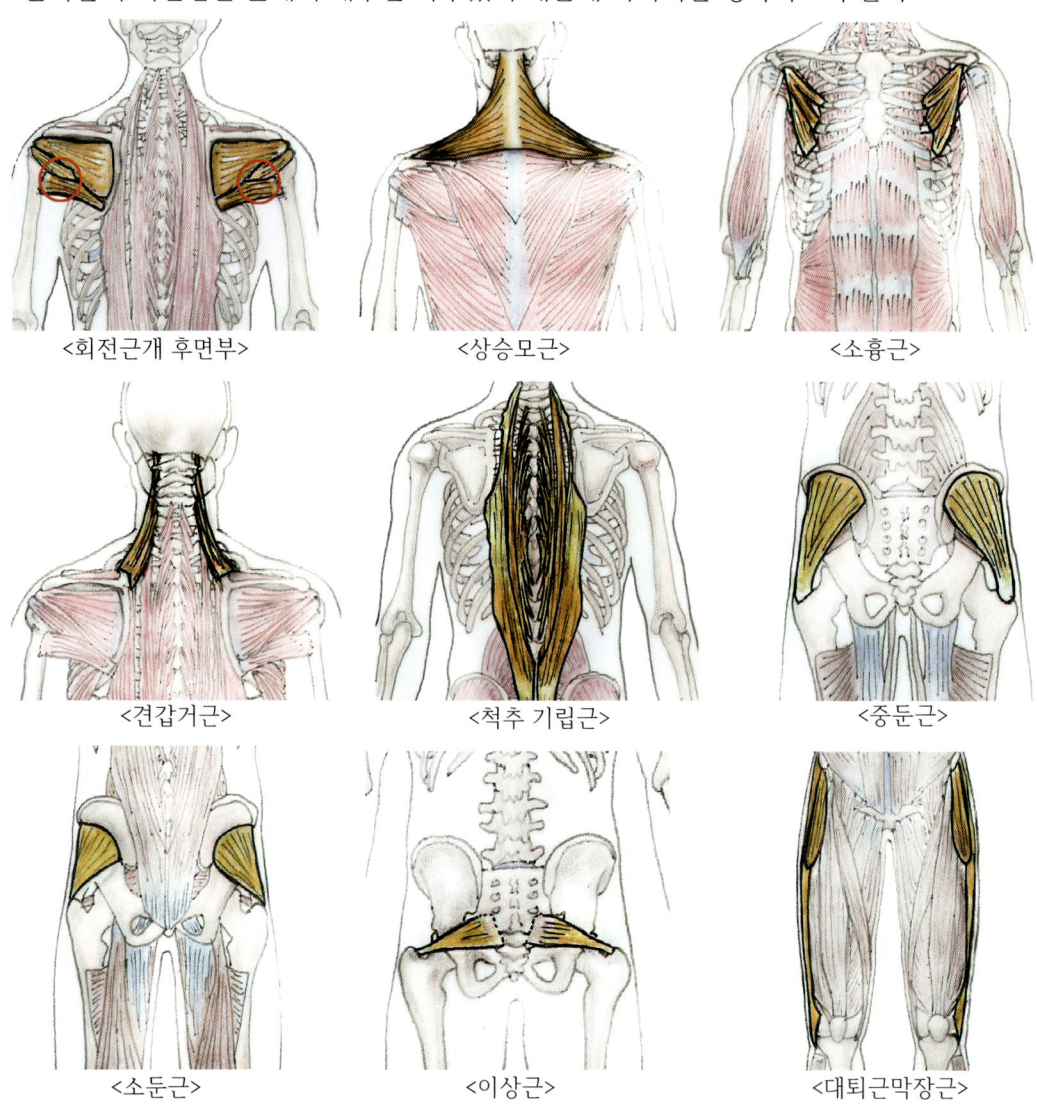

<회전근개 후면부>   <상승모근>   <소흉근>
<견갑거근>   <척추 기립근>   <중둔근>
<소둔근>   <이상근>   <대퇴근막장근>

척추 측만이 심하지 않은 경우는 전신 이완 과정을 거치고, 고유감각 수용성 트레이닝으로 진행만 해도 대부분 불균형이 많이 잡힌다.

척추 측만의 경우 저자의 조금 다른 접근법이 있는데 그것은 약화된 부분을 강화

chapter 4- PREX 체형교정운동 적용 방법

하는 활성화 및 강화 단계에서 이완된 근육의 부위별 강화는 따로 하지 않는다는 것이다. 오히려 불균형이 있는 상태로 약한 부위에 맞춰 좌·우 균형을 잡는 고유감각 수용성 트레이닝과 강화 운동을 시행한다. 위의 예를 들어 이 부분을 설명하자면 하체의 단축된 근육들을 이완시켜 준 뒤 스쿼트와 걷기 등의 고유감각 수용성 트레이닝을 시행한다. 이완이 잘 되었다고 하더라도 대부분 우측 스쿼트를 하게 되는데 이때 골반의 바른 위치를 잡아줌으로써 좌측 위주로 운동이 되게 하는 것이다. 분명 우측은 운동이 거의 되지 않고, 좌측만 운동이 된다고 느낄 것이다. 하지만, 시간이 지나면 약해진 좌측 하체는 튼튼해질 것이고, 기다려 주었던 우측 근육들과 균형을 맞추게 될 것이다. 척추나 어깨부, 머리 이동도 마찬가지 방법으로 진행해 준다. 이런 접근법은 시간이 꽤 많이 걸리지만 척추 측만을 완벽하게 바로잡을 수 있다.

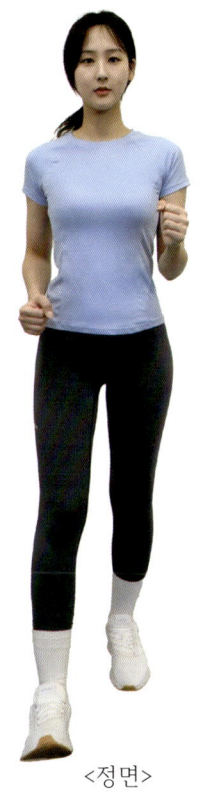
<정면>

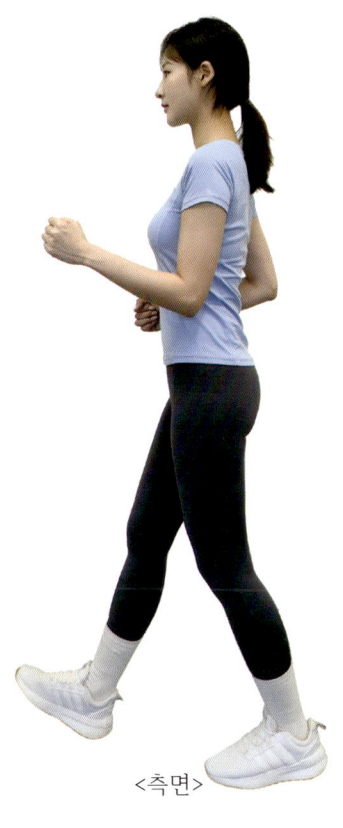
<측면>

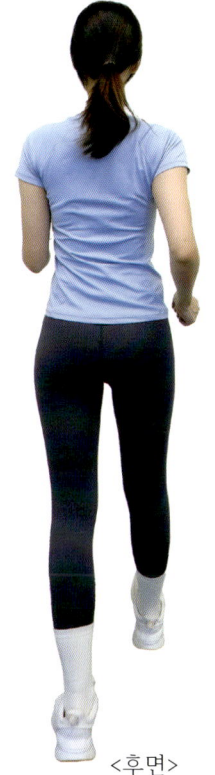
<후면>

<바른 걷는 자세>

chapter 4- PREX 체형교정운동 적용 방법

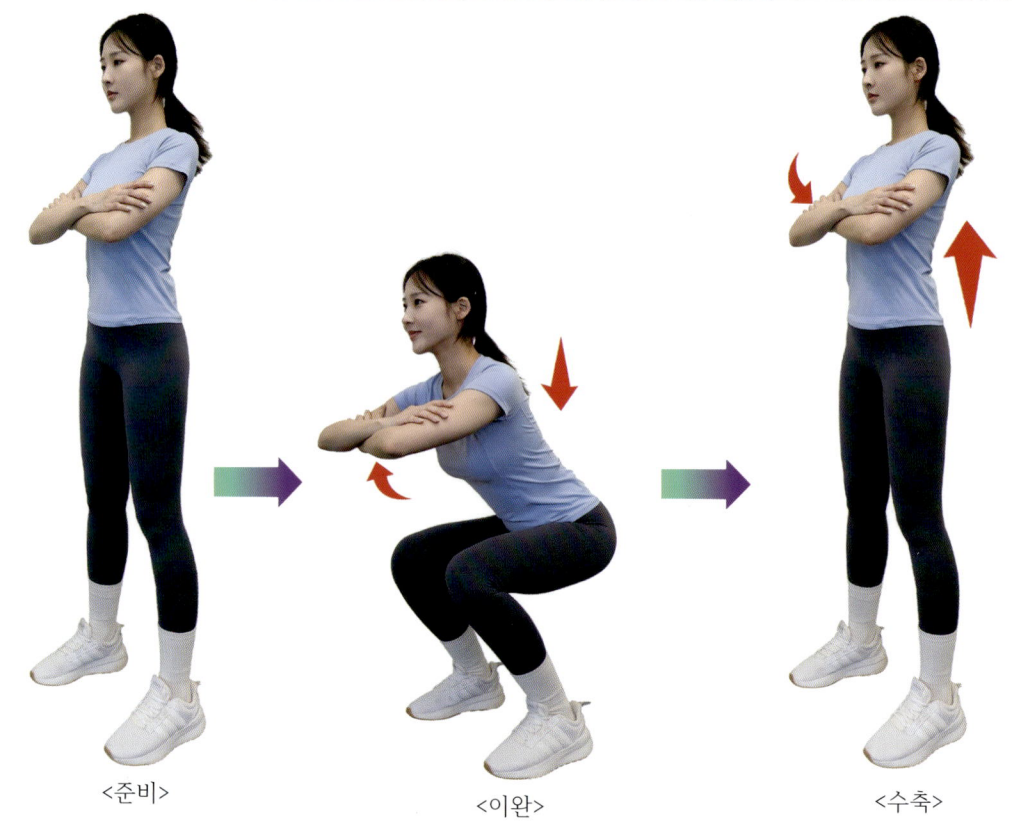

<스쿼트>

이런 2단계의 트레이닝 이후 통합 운동과 기능성 운동을 통해 안정적인 좌·우 균형을 만들 수 있다.

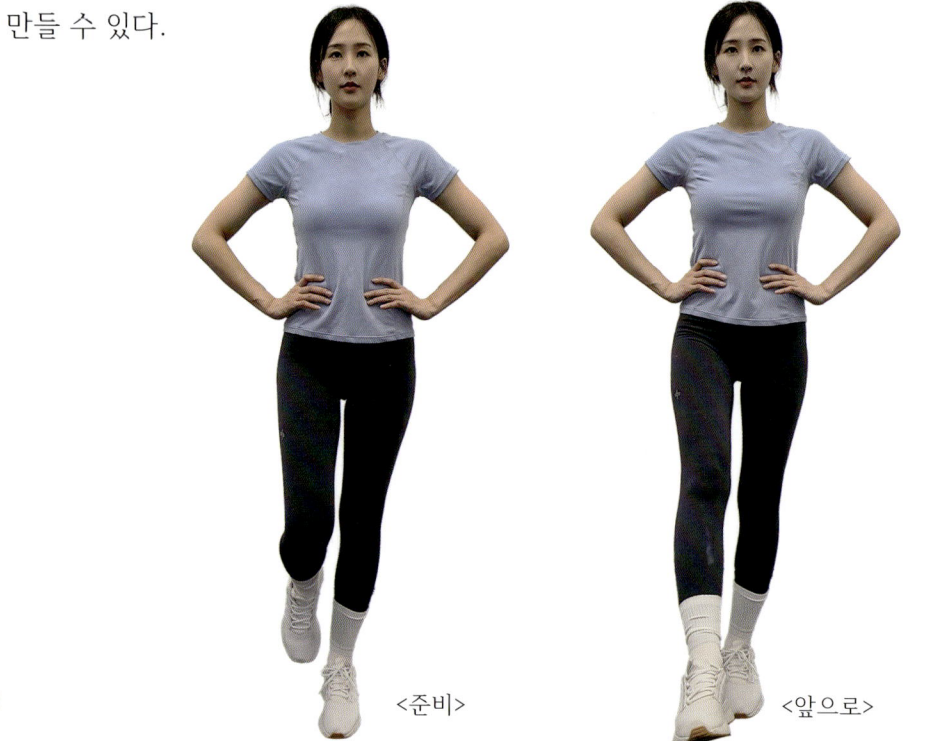

<서서 다면 뻗기>

chapter 4- PREX 체형교정운동 적용 방법

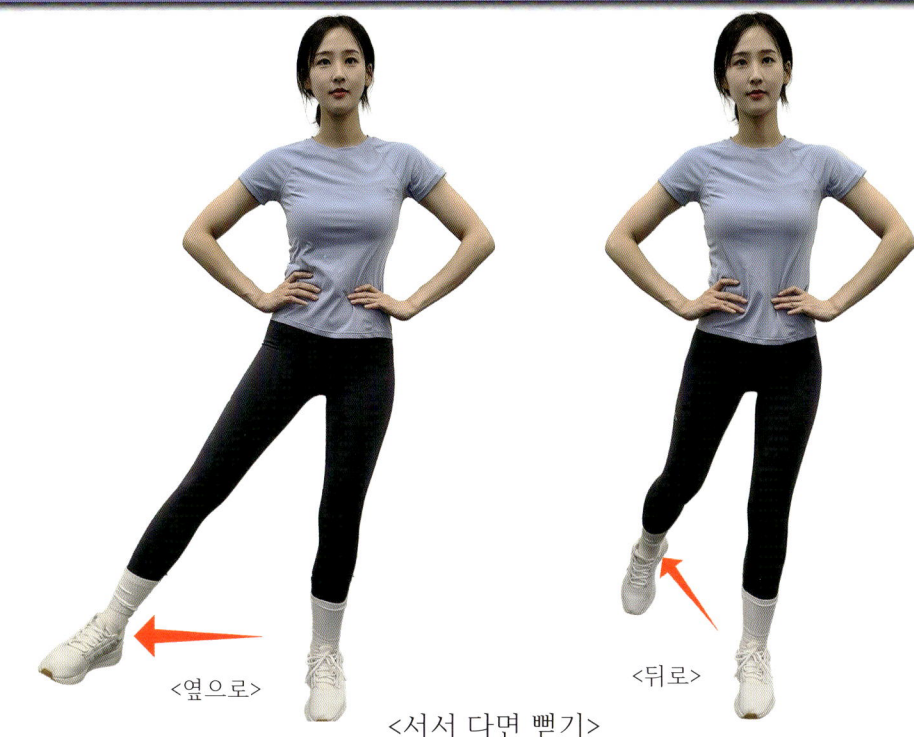

<옆으로>   <뒤로>

<서서 다면 뻗기>

　자세 및 습관의 교정이 척추 측만에서는 더욱 중요한 부분이라 할 수 있는데 앞에서 다루었던 거의 모든 나쁜 습관들의 교정이 다 해당된다고 해야 할 것이다. 전신이 협력해서 변형이 일어났으니 당연히 나쁜 습관도 대부분 가지고 있기 마련이다. 이 부분은 앞에서 많이 다룬 부분으로 여기서는 생략한다.

　4단계의 과정을 거쳐 최상의 신체 상태를 만들었다면 다시는 체형이 변형되지 않도록 하기 위해 꾸준한 스트레칭과 운동, 나쁜 자세를 바로잡는 약간의 노력을 지속해야 한다. 그래야만 평생 큰 신체 변형 없는 건강하고 행복한 삶을 유지할 수 있다.

척추 측만은 복잡하고, 변화가 쉽지 않다. 하지만, 그 또한 만들어진 것이니 돌릴 수 없을 만큼 심하게 변형되지 않았다면 다시 바르게 변화시킬 수 있다. 바로잡을 수 있다는 믿음을 가지고 꾸준히 노력하다 보면 언젠가는 바르고 균형 잡힌 몸매를 다시 만나게 될 것이다.

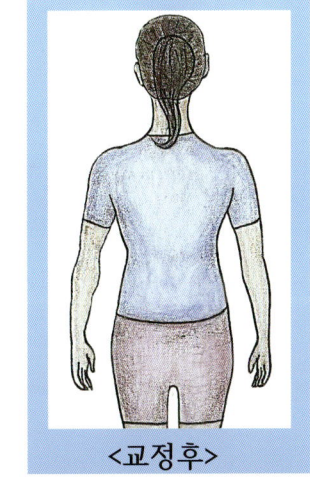

<교정전>   <교정후>

chapter 4- PREX 체형교정운동 적용 방법

무릎이 안쪽으로 회전하고, 다리가 바깥쪽으로 휘어지는 [오다리(내반슬) 교정 운동]

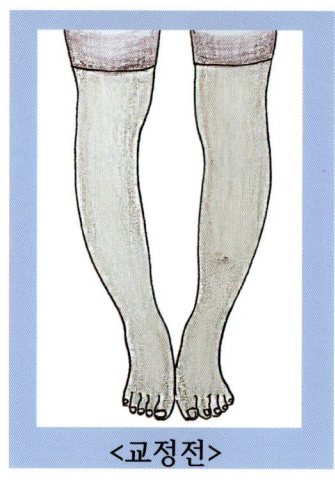
<교정전>

오다리 교정 운동

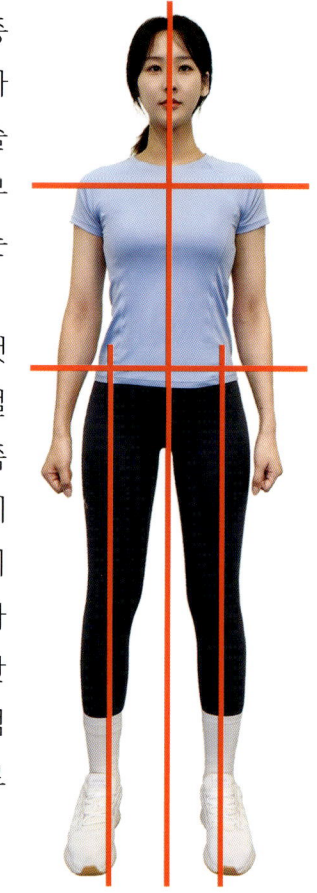

무릎 관절이 안쪽으로 회전하고, 다리가 바깥쪽으로 휘어지는 오다리 증상을 가지고 있는 사람들이 많이 있는데, 한국형 오다리라는 주제를 다루어서 유명하신 교수님도 있을 만큼 한국인들에게는 오다리가 많이 있다. 오다리는 종아리뼈가 바깥쪽으로 휘어져서 만들어진 유전적인 오다리가 있는데, 이런 경우는 구조적인 부분으로 교정이 아니라 수술을 통해서 바로잡을 수 있다. 하지만, 잘못된 자세로 인해 무릎 관절이 내회전되고 변형되는 오다리인 내반슬의 경우는 어느 정도 교정이 가능하다.

내반슬의 원인은 슬관절을 뒤로 밀어 관절을 잠그고, 오랫동안 서 있는 것이 주요 원인이다. 오랫동안 근육의 힘을 덜 사용하고, 편하게 서 있기 위해 사람들은 무릎 관절을 뒤쪽으로 밀어 관절을 감싸고 있는 튼튼한 인대의 힘을 빌리게 된다. 이런 자세는 오랫동안 서 있더라도 근육에 많은 힘이 들어가지 않기 때문에 근육이 많지 않거나 체중이 많이 나가는 사람들은 이 자세를 선호하게 된다. 하지만, 이 자세가 반복되면 튼튼한 인대들도 조금씩 늘어나게 되고, 결국은 점점 뒤쪽으로 밀리면서 회전을 하게 된다. 그 회전이 안쪽으로 되는 경우가 내반슬이고, 바깥쪽으로 되는 경우가 엑스형

chapter 4- PREX 체형교정운동 적용 방법

다리라고 하는 외반슬이다. 이렇게 만들어진 내반슬이 점점 더 심해지게 되면 무릎의 구조는 완전히 변형되고, 제대로 걸을 수도 없을 정도의 심한 통증을 일으키기도 하며, 무릎 관절의 위와 아래, 또 신체 전체의 변형된 자세를 유도하기도 한다.

오다리의 교정을 위해서는 먼저 단축된 근육들을 이완시켜주어야 하는데, 대표적인 단축 근육들에는 내전근 후면 근육들을 들 수 있지만 사람에 따라 종아리 근육들과 대퇴근막장근이 심하게 단축되는 예도 있다. 사람마다 차이가 있는 부분이기 때문에 단축된 부분이 찾아진다면 그 부분을 관리해 주는 것이 좋다. 여기서는 보편적인 단축근인 내전근 후면 근육의 이완에 대해서만 알아보도록 하겠다.

먼저, 바닥에 엎드려 한쪽 다리를 90도 정도 구부려 옆쪽으로 벌리고, 그 아랫부분에 폼롤러를 대고 준비한다. 엉덩이를 약간 들어 올려 내전근 후면 근육들이 눌릴 수 있는 자세를 만들고, 내전근의 무릎 가까운 부분에서 압통점을 찾아본다. 압통점을 찾았다면 그 부분에서 정지하고, 10초가량 자세를 유지해 준다. 다시 폼롤러를 내전근 중간 부분으로 옮기고, 그 부분에서 롤링해서 압통점을 찾아본다. 압통점을 찾았다면 그 부분에서 정지하고, 10초가량 자세를 유지해 준다. 다시 폼롤러를 내전근의 안쪽 부분으로 옮기고, 그 부분에서 롤링해서 압통점을 찾아본다. 압통점을 찾았다면 그 부분에서 정지하고, 10초가량 자세를 유지해 준다. 내전근군은 여러 가지 근육들의 조합으로 압통이 주로 나오는 부분은 이 세 부분이며, 세 부분 모두 찾아보고, 단축된 부분이 있다면 이완시켜주어야 한다.

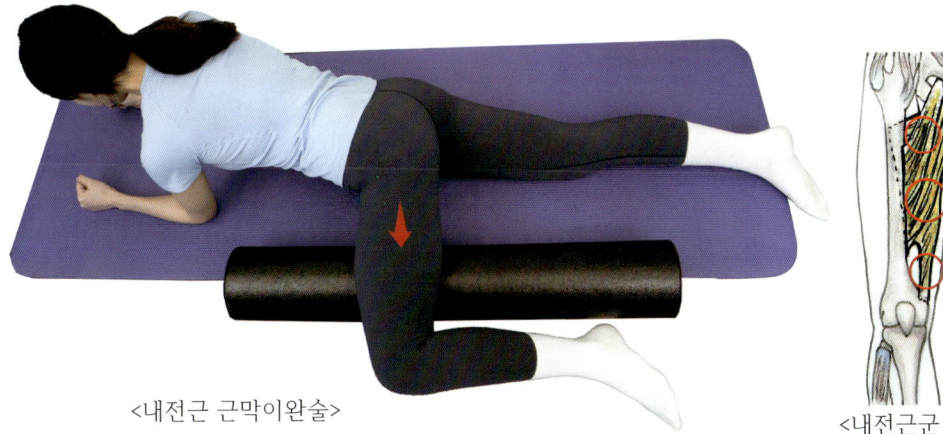

<내전근 근막이완술>

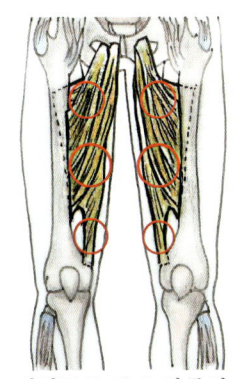

<내전근군 주요 압통점>

chapter 4- PREX 체형교정운동 적용 방법

근막이완술이 이루어졌다면 반드시 스트레칭을 해 주어야 한다. 특수적인 스트레칭을 위해 바닥에 앉아서 한쪽 다리는 편 채로 옆으로 벌려주고, 다른 쪽 다리는 최대한 구부린 자세로 옆으로 벌려준다. 양손을 최대한 앞쪽으로 멀리 보내면서 스트레칭을 한다. 이때, 내전근 후면 근육들의 이완을 위해 골반을 앞쪽으로 회전시켜 주는 것이 좋다. 정점에서 호흡을 내쉬면서 힘을 빼고, 약간만 더 밀어준다. 그 부분에서 정지하고, 10초가량 자세를 유지해 준다. 반대쪽으로도 실시해 준다.

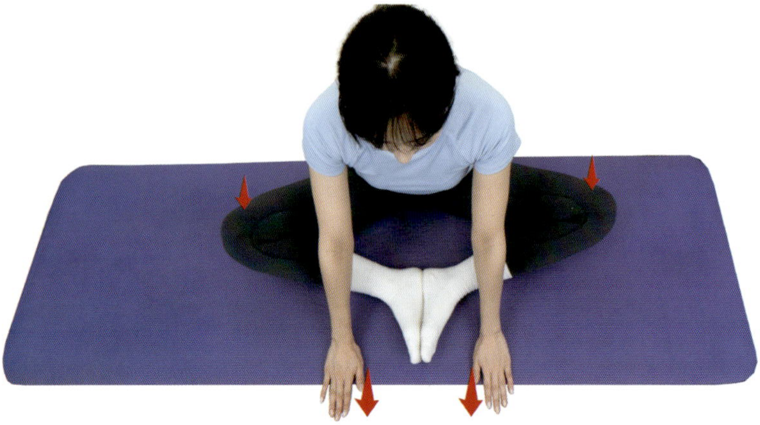

<내전근 스트레칭>

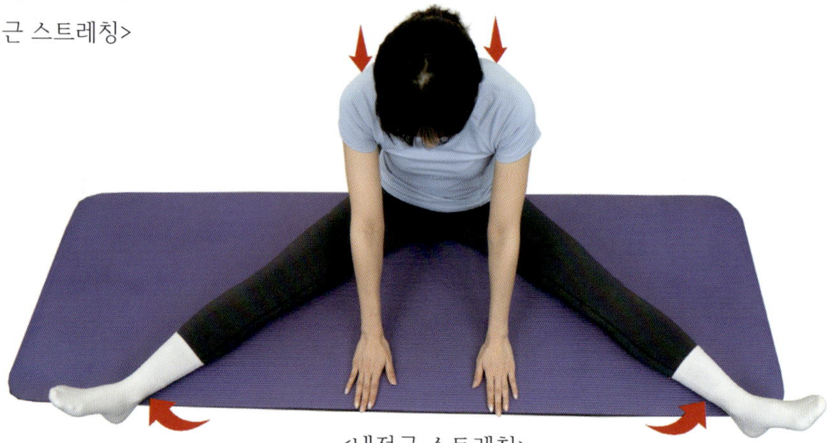

<내전근 스트레칭>

단축된 근육들을 이완시켜주었다면 이완된 근육들을 운동시켜 주어야 한다. 대표적인 근육에는 고관절 회전근인 소둔근, 이상근, 중둔근이 있다.

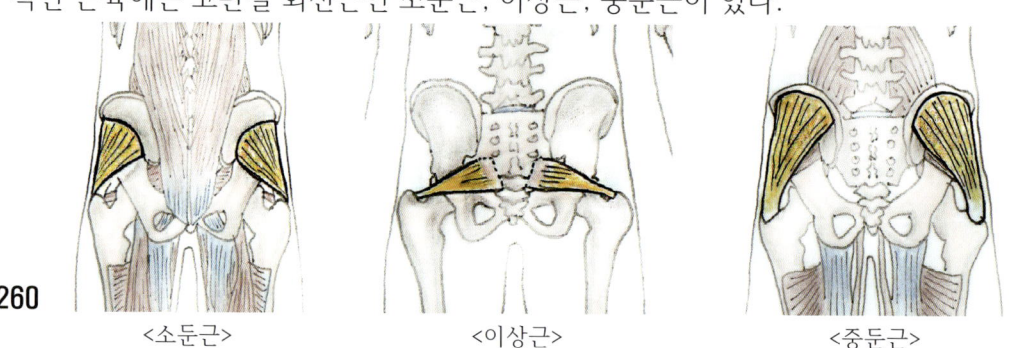

<소둔근>   <이상근>   <중둔근>

chapter 4- PREX 체형교정운동 적용 방법

이 근육들을 특수적으로 트레이닝 할 수 있는 운동에는 어브덕션과 로테이팅 어브덕션이 있다. 여기서는 밴드로 실시하는 어브덕션과 로테이팅 어브덕션을 실시해 보도록 하겠다. 먼저 기둥이나 식탁의 다리에 발목 높이로 밴드를 고정하고, 한쪽 다리로 옆으로 서서 반대쪽 다리의 발목에 밴드를 걸고 준비한다. 중심을 잡기 위해 한쪽 손으로 기둥이나 식탁을 잡고, 지지하는 다리나 밴드를 건 다리 둘 다 무릎을 약간씩만 구부려 관절이 완전히 펴지지 않도록 한다. 호흡을 들이마셨다가 내쉬면서 천천히 다리를 옆으로 펴준다. 정점에서 잠깐 정지했다가 호흡을 들이마시면서 다리를 오므려 준비자세로 돌아간다. 10회 반복해 주고, 3세트가량 실시해 준다. 발을 바꿔 똑같이 실시해 준다.

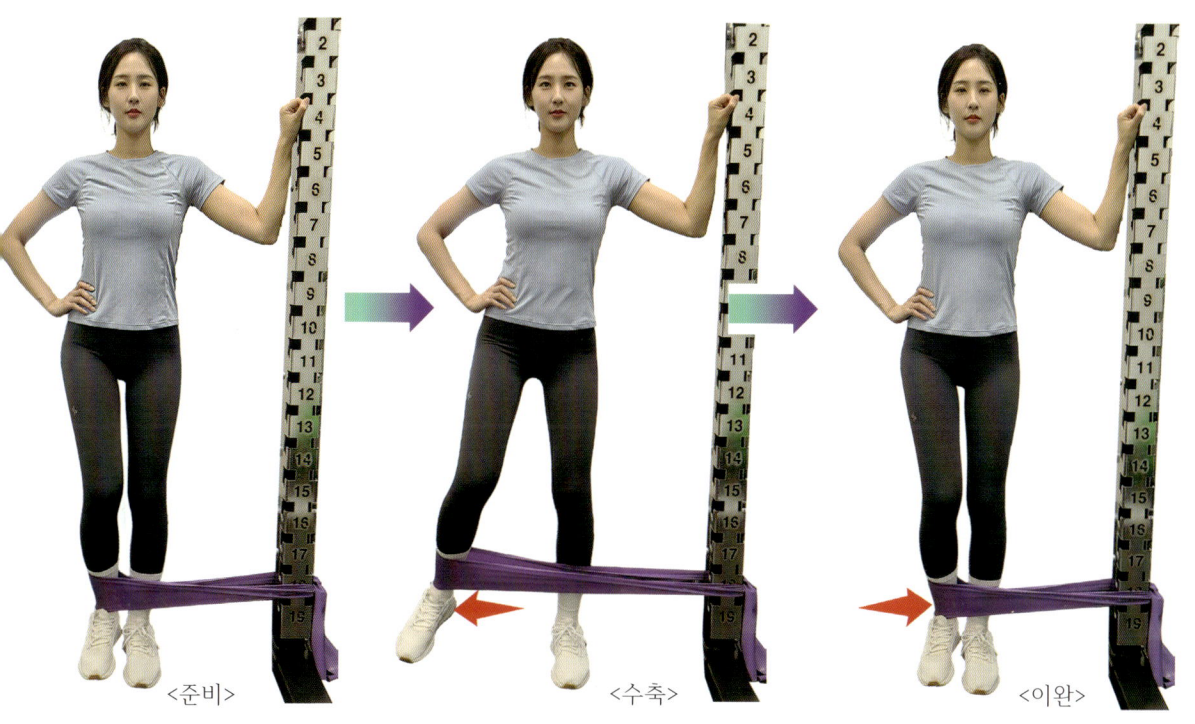

<준비> <수축> <이완>

<밴드 어브덕션>

이번에는 로테이팅 어브덕션으로 어브덕션 준비 자세에서 밴드를 건 다리를 앞쪽으로 보내서 준비한다. 호흡을 들이마셨다가 내쉬면서 밴드를 건 다리를 옆으로 들어 올림과 동시에 바깥쪽으로 외회전시켜 준다. 몸통과 허벅지가 직각을 이룰 정도까지 들어준다. 호흡을 들이마시면서 천천히 준비자세로 돌아간다. 10회 반복해 주고, 3세트가량 실시해 준다. 발을 바꿔 똑같이 실시해 준다.

chapter 4- PREX 체형교정운동 적용 방법

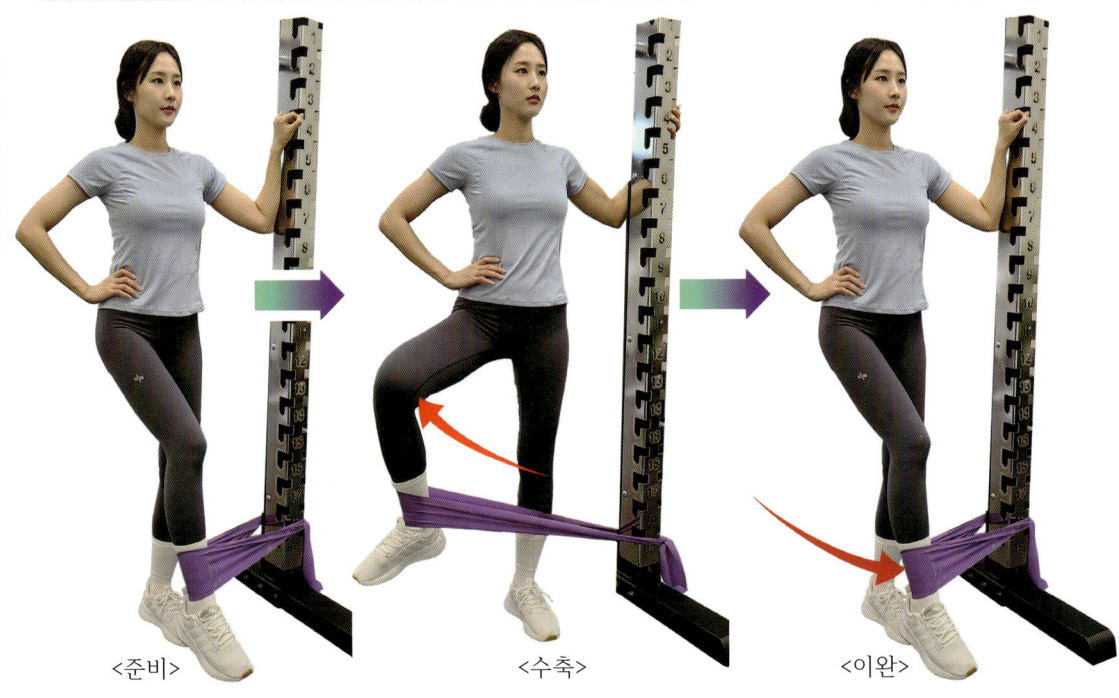

<밴드 로테이팅 어브덕션>

 단축된 근육의 이완과 이완된 근육을 운동시켜 주었다면 고유감각 수용성 트레이닝을 위해 바디웨이트 스쿼트나 워킹 교정을 해 주어야 한다. 이 부분은 고유감각 수용성 트레이닝에서 다루었기 때문에 여기서는 생략한다.

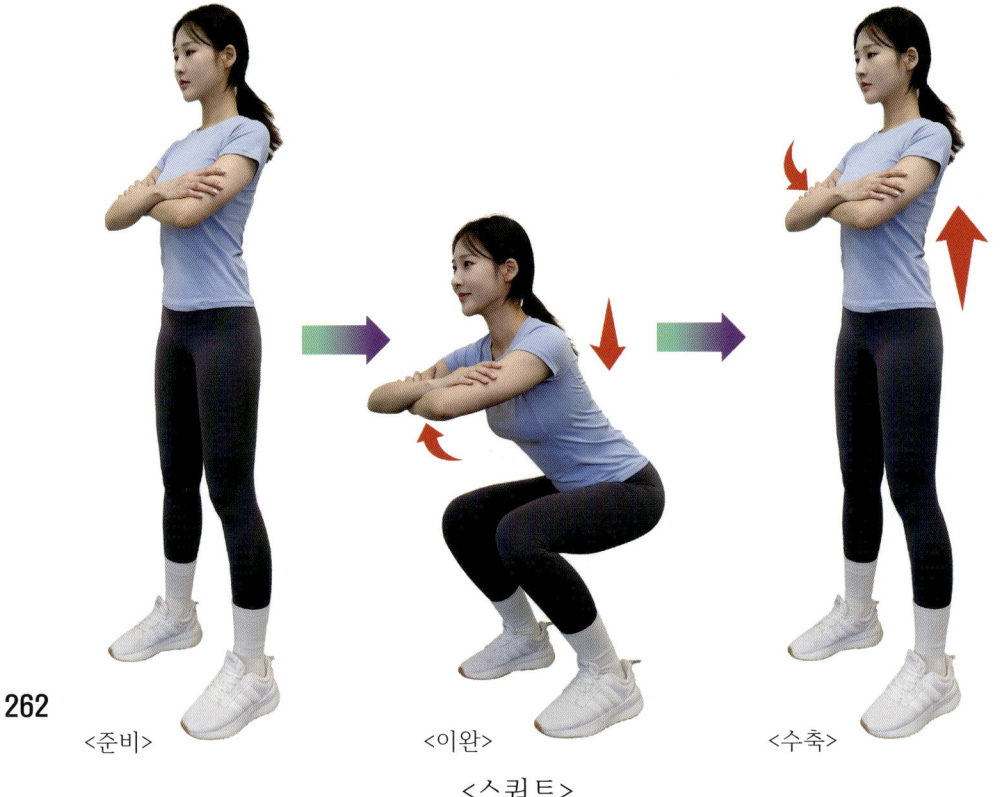

<스쿼트>

chapter 4 - PREX 체형교정운동 적용 방법

고유감각 수용성 트레이닝 이후에는 바른 자세와 체형을 고정시키기 위한 통합 운동과 기능성 트레이닝이 실시되어야 한다. 이 부분 역시 앞쪽에서 다룬 부분으로 여기서는 생략한다.

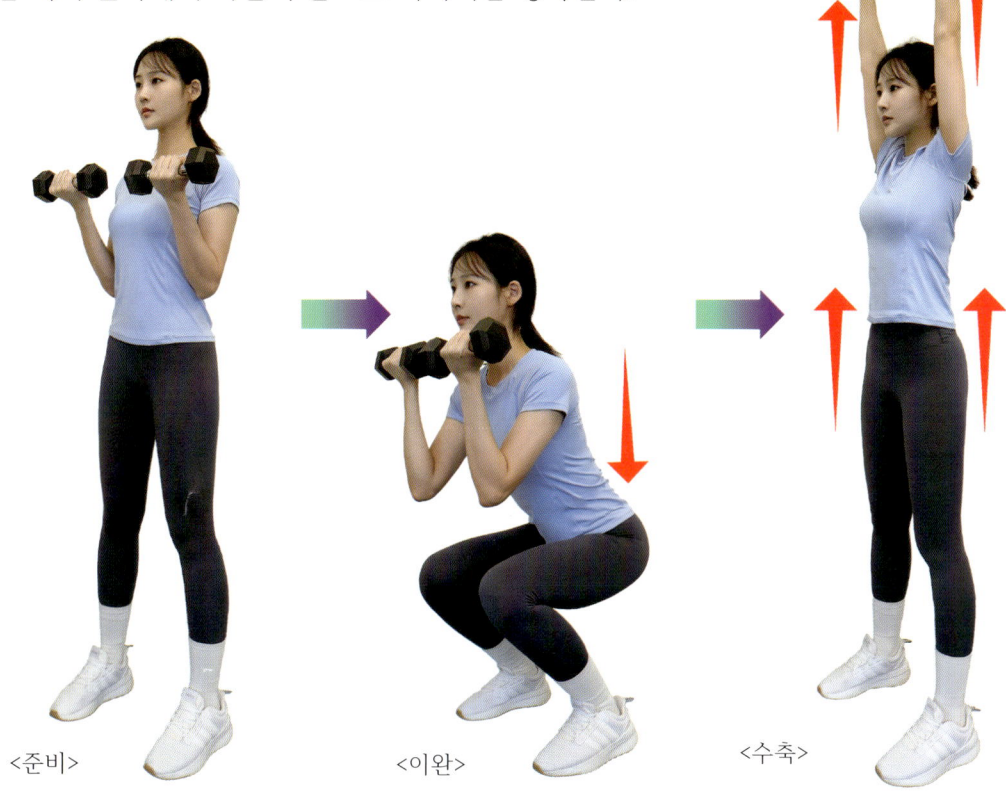

<준비>　　　　　<이완>　　　　　<수축>

<스쿼트와 아놀드 프레스>

이후에는 잘못된 자세나 습관의 교정이 필요한데 서 있을 때는 허벅지에 힘을 주고 서 있으려고 노력한다. 허벅지에 힘을 빼고 서면 무릎이 뒤로 밀리고, 회전하면서 오다리가 만들어지기 때문에 허벅지에 힘을 주고 서서 무릎이 뒤로 과하게 밀리거나 회전하지 않게 만드는 것이다. 늘어난 인대가 원래의 길이로 회복되려면 많은 시간이 걸리겠지만 어찌 됐든 이런 노력은 내반슬을 바로 잡아준다. 걷는 자세도 수정이 필요하다. 걷는 자세의 몸을 앞으로 미는 부분에서 뒤쪽 다리의 무릎이 완전히 펴지지 않도록 연습을 해 주는 것이 좋다. 오다리나 엑스 다리가 있는 사람들은 이 부분에서 다리가 완전히 펴지는 경우가 대부분이다. 걷는 자세 교정을 위해 보폭을 좁게하고, 조금 천천히 걷는 것이 많은 도움이 된다. 완벽한 교정을 위해 이 부분도 반드시 교정해 주어야만 한다.

chapter 4- PREX 체형교정운동 적용 방법

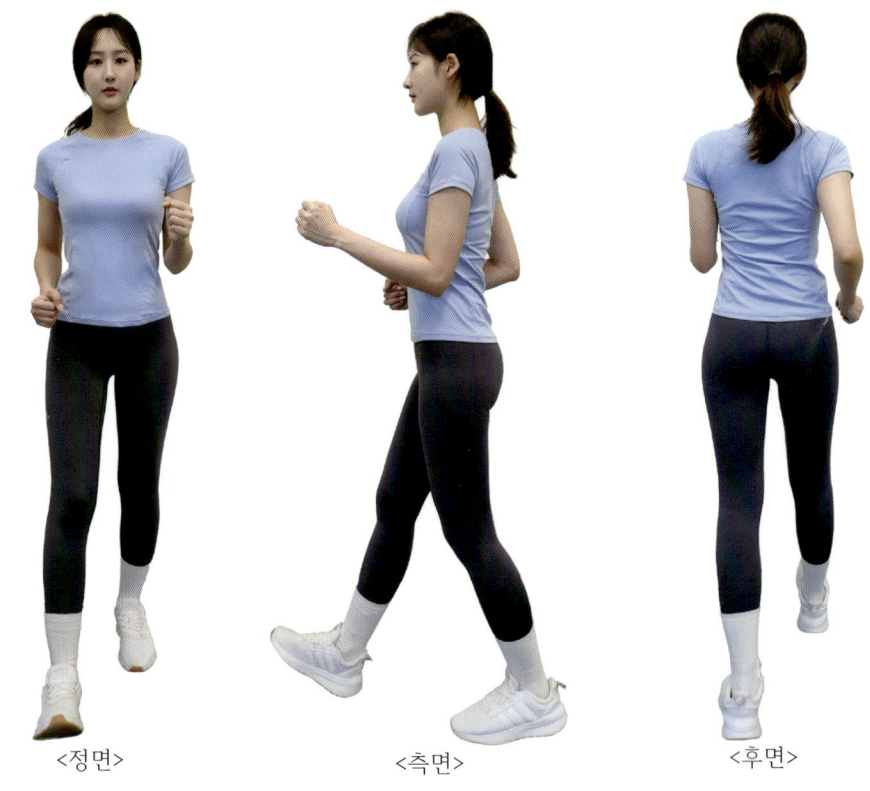

<정면>   <측면>   <후면>

<바르게 걷는 자세>

대부분 오다리는 선천적이라고만 생각한다. 하지만, 오다리의 모든 부분이 선천적이지는 않으며, 후천적인 부분만 잘 관리해 준다고 해도 나이가 많아지고, 근육이 줄어들었을 때 심각하게 오다리가 만들어지는 것을 예방할 수 있다. 이것은 무릎이나 발목, 허리 등 하체의 어디에라도 영향을 끼칠 수 있으며, 걷지도 못할 정도의 심각한 정형외과적 질환으로 발전할 수 있음을 명심하는 것이 좋다.

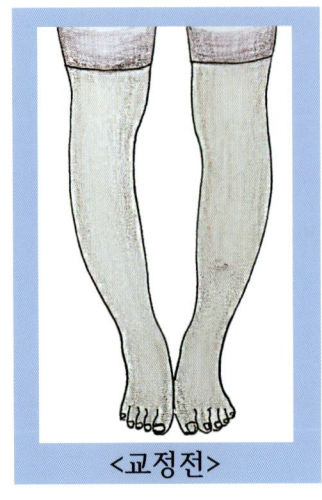

<교정전>

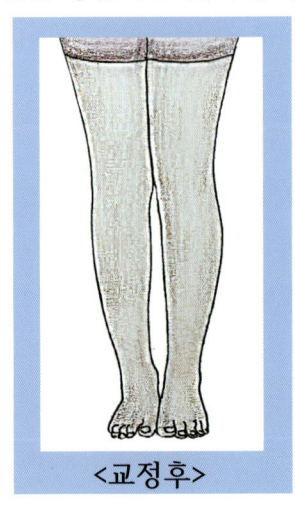

<교정후>

chapter 4- PREX 체형교정운동 적용 방법

무릎이 바깥쪽으로 회전하고, 다리가 안쪽으로 휘어지는 [엑스형 다리(외반슬) 교정 운동]

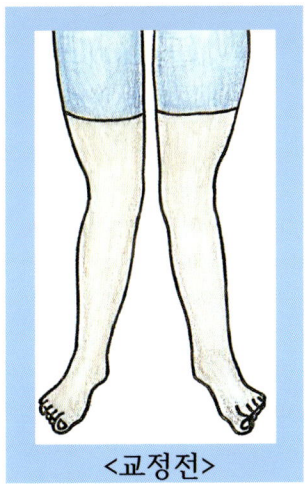

<교정전>

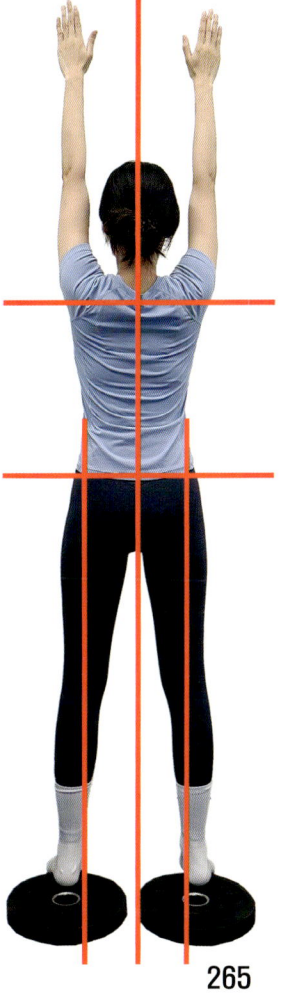

엑스다리 교정

무릎 관절이 안쪽으로 이동한 엑스형 다리 변형을 가지고 있는 사람들이 많이 있다. 무릎이 안으로 들어가는 엑스형 다리는 외반슬이라고도 한다. 무릎 관절이 바깥쪽으로 회전되었다는 얘긴데, 무릎 관절을 뒤로 밀어 관절을 잠그고 서는 습관은 관절을 안으로 회전시키거나 바깥쪽으로 회전시키게 된다. 안으로 회전시키면 내반슬, 밖으로 회전시키면 외반슬이라고 한다. 이번에는 무릎 관절이 안쪽으로 이동하고, 바깥쪽으로 회전하는 외반슬. 즉, 엑스형 다리에 관해 이야기해 보도록 하겠다.

외반슬의 원인은 내반슬과 마찬가지로 무릎 관절을 뒤로 밀어 관절을 잠그고 오랫동안 서 있는 것이 주요 원인이 된다. 오랫동안 근육의 힘을 덜 사용하고, 편하게 서 있기 위해 사람들은 무릎 관절을 뒤쪽으로 밀어 관절을 감싸고 있는 튼튼한 인대의 힘을 빌리게 된다. 이런 자세는 오랫동안 서 있더라도 근육에 많은 힘이 들어가지 않기 때문에 근육이 많지 않거나 체중이 많이 나가는 사람들은 이 자세를 선호하게 된다. 하지만, 이 자세가 반복되면 튼튼한 인대들도 조금씩 늘어나게 되고, 결국은 점점 뒤쪽으로 밀리면서 회전을 하게

chapter 4- PREX 체형교정운동 적용 방법

된다. 그 회전이 안쪽으로 되는 경우가 내반슬이고, 바깥쪽으로 되는 경우가 엑스형 다리라고 하는 외반슬이다. 이렇게 만들어진 외반슬이 점점 더 심해지게 되면 무릎의 구조는 완전히 변형되고, 제대로 걸을 수도 없을 정도의 심한 통증을 일으키기도 하며, 무릎 관절의 위와 아래, 나아가 신체 전체의 변형된 자세를 유도하기도 한다.

엑스형 다리의 경우 단축되거나 이완되는 근육들이 오다리와 반대일 수도 있고, 같을 수도 있는데, 사람에 따라 다르므로 답을 정하고 접근하지 않는 것이 좋다. 즉, 추측한 것과 반대의 증상이 나올 수도 있으니, 그 부분에서 섣불리 단정을 지어서는 안 된다는 것이다. 여기서는 보편적인 단축과 이완을 살펴보도록 하겠다.

엑스형 다리의 교정을 위해서는 먼저 단축된 근육들을 이완시켜주어야 한다. 대표적인 단축 근육들에는 소둔근, 이상근, 중둔근, 대퇴근막장근 등의 근육들을 들 수 있으며, 내전근군의 무릎 가까운 부위 역시 심하게 단축되는 예도 있다. 먼저 소둔근과 이상근의 근막이완술에 대해 알아보도록 하겠다. 다리를 90도 정도 구부리고, 폼롤러 위에 한쪽 엉덩이로 앉아서 같은 쪽 팔을 땅에 두고, 반대쪽 다리의 발목을 구부린 다리의 무릎 위쪽에 올려두고 준비한다. 폼롤러를 롤링해서 압통점을 찾아본다. 압통점을 찾았다면 그 부분에서 정지하고, 10초가량 유지해 준다.

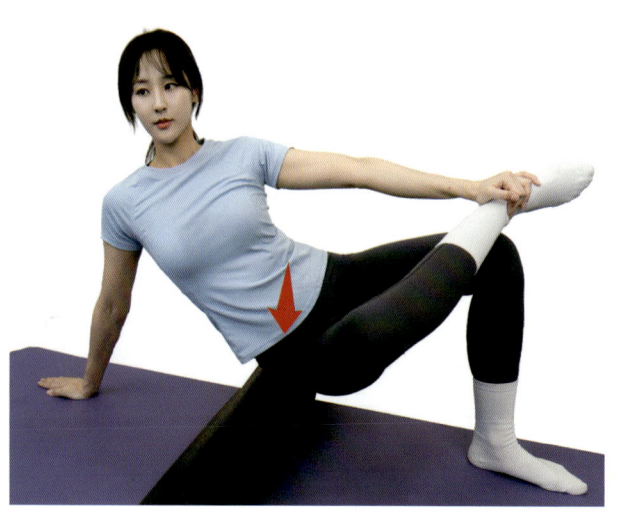

<소둔근, 이상근 근막이완술>

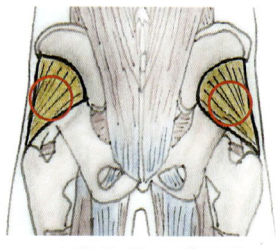

<소둔근 주요 압통점>

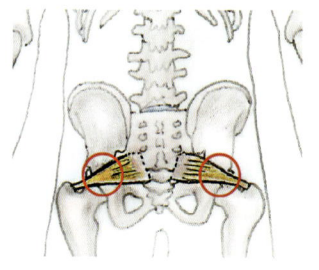

<이상근 주요 압통점>

chapter 4- PREX 체형교정운동 적용 방법

이번에는 중둔근 근막이완술을 위해 엉덩이의 위쪽 끝부분으로 폼롤러를 롤링한다. 엉덩이의 끝부분에서 압통점을 찾았다면 그 부분에서 정지하고, 10초가량 유지해 준다. 이번에는 대퇴근막장근의 근막이완술을 위해 한쪽 다리의 허벅지 바깥쪽을 폼롤러에 올려준다. 다른 쪽 발은 90도가량 구부려 바닥에 고정하고, 한쪽 팔꿈치를 구부려 바닥에 고정해 준다. 폼롤러를 롤링해서 압통점을 찾아본다. 압통점을 찾았다면 그 부분에서 정지하고, 10초가량 유지해 준다.

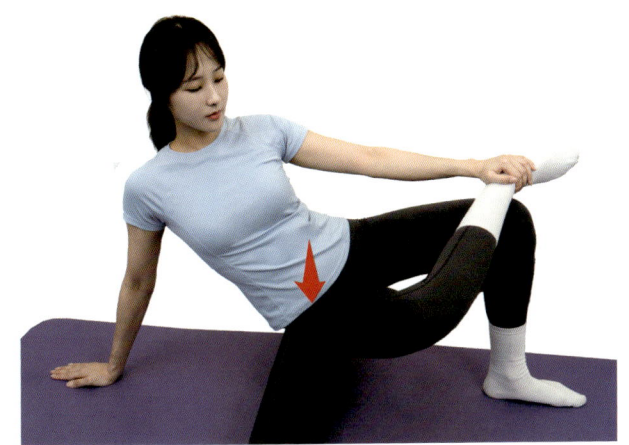
<중둔근 근막이완술>

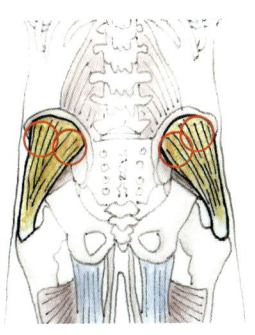
<중둔근 주요 압통점>

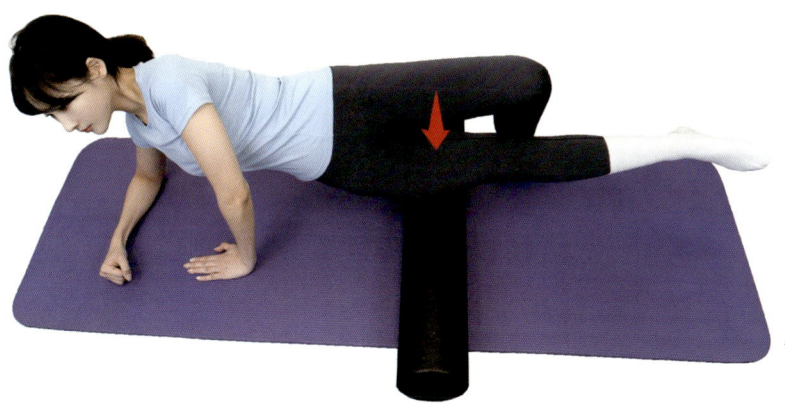
<대퇴 근막장근 근막이완술>

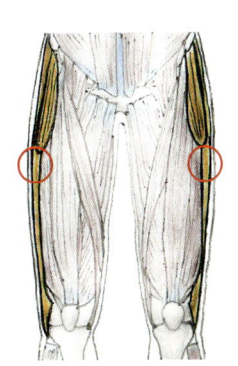
<대퇴 근막장근 주요 압통점>

근막이완술이 끝났다면 반드시 스트레칭을 해 주어야 한다. 먼저 소둔근과 이상근의 스트레칭을 위해 바닥에 눕는다. 한쪽 무릎을 구부려 무릎의 바깥쪽에 양손으로 깍지를 껴서 잡고, 반대편 어깨 쪽으로 당겨준다. 정점에서 힘을 빼고, 호흡을 내쉬면서 조금 더 진전시켜 준다. 그 자세에서 10초가량 유지해 준다. 반대쪽으로도 실시해 준다.

chapter 4- PREX 체형교정운동 적용 방법

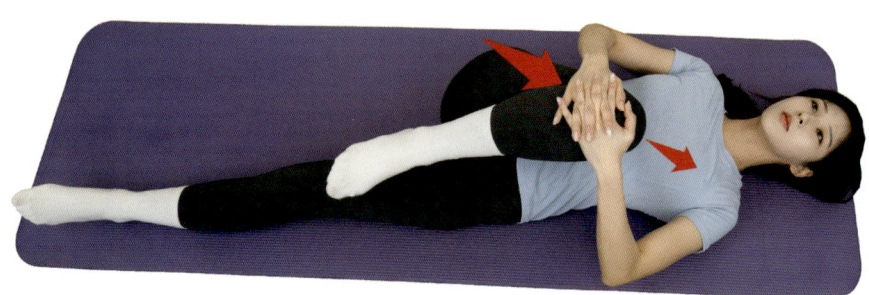

<소둔근, 이상근 스트레칭>

중둔근 스트레칭을 위해 바닥에 누워 한쪽 무릎을 90도 정도 구부리고, 그 위에 다른 쪽 다리의 발목을 올려준다. 구부린 다리의 허벅지 뒤편에 양손을 깍지 껴서 잡는다. 힘을 빼고 호흡을 내쉬면서 양팔을 가슴 쪽으로 잡아당겨 준다. 정점에서 조금 더 진전시킨 후 10초가량 자세를 유지해 준다. 반대쪽으로도 실시해 준다. 추간판탈출증이 있거나 허리가 불편한 사람들은 양다리를 겹쳐 함께 올리는 동작은 추간판에 압박을 줄 수 있으므로 아래쪽 다리는 구부려 놔두고, 올린 다리의 발목을 잡아당겨 스트레칭을 하는 것으로 변형해 주는 것이 좋다. 이것도 허리에 압박이 가해진다면 이 부위의 스트레칭은 포기해야 할 수도 있겠다.

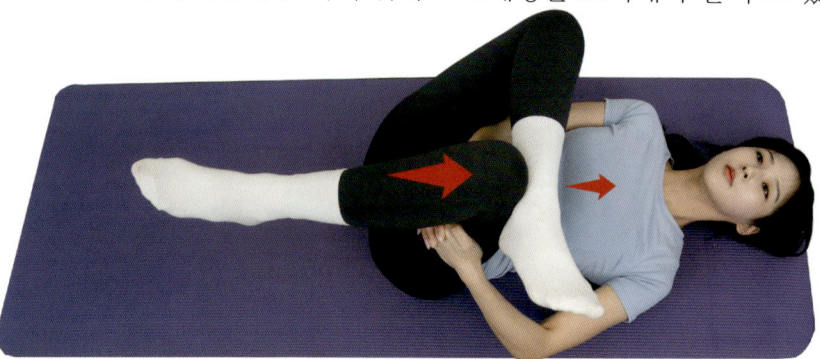

<중둔근 스트레칭>

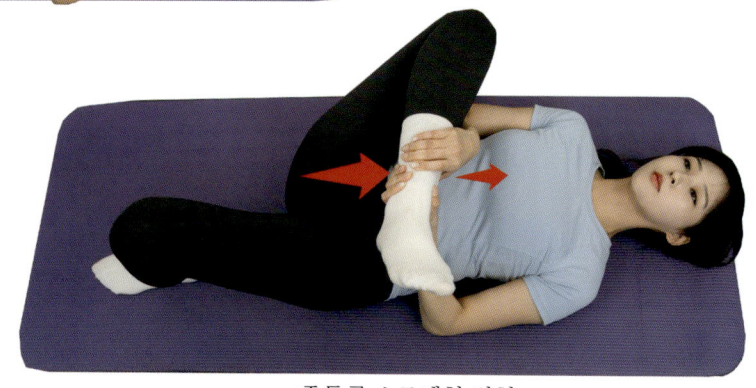

<중둔근 스트레칭 변형>

대퇴근막장근에 특화된 스트레칭은 효과가 별로 없으므로 해 주지 않아도 상관없다.

chapter 4- PREX 체형교정운동 적용 방법

단축된 근육들을 이완시켜주었다면 이완된 근육들을 운동시켜 주어야 하는데 대표적인 근육에는 내전근군을 들 수 있다. 이 근육들을 특수적으로 트레이닝 할 수 있는 운동에는 어덕션이 있는데 여기서는 밴드로 실시하는 어덕션과 탱탱볼 누르기를 실시해 보도록 하겠다. 먼저 기둥이나 식탁의 다리에 발목 높이로 밴드를 고정하고, 한쪽 다리로 옆으로 서서 반대쪽 다리의 발목에 밴드를 걸고 준비한다. 양손은 옆구리 옆에 두거나 기둥이 있다면 기둥을 붙잡고 실시해도 좋다. 지지하는 다리나 밴드를 건 다리 둘 다 무릎을 약간씩만 구부려 관절이 완전히 펴지지 않도록 한다. 호흡을 들이마셨다가 내쉬면서 천천히 다리를 안쪽으로 당겨준다. 정점에서 잠깐 정지했다가 호흡을 들이마시면서 다리를 벌려 처음 자세로 돌아간다. 10회 반복해 주고, 3세트가량 실시해 준다. 발을 바꿔 같은 방법으로 실시해 준다.

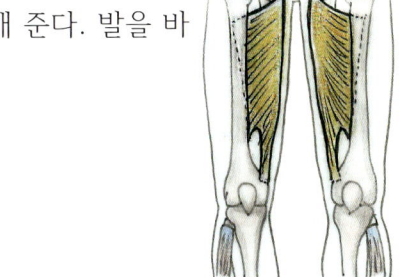

<내전근군 해부도>

<준비> <수축> <이완>

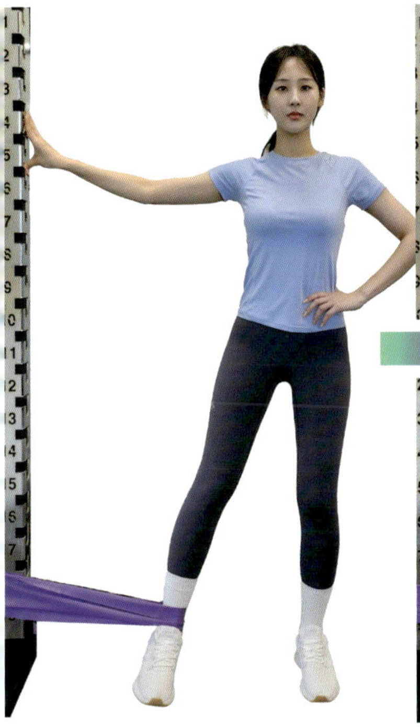

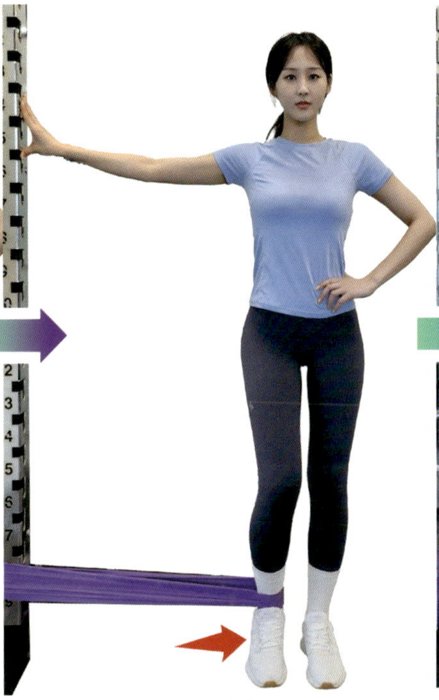

<밴드 어덕션>

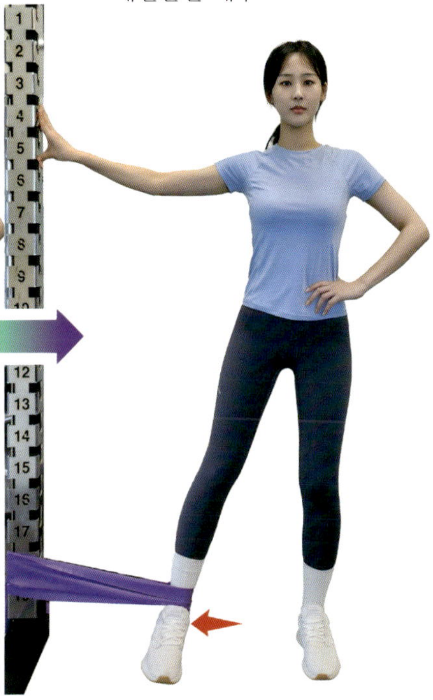

chapter 4- PREX 체형교정운동 적용 방법

　이번에는 탱탱볼 누르기로 의자에 앉아서 탱탱볼을 허벅지 안쪽에 두고, 양손은 옆구리에 두고 준비한다. 몸통은 펴고, 턱은 당기고, 시선은 정면을 바라본다. 호흡을 들이마셨다가 내쉬면서 내전근에 힘을 주어 탱탱볼을 눌러준다. 정점에서 잠깐 멈췄다가 힘을 빼서 준비 자세로 돌아간다. 10회 반복해 주고, 3세트가량 실시해 준다.

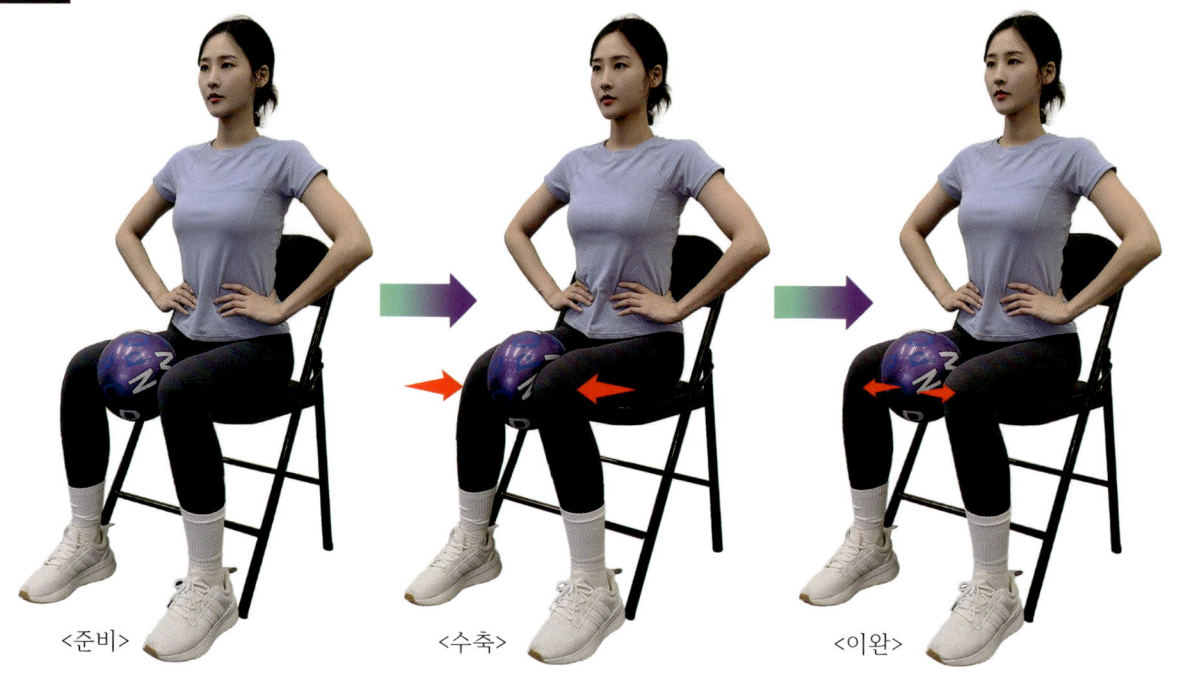

<준비> <수축> <이완>

<탱탱볼 누르기>

　단축된 근육을 이완시켜주고, 이완된 근육을 운동시켜 주었다면 변형된 고유감각 수용기들을 바로잡기 위한 고유감각 수용성 트레이닝이 이루어져야 하는데 바디웨이트 스쿼트와 걷는 자세 바로잡기 등을 통해 완성할 수 있다. **(p 262/264참조)**

　이후에 통합 운동과 기능성 운동이 이루어짐으로써 바른 체형을 단단히 고정해 줄 수 있다. 이 부분은 통합 운동과 기능성 운동 부분에서 자세하게 다루었기 때문에 여기서는 생략하도록 하겠다.

　잘못된 자세나 습관의 교정 역시 매우 중요한 부분이다. 서 있을 때 허벅지에 힘을 주고 서 있으려고 노력하는 것이 매우 중요한데 허벅지에 힘을 빼고 서면 무릎이 회전하면서 엑스형 다리가 만들어지기 때문에 허벅지에 힘을 주고 서서 무릎이 회전하지 않게 만드는 것이다. 늘어난 인대가 회복되려면 많은 시간이 걸리겠지만 어찌 됐든 이런 노력은 외반슬을 바로 잡아준다.

　걷는 자세도 수정이 필요한데 무릎이 앞으로 나아가는 동작에서 무릎이 안쪽으로

chapter 4- PREX 체형교정운동 적용 방법

들어가지 않도록 주의해야 한다. 무릎이 안쪽으로 들어가게 걷는 것은 엑스형 다리를 강화할 수 있다. 이 부분은 고유감각 수용성 트레이닝과 겹치는 부분으로 두 가지 부분에서 다 중요하다 할 수 있겠다.

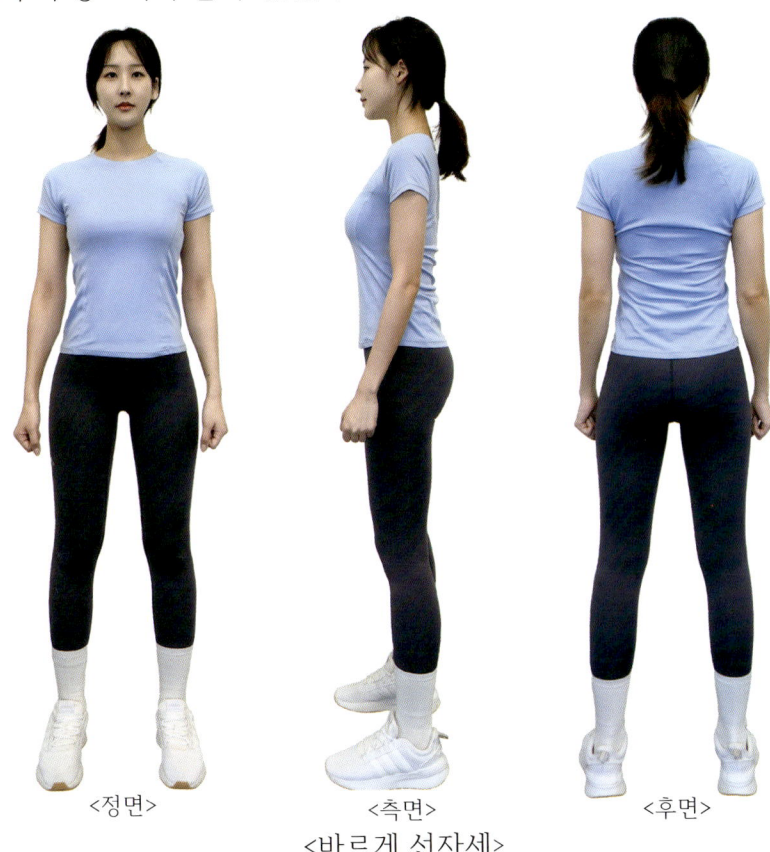

<정면>　　　　<측면>　　　　<후면>
<바르게 선자세>

엑스형 다리 역시 유전이라 생각하고, 신경 쓰지 않고 살아가는 사람들이 대부분이다. 하지만, 엑스형 다리는 유전적인 것이 아니라 잘못된 습관으로 인한 체형 변형이다. '몸매가 예쁘게 보이지는 않지만, 살면서 크게 문제가 되지는 않는다.'라고 생각할 수도 있을 것이다. 하지만, 그런 무릎 관절의 변형이 심해지면 '엄청난 통증을 발생시키고, 잘 걷지도 못할 수 있다!'라고 한다면 얘기는 달라지지 않을까 생각한다.

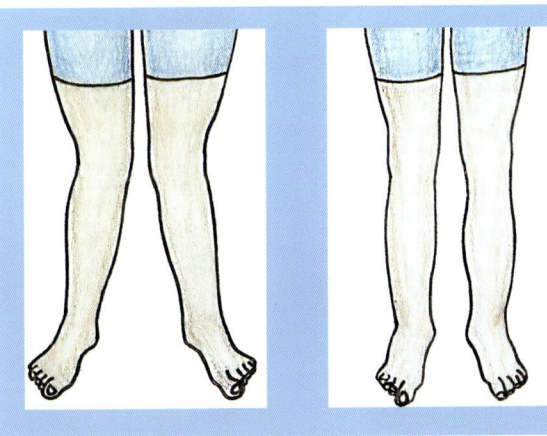

<교정전>　　　　<교정후>

chapter 4- PREX 체형교정운동 적용 방법

발목이 바깥쪽으로 회전하는 [발목 외회전(팔자걸음) 교정 운동]

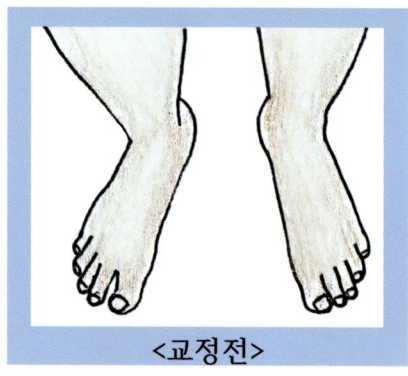
<교정전>

팔자걸음 교정

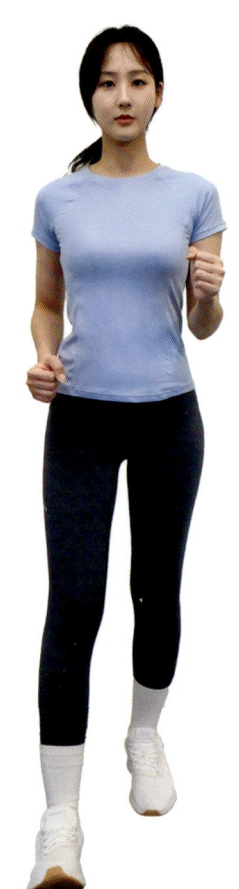

일상생활을 하는 동안 우리는 많은 시간을 앉아 있기도 하고, 두 발로 서 있거나 걸어 다니기도 한다. 어떤 이유로 무릎이나 발이 아프다면 잘 걷지 못하게 되고, 일상생활이 많이 불편해지게 된다. 그런데, 특별한 이유 없이 갑자기 무릎이 아픈 경우도 많이 있는데 이런 경우 무릎의 외반슬이나 내반슬, 발의 엎침이나 외회전 등 다양한 원인이 있을 수 있다. 여기서는 발목의 외회전으로 인해 무릎 통증이 발생하는 경우에 관해서 이야기해 보고, 그 해결을 위한 교정 운동은 어떻게 해야 하는지 알아보도록 하겠다.

발목이 바깥쪽으로 외회전 된 상태로 걷는 것을 팔자걸음이라고 하는데 팔자걸음으로 걸어 다니는 사람들 대부분은 팔자걸음이 유전이라고 말하기도 한다. 하지만, 김사부짐 회원들은 약간의 시간적 차이가 있기는 하지만 대부분 팔자걸음을 교정한다. 유전이든 아니든 교정이 잘 되고, 팔자걸음으로 인한 무릎 통증 등의 이차적인 증상이 발생하지 않는다면 이것은 반드시 바로잡아주어야 할 증상이 아닐까 생각해 본다. 앞에서 언급했듯이 팔자걸음으로 인해 여러 가지 자세나 신체구조의 변형이 만들어지지만 무릎 통증은 심각한 문제이기 때문에 여기서는 여러 가지 복합적인 문제들은 일단 제외하고, 이 부분에 대해서만

chapter 4- PREX 체형교정운동 적용 방법

집중적인 이야기를 해보도록 하겠다.

무릎 관절은 위에서 아래로 가해지는 충격에는 강한 편이지만 옆으로 밀리거나 비틀림에는 매우 약한 구조로 되어 있다. 무릎 십자인대의 구성 성분은 충격에 강한 콜라겐 성분이 80%가량을 차지하고, 비틀림에 강한 엘라스틴 성분은 20% 정도로 비틀리는 동작에는 매우 약하다. 그런 이유로 축구나 농구 등의 격렬한 운동 시 갑작스러운 방향 전환은 전방 십자인대 파열의 주요 원인이 되기도 한다.

팔자걸음도 무릎 통증의 주요 원인 중 하나인데 걷는 자세를 팔자걸음으로 강화하는 것은 걷는 자세의 변형이 원인이기도 하고, 발목을 외회전시키고 실시하는 스쿼트가 주요 원인이 될 수도 있다. 스쿼트 시 발목과 무릎을 외회전시키고 실시할 경우 스쿼트를 일자로 실시하는 것보다 잘 되는데 이것은 단축된 소둔근, 중둔근 등의 고관절 회전근들과 이완된 내전근군 등 여러 가지 근육들의 합작품이라고 할 수 있다.

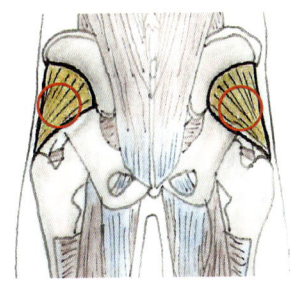 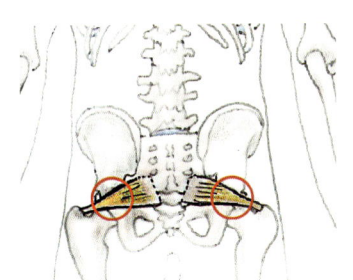 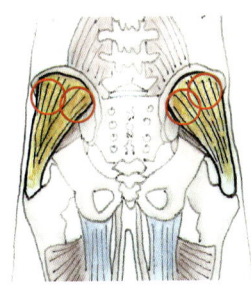

<소둔근 주요 압통점>   <이상근 주요 압통점>   <중둔근 주요 압통점>

물론 스쿼트가 잘 되고, 스쿼트 시 무릎 통증을 발생시키지 않는다면 큰 문제가 없는 듯해 보이지만 팔자걸음을 강화할 수 있다는 점에서 봤을 때는 심각한 문제라고 할 수 있다. 발목이 외회전 된 상태로 걷다 보면 무릎은 전방을 향하고 있으므로 무릎 관절의 비틀림을 만들게 된다. 이것은 심해지면 무릎의 통증을 만들고, 심각한 구조 변형으로 인한 정형외과적 병증을 유발하게 된다.

이런 발목 외회전을 교정하기 위해서는 먼저 단축된 근육들을 이완시켜주어야 하는데 대표적인 근육은 소둔근과 이상근, 중둔근을 들 수 있다. 이외에도 허벅지 바깥쪽의 대퇴근막장근이나 바깥 종아리근이 단축되어 있다면 이 근육들도 함께 이완시켜주어야 한다.

먼저 폼롤러나 마사지볼을 이용해서 소둔근과 이상근, 중둔근 근막이완술을 실시해 준다. 이후, 그 부분에 대한 스트레칭을 해 준다. 이 부분은 앞쪽에서 소개가 되

chapter 4- PREX 체형교정운동 적용 방법

었기 때문에 여기서는 제외하고, 대퇴근막장근 및 가쪽 종아리근의 근막이완술과 스트레칭에 대해 알아보도록 하겠다. 먼저, 대퇴근막장근의 자가근막이완술을 위해서 팔꿈치로 받치고 옆으로 누워 아래쪽 허벅지의 옆쪽 아래에 폼롤러를 놓는다. 반대쪽 발은 90도 정도 구부려 뒤쪽 바닥에 둔다. 천천히 폼롤러를 롤링해서 압통점을 찾아본다. 압통점을 찾았다면 그 부분에서 정지하고, 10초간 자세를 유지해 준다.

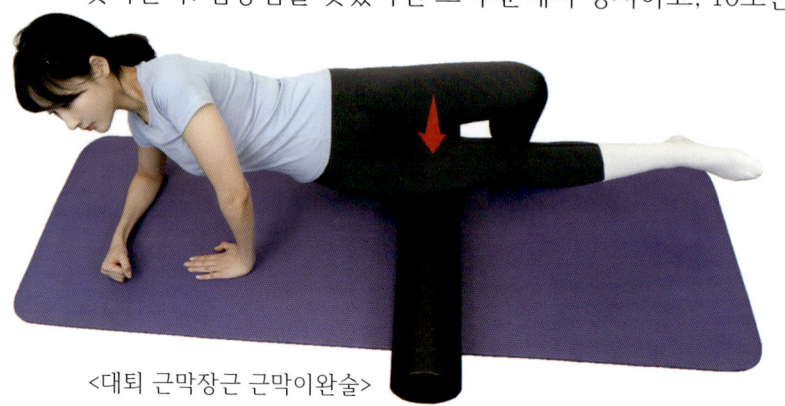

<대퇴 근막장근 근막이완술>

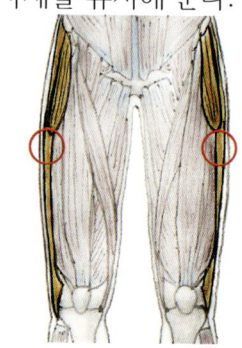

<대퇴 근막장근 주요 압통점>

이번에는 가쪽 종아리근 근막이완술로 바닥에 앉아서 양손은 엉덩이 옆쪽에 두고, 한쪽 다리의 종아리를 폼롤러 위에 올리고 준비한다. 종아리를 바깥쪽으로 돌려 압통점을 찾아본다. 가쪽 종아리근은 대부분 종아리 바깥쪽의 상부에서 주로 압통이 발생한다. 압통점을 찾았다면 다른 쪽 다리의 발목을 그 위에 올리고, 10초가량 유지해 준다. 대퇴근막장근은 특수적인 스트레칭이 없으므로 근막이완술만 실시해 준다. 가쪽 종아리근의 경우는 발목을 외회전시키고 실시하는 종아리 스트레칭을 해 주면 된다.

<가쪽 종아리근 주요 압통점>

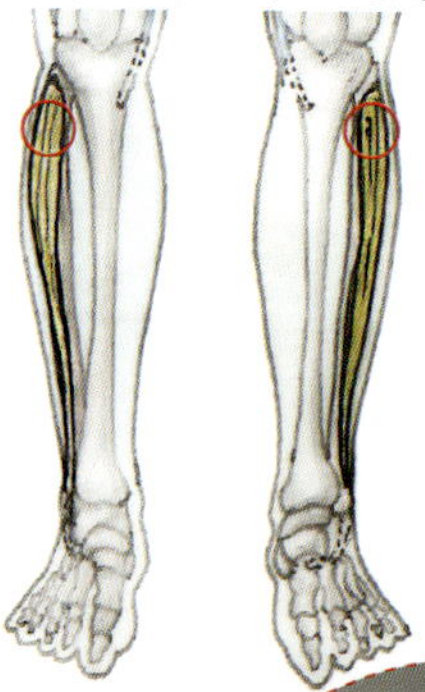

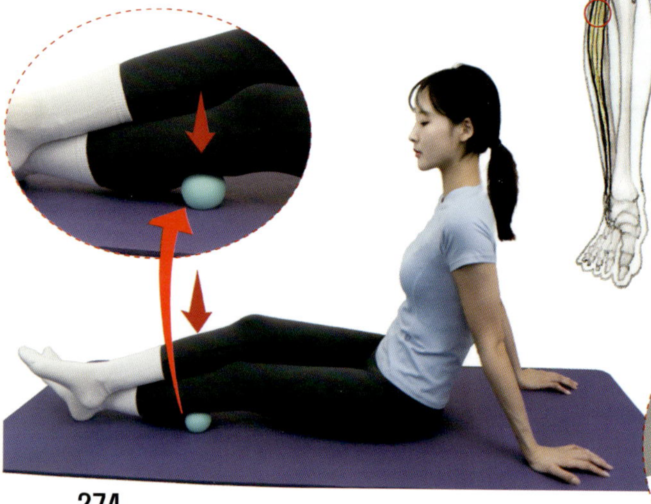

<가쪽 종아리근 근막이완술>

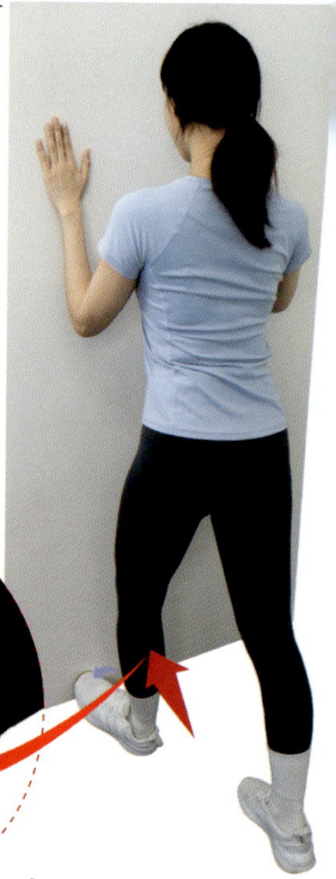

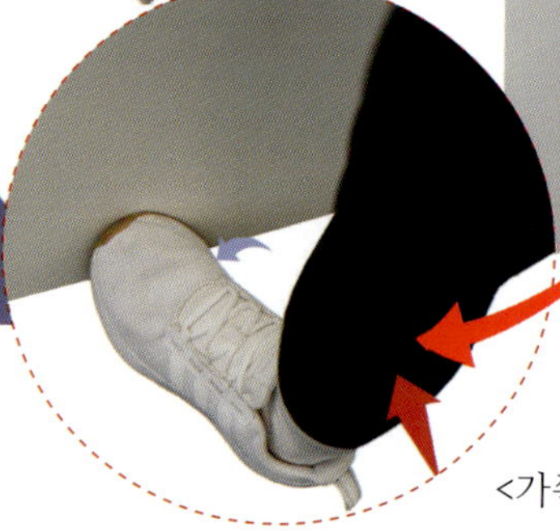

<가쪽 종아리근 스트레칭>

chapter 4- PREX 체형교정운동 적용 방법

단축된 근육들을 이완시켜주었다면 이완된 근육들을 운동시켜 주어야 하는데 대표적인 근육은 안쪽 종아리근과 전경골근, 후경골근이다. 여기서는 안쪽 종아리근 운동인 내회전 카프레이즈와 전경골근 운동인 토우레이즈 운동을 해보자. 먼저 내회전 카프 레이즈를 위해 기둥이나 벽에서 한걸음 떨어져서 어깨너비의 11자로 양발을 만들고, 양발의 앞꿈치를 안쪽으로 30도가량 내회전시켜 준다. 양손은 기둥이나 벽을 가볍게 붙잡고 준비한다. 안쪽 종아리근에 집중하고, 호흡을 들이마셨다가 내쉬면서 뒤꿈치를 밀어 올린다. 정점에서 잠시 정지했다가 호흡을 들이마시면서 뒤꿈치를 내려 준비자세로 돌아간다. 10회 반복, 3세트가량 실시해 준다. 토우 레이즈 운동을 위해 의자나 벤치에 앉아 양발은 어깨너비 정도로 벌리고, 가슴은 펴고, 턱은 당기며, 시선은 정면을 주시하면서 준비한다. 호흡을 들이마셨다가 내쉬면서 천천히 앞꿈치를 당겨 올린다. 정점에서 잠시 멈췄다가 호흡을 들이마시면서 천천히 앞꿈치를 내려 준비자세로 돌아간다. 10회 반복, 3세트가량 실시해 준다.

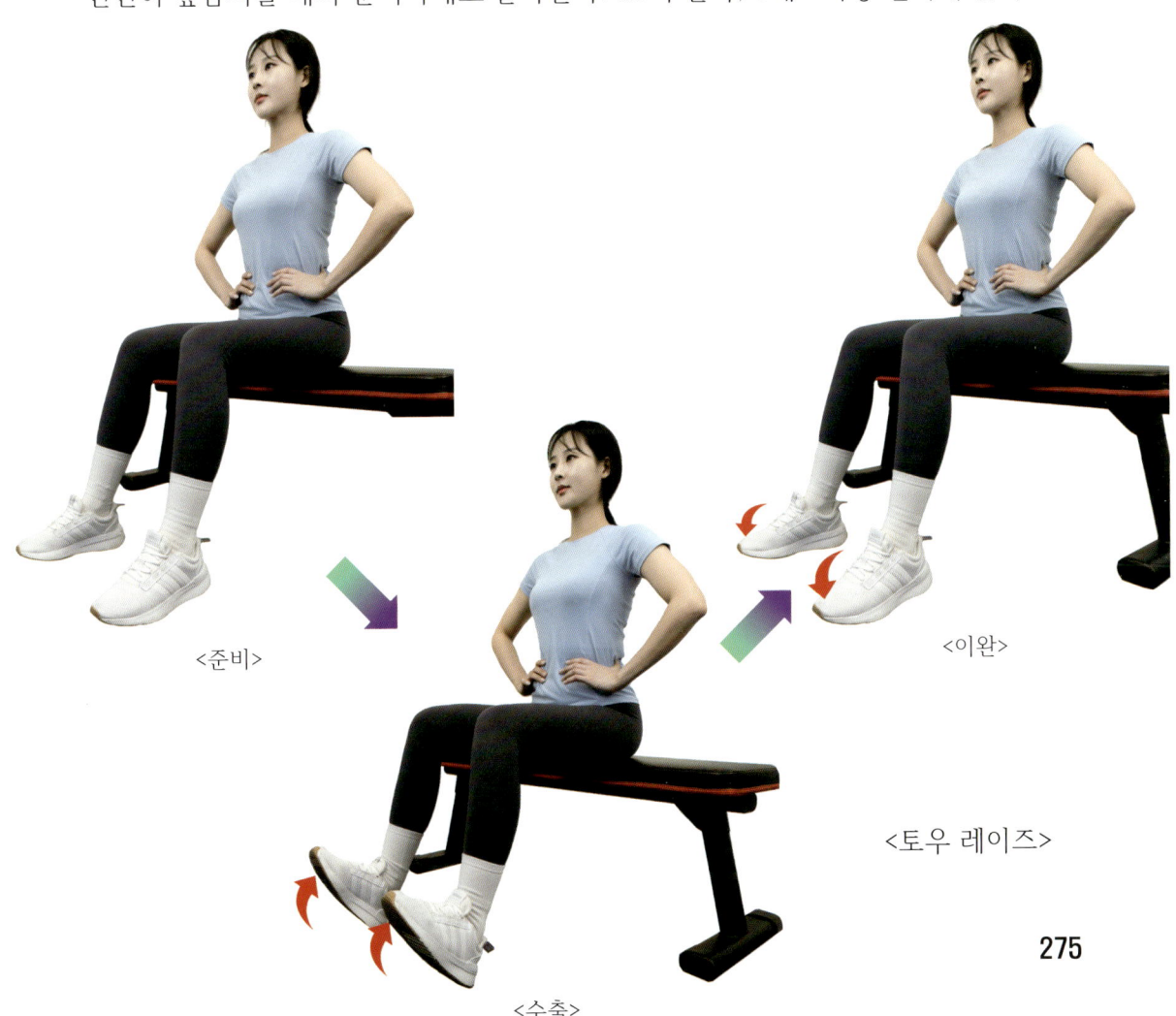

<준비> <수축> <이완>

<토우 레이즈>

chapter 4- PREX 체형교정운동 적용 방법

단축된 근육을 이완시켜주고, 이완된 근육을 운동시켜 주었다면 변형된 고유감각수용기들을 반드시 바로 잡아주어야 한다. 먼저 바디웨이트 스쿼트를 정확한 자세로 실시해 준다. 양발은 어깨너비의 11자로 만들어주고, 양팔은 구부려 겹쳐두고, 허리와 가슴은 펴며, 턱은 당긴 자세로 준비한다. 호흡을 들이마시면서 천천히 무릎과 고관절을 구부려 내려간다. 이때 무릎은 11자로 만든 양발의 두 번째 발가락 방향으로 움직인다. 양팔은 허벅지와 평행이 되도록 들어 올려 중심을 잡는 것을 도와준다. 발바닥 전체에 똑같은 압력이 가해질 수 있도록 노력하며, 허벅지가 바닥과 평행이 될 때까지 내려간다. 잠시 멈췄다가 호흡을 내쉬면서 힘차게 일어서서 준비자세로 돌아간다.

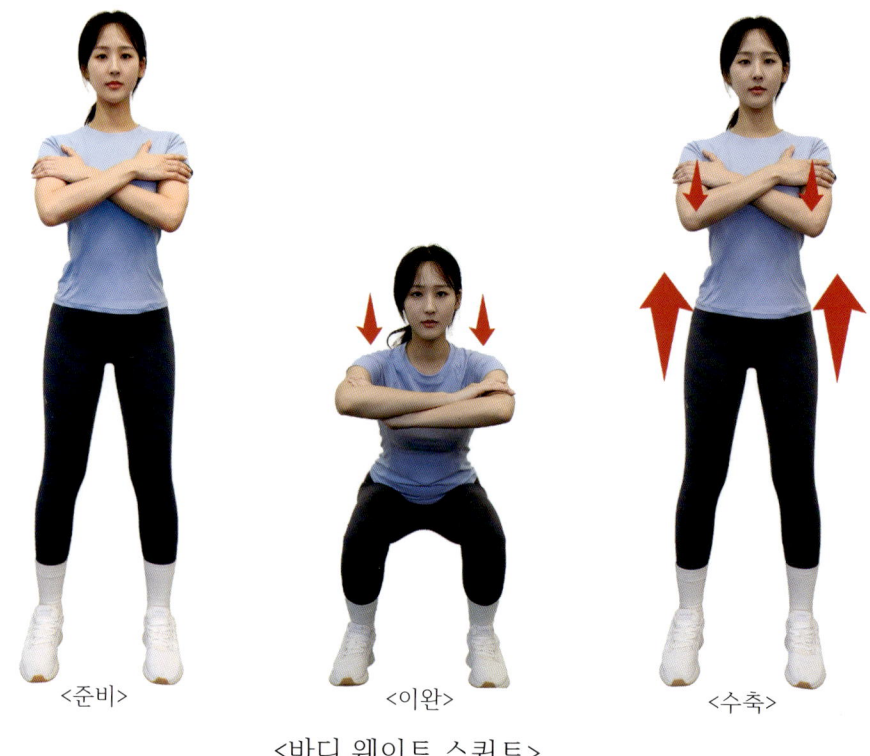

<준비>   <이완>   <수축>

<바디 웨이트 스쿼트>

다음은 걷는 자세의 교정으로 양발은 골반 너비의 절반 정도로 벌리고 서고, 허리와 가슴은 펴고, 턱은 당기고, 시선은 정면을 바라본다. 이때, 양발은 11자를 만들고, 양손은 하체 쪽으로의 집중을 위해 옆구리에 고정해 둔다. 한쪽 발을 일자로 유지하고 앞으로 나아간다. 발뒤꿈치가 먼저 바닥에 닿고, 천천히 앞꿈치로 중심을 옮긴다. 이때 뒷발의 뒤꿈치가 안쪽으로 회전하지 않도록 해야만 한다. 이런 방식으로 걷는 연습을 해 준다.

chapter 4- PREX 체형교정운동 적용 방법

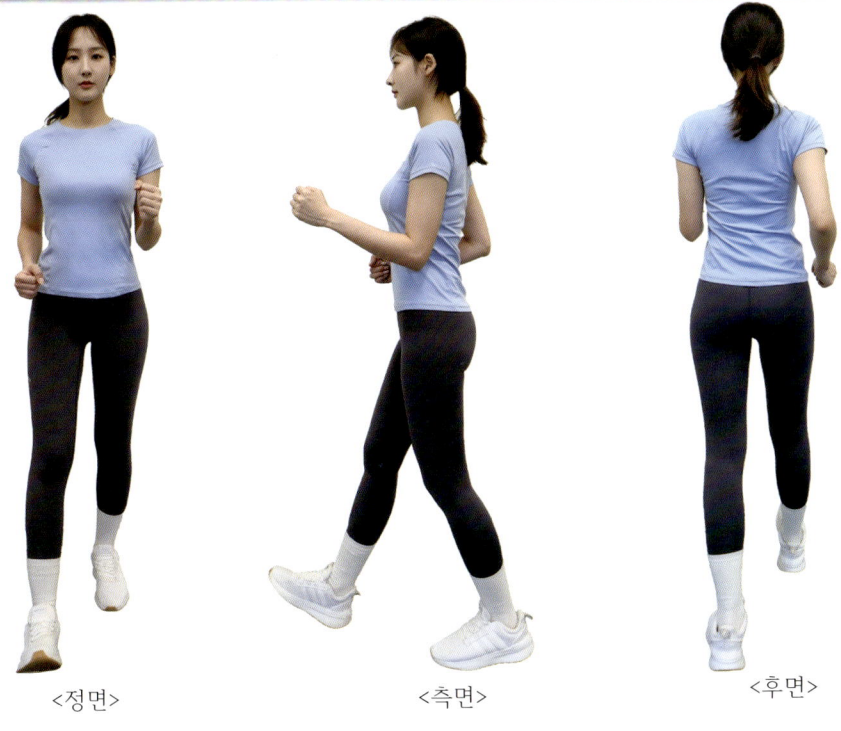

<정면>　　　　　　<측면>　　　　　　<후면>

<걷는 자세>

　이후에는 통합 운동과 기능성 운동을 통해 바로잡은 체형이 잘 유지될 수 있도록 단단하게 굳혀 주어야 한다. 이 부분은 앞쪽에서 다룬 부분으로 여기서는 생략한다.

　잘못된 자세와 습관의 교정 역시 매우 중요한 부분이며, 교정 운동과 함께 반드시 이루어져야만 한다. 서 있는 자세에서 발목이 외회전 되지 않도록 주의해야 하며, 발목이 자연스럽게 외회전 되면 계속 11자로 바꾸려는 노력을 해 주어야 한다. 걷는 자세에서는 11자로 걸으려는 노력을 해 주어야 하며, 앞으로 나아갈 때 뒷발이 회전되는 부분까지도 신경 써서 바꿔주어야 한다. 이를 위해 보폭을 약간 줄여주고, 바른 걸음걸이를 만들려는 노력이 필요하다. 팔자걸음은 유전이 아니며, 교정의 대상이다. 팔자걸음을 내버려 둔다면 발가락 무지외반증을 만들 수도 있고, 평발을 강화할 수도 있으며, 무릎 관절 변형과 통증 유발에 지대한 역할을 할 수 있다는 것을 명심해야 한다.

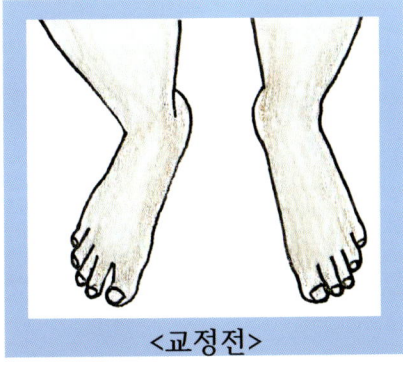
<교정전>

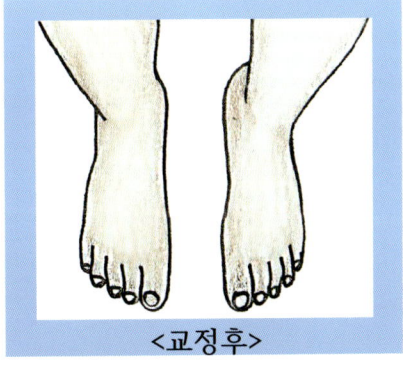
<교정후>

chapter 4- PREX 체형교정운동 적용 방법

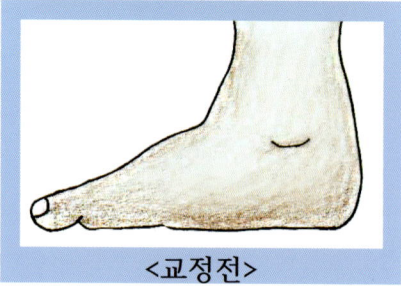

발 활이 무너지는 평발
[발목 업침] 교정 운동

<교정전>

평발 교정운동

　비만 인구와 좌식 생활자가 늘어나면서 부쩍 평발인 사람들이 늘어난 듯하다. 예전에는 평발인 사람들은 행군을 제대로 할 수 없다는 이유로 군대에 가지 않기도 했다. 이런 평발은 정도에 따라 교정이 가능한 사람들도 있고, 거의 불가능한 사람들도 있다. 아예 구조가 변형돼서 서 있기만 해도 평발이 되는 사람들의 교정은 보조기구를 사용하지 않는다면 힘들 수도 있지만 평소엔 발 활이 있다가 움직임을 만들 때 평발이 되는 사람들은 자세나 체형교정을 통해 해결이 가능한 경우가 많이 있다. '이런 사람들의 교정을 위해서는 어떤 운동이 필요한지! 어떻게 해야 하는지!'를 알아보도록 하겠다.

　평발은 발바닥의 족저궁이 없어져서 발바닥 전체가 바닥에 닿는 것을 말한다. 선천적으로 평발로 태어나는 예도 있지만 삶을 살아가면서 만들어지는 경우가 대부분이다. 발에는 아주 많은 뼈가 있는데 이 작은 뼈들이 만나는 부분은 관절로 이루어져 있고, 그 관절들은 인대가 단단하게 잡아주고 있다. 근육이별로 없거나 과체중인 사람들은 대부분 하체의 변형된 자세를 가지고 있고, 그런 자세들은 발의 족저궁을 아래로 누르게 된다. 지속해서 이런 동작이 반복되면 인대는 늘어나게 되고, 작은 관절들은 변형이 되어 발 활이 점점 없어지게 된다. 족저궁은 인간이 걷는 동작 등의 움직임을 만들 때 스프링과 같이 작용해 충격을 흡수해 주는 역할을 한다. 이런 충격 흡수 시스템이 사라진다면 발바닥에 생기는 병증뿐만 아니라 그 충격이 무릎, 허리, 목, 머리까지 전달됨으로써 인체

chapter 4- PREX 체형교정운동 적용 방법

에 아주 많은 영향을 끼치게 된다. 평발이 근래에 매우 많은 것은 아마도 저 활동으로 인한 근육 약화와 비만 그리고 이로 인한 체형의 변화가 주요 원인이라고 볼 수 있을 것 같다.

평발의 교정을 위해서는 먼저 단축된 근육들을 이완시켜주어야 하는데 대표적인 근육은 가쪽 종아리근을 들 수 있다. 이외에도 발목 외회전과 무릎 안쪽이동이나 바깥 이동 등이 동반되는 경우에는 더 많은 근육이 복합적으로 단축될 수 있다는 것을 염두에 두는 게 좋다. 여기서는 직접적인 영향이 있는 가쪽 종아리근만을 다루어 본다. 먼저 가쪽 종아리근 근막이완술로 바닥에 앉아서 양손은 엉덩이 옆쪽에 두고, 마사지볼 위에 한쪽 다리의 종아리 바깥쪽 윗부분을 올리고 준비한다. 이때, 종아리뼈의 바로 뒤쪽 윗부분에서 압통점을 찾아본다. 가쪽 종아리근은 작은 근육으로 잘 찾아보아야 하며, 위쪽 부분에서 단축이 잘 일어난다. 압통점을 찾았다면 다른 쪽 다리를 그 위에 올리고, 10초가량 유지해 준다. 가쪽 종아리근은 특수적인 스트레칭이 없기는 하지만 그래도 방향을 잡아서 어느 정도의 스트레칭을 유도해 보도록 하자. 기둥이나 문틀을 잡고 서서 문틀에 앞꿈치를 최대한 높게 위치시키고, 뒤꿈치는 바닥에 둔다. 엉덩이는 약간 뒤로 빼서 앞꿈치가 더 많이 올라갈 수 있도록 한다. 앞꿈치를 바깥쪽으로 30도가량 틀어주어 가쪽 종아리근의 스트레칭을 유도한다. 호흡을 들이마셨다가 내쉬면서 골반을 천천히 앞으로 밀어준다. 가쪽 종아리근의 타이트함이 느껴지는 지점에서 호흡을 들이마셨다가 내쉬면서 힘을 빼고, 조금 더 골반을 밀어준다. 정점에서 정지하고, 10초 이상 유지해 준다.

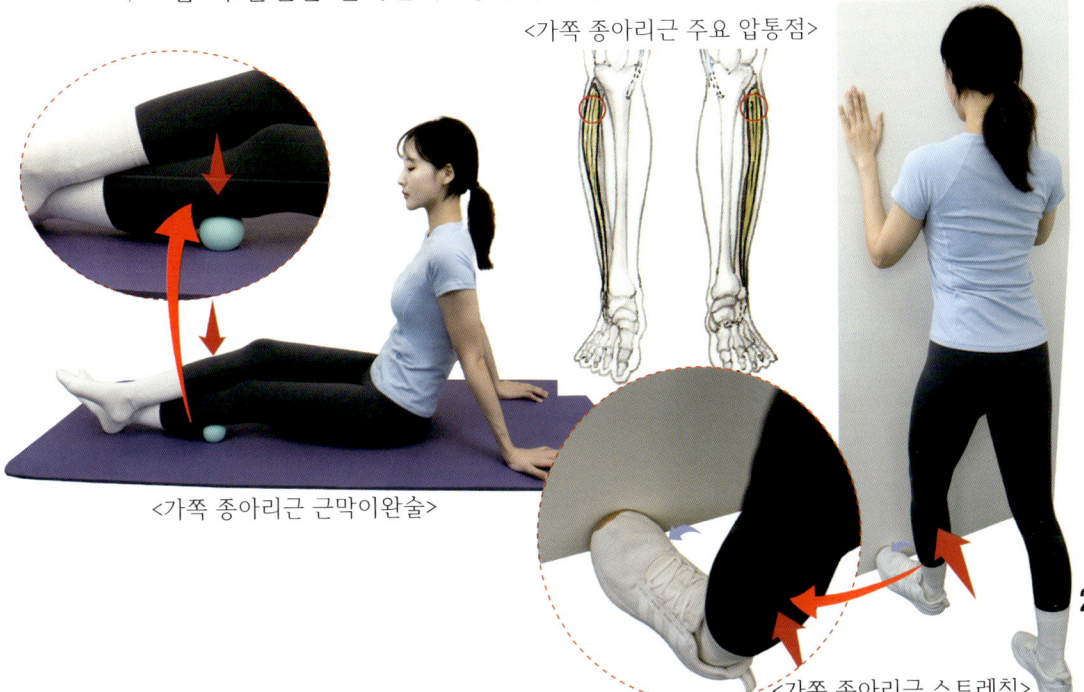

<가쪽 종아리근 근막이완술>

<가쪽 종아리근 주요 압통점>

<가쪽 종아리근 스트레칭>

chapter 4- PREX 체형교정운동 적용 방법

　평발의 교정을 위해서는 발 활의 중심인 발허리뼈에 착지점을 가지고 있는 전경골근과 후경골근의 운동을 해 주는 것과 발 전체에 있는 작은 근육들의 동원을 위해 수건 말기 운동을 해 주는 것이 좋다. 먼저 전경골근의 운동을 위해 토우레이즈 운동을 해보자. 의자에 앉아서 양발은 어깨너비로 벌리고, 두 번째 발가락이 중간에 올 수 있도록 발을 11자로 만들어준다. 몸통은 펴고, 양손은 옆구리에 두고, 턱은 당기고, 시선은 정면을 보며 준비한다. 호흡을 들이마셨다가 내쉬면서 천천히 발 앞꿈치를 당겨 올린다. 정점에서 잠시 정지했다가 호흡을 들이마시면서 천천히 처음 자세로 돌아간다. 10회 반복, 3세트가량 실시해 준다. -**토우 레이즈(P275참조)**-

　다음은 후경골근의 운동을 위해 천천히 실시하는 스탠딩 카프레이즈를 실시해 준다. 바닥에 양발을 골반 너비의 11자로 만들고 서서 몸통은 펴고, 양손은 벽이나 기둥을 가볍게 잡고 준비한다. 호흡을 들이마셨다가 내쉬면서 천천히 뒤꿈치를 들어 올린다. 이때 빠르게 들어 올리면 비복근이나 가자미근이 주로 동원될 수 있으므로 천천히 들어 올리는 것이 중요하다. 호흡을 들이마시면서 천천히 처음 자세로 돌아간다. 10회 반복, 3세트가량 실시해 준다.

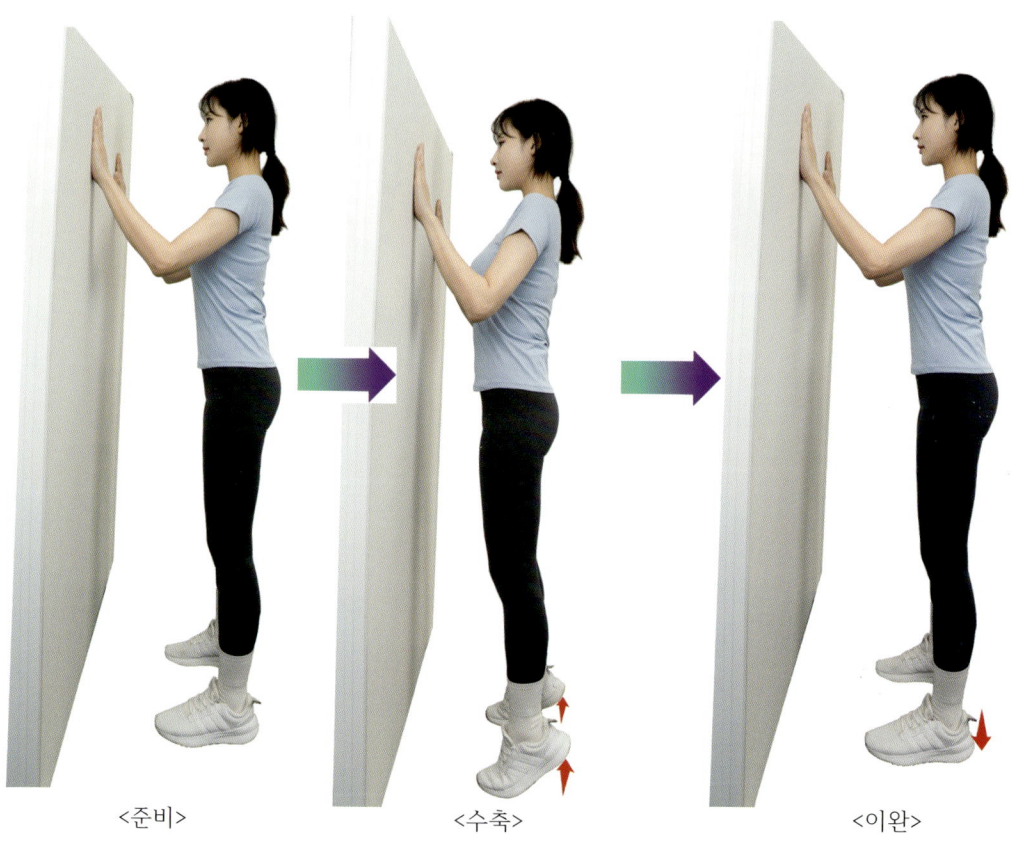

<준비>　　　　<수축>　　　　<이완>

<천천히 실시하는 스탠딩 카프레이즈>

chapter 4- PREX 체형교정운동 적용 방법

다음은 수건 말기 운동으로 의자에 앉아서 양발을 골반너비 정도의 11자를 만들고, 몸통은 펴고, 양손은 옆구리에 위치시키며, 턱은 당긴 자세로 준비한다. 이때 신발은 신지 않고, 발바닥 아래에 수건을 펴 두고 실시하는 것이 좋다. 호흡을 내쉬면서 천천히 앞꿈치를 당겨 발 활이 만들어질 수 있도록 한다. 정점에서 잠시 멈췄다가 발을 편 자세로 돌아간다. 10회 반복, 3세트가량 실시해 준다.

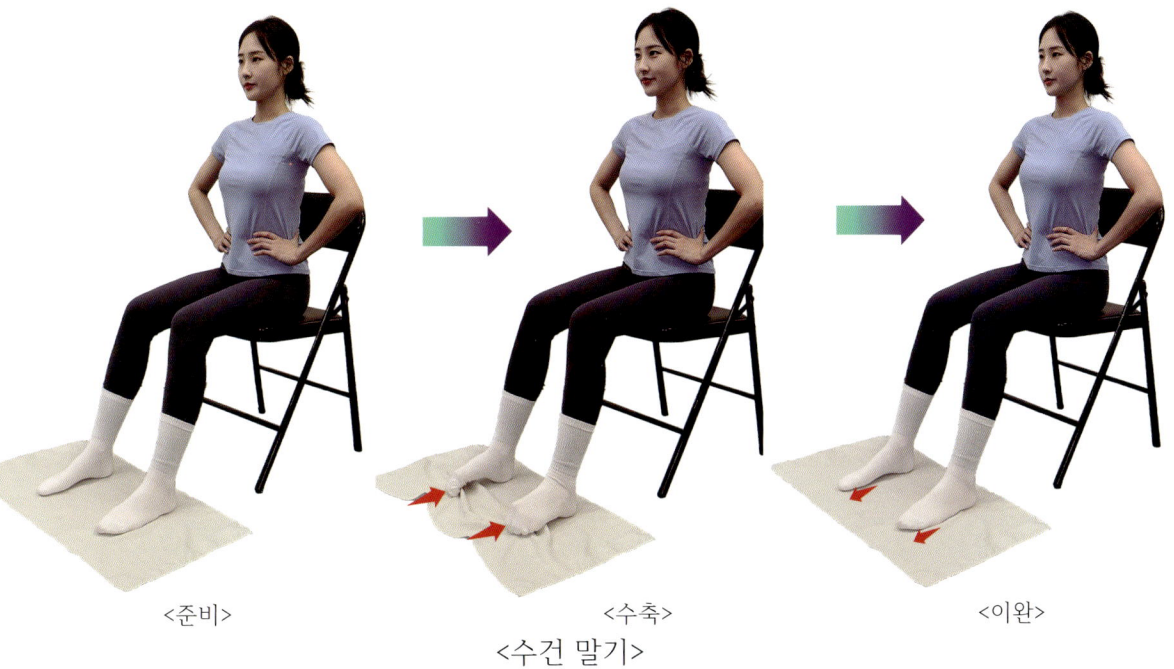

<준비>　　　　　<수축>　　　　　<이완>
<수건 말기>

단축된 근육의 이완과 이완된 근육을 운동시켜 주었다면 이로 인해 변형된 고유감각 수용기들을 반드시 바로잡아주어야 한다. 먼저 바디웨이트 스쿼트를 정확한 자세로 실시해 주는데, 양발은 어깨너비의 11자로 만들어주고, 양팔은 구부려 겹쳐두며, 허리와 가슴은 펴고, 턱은 당긴 자세로 준비한다. 호흡을 들이마시면서 천천히 무릎과 고관절을 구부려 내려간다. 이때 무릎은 11자로 만든 양발의 두 번째 발가락 방향으로 움직인다. 양팔은 허벅지와 평행이 되도록 들어 올려 중심을 잡는 것을 도와준다. 발바닥 전체에 똑같은 압력이 가해질 수 있도록 노력하며, 허벅지가 바닥과 평행이 될 때까지 내려간다. 잠시 멈췄다가 호흡을 내쉬면서 힘차게 일어서서 준비자세로 돌아간다. 여기서 발 활이 계속해서 많이 무너진다면 교정 깔창을 끼우고 실시해 주는 것이 좋다. -바디웨이트 스쿼트 (p276참조)-

다음은 걷는 자세의 교정으로 양발은 골반 너비의 절반 정도로 벌리고 서서 허리와 가슴은 펴며, 턱은 당기고, 시선은 정면을 바라본다. 이때 양발은 11자를 만들

chapter 4- PREX 체형교정운동 적용 방법

고, 양손은 하체 쪽으로의 집중을 위해 옆구리에 고정해 둔다. 한쪽 발을 일자로 유지한 채로 앞으로 나아간다. 발뒤꿈치가 먼저 바닥에 닿고, 천천히 앞꿈치로 중심을 옮긴다. 이때 뒷발의 뒤꿈치가 안쪽으로 회전하지 않도록 해야만 한다. 이런 방식으로 걷는 연습을 해 준다. 발 활이 지속해서 과도하게 무너지면 교정 깔창을 깔고 실시해 주는 것이 많은 도움이 된다. - **걷는자세(p277참조)-**

고유감각 수용성 트레이닝이 실시되고 나면 바로잡은 체형이 잘 유지될 수 있도록 통합 운동과 기능성 운동을 해 준다. 이 부분은 통합 운동과 기능성 운동 부분에서 자세하게 다루었기에 여기서는 생략한다.

잘못된 자세와 습관의 교정을 위해 평소 발목 외회전을 하고 서거나 걷는 습관을 바꿔주는 것이 좋으며, 무릎을 뒤로 밀어 잠그고 서거나 걷는 동작에서 무릎을 잠그지 않도록 주의해야 한다. 체중이 많이 나간다면 건강한 다이어트를 통해 체중을 줄여주는 것도 매우 많은 도움이 될 수 있으며, 저렴한 교정 깔창을 깔고 생활하는 것도 생각해 볼 문제이다.

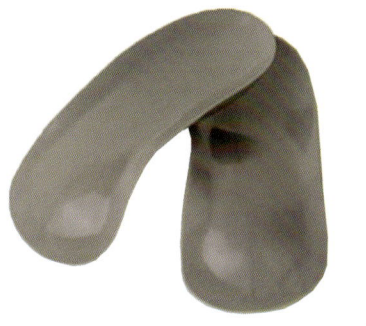
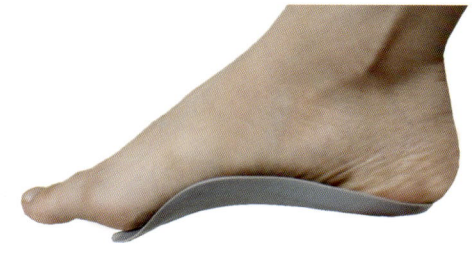

<교정 깔창>

오래 걷기가 힘들다는 것 외에 평발 자체로 엄청나게 많은 문제를 일으키지는 않을 수도 있다. 하지만, 평발은 발과 무릎, 고관절이나 허리, 목, 머리에도 많은 영향을 끼칠 수 있으며, 여러 가지 체형 변화와 합쳐진다면 심각한 병증으로 발전될 수 있다는 것을 명심하는 것이 좋다.

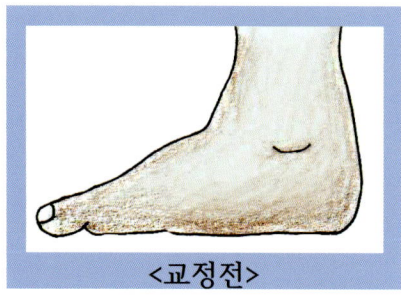
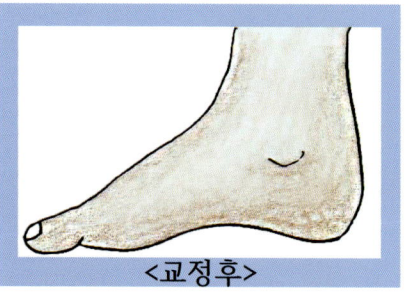

<교정전>   <교정후>

책을 마무리하며..

 이 책을 완성하기 위해 1년 정도의 시간이 걸렸으며, 체형교정을 위한 오랜 시간 동안의 노력과 경험을 오롯이 담기 위해 수많은 노력이 필요했다. 김사부집을 운영하고 트레이닝을 병행하면서 짬짬이 나는 시간을 활용해서 책을 써야 했기에 쉬운 작업이 아니었던 듯하다.

 퍼스널 트레이너들이 꼭 필요한 자격증을 취득하기 위해 공부하는 자격증 수험서들을 출판했었던 경험이 있었지만 일반인들을 대상으로 집필한 책은 이번이 처음이다. 수없이 많은 공부와 강의를 해 왔지만 일반 대중에게 쉽게 내용을 전달하고, 그들이 쉽게 사용할 수 있는 체형교정 방법을 정리한다는 것은 전문적인 내용을 정리하기보다 훨씬 더 어렵다는 것을 이번에 절실하게 느꼈다.

 짧은 어휘력과 문법을 이용한 작업이었기에 투박한 표현법으로 인해 책을 읽다가 약간은 흥미를 잃을 수도 있는 부분을 인정한다. 하지만, 저자의 오랜 시간 동안의 노력과 경험을 통한 잘 되는 체형교정 방법을 최대한 잘 담으려고 많은 노력을 한 결과물이니 약간의 투박함을 이해해주기 바란다.

 현재 저자는 체형 교정과 재활 운동을 전문으로 하는 김사부집 운동과학센터를 운영 중이며, 지속적인 퍼스널 트레이닝을 통해 경험을 쌓아가는 중이다. 앞으로 PREX 체형교정 운동 책이 출판되고 나면 PREX 체형교정랩을 오픈할 계획이며, 상표 출원과 함께 프랜차이즈 사업을 시작할 것이다. 김사부집 운동과학센터가 소수의 회원을 위한 프라이빗한 센터라면 PREX 체형교정랩은 다수의 회원을 대상으로 하는 대중적인 센터가 될 것이다. 이와 함께 퍼스널 트레이닝 전문 아카데미 Y.S 아카데미에 PREX 체형교정 운동 전문강사 과정을 개설하여 체형교정 전문가들을 양성해 나갈 계획을 가지고 있다.

 시간과 여건이 도와준다면 건강한 다이어트 방법, 가장 과학적인 스트렝스 운동, 코어 운동, 시니어 운동 등에 관한 책들을 집필하고, 출판할 계획을 가지고 있다. 이런 계획들이 잘 이루어질 수 있도록 충분한 노력을 하겠지만 상황이나 여건들이 발목을 잡지 않기를 바라는 개인적인 바람이 있다.

 이 책이 잘 출판될 수 있도록 물심양면으로 도움을 주신 모든 분들에게 다시 한번 감사의 말을 전한다. 또한, 본인의 체형을 교정하기 위해 이 책을 선택해 주신 독자분들이나 체형교정을 공부하고 있는 트레이너들에게 이 책이 많은 도움을 주고, 답답하고 막힌 길을 환하게 밝혀줄 수 있기를 기원한다.

<참고 서적>

Micheal A. Clark, 『NASM 교정 운동학』, 한미의학, 2018
Micheal A. Clark, 『NASM의 퍼스널 트레이닝』, 한미의학, 2018
Roger W. Earle 외, 『NSCA's 퍼스널 트레이닝의 정수』, 대한미디어, 2016
Babara Bushman, 『ACSM's 운동사를 위한 퍼스널 트레이닝』, 한미의학, 2015
ACSM, 『ACSM's 운동검사·운동처방 지침』, 한미의학, 2018
Donald A Neumann, 『KINESIOLOGY』, 범문 에듀케이션, 2018
Brian J. Sharkey 외, 『트레이닝 방법론』, 대한미디어, 2014
Melvin H. Williams, 『운동 영양학 길라잡이』, 라이프 사이언스, 2009
Leslie Bonci, 『스포츠 영양학』, 대한미디어, 2013
Victor L. Katch 외, 『캐치 운동 생리학』, 라이프 사이언스, 2015
임완기 외, 『운동 생리학』, 도서출판 홍경, 2014
임완기 외, 『생활체육지도자용 퍼펙트 웨이트 트레이닝』, 광림 북하우스, 2013
SCOTT K. POWERS 외, 『건강한 삶을 위한 운동 처방 기초』, 대한미디어, 2011
브레트 콘트레이레즈, 『BODY WEIGHT STRENGTH TRAINING Anatomy』, 푸른솔, 2015
Peggy A. Houglum, 『Therapeutic Exercise for Musculoskeletal Injuries』, 영문출판사

김사부의
PREX 체형교정운동

초판 1쇄 인쇄 2023년 12월
초판 1쇄 발행 2023년 12월

지은이 김동학
펴낸이 김나언
사진 모델 박진주

편집 김나언, 김수아, 이정현

펴낸곳 도서출판 바벨
주소 인천광역시 서구
등록 제2021 - 000015호
이메일 ndsb5713@naver.com

ISBN : 979-11-974613-0-9(13510)

* 이 책은 저작권법에 따라 보호를 받는 저작물이므로
무단 전재 및 복제를 금지하며, 이 책 내용의 전부 및
일부를 이용하려면 반드시 저작권자와 도서출판 바벨의
서면동의를 받아야 합니다.
* 이 도서의 국립중앙도서관 출판예정도서목록(CIP)은
서지정보유통지원시스템 홈페이지(http://seoji.nl.go.kr)와
국가자료공동목록시스템(http://www.nl.go.kr/kolisnet)에서
이용하실 수 있습니다.
* 잘못된 책은 구입하신 서점에서 바꾸어 드립니다.